国家医师资格考试

实践技能考试指导

中西医结合执业医师

（附考试大纲）

国家中医药管理局中医师资格认证中心
中医类别医师资格考试专家委员会　编写

中国中医药出版社

·北 京·

图书在版编目（CIP）数据

国家医师资格考试实践技能考试指导. 中西医结合执业医师/国家中医药管理局中医师资格认证中心中医类别医师资格考试专家委员会编写.
—北京：中国中医药出版社，2017.11
ISBN 978－7－5132－4488－6

Ⅰ.①国… Ⅱ.①国… Ⅲ.①中西医结合－资格考试－自学参考资料 Ⅳ.①R192.3

中国版本图书馆CIP数据核字（2017）第248055号

中国中医药出版社出版
北京市朝阳区北三环东路28号易亨大厦16层
邮政编码 100013
传真 010－64405750
廊坊市晶艺印务有限公司印刷
各地新华书店经销

开本 889×1194 1/16 印张 26.5 字数 712千字
2017年11月第1版 2017年11月第1次印刷
书号 ISBN 978－7－5132－4488－6
定价 148.00元
网址 www.cptcm.com

社 长 热 线 010－64405720
购 书 热 线 010－89535836
维 权 打 假 010－64405753

微信服务号 zgzyycbs
微商城网址 https://kdt.im/LIdUGr
官方微博 http://e.weibo.com/cptcm
天猫旗舰店网址 https://zgzyycbs.tmall.com

如有印装质量问题请与本社出版部联系（010－64405510）
版权专有 侵权必究

国家医师资格考试实践技能考试指导

专家编审委员会

(按姓氏笔画排序)

丁建中	王　玫	王凤珍	王雪峰	孔德智
卢依平	刘　盼	刘明军	闫东宁	许庆友
李　杨	李　雁	李亚宁	杨龙会	杨金生
吴力群	张凤华	张书信	张宁苏	陆小左
陆建伟	邵素菊	周　杰	周家俊	赵文华
赵吉平	赵靖文	高兆旺	崔晓萍	梁　宏
蒋　健	潘　涛	薛晓鸥		

出 版 说 明

国家中医药管理局中医师资格认证中心（以下简称认证中心）为贯彻落实《中华人民共和国执业医师法》，根据医师执业的实际需要，组织专家编写了2016年版《医师资格考试大纲（中医、中西医结合类别实践技能考试部分）》，并经国家卫生计生委医师资格考试委员会审定，于2016年正式实行。

为帮助考生有效地掌握执业所必须具备的基础理论、基本知识和基本技能，具有综合应用能力，能够安全有效地从事医疗、预防、保健工作，根据2016年版《医师资格考试大纲（中医、中西医结合类别实践技能考试部分）》，认证中心组织专家精心编写了考试指导系列丛书，丛书包括《国家医师资格考试实践技能考试指导［中医执业医师（具有规定学历）］》《国家医师资格考试实践技能考试指导［中医执业助理医师（具有规定学历）］》《国家医师资格考试实践技能考试指导（中西医结合执业医师）》《国家医师资格考试实践技能考试指导（中西医结合执业助理医师）》《国家医师资格考试实践技能考试指导［中医执业医师和执业助理医师（师承或确有专长）］》共五本。

本系列考试指导丛书，为大纲的细化与扩展，内容全面，重点突出，具有权威性，有利于考生进行应试复习。

为了规范实践技能考试实际操作动作及流程，统一评价标准，认证中心委托成都中医药大学和山东中医药大学录制了部分操作视频，详细解析了技能操作从物品准备到结束动作的整个过程及技术要点。各位考生可扫描下面的二维码观看学习。

本书的编写得到了北京中医药大学、天津中医药大学、上海中医药大学、南京中医药大学、山东中医药大学、河南中医药大学、陕西中医药大学、辽宁中医药大学、长春中医药大学、成都中医药大学、河北中医学院等的大力支持，在此谨示感谢！

各位考生及其他读者在应用中提出宝贵意见，以便我们适时修订完善。

国家中医药管理局中医师资格认证中心
2017年10月

目 录

- 第一章 医患沟通
  - 第一节 医患沟通的内容 / 1
  - 第二节 中医临床接诊与医患沟通的方式方法 / 1
  - 第三节 医疗告知 / 3
  - 第四节 接诊流程 / 5
  - 第五节 医生与患者家属的沟通技能 / 7
  - 第六节 医疗团队间的沟通技能 / 8
  - 第七节 医患沟通中的非语言沟通 / 8

- 第二章 中医四诊
  - 第一节 望诊 / 10
  - 第二节 闻诊 / 21
  - 第三节 问诊 / 23
  - 第四节 切诊 / 33

- 第三章 针灸常用腧穴

- 第四章 针灸技术
  - 第一节 毫针法 / 48
  - 第二节 艾灸法 / 51
  - 第三节 拔罐法 / 53
  - 第四节 其他针法 / 54
  - 第五节 针灸异常情况处理 / 55
  - 第六节 常见急症的针灸治疗 / 56

- 第五章 推拿技术

- 第六章 体格检查
  - 第一节 全身状态检查 / 71
  - 第二节 皮肤检查 / 74
  - 第三节 浅表淋巴结检查 / 75
  - 第四节 眼的检查 / 75
  - 第五节 口腔检查 / 76
  - 第六节 鼻的检查 / 76
  - 第七节 颈部检查 / 77
  - 第八节 胸廓、胸壁与乳房检查 / 77
  - 第九节 肺和胸膜检查 / 78
  - 第十节 心脏检查 / 81
  - 第十一节 外周血管检查 / 86
  - 第十二节 腹部检查 / 87
  - 第十三节 脊柱、四肢检查 / 91
  - 第十四节 神经系统检查 / 93

- 第七章 基本操作

- 第八章 辅助检查
  - 第一节 心电图 / 109
  - 第二节 X线片 / 119
  - 第三节 实验室检查 / 124

- 第九章 临床常见病证
  - 第一节 急性上呼吸道感染 / 136
  - 第二节 慢性阻塞性肺疾病 / 138
  - 第三节 慢性肺源性心脏病 / 142
  - 第四节 支气管哮喘 / 147
  - 第五节 肺炎 / 153
  - 第六节 肺结核 / 159
  - 第七节 原发性支气管肺癌 / 165
  - 第八节 慢性呼吸衰竭 / 169
  - 第九节 心力衰竭 / 173
  - 第十节 心律失常 / 187
  - 第十一节 冠状动脉粥样硬化性心脏病 / 193
  - 第十二节 高血压病 / 201
  - 第十三节 胃炎 / 209
  - 第十四节 消化性溃疡 / 213
  - 第十五节 上消化道出血 / 216
  - 第十六节 胃癌 / 218
  - 第十七节 溃疡性结肠炎 / 221
  - 第十八节 肝硬化 / 225
  - 第十九节 肝癌 / 229

第二十节　急性胰腺炎　/ 231
第二十一节　慢性肾小球肾炎　/ 235
第二十二节　肾病综合征　/ 237
第二十三节　尿路感染　/ 241
第二十四节　慢性肾衰竭　/ 244
第二十五节　缺铁性贫血　/ 249
第二十六节　再生障碍性贫血　/ 251
第二十七节　急性白血病　/ 254
第二十八节　慢性粒细胞白血病　/ 257
第二十九节　特发性血小板减少性紫癜　/ 259
第三十节　甲状腺功能亢进症　/ 261
第三十一节　糖尿病　/ 265
第三十二节　类风湿关节炎　/ 269
第三十三节　系统性红斑狼疮　/ 272
第三十四节　脑梗死　/ 277
第三十五节　脑出血　/ 283
第三十六节　癫痫　/ 287
第三十七节　帕金森病　/ 289
第三十八节　病毒性肝炎　/ 292
第三十九节　有机磷杀虫药中毒　/ 301
第四十节　乳腺增生病　/ 304
第四十一节　急性阑尾炎　/ 307
第四十二节　肠梗阻　/ 311
第四十三节　胆石症　/ 315
第四十四节　前列腺增生症　/ 319
第四十五节　下肢动脉硬化性闭塞症　/ 322
第四十六节　湿疹　/ 325
第四十七节　功能失调性子宫出血　/ 328
第四十八节　闭经　/ 333
第四十九节　盆腔炎　/ 335
第五十节　先兆流产　/ 338
第五十一节　异位妊娠　/ 340

第五十二节　产褥感染　/ 343
第五十三节　子宫肌瘤　/ 345
第五十四节　小儿肺炎　/ 347
第五十五节　小儿腹泻　/ 350
第五十六节　急性肾小球肾炎　/ 354
第五十七节　过敏性紫癜　/ 357
第五十八节　水痘　/ 359
第五十九节　流行性腮腺炎　/ 361
第六十节　桡骨下端骨折　/ 363
第六十一节　肩关节脱位　/ 365
第六十二节　颈椎病　/ 367
第六十三节　腰椎间盘突出症　/ 371
第六十四节　肺胀　/ 375
第六十五节　不寐　/ 376
第六十六节　头痛　/ 378
第六十七节　眩晕　/ 380
第六十八节　呕吐　/ 381
第六十九节　腹痛　/ 383
第七十节　泄泻　/ 385
第七十一节　便秘　/ 388
第七十二节　胁痛　/ 390
第七十三节　水肿　/ 391
第七十四节　郁证　/ 394
第七十五节　血证　/ 396
第七十六节　痰饮　/ 399
第七十七节　自汗盗汗　/ 401
第七十八节　内伤发热　/ 403
第七十九节　厥证　/ 405
第八十节　痿证　/ 406

● 附　中西医结合执业医师资格实践技能考试大纲

第一章 医患沟通

第一节 医患沟通的内容

中医医患沟通的内容分为医学观念沟通、医疗信息沟通和医学情感沟通三个主要方面。

一、医学观念沟通

医学观念是指人们对医学相关事物和理念的认知结果。由于专业知识的不平衡，医患之间对医学理解的差异主要表现在以下几个方面：

1. 对医学期望的差异

许多患者会对医疗效果期望过高，而目前的医疗发展水平并不能解决所有问题。

2. 对医学复杂性认知的差异

疾病发展过程受多种因素影响，有时需要长期治疗，而不能如患者希望的药到病除。

3. 对医学风险作用认知的差异

医学具有各种各样的风险，不能保证万无一失。

4. 对药物作用认知的差异

患者由于对药物作用认知不足而导致片面性。

二、医学信息沟通

1. 基本信息

患者应提供的信息包括姓名、年龄、婚况、职业、家庭住址、生活习惯、饮食嗜好、居处环境等；医生应提供的信息包本人姓名、职称、相关医学技术背景等。

2. 诊疗信息

诊疗信息包括病情信息、诊疗方案、风险与费用提示等。

3. 权利和责任信息

医患之间应清晰地知道自己的权利和责任。这既是伦理的需要，也是法律的要求。

三、医学情感沟通

沟通离不开情感，医患沟通同样包含着情感交流的因素。

第二节 中医临床接诊与医患沟通的方式方法

医患沟通的主要方法是通过望、闻、问、切四诊来获取病患信息，医患双方通过语言及体态、神态等多种非语言形式进行交流沟通。

一、询问

（一）询问技能

询问技能是在问诊内容要求的前提下，运用询问技巧从患者处获取信息的能力。根据问诊的内容与形式，将询问技巧分为以下几种：

1. 开放式询问

不限定回答的形式和内容，让患者自由述说的一种询问模式。这种方式可以让患者在气氛融洽的环境中将自己最痛苦、最想诉说、目前最不舒服的感受在没有限制的情况下告诉医生，以便医生全面了解患者的身体状况。

2. 封闭式询问

从医生的角度出发，为获得更加准确的信息而向患者提出的，以回答"是"与"不是"为特征的询问模式。这种询问方式有澄清事实、缩小讨论范围、便于医生比较明确地了解疾病的情况、使医患双方能集中精力探讨某些特定问题的作用。

3. 开放式与封闭式询问有机结合

根据患者情况，将开放式与封闭式询问有机结合。

4. 聚焦式询问

在询问过程中针对患者叙述不清晰的某一个内容集中主题进行询问。这种询问方式有确认患者所叙述信息的成分。

5. 选择式询问

在医生询问过程中，对所要问的问题预先给出可以选择的答案供患者选择。这种方式使用适当，可以使医生较容易地获得有效信息。

6. 中立式询问

对询问的回答只有一个答案，并且问题是中立的，没有明显的偏向性。回答这种问题不会引起患者的不安。采用这种方式能够打破医患见面时的尴尬，给患者留下好的印象，从而为建立良好的医患关系打下基础。

7. 跨文化背景下的询问

了解患者的文化背景、禁忌，以及禁忌之中的文化、习俗等，可以减少对患者的无心冒犯，表达对对方的尊敬，也能增进医患双方的交流。

（二）询问过程中的注意事项

为有效收集患者信息，建立良好医患关系，在询问过程中应注意以下几个问题：

1. 避免过多地使用医学术语

医生要时刻注意患者在听到问题后的反应，并及时做出解释说明。

2. 医生的语言不能流露出没信心、紧张、慌乱的内容

医生的信心和冷静能极大地增加患者对疾病治疗的乐观态度，有利于疾病的康复。

3. 询问时要尊重患者的个人文化、信仰及爱好

尊重患者的个人文化、信仰及爱好极其重要。

4. 保护患者的隐私

不要向无关的第三者泄露患者的信息，不要在公共场合谈及患者的病情。

5. 询问时要注意患者的心理变化

对敏感问题，要采用患者能接受的模式进行询问。

6. 医生的立场要中立，防止诱导患者

不要暗示患者如何回答问题，也不要随意发表自己的意见，特别是患者在多家医院诊治后，不要评价其他医院或医护人员的诊疗水平。

二、倾听

倾听是指医生听取患者诉述的过程，是一个接受和感受患者全部信息的过程。

（一）倾听技能

倾听的过程需要掌握多种技能，主要分为基本技能与高等技能两类。

1. 基本技能

（1）催促 通过肯定、附和、不提问对方新问题的方式而使谈话继续进行的倾听技能。

（2）重复 将患者叙述的部分语言或最后一句话再次重复使用，以促进交流继续的技能。

（3）沉默 医生以关心、专注的态度静静倾听患者诉述，并使患者感受到医生的认同而愿意继续诉述自己病情的技能。

（4）归纳与确认 医生分析、整理患者诉述要点并使要点得到患者确认的技能。

2. 高等技能

（1）支持与同感 倾听过程中对患者的感受表示理解，让患者感受到来自医生的支持和同情。倾听中表示支持与同感时常用以下几种方法：积极反应；积极认同；积极支持；积极互动。

（2）直接明示主题 患者若不能很好地表达自己想要诉述的内容或表述态度暧昧时，医生代替患者直接明确其主诉或思想的技能。

（3）认真对话或争论 个别患者因为种种原因不愿意说出自己患病的真实原因或不按医生的要求配合治疗时，医生要以严肃认真的态度与之交流。适当得体的争论会促进医患关系的亲切融洽。

（4）恰当解释病情的时机 倾听过程中，有时需要对患者的病证进行解释，以促进患者继续诉说自己的病痛，解释需要选择恰当时机且保证准确无误。

（5）肢体语言的倾听 肢体语言的倾听包括医患两个方面。

1）医生应该有意识地观察患者的肢体语言，以达到倾听并把握患者病证及其心理状态的目的。

2）医生要善于运用肢体语言，如眼神、动

作、手势等促进患者诉述其病情。

（二）特殊人群、特定情况下的倾听技能

1. 因年龄原因导致诉述病证困难

（1）儿童　医生要缓和儿童面对医生的不安情绪，真诚交流，并注意观察儿童的面部表情、肢体动作，尽量使用非语言技巧去感知和理解儿童的表现。

（2）老年人　医生应在较安静的环境中以较平时稍大的声音同老年患者沟通交流，耐心倾听老年患者的诉述，并鼓励患者积极参与治疗，建立相互依赖的医患关系。

2. 女性患者羞于表述病证

医生应从患者的角度思考问题，避免女性患者的不安或误解，避免提出难以回答或无法接受的问题，避免不必要的肢体接触，倾听的姿态要更加得体自然。

3. 性格或情绪等原因不愿交流

医生应当注意观察患者表情、目光和躯体姿势，态度诚恳地表明对其痛苦的理解，耐心安抚和鼓励患者。

4. 为试探医生医术而沉默不语

通过诊脉结合望诊等方法叙述出1～2个症状，以获取患者的信任，从而使患者自觉地倾诉病证。

5. 患者喋喋不休但缺乏条理重点

医生安静地倾听患者叙述，并适当地加以提示、引导，使用适当的封闭式提问控制谈话的方向及内容。

6. 患者过度依赖医生

医生在尊重患者的前提下，善意提醒患者，并恰当地控制好患者的诉述，要让患者意识到要与医生一起战胜疾病而不能单靠医生的力量。

7. 患者为残障者

（1）视觉障碍　医生首先应打招呼并尝试与患者握手，以消除患者的不安情绪，增强患者对医生的信赖感。其次，医生应直截了当地询问对方的需要。

（2）听觉障碍　①唇读法：患者根据医生说话的口型变化来进行判断的方法，也叫"口话"。临床接诊时，医生的口型应该夸张一些。②笔谈：一种用文字书写的方式进行交流的方法。医生应注意将词语分开写，并且对一些专有名词的意思和内容进行简单说明。③手语：手语是一种可以进行双向交流的手段，可以表达一些微妙的情感，可以提高患者的信任度。

（3）肢体残障　医生应在掌握患者肢体不自由的具体原因、部位及程度的基础上进行接诊。事先询问患者或陪同家属采取什么方式或使用什么身体姿势进行接诊交流会更方便。

（三）倾听的误区及解决方法

1. 急于下结论

临床经验再丰富、理论知识再扎实也不能轻易下诊断。

2. 轻视患者

无论何时，医生不应忽视患者的感受，要及时安抚好患者，在心理上给予患者安慰支持。

3. 干扰及转移患者话题

应坚持礼貌耐心地倾听，思路清晰地向患者提问，引导患者诉述，以获得有效信息。

4. 做道德或正确性的评判

医生不能妄加评论患者私事，要以患者为中心，努力保持客观公正的立场处理事务。

5. 倾听技巧运用不恰当

在沟通中，医生必须无条件地接受患者，同时学会去欣赏患者，对患者的话表示点头认同。

6. 依赖仪器不重视询问

医生在诊疗过程中，不能单纯依赖医疗仪器，而应以患者为中心，辅助仪器检查，才能有效地得到患者的信任。

7. 医患交流时间过短

医生应该从倾听学起，用心倾听患者的诉述，并在听的过程中仔细思考，对患者加以关心和安慰。

第三节　医疗告知

医疗告知要求医生用最通俗易懂的语言告知患者或其近亲属有关患者的病情、目前对该病通

行的治疗方案、各种治疗方案的利弊、医生建议患者接受的治疗方案、可能产生的风险、需要患者或其近亲属配合的事项、疾病的预后等情况。

一、医疗告知技巧

在医疗告知的同时，要注意语言表达技巧，注重患者感受。

1. 收集信息

由于性格、家庭背景、经济条件、受教育程度、宗教信仰等不同，患者对疾病的感受、治疗费用的承受能力、对疗效的预期、风险意识均有不同，因此在履行告知义务前，必须全面收集患者信息，选择适当的方式进行告知。

2. 整体告知

要注意自然条件、患者自身条件和疾病发展传变等对患者疾病状态的影响，及时告知患者可能出现的不良后果，同时在治疗上要制定相应的防范措施，防止病情进一步恶化。

3. 因人因病制宜

针对不同患病个体，要根据其生理病理、心理特征、社会地位及经济条件等的不同，采取个体化沟通方式，在避免对患者造成不良后果的前提下进行告知，方能达到预期目的。

4. 突出重点

注意根据不同的患者，在疾病的不同阶段、不同环节，针对患者最关心的问题，如疗效、预后、费用、风险、并发症等，履行合理、适当的告知义务。

二、医疗告知参考标准

医疗告知合理、适当与否，可参考以下三条标准：

1. 告知以普通医生在相同或类似的情况下都会告知的内容为参照

评判告知是否适当，是以具备相应专业知识的医务人员，依据诊疗规范，在相同或类似情况下都会告知的内容为参照，如果告知内容满足这个条件，就应当认为尽到了告知义务。

2. 提供普通人能够做出某项决定所需要的信息

医务人员履行告知义务，向患者传递医疗信息，应当力求充分、适宜，尤其对可能的不良后果的告知更要突出这一点，使一个合乎理性的患者能够做出同意或拒绝的选择，并自愿做出决定。信息充分是知情的前提，知情不等于理解，只有理解，患者才能做出是否同意的决定。

3. 告知内容要针对特定的患者

由于不同患者的宗教信仰、心理想法、生活观念等不同，告知的内容也应有针对性。医务人员既要明确告知患者拒绝医疗的危害，同时又应尊重患者的意愿，并保留履行过告知义务的证据。

三、医疗告知方法

（一）制定方案

在实施告知前，必须根据患者的性格、社会背景、家庭经济条件、受教育程度、对自身疾病的认知程度、风险承受能力等，制定详细的告知方案，选择最佳告知方式。

（二）语言技巧

在告知时，态度要温和、诚恳，尽量消除患者的陌生感和畏惧感，应避免语言失误，做到以下几点：

1. 注意不同对象

医生告知要根据患方的受教育程度和理解能力，使用不同的告知语言和方式，尽量避免使用医学术语，使用的语言要使对方能正确理解。

2. 确保患者理解

医师在进行告知时，应对患者进行简洁、明确、反复的解释，并通过反复提问的方式来确认患者对告知的内容已经真正理解，从而确保患者的决定是理智和自愿的。

3. 使用书面方式

在履行告知义务时，对一般事项可用口头告知，对重要事项必须用书面的形式告知，并应取得患者或其家属的知情（同意）证据，如向患者发放病情告知书、病危通知书，签订手术同意书、麻醉同意书、有创检查知情同意书等。

4. "五个避免"

避免强求患者立即接受事实；避免使用易刺激患者情绪的词语和语气；避免刻意改变患者的观点；避免压抑患者的情绪；避免造成误解。

5. "十个不要"

不要用"不可能""一定会"等不负责任和不确定的表述；不要使用患者不熟悉的医学术语或词语；不要使用俚语或粗俗的语言；不要使用含糊不清的词语；不要大喊或耳语以免交流无效；不要为打消患者焦虑而给其敷衍的安慰话；不要让患者做事又不告知其真实理由；不要说谎；不要当面与探视者讨论患者的病情；不要使用暗示向患者传递消极情绪。

6. 给自己留有余地

告知的重要原则就是不要把话说满，要适当降低患者的期望值，给自己留有余地。

7. 语速、语调和语句

医务人员应根据实时实地的需要，合理运用语调，增强口语表达效果。在门诊和病房与患者交谈时，要用中速节奏；在接诊急症患者或处理危重患者时，要用快节奏；在与患者谈及令人悲痛的事情或向患者家属传达噩耗时，语速应当是慢节奏。

四、特殊对象的告知

对特殊对象或患者处于特殊情况下，医疗告知的对象为其法定代理人、近亲属、关系人，具体情况如：

1. 对不具备完全民事行为能力患者的告知

对不具备完全民事行为能力人（即限制民事行为能力人，一指10周岁以上的未成年人，二指不能完全辨认自己行为的精神病患者，三指不能完全辨认自己行为的呆傻等智力不全的人）履行告知义务时，其知情同意权由其法定代理人代为行使。

2. 对危重患者抢救时的告知

当患者生命受到威胁，不实施治疗将导致其受到严重损害时，允许医生在没有得到患者知情同意的情况下，对患者进行挽救生命的治疗，视患者为"默认同意"，其法律依据是紧急避险理论。

在法定代理人或近亲属、关系人无法及时签字的情况下，可由医疗机构负责人或者被授权的负责人签字。

3. 对特殊疾病患者的告知

法律规定，在医疗机构的医务人员应当如实将病情、医疗措施、医疗风险告知患者，同时要求医方在履行告知义务时，避免对患者造成伤害，要求医师在对患有特殊疾病的患者进行告知义务时要权衡利弊，选择恰当的方式进行告知，避免造成不良后果。

4. 对涉及患者个人生活方式或观念的告知

在患者知情同意的情况下，纯技术性的决定一般以医师的意见为主，对于涉及患者生活方式或观念方面的问题，应充分尊重患者的意愿。

5. 使用高值药物、材料的告知

在使用高值药物、材料前，必须告知患者或其家属，征得同意后方可使用，以免日后发生纠纷。

第四节 接诊流程

医生在接诊中，必须按照一定的程序完成规定的接诊流程，主要包括接诊前准备、接诊初期的导入、接诊中期完整病史的收集及规范流畅的查体、接诊后期的结束方式、接诊中的健康教育等。

一、接诊前的准备

1. 对患者基本信息的了解

接诊前应基本了解患者的姓名、性别、年龄、住址、联系电话、职业、工作单位等内容。幼儿及无行为能力的患者还需要了解其监护人情况。要了解患者的自然状况、受教育程度、科学文化素质、对疾病的认识程度。注意观察患者的性格特点、心理承受能力，以及意志、品质等情况。

2. 接诊要素的准备

接诊要素即指在接诊过程中能够影响医患双方思绪的主要因素，包括医务人员和患者的仪表、姿态、语言以及环境等。

（1）诊室环境　清洁、舒适的接诊环境是接诊前必备的条件。

（2）诊疗工具　做好接诊前的各项准备工作，如备齐听诊器、叩诊锤、体温计、针灸针、各种检查工具、化验单据等，检查电脑、打印机等的运行状态，必要时还应准备演示挂图、资料和模型，让患者从外部条件上感觉到医生已经为其做好准备。

(3) 医生必备条件　①心态调整。②态度和蔼，仪表规范。③保证必要的诊疗时间。

二、接诊初期的导入

做好接诊初期的导入工作，能够营造出良好的就诊氛围，减轻患者就诊时的心理压力。

1. 认识患者及陪同人员

医生需要认识患者及患者的陪同人员并确认关系，减少医患之间的距离感，为接诊过程中信息采集、体格检查和治疗过程等信息的交流创造条件。

2. 开始沟通，确认就诊理由

医务人员必须了解患者此次就诊的心理状况及需求，才能恰当地运用接诊方法，达到满意的接诊效果。

3. 正确引导会谈方向

接诊导入过程中，医生要善于引导会谈方向，使会谈过程自然流畅。应在仔细倾听患者诉说的基础上，提出问题，以进一步深入了解情况。交流过程要重点突出，层次分明，进而在与患者交谈中掌握对患者疾病诊断有利的信息。

4. 准确的表达

准确的表达包括适当的语速，清晰的表达，过快或过慢的语速都会影响听者对内容的完全理解，注意语气，通过语气的变化可以展现出一种情感，让患者感受到温暖。

5. 恰当的非语言沟通

患者不仅关注医生说什么，也关注医生是如何说的，语气、语调、眼神、表情都很重要。因此，在接诊初期，恰当的非语言沟通有利于拉近医患的心理距离，为下一步问诊奠定良好基础。

6. 表达关爱

当患者表达出疾病使自己痛苦时，医生应流露出同情、关切的情感，能让患者和其家属感受到这种温暖，并回报以相应理解，产生良性互动。

7. 不评价他人诊疗

医疗单位的条件、医疗设备及医师的技术水平不同，对疾病的认知及治疗方案会有所不同，诊断可能存在异议，对这部分患者，医生在接诊过程中不应对其他医疗单位的诊疗无根据地进行评价。

三、接诊后期的结束方式

1. 接诊后期的意义

首先，接诊结束前，医生会给患者进行一次全面性总结，综合所得的资料，进行结论性解释，患者将有机会对自己的疾病和健康有更清楚的认识。其次，在接诊后期，医生会渐渐退出主导地位，让患者顺利理解自己的病情和治疗方案，增强患者与疾病抗争的信心。

2. 结束接诊的技巧

(1) 给患者留时间　在接诊结束前，医生必须给患者留有足够的时间，让患者理清思路，对自身疾病、对医生的诊疗有正确的理解。要把时间掌握得恰到好处，应在气氛缓和的情况下结束会谈。

(2) 再次确认患者需求，达成共识　再次确认患者的就诊需求并达成共识，对于建立良好的医患关系及提高患者的依从性有非常重要的意义。

(3) 预约下次就诊时间　就诊结束时，医生一是要提醒患者遵医嘱治疗；二是要交代治疗中应注意的问题，以及出现问题时应采取的措施；三是要礼貌送别，留下联系方式，预约下次就诊时间。

四、完整流程与病患信息的获取与告知

1. 完整有序流程和信息采集的必要性

完整有序的流程不仅能够减轻患者身心痛苦，实现以患者为中心的服务理念，还能通过患者信息的获取及患者病情的告知，促进医患之间的相互理解与支持，这是医疗行为能否顺利进行下去的重要保证。

2. 完整有序流程的主要内容

(1) 接诊前的准备。

(2) 接诊初期的导入。

(3) 询问。

(4) 体格检查。

(5) 辅助检查。

(6) 初步诊断。

(7) 确定诊断与沟通。

(8) 治疗方案与告知。

(9) 书写病历。

(10) 医嘱。

(11) 结束接诊。

第五节　医生与患者家属的沟通技能

医生与患者家属沟通不畅的情况在临床中并不少见。一方面，部分医生认为应将精力放在疾病的诊疗和与患者的沟通上，而忽视了与患者家属的沟通；另一方面，一些医生还没有掌握与患者家属沟通的技巧。

一、患者家属的心理与情绪特点

1. 敏感冲动

家属在既要照顾患者又要解决各种问题的多重压力下，心理应激普遍增强，容易出现焦虑、愤怒、厌恶等不愉快的情绪，使患者家属的理智减弱，遇事冲动，易与医务人员发生冲突。

2. 焦虑恐惧

患者家属对患者的生存希望、病情变化、预后转归没有把握，对就医的环境因素、医生的诊疗水平和服务态度、自身医疗知识的欠缺过分担忧，均可导致其产生焦虑和恐惧情绪。

3. 消极悲观

患者家属把更多的精力投入患者，从而导致其他方面落后于别人，甚至影响到应有的社会地位和作用。患者的诊疗加重了患者家庭的经济负担，使得家庭生活难以为继而失去希望。

4. 冷漠疏离

对长期卧床、久治不愈的患者，个别患者家属逐渐失去了信心和耐心，他们不愿意亲自照顾患者，甚至不愿意给患者以情感或物质的支持。他们对患者情感、心理上自觉或不自觉地抛弃，不但严重影响着患者战胜疾病的信心，也影响着医生对疾病的治疗，同时对社会造成极其不利的影响。

5. 缺乏信任

医院推向市场之后，接受了市场经济利润最大化的思想，医疗资源分配还很不公平，一些医生缺乏医学人文精神，为一己之私而做出损害患者利益的事情。上述原因共同导致了患者及其家属对医生缺乏信任。

二、接诊医生与患者家属的沟通技能

医生与患者家属的良好沟通是消除医患纠纷、构建和谐医患关系的重要途径，掌握必要的沟通技能有利于提高沟通的效果。接诊医生与患者家属沟通的技能主要包括如下六条：

1. 重视患者家属心理感受，及早做好心理疏导

医生要重视患者家属的不良心理和情绪，在救治患者的同时主动与家属沟通。医生应及时向家属告知、解释病情的变化，以及目前的治疗方案、预期结果、估计需要的治疗费用等，消除家属不必要的顾虑，以缓解他们的心理压力。在疏导患者家属心理压力时要有足够的耐心。

2. 尊重患者家属知情权利，及时告知病情及诊疗方案

医生应准确地告知家属患者的病情及诊疗方案。

对住院患者的家属，医生应注意积极进行如下环节的沟通：首次床旁沟通，主治医师在患者入院24小时内的查房结束时，及时将病情、初步诊断、治疗措施，以及下一步的诊疗方案等与患者家属沟通交流；术前谈话沟通，应告知患者家属手术时间、方式以及常见并发症等情况，并明确告知手术风险及术中病情变化的预防措施；术后即刻沟通，将术中的情况、预后及下一步的诊治、检查、用药、饮食等情况及时告知患者家属；出院时的沟通，在患者出院前一天，主治医生要将此次住院的治疗、恢复情况及出院后注意事项与患者家属沟通，并及时解答患者家属的疑问。

3. 优化治疗方案，争取家属理解支持

医生在选择诊疗方案时，不但应考虑治疗效果，而且应考虑患者家庭的经济承受能力。

4. 了解患者家属背景，选择恰当语言沟通

与患者家属进行沟通时，应首先了解患者家

属的背景，针对家属的文化层次、职业特点和理解能力，选择合适语言进行交流。

5. 严格执行操作规范，耐心做好沟通交流

严格执行操作规范有利于患者康复，但与此同时也要耐心与患者家属做好沟通。临床上有一些家属会从亲情角度提出一些不符合医学规范的要求，医生应耐心地对家属进行解释，使其明白遵守操作规范的重要性与合理性，以取得患者家属的理解和配合。

6. 树立良好医德医风，正确处理送礼问题

作为医生，不收受患者及其家属的礼物是应该遵守的基本原则之一。

第六节 医疗团队间的沟通技能

一、医生与医生之间

1. 医生与医生沟通的重要性

医生互相沟通是很重要也是很必要的，通过交流临床经验，可以促使医生的诊断治疗水平有所提高，新技术、新理论通过医学同行互相交流，能够很快地传播，通过交流使医学信息更广泛地被人们知晓，对于全面把握患者及其亲属信息也是相当重要的。

2. 医医沟通的原则

（1）以患者健康利益为核心。

（2）相互尊重，相互学习。

（3）相互配合，相互监督。

3. 医医沟通的技能

（1）尊重上级医生意见，服从上级医师管理。

（2）同级医生多找相同点，拉近彼此距离。

（3）与下级医生沟通既要严肃指导他们的工作，又要有同事间的平等。

（4）对实习医生要耐心教导，态度统一，不要厚此薄彼。

（5）对进修医生要尊重，热情坦诚相待。

二、医生与护士之间

1. 医护沟通的重要性

（1）保证医疗工作的顺利进行。

（2）营造和谐氛围，增加工作热情。

2. 医护沟通的原则

（1）平等合作。

（2）互相监督。

（3）互相支持。

（4）互相尊重。

第七节 医患沟通中的非语言沟通

沟通无处不在，在医患沟通中除了注重语言的沟通技巧外，还要注意非语言的沟通方式。非语言沟通是借助非语词符号，如人的表情、服饰、动作等，以非自然语言为载体所进行的信息传递。

一、非语言沟通的形式

1. 体态语言

体态语言是以身体动作传递信息、传情达意的沟通方式。包括头语、手势和身姿三种。

（1）头语　头部动作有点头、摇头、昂头和低头。

（2）手势　手势是体态语言最主要的形式。

（3）身姿　最基本的身姿有站姿、坐姿和走姿。

1）站姿：医务人员的站姿应自然、优雅、端庄稳重，头正颈直，挺胸收腹，收臀立腰，腿伸直，体现出一个人的精气神。

禁忌姿态不雅或缺乏敬意的站姿，切忌无精打采、东倒西歪或下意识地做小动作。

2）坐姿：就座时应先将平后衣裙，然后轻坐于椅子上，上身自然挺直，双腿自然垂直平放或侧放。

切忌懒散、瘫坐在椅子上，或把脚放在桌子上、叉腿坐等。

3）走姿：医务人员行走时，应昂首平视前方，下颌回收，背部挺直，挺胸收腹，双臂自然摆动，步伐正直，步态轻盈，步幅均匀。

2. 表情

要善于运用和调控自己的面部表情，同时注意患者表情变化，以便及时获得信息。

（1）目光　包括注视的部位、注视的时间、注视的方式等。

（2）微笑 微笑在沟通中的作用有传情达意、改善关系、优化形象、促进沟通等，但要注意场合。

3. 触摸

触摸是非语言沟通的一种特殊形式，包括抚摸、握手、搀扶、拥抱等。

运用这种沟通方式应保持敏感和谨慎。应考虑被触摸对象的年龄、性别、文化背景等诸多因素，注意观察对方的反应，及时做出调整，避免给对方产生威胁或被侵犯感。

（1）根据沟通场景选择触摸方式。

（2）根据沟通对象选择触摸方式。

（3）根据双方关系选择触摸方式。

（4）根据文化背景选择触摸方式。

4. 仪容仪表

医护人员修饰仪容的基本要求是美观、整洁、卫生、简单、得体。

二、非语言沟通的运用

非语言的运用受到沟通对象、语言环境、文化背景、民族习惯等多方面的影响，恰当的运用效果显著。

1. 通俗、准确

在使用动作手势时，注意沟通的语境和沟通对象的文化背景，避免造成误会。

2. 协调、自然

口语表达同表情、举止同时进行时要注意协调一致，举止自然不做作。

3. 适度、温和

非语言沟通要自然适度，优雅得体，不能过于古板或过于浮夸。

4. 灵活、应变

对于猝不及防的情景，善于运用非语言形式处理，这样往往会比用语言处理有更好的效果。

第二章 中医四诊

第一节 望诊

望诊，是医生运用视觉对人体外部情况进行有目的的观察，以了解健康状况、测知病情的方法。望诊的基本内容包括全身、局部、排出物、小儿食指络脉和舌等。

望诊要求，在刚一接触病人的短暂时间内，首先对病人的整体状况（神气、面部色泽、形体及动态等）进行观察；在对整体状况进行望诊的基础上，根据诊断和病情的需要，对病人的某些局部（如头面、颈项、躯体、四肢、二阴、皮肤等）的情况及某些排出物（如痰、涎、涕、呕吐物、大小便等）的形、色、质、量进行观察；常规情况下，对每个病人的舌象都要观望。如果病人为3岁以下的婴幼儿，还应注意观察患儿食指络脉的情况。

一、全身望诊

（一）方法与要求

1. 方法

（1）病人面向自然光线，坐位或仰卧位。

（2）病人体态自然，充分暴露受检部位。

（3）遇到一些望诊内容在就诊刻下无法获取者，可通过询问病人、家属获取，或事后有条件时再观望获取。

2. 操作

（1）望神　望神时医者首先应观察眼睛的明亮度，即目光是明亮有泽还是晦暗无光；其次，应观察眼球的运动度，即眼球运动灵活还是运动不灵。具体操作时医者可将食指竖立在患者眼前，并嘱患者眼睛随医者的食指做上下左右移动。若患者眼球移动灵活是有神的表现，反之，若移动迟钝或不能移动均为失神的表现。然后，观察患者思维意识是否正常，有无神志不清或模糊、昏迷或昏厥等。精神状态是否正常，有无精神不振、萎靡、烦躁、错乱等；应观察患者面部表情是丰富自然还是淡漠无情，有无痛苦、呆钝等表现。最后得出病人得神、少神、失神或假神等结论。

（2）望色　望色，是指观察人体皮肤色泽变化以诊察病情的方法，又称"色诊"。色是颜色，即色调变化；泽是光泽，即明亮度。除了皮肤色泽之外，望色还包括对体表黏膜、排出物等颜色的观察，但在临证过程中望色的重点是面部皮肤的色泽。

（3）望形体　观察患者体型、体质、营养、发育状况。有无体胖、体瘦、虚弱等。重点观察体型、头型、颈项、肩部、胸廓。

（4）望姿态　观察患者行走坐卧姿势有无异常改变。体位、步态、运动是否自如，有无蜷卧、躁动不安、强迫体征等。坐形要观察是坐而仰首还是坐而俯首，是端坐还是屈曲抱腹或抱头。卧式要观察卧时面部朝里还是朝外，仰卧还是俯卧，平卧、斜卧还是侧卧等。立姿要观察端正直立还是弯腰屈背，有无站立不稳或不耐久站或扶物支撑的情况。行态要观察行走时是否以手护腰，行走之际有无突然停步以手护心或行走时身体震动不定的情况。异常动作要注意有无脸、唇、面、指（趾）的颤动，有无颈项强直、四肢抽搐、角弓反张的情况，有无猝然昏倒、不省人事、口眼㖞斜、半身不遂的情况，有无恶寒战栗、肢体软弱的情况，有无关节拘挛、屈伸不利。儿童还应注意有无挤眉眨眼，努嘴伸舌的情况。

3. 望诊注意事项

（1）充分暴露，细致观察 诊察时要充分暴露受检部位，以便完整、细致地进行观察。

（2）静心凝神，排除杂念 望诊时医生应集中注意力，排除杂念，这样才能发现异常体征，捕捉到疾病的相关信息。如望神的方法是"以神会神"，即是以医生之神去观察、体会患者之神。

（3）辨别真假，排除假象 望诊时医者应注意辨识假象。如假神与疾病好转的区别在于二者虽然都是以病情危重为前提，但假神出现多为久病、重病治疗无效的前提下，突然出现个别现象的一时性好转，且与整体病情危重情况不相一致。

在对患者的面色、唇色进行望诊时一定要注意是患者本来的颜色还是化妆使然。故对女患者进行面部和口唇的望诊时，一定要嘱其在卸妆的情况下进行。观察头发，应注意是真发还是假发，头发颜色是本色还是染色，观察头发色泽时还应注意是否刚上了发蜡、发油等。

（4）注意非疾病因素影响 望诊时应注意排除各种体内外因素所致色泽的生理性改变（如饮酒、气温、情绪激动等）及人为因素所致改变（如染发、化妆等）。要注意将病人色泽的变化与正常的色泽进行比较。

（二）望神的内容与临床意义

1. 得神

得神即有神，是精充气足神旺的表现。

（1）临床表现 神志清楚，语言清晰，目光明亮，精彩内含；面色荣润含蓄，表情丰富自然，反应灵敏，动作灵活，体态自如；呼吸平稳，肌肉不削。

（2）临床意义 提示精气充盛，体健神旺，为健康的表现，或虽病而精气未衰，病轻易治，预后良好。

2. 少神

少神又称为神气不足，是指精气不足、神气不旺的表现。介于得神与失神之间。

（1）临床表现 精神不振，两目乏神，面色少华，肌肉松软，倦怠乏力，少气懒言，动作迟缓等。

（2）临床意义 提示正气不足，精气轻度损伤，脏腑功能减弱。常见于虚证患者，或病后恢复期的人。

3. 失神

失神即无神，是精亏神衰或邪盛神乱的表现。

（1）精亏神衰

1）临床表现：精神萎靡，意识模糊，反应迟钝，面色无华，晦暗暴露，目无光彩，眼球呆滞，呼吸微弱，或喘促无力，肉消著骨，动作艰难等。

2）临床意义：提示脏腑精气亏虚已极，正气大伤，功能活动衰竭。多见于慢性久病重病之人，预后不良。

（2）邪盛神乱

1）临床表现：神昏谵语，躁扰不宁，循衣摸床，撮空理线；或猝然昏倒，双手握固，牙关紧闭等。提示邪气亢盛，热扰神明，邪陷心包；或肝风夹痰，蒙蔽清窍，阻闭经络。

2）临床意义：提示气血功能严重障碍，气血津液失调，多见于急性病病人，亦属病重。

4. 假神

假神是指久病、重病患者，精气本已极度衰竭，而突然一时间出现某些神气暂时"好转"的虚假表现，是脏腑精气极度衰竭的表现。

（1）临床表现 如久病、重病患者，本已神昏或精神极度萎靡，突然神识清楚，想见亲人，言语不休，但精神烦躁不安；或原本目无光彩，突然目光转亮，但却浮光外露，目睛直视；或久病面色晦暗无华，突然两颧泛红如妆等；或原本身体沉重难移，忽思起床活动，但并不能自己转动；或久病脾胃功能衰竭，本无食欲，而突然欲进饮食等。

（2）临床意义 提示脏腑精气耗竭殆尽，正气将绝，阴不敛阳，虚阳外越，阴阳即将离决，属病危。常见于临终之前，为死亡的预兆。故古人比喻为回光返照、残灯复明。

5. 神乱

神乱是指神志错乱失常。临床常表现为焦虑

恐惧、狂躁不安、淡漠痴呆和猝然昏倒等，多见于癫、狂、痴、痫、脏躁等病人。

（1）焦虑恐惧　焦虑恐惧是指病人时时恐惧，焦虑不安，心悸气促，不敢独处的症状。多由心胆气虚、心神失养所致，常见于卑惵、脏躁等病人。

（2）狂躁不安　狂躁不安是指病人毫无理智，狂躁不安，胡言乱语，少寐多梦，甚者打人毁物，不避亲疏的症状。多由痰火扰乱心神所致，常见于狂病等。

（3）淡漠痴呆　淡漠痴呆是指病人表情淡漠，神识痴呆，喃喃自语，哭笑无常，悲观失望的症状。多由痰浊蒙蔽心神，或先天禀赋不足所致，常见于癫病、痴呆等。

（4）猝然昏倒　猝然昏倒是指病人突然昏倒，口吐白沫，目睛上视，四肢抽搐，移时苏醒，醒后如常的症状。多由于脏气失调，肝风夹痰上逆，蒙蔽清窍所致，属痫病。

（三）望色的内容与临床意义

望色要重点观察患者面部肌肤所属色调（青、赤、黄、白、黑）及光泽（荣润含蓄或晦暗枯槁）的情况，以区分常色与病色。必要时结合其他内容进一步区分常色中的主色与客色及病色中的善色与恶色等。

在观望整体面色的基础上，可根据具体情况对病人面部不同部位（如额部、鼻部、左右颊部、左右颧部、下颌部等）的色泽进行重点观望，为判断疾病的部位提供依据。

1. 面部分区

中医认为，面部不同区域，分候不同脏腑，通过观察面部不同部位的色泽变化，可以诊察相应脏腑的病变。具体分法有两种：

（1）《灵枢·五色》分候法　即将面部不同部位，分别命名，鼻称明堂，眉间叫阙，额称庭或颜，颊侧称藩，耳门为蔽。然后再将上述不同部位分候五脏，即庭候首面，阙上候咽喉，阙中（印堂）候肺，阙下（下极、山根）候心，下极之下（年寿）候肝，肝部左右候胆，肝下（准头）候脾，方上（脾两旁）候胃，中央（颧下）候大肠，夹大肠候肾，明堂（鼻端）以上候小肠，明堂以下候膀胱、子处。（图2-1）。

明堂藩蔽图

面部脏腑分属部位

图2-1　《灵枢·五色》面部分候脏腑示意图

（2）《素问·刺热》分候法　左颊—肝，右颊—肺，额—属心，颏—肾，鼻—脾。

2. 五色主病的临床表现及其意义

病色大致可分为赤、白、黄、青、黑五种，分别见于不同脏腑和不同性质的疾病。

（1）赤色　赤色主热证，亦可见于戴阳证。满面通红者，多属外感发热，或脏腑火热炽盛的实热证；两颧潮红者，多属阴虚阳亢的虚热证；久病重病面色苍白，却颧颊部嫩红如妆，游移不定者，属戴阳证。是脏腑精气衰竭殆尽，阴阳虚极，阴不敛阳，虚阳浮越所致，属病重。

(2) 白色 白色主虚证（包括血虚、气虚、阳虚）、寒证、失血证。面色淡白无华，舌、唇色淡者，多属血虚证或失血证；面色㿠白者，多属阳虚证；面色㿠白而虚浮者，多属阳虚水泛；面色苍白（白中透青）者，多属阳气暴脱之亡阳证；或阴寒凝滞，血行不畅之实寒证；或大失血之人。

(3) 黄色 黄色主虚证、湿证。面色淡黄，枯槁无华，称萎黄，常见于脾胃气虚、气血不足者；面黄虚浮，称为黄胖，多是脾气虚衰、湿邪内阻所致；若面目一身俱黄，称为黄疸，黄而鲜明如橘子色者，属阳黄，为湿热熏蒸之故，黄而晦暗如烟熏者，属阴黄，为寒湿郁阻之故。

(4) 青色 青色主寒证、气滞、血瘀、疼痛和惊风。面色淡青或青黑者，属寒盛、痛剧；突然面色青灰，口唇青紫，肢凉脉微，多为心阳暴脱、心血瘀阻之象；久病面色与口唇青紫，多属心气、心阳虚衰，血行瘀阻，或肺气闭塞，呼吸不利；面色青黄（苍黄），多见于肝郁脾虚；小儿眉间、鼻柱、唇周色青者，多属惊风或惊风先兆。

(5) 黑色 黑色主肾虚、寒证、水饮、瘀血、剧痛。面黑暗淡者，多属肾阳虚；面黑干焦者，多属肾阴虚；眼眶周围色黑者，多属肾虚水饮或寒湿带下；面色黧黑、肌肤甲错者，多由瘀血日久所致。

（四）望形体

望形体包括形体的强弱、胖瘦和体质类型三个部分。

1. 形体强弱的判断要点

皮肤是润泽还是枯槁，肌肉是结实还是瘦削，骨骼是粗大还是细小，胸廓是宽厚还是狭窄。

2. 形体胖瘦的判断标准

男子 BMI＞25 为肥胖，BMI＜20 为消瘦。女子 BMI＞24 为肥胖，BMI＜19 为消瘦。

注：BMI（国际通用身体质量指数）＝体重（kg）/身高（m）^{2}

(1) 体胖 是指身体质量指数超过正常者。体胖能食，为形气有余；体胖食少，为形盛气虚，是阳气不足、痰湿内盛的表现。

(2) 消瘦 是指身体质量指数小于正常者。体瘦食多，属中焦有火；体瘦食少，属中气虚弱；体瘦颧红，皮肤干枯，多属阴血不足，内有虚火；久病重病卧床不起，骨瘦如柴者，为脏腑精气衰竭，气液干枯，属病危。

3. 体质形态的观察要点

体型：矮胖、瘦长还是适中。
头型：偏圆、偏长还是居中。
颈项：粗短、细长还是适中。
肩部：宽大、窄小还是居中。
胸廓：宽厚、薄平还是适中。
姿势：后仰、前屈还是挺直。

通过对上述部位的观察，再结合询问患者平素的寒热喜恶、大便溏结情况，就可对患者的体质形态进行判断。

（五）望姿态

望姿态以动静、强弱、仰俯、伸屈为要点，观察患者自然状态下的动静姿态。

观察患者患病后被迫出现的一些特殊姿态，注意姿态变化与病情变化间的关系。观察患者患病后出现的一些异常动作（如半身不遂、四肢抽搐、肌肉软弱、行走困难等）。

1. 坐形

坐而喜仰，但坐不得卧，卧则气逆，多为咳喘肺胀，或水饮停于胸腹等所致肺实气逆；坐而喜俯，少气懒言，多属体弱气虚；但卧不得坐，坐则神疲或昏眩，多为气血俱虚，或夺气脱血，或肝阳化风；坐时常以手抱头，头倾不能昂，凝神熟视，为精神衰败。

2. 卧式

卧时常向外，躁动不安，身轻能自转侧，多为阳证、热证、实证；卧时喜向里，喜静懒动，身重不能转侧，多为阴证、寒证、虚证；蜷卧缩足，喜加衣被者，多为虚寒证；仰卧伸足，掀去衣被，多属实热证；咳逆倚息不得卧，卧则气逆，多为肺气壅滞，或心阳不足，水气凌心，或肺有伏饮。

3. 立姿

站立不稳，伴见眩晕者，多属肝风内动，或脑有病变；不耐久站，站立时常欲倚靠他物支撑，多属气虚血衰；若以两手护腹，俯身前倾者，多为腹痛之征。

4. 行态

以手护腰，弯腰曲背，行动艰难，多为腰腿疼；行走之际，突然止步不前，以手护心，多为脘腹痛或心痛；行走时身体震动不定，为肝风内动。

5. 异常动作

病人睑、面、唇、指（趾）不时颤动者，在外感热病中，多是动风预兆；在内伤杂病中，多是气血不足，筋脉失养，虚风内动。四肢抽搐或拘挛，项背强直，角弓反张，常见于小儿惊风、痫病、破伤风、子痫、马钱子中毒等。猝然昏倒，不省人事，口眼㖞斜，半身不遂者，属中风病。猝倒神昏，口吐涎沫，四肢抽搐，醒后如常者，属痫病。恶寒战栗（寒战），见于疟疾发作，或伤寒、温病邪正剧争欲作战汗之时。肢体软弱无力，行动不灵而无痛，是痿病。关节拘挛，屈伸不利，多属痹病。儿童手足伸屈扭转，挤眉眨眼，努嘴伸舌，状似舞蹈，不能自制，多由气血不足，风湿内侵所致。

二、局部望诊

（一）望头面

望头面包括望头颅、囟门、头发和面部。要观望头颅的大小及形状，以辨别是否存在头颅过大、过小及方颅等。观望小儿囟门的形状，以判断是否存在囟陷、囟填及囟门迟闭等。观望头发的色泽、形质、多少等情况，以判断是否出现发白、发黄、发稀疏及脱发等。观察面部及五官是否对称，表情是否自然，以及有无肿胀等，以判断是否存在口眼㖞斜、肌肉抽动、腮部肿大、颜面水肿以及惊恐貌、苦笑貌等特殊面部表情。观察头部的动态是否自然，以判断有无头摇、头颤等。

1. 头颅

重点了解其大小和形状。其大小是以头部通过眉间和枕骨粗隆的横向周长来衡量的。一般新生儿为34cm，半岁为42cm，1岁为45cm，2岁为47cm，3岁为48.5cm。明显超过这个范围为头颅过大，反之为头颅过小。

2. 囟门

重在观察前囟有无突起（小儿哭泣时除外）、凹陷或迟闭的情况。前囟位于头顶前部中央呈菱形，在出生后12~18个月闭合。

3. 头发

主要观察头发颜色、疏密、光泽以及有无脱落等情况，其中光泽是头发望诊的重点。

4. 面部

有无面肿、腮肿、面削颧耸或口眼㖞斜，有无特殊面容，如惊怖貌、苦笑貌等。

（二）望五官

包括目、耳、鼻、口、唇、牙齿、牙龈和咽喉。

1. 望目

（1）目色 观察目眶周围的肤色有无发黑、发青等，白睛的颜色有无变红、黄染、蓝斑、出血等，目内外眦脉络的颜色有无变浅及变红等，眼睑结膜颜色是否变浅或变红。

（2）目形 观察眼睑是否浮肿、下垂，有无针眼、眼丹；眼窝有无凹陷、眼球有无突出等。

（3）目态 观察其眼睑的闭合、睁开是否自如、到位，有无眼睑的拘挛，有无昏睡露睛等；眼球是否可灵活转动，有无瞪目直视、戴眼、横目斜视等；两眼的瞳孔是否等大等圆，对光反射是否存在，以及有无瞳孔缩小、瞳孔散大等。

2. 耳

（1）耳郭 观望耳郭的色泽、大小、厚薄等，以辨别是否出现耳轮淡白、青黑及红肿、干枯焦黑、甲错等；对于发热小儿，观察其耳背有无红络出现，以辨别是否麻疹将出。

（2）耳道 观望耳道内有无分泌物、耳痔、耳疖及异物等。

3. 鼻

观察鼻部的色泽、形状及动态等，以辨别是否出现鼻部红肿或生疮、酒渣鼻、鼻部色青及鼻翼扇动等。观察鼻道内有无分泌物及其质地、颜色等。

4. 口与唇

（1）口唇 观察口唇的颜色、形状、润燥及动态的情况，以辨别口唇的色泽是否有淡白、深红、青紫等改变，口唇是否出现肿胀、干裂、渗血、脱皮、水疱、糜烂、结痂等，口角有无流涎，口开合是否自如及有无口噤、口撮、口僻、口振、口动、口张等。

（2）口腔 观察口腔内有无破溃、出血及黄白腐点等，以辨别有无口疮、鹅口疮及糜烂等。

5. 齿与龈

（1）牙齿 观察牙齿的形质、润燥及动态，以辨别是否存在牙齿干燥、牙齿稀疏松动、齿根外露及牙关紧闭等。

（2）牙龈 观察牙龈的色泽、形质等，以辨别是否存在牙龈色淡、红肿、溢脓、出血及黑线、萎缩等。

6. 咽喉

观察咽喉部的色泽、外形等，以辨别咽喉部色泽有无加深变红、出现伪膜，喉核有无肥大、红肿、溃烂及脓液。如有伪膜应观察其颜色、形状、分布范围及擦除的难易程度。

（三）望躯体

包括颈项、胸胁、腹部、腰背。

1. 颈项

观察颈项部是否对称，活动是否自如，生理前曲是否正常，有无平直或局限性后凸、侧弯、扭转等畸形，局部肌肉有无痉挛或短缩，有无项强及项软等。观察颈项部有否包块，并结合按诊辨别是否存在瘿瘤、瘰疬、外伤以及颈脉搏动、颈脉怒张等。

2. 胸胁

（1）胸廓形态 观察胸廓形态是否正常、对称，注意有无桶状胸、扁平胸、鸡胸、漏斗胸、肋如串珠等。

（2）呼吸 观察胸式呼吸是否均匀，节律是否规整，胸廓起伏是否左右对称、均匀协调，吸气时肋间隙及锁骨上窝有无凹陷等。

（3）乳房 观察两侧乳房、乳头的大小、形状、位置、对称性、皮肤及乳晕颜色、有无凹陷、有无异常泌乳及分泌物。男性有无乳房增生等。

3. 腹部

观察腹部是否平坦，注意有无胀大、凹陷及局部膨隆。观察腹式呼吸是否存在或有无异常。观察腹壁有无青筋暴露、怒张及突起等。

4. 腰背部

观测腰背部两侧是否对称，脊柱是否居中，注意颈、胸、腰、骶段之生理弯曲是否正常，注意有无脊柱侧弯、龟背或驼背、背屈肩堕及脊疳等。观察腰部活动是否自如，有无局部的拘挛、活动受限等。

（四）望四肢

1. 手足

注意观察肢体有无萎缩、肿胀的情况，四肢各个关节有无肿大、变形，小腿有无青筋暴露，下肢有无畸形，观察患者肢体有无运动不灵，手足有无颤动、蠕动、拘急及抽搐的情况，高热神昏的患者还应观察其有无扬手踯足的情况。对于病重神昏的患者，还应注意观察有无循衣摸床，或撮空理线等异常动作。

2. 手掌

注意观察手掌的厚薄、润燥以及有无脱屑、水疱、皲裂的情况。

3. 鱼际

观察患者鱼际（大指本节后丰满处）是丰满还是瘦削，颜色有无发青、红赤等情况。

4. 指趾

观察手指有无挛急、变形，脚趾皮肤有无变黑、溃烂，趾节有无脱落。注意爪甲颜色是粉红（正常）还是淡白、鲜红、深红、青紫或紫黑，另外，为了观察气血运行是否流畅，医者可用拇指、食指按压患者手指爪甲，并随即放手，观察其甲色变化情况及速度。若按之色白，放手即红，说明气血流畅，其病较轻；反之，按之色白，放之不即红者为气血不畅之象，病情较重。

（五）二阴

1. 前阴

观察男性的阴茎、阴囊和睾丸有无肿胀、内缩及其他异常的形色改变。观察女性的外阴部有无肿胀、溃疡、肿瘤、畸形及分泌物等。

2. 后阴

观察肛门及其周围有无肿物、脱出物以及红肿、分泌物等，注意有无肛痛、肛裂、痔瘘、脱肛等。

（六）皮肤

观察皮肤的色泽、润燥、形质等，注意有无肌肤颜色的异常，是否出现肌肤干燥、甲错，以及有无斑、疹、水疱、疮疡等。

（七）排出物

观察病人的痰、涎、涕、唾、月经、带下、大便、小便、呕吐物等分泌物、排泄物、病理产物的形、色、质、量等。望排出物总的规律是色白质稀者属虚寒，色黄质稠者属实热。

三、望小儿指纹

望小儿指纹的对象为3岁以内小儿。部位在食指掌侧前缘部的浅表络脉。

（一）操作方法

让家长抱小儿于光线明亮处，医生用左手拇指和食指握住小儿食指末端，以右手拇指在小儿食指掌侧前缘从指尖向指根部推擦数次，即从命关向气关、风关直推，络脉愈推愈明显，直至医者可以看清络脉为止，注意用力要适中，以络脉可以显见为宜。病重患儿，络脉十分显著，不推即可观察。

（二）观察内容

观察络脉显现部位的浅深（浮沉）及所在食指的位置，络脉的形状（络脉支数的多少、络脉的粗细等）、色泽（红、紫、青、黑）及淡滞（浅淡、浓滞）。

风关（又名寅关）即食指的第三指节（近端指节，即掌指横纹至第二节横纹之间），气关（又名卯关）即食指的第二指节（中间指节，即第二节横纹至第三节横纹之间），命关（又名辰关）即食指的第一指节（远端指节，即第三节横纹至指端）。

图2-2　小儿指纹三关示意图

（三）注意事项

1. 注意小儿卧位时，如果侧卧则下面手臂受压，或上臂扭转，或手臂过于高或过于低，与心脏不在一个水平面时，都可以影响气血运行，使指纹色泽形态失真。

2. 医生诊察所用手指或小儿指纹局部有皮肤病变时，则不宜用该侧进行望小儿指纹操作。

3. 医生应严格按照望小儿指纹的方法进行操作。推指时切不可从风关推向命关，用力不可过大或过轻。

4. 重视个体差异，体质有强弱胖瘦之别，反映在指纹上也各有不同，应综合考虑。

5. 诊病时小儿易哭闹，而使小儿指纹失其真象，应注意使小儿保持安静。

6. 结合四时分析。四时对人体的生理病理活动有重要影响，望小儿指纹也不例外，要排除情志干扰。

7. 注重指纹与证合参，注意指纹色泽形态变化与病儿临床表现之间的内在联系。

8. 医生在望小儿指纹时面部表情宜和蔼可亲，或使用玩具，以免由于小儿对医生有恐惧感及陌生感而产生的紧张或哭闹现象对指纹产生影响。

(四) 正常指纹

正常小儿指纹的表现是：浅红微黄，隐现于风关之内，既不明显浮露，也不超出风关。其形态多为斜行，单支，粗细适中。指纹的长短与年龄有关，1岁以内的最长，随年龄增长而缩短。

(五) 异常指纹与意义

对小儿异常指纹的观察，应注意其沉浮、颜色、长短、形状四个方面的变化。

1. 常见指纹特征及临床意义

表 2-1 常见指纹特征及临床意义

指纹	特征	临床意义
浮沉	浮显	病在表，多见于外感表证
	沉隐	主病在里，多见于脏腑病变
颜色	鲜红	属外感表证
	紫红	为里热证
	青色	主惊、主风、主痛
	紫黑	为血络瘀闭，病情危重
	淡白	为虚证
长短	显于风关	表明邪气初起，邪浅病轻，可见于外感初起
	达于气关	其色较深，为邪气渐深，病情渐重
	达于命关	其色更深，为邪入脏腑，病情严重
	透关射甲	其色紫黑，多病情凶险，预后不良
形状	指纹增粗	其分支显见，多属实证、热证
	指纹变细	其分支不显，多属虚证、寒证

2. 复合指纹特征及其临床意义

表 2-2 复合指纹特征及其临床意义

指纹特征	临床意义
浮显，色鲜红，显于风关，指纹增粗	主外感表证；属实证；为病初起，邪浅病轻
沉隐，色紫红，达于气关，指纹增粗	主里热证；属实证；为邪气渐深，病情渐重
沉隐，青色，达于气关，指纹变细	主里寒证、主惊风；病情较重
沉隐，色紫黑，达于命关，指纹变细，分支不显	主血瘀，病情严重；若透关射甲，为血络瘀闭，多病情凶险，预后不良
沉隐，淡白，达于命关，指纹变细，分支不显	主虚证、寒证；病在里；病情较重

3. 三关的意义

根据指纹显现的部位判别疾病的轻重。达于风关属病轻，达于气关属病重，达于命关属病危。若达于指端，叫"透关射甲"，属病凶险，预后不佳。

四、舌诊

(一) 望舌方法

1. 操作方法

(1) 望舌时，医者的姿势可略高于病人，保证视野平面略高于病人的舌面，以便俯视舌面。

(2) 望舌时注意光线必须直接照射于舌面，使舌面明亮，以便正确进行观察。

(3) 望舌一般应当按照基本顺序进行：先察舌质，再察舌苔。察舌质时先查舌色，次察舌形，再察舌态。查舌苔时，先察苔色，次察苔质，再察舌苔分布。对舌分部观察时先看舌尖，再看舌中舌边，最后观察舌根部。

(4) 望舌时做到迅速敏捷，全面准确，时间不可太长。若一次望舌判断不准确，可让病人休息3~5分钟后重新望舌。

(5) 对病人伸舌时的不符合要求的姿势,医生应予以纠正。如:伸舌时过分用力;病人伸舌时,用牙齿刮舌面;伸舌时,口未充分张开,只露出舌尖;舌体伸出时舌边、尖上卷,或舌肌紧缩,或舌体上翘,或左右歪斜等,影响舌面充分暴露。

(6) 当舌苔过厚,或者出现与病情不相符合的苔质、苔色,为了确定其有根、无根,或是否染苔等,可结合揩舌或刮舌方法,也可直接询问患者在望舌前的饮食、服用药物等情况,以便正确判断。

1) 揩舌:医生用消毒纱布缠绕右手食指两圈,蘸少许清洁水,力量适中,从舌根向舌尖揩抹3~5次。

2) 刮舌:医生用消毒的压舌板边缘,以适中的力量,在舌面上从舌根向舌尖刮3~5次。

(7) 望舌过程中还可穿插对舌部味觉、感觉等情况的询问,以便全面掌握舌诊资料。

(8) 观察舌下络脉时,应按照下述方法进行:

1) 嘱病人尽量张口,舌尖向上腭方向翘起并轻轻抵于上腭,舌体自然放松,勿用力太过,使舌下络脉充分暴露,便于观察。

2) 首先观察舌系带两侧大络脉的颜色、长短、粗细、有无怒张、弯曲等异常改变,然后观察周围细小络脉的颜色和形态有无异常。

2. 注意事项

(1) 舌象的生理差异

1) 年龄因素:儿童阴阳稚嫩,脾胃尚弱,生长发育很快,往往处于代谢旺盛而营养相对不足的状态,舌质纹理多细腻而淡嫩,舌苔偏少易剥落;老年人精气渐衰,脏腑功能渐弱,气血运行迟缓,舌色较暗红。

2) 个体因素:由于体质禀赋的差异,舌象可有不同。例如,先天性裂纹舌、齿痕舌、地图舌等;肥胖之人舌多偏胖,形体偏瘦者舌多略瘦等。这些情况舌象虽见异常,但一般无临床意义。

3) 性别因素:性别不同一般舌象无明显差异。但是,女性经前期可以出现蕈状乳头充血而舌质偏红,或舌尖部的点刺增大,月经过后可恢复正常,属生理现象。

(2) 饮食或药物等因素影响 如进食后舌苔可由厚变薄,饮水可使舌苔由燥变润,饮酒或食入辛热之品可使舌色变红或绛,食绿色蔬菜可染绿苔等。应用肾上腺皮质激素、甲状腺激素,可使舌质较红;黄连、核黄素可使舌苔染黄;服用大量镇静剂后舌苔可厚腻;长期服用抗生素,舌苔可见黑腻或霉腐等。

(3) 季节因素影响 夏季暑湿盛而苔易厚,易淡黄;秋季燥胜,舌苔多略干燥;冬季严寒舌常湿润。

此外,牙齿残缺、镶牙、睡觉时张口呼吸、长期吸烟等因素也可致舌象异常,应当注意结合问诊或刮舌、揩舌方法予以鉴别。

(二) 望舌内容

望舌的基本内容包括望舌质和望舌苔两大部分,其中望舌质分望舌神、望舌色、望舌形、望舌态四方面;望舌苔分望苔色与望苔质两方面。

1. 正常舌象与意义

正常舌象的特征:舌质淡红、鲜明、润泽;舌体大小适中,柔软而运动灵活;舌苔均匀、薄白而干湿适中。简称为"淡红舌,薄白苔"。

意义:心气旺盛,胃气充足,气血运行正常,为气血调和的征象。

2. 异常舌象与意义

(1) 望舌质

表2-3 舌质的临床意义

类别	名称	舌象特征	临床意义
舌神	荣舌(有神舌)	舌色红润,鲜明光泽,运动自如	见于健康之人或初病轻浅,预后良好者
	枯舌(无神舌)	舌色晦暗,活动呆滞	气血阴阳皆衰,生机已微,预后较差

续表

类别	名称	舌象特征	临床意义	
舌色	淡红舌	舌色淡红润泽	见于健康之人；或外感初起，病情轻浅，气血内脏未伤	
	淡白舌	舌色较正常舌淡	主虚证、寒证或气血两亏	
		若舌全无血色则称枯白舌	为夺气脱血	
	红舌	较淡红舌色深，甚者呈鲜红	主热证	
	绛舌	较红舌色更深	热入营血或阴虚火旺，或血行不畅	
	青紫舌	全舌色呈紫暗，或绛紫，或青紫，或舌的局部呈现青紫色的斑、点	轻者气血运行不畅，甚者瘀血	
舌形	老舌	舌质纹理粗糙，形色坚敛苍老	主实证	
	嫩舌	舌体浮胖娇嫩，纹理细腻，舌色浅淡	主虚证	
	胖大舌	较正常舌体大而厚，甚者伸舌满口	主水湿痰饮证	
	肿胀舌	舌体红肿而大，盈口满嘴，甚者不能闭口，不能缩回	主热郁、中毒	
	薄瘦舌	舌体瘦小而薄	主气血两虚，阴虚火旺	
	点、刺舌	点指鼓起于舌面的红色、白色或黑色星点；刺指舌面上的软刺高起突出舌面，形成芒刺，摸之棘手	主热盛	
	裂纹舌	舌面上深浅不一，形态各异的沟裂	主阴血亏虚	
舌态	强硬舌	舌体不柔，运动不灵	热入心包；高热伤津；痰浊内阻；中风或中风先兆	
	痿软舌	舌体软弱，屈伸无力	气血俱虚；阴亏津伤	
	颤动舌	舌体震颤抖动，不能自主	肝风内动	
	歪斜舌	舌体偏于一侧	中风或中风先兆	
	吐弄舌	舌伸出口外，不即回缩，为吐舌	心、脾二经有热	或疫毒攻心，或正气已绝
		反复微吐即缩，或吐出后掉动不停，舐口唇四周，为弄舌		或为动风先兆，或小儿智力不全
	短缩舌	舌体紧缩，不能伸长	寒凝，痰阻，津伤，阴血亏虚	
	舌纵	舌伸长于口外，内收困难	为实热内踞，痰火扰心，气虚之证	
	舌麻痹	舌体麻木，运动不灵	气血虚，肝风内动，或风气夹痰，阻滞舌络	

（2）望舌下络脉

表2-4 舌下络脉的临床意义

内容	表现特征	意义
正常络脉	舌下络脉根部稍粗末端渐细，呈淡紫色，少有迂曲	气血充盈，运行正常
异常络脉	舌下络脉短细，周围小络脉不显	多属气血虚
	舌下络脉粗胀，呈青紫或紫黑或迂曲，形如珠子	多为瘀血之征
	络脉色紫粗胀，弯曲柔软，或周围有结节色不深	多是气滞血瘀
	色青或淡紫，脉形直而紧束者	为寒凝血瘀或阳虚气血不畅
	舌底瘀丝，色青或紫，在脉络之间有紫色瘀点	提示血瘀证早期及郁证

（3）望舌苔

表 2-5 舌苔的临床意义

类别			舌象特征	临床意义	
苔质	厚薄苔	薄苔	透过舌苔能隐隐见到舌质（称见底）	一般反映病位的深浅	病位浅，常见于外感表证，或内伤轻病
		厚苔	透过舌苔不能见到舌质（称不见底）		病位深，常见于内有痰饮、湿浊、食积等里证
	润燥苔	润苔	舌苔干湿适中	可了解津液的盛衰	津液未伤
		滑苔	舌苔津液过多，甚者伸舌欲滴		痰饮水湿内停
		燥苔	舌苔干燥少津		热盛伤津
		糙苔	舌质毫无水分，苔质粗燥，甚者糙裂		热盛津涸
	腻腐苔	腻苔	苔质颗粒细腻致密，揩之不去，刮之不脱，舌面如涂油腻状黏液		湿浊，痰饮，食积，湿热
		腐苔	苔质颗粒疏松，粗大而厚，形如豆腐渣堆积舌面，揩之可去		食积胃肠，痰浊内蕴
	剥落苔		舌苔全部或部分脱落		胃气大伤，胃阴枯竭，气血两虚
	真假苔	真苔	舌苔坚敛着实，紧贴舌面，刮之难去，像从舌体长出来的，也称有根苔	了解胃气阴的存亡	邪气较盛，胃气阴尚存，预后较好
		假苔	苔不着实，似浮涂舌上，刮之即去，不像从舌上生出来的，称为无根苔		胃气阴衰败，预后不良
苔色	白苔		舌苔呈现白色		主表证、寒证
	黄苔		舌苔呈现黄色		主里证、热证
	灰苔		舌苔呈现浅黑色		主里证，常见于里热证，也见于寒湿证
	黑苔		舌苔呈现黑色		主里证，或为热极，或为寒盛

（4）危重舌象

表 2-6 危重舌象的临床意义

名称	舌象特征	临床意义
猪腰舌	舌光绛而干如镜面，暗红似去膜之猪腰	胃气将绝，阴液耗竭之象
砂皮舌	舌面粗糙有刺，似鲨鱼皮，且干枯燥裂	津液枯竭之危象
干荔舌	舌敛缩如荔枝干肉，干红而无津	热极津枯重证
火柿舌	舌质晦暗，青紫而干，如猪肝色，或红如火柿色	为气血败坏之候
赭黑舌	舌色绛紫带黑	为肾将绝之候
雪花舌	舌起白苔如雪花片	为脾阳将绝之候
饭花舌	舌底干燥，苔白或黄，状如豆渣或碎饭粒	病多危重
强直舌	舌本强直，转动不灵，语言謇涩	病多难治
卷缩舌	舌卷短缩	为肝气将绝
质蓝苔黑舌	舌质由淡紫转蓝，舌苔由淡转灰黑	病多危重难治

第二节 闻 诊

闻诊的基本内容包括听声音和嗅气味。听声音包括听病人的语声、语言、呼吸、咳嗽、呕吐、呃逆、嗳气、太息、喷嚏、肠鸣等各种声响；嗅气味包括嗅病人身体及其分泌物、排泄物散发的弥漫至病室的各种气味。

医师与患者进行语言交流或进行体格检查时，对患者的声音和气味等进行自然地听、嗅。如遇病人有异常声音或气味但刻下无表现时，可通过询问病人及陪诊者而获取相关内容。

听声音的诊察对病人的体位姿态没有特殊要求，但最好能与病人保持合适的距离，以便于对病人声音的高低、强弱、清浊、缓急等变化进行诊察。嗅气味包括嗅病人身体的气味以及其所住病房的气味，对病人身体某些隐蔽部位散发的异常气味进行诊察时，可要求病人给予适当配合，以免出现误诊、漏诊。

一、听声音

1. 语声

在与患者的交流对话中，应注意听患者发声的有无，声音的高低、强弱及清浊等，以判断患者有无喑哑、失音、语声重浊等。

表 2-7 语声的特征及临床意义

病变语声	语声特征	临床意义
声重	语音沉闷而不清晰	外感风寒或痰湿阻滞
喑哑和失音	喑哑：发声嘶哑； 失音：欲语无声	新病：外感风寒或风热，或痰浊壅滞，肺失宣降——金实不鸣； 久病：肺肾阴虚，虚火灼肺，津枯肺损——金破不鸣； 暴怒叫喊或持续宣讲——气阴耗伤，喉咙失润
	子喑：妊娠喑哑和失音	妊娠后期：胞胎阻碍脉气，肾精不能上荣（多为生理现象）
呻吟	病痛难忍发出哼哼声	身有痛楚或胀满，注意结合"护处必痛"的姿态判断病痛部位
惊呼	突然发出的惊叫声	剧痛或惊恐

2. 语言

对于神志不清的患者，要注意听患者有无说话、说话的多少及其声音的高低等，以判断属于谵语或郑声。

对于神志清楚的患者，在与其进行语言交流中，要注意听辨患者的言辞表达与应答能力有无异常，吐词是否清晰流利，说话的多少，说话声音的高低等，以鉴别患者是否存在独语、错语、狂言、言謇及是否喜欢讲话等。

表 2-8 语言的特征及临床意义

病变语言	语言特征	临床意义
谵语	神识不清，语无伦次，声高有力	热扰心神之实证
郑声	神识不清，语言重复，时断时续，语声低弱	心气大伤，精神散乱之虚证
独语	自言自语，喃喃不休，见人语止，首尾不续	心气不足失养；或气郁痰结，蒙蔽心窍
错语	语言错乱，语后自知，不能自主	心脾两虚失养；或痰瘀气滞，阻遏心神
狂言	狂躁妄言，语无伦次，精神错乱	情志不遂，气郁化火，痰火扰心
言謇	神志清楚，语不流利，吐词不清	风痰阻络

3. 呼吸、咳嗽

在与病人进行语言交流或行体格检查时，听辨患者气息出入的快慢、深浅、强弱、粗细及其他声音等，以鉴别患者是否存在喘、哮、短气、少气等异常表现。

对于有咳嗽的患者，要注意听辨其咳声的大

小,是否具有重浊、沉闷、不扬、清脆等特征,是否属于阵发性痉挛性咳嗽及犬吠样咳嗽,有无痰声等。

可借助听诊器听取肺部呼吸音有无异常、有无啰音等。

表 2-9 呼吸异常及临床意义

呼吸异常	表现特征	临床意义
喘	呼吸困难,短促急迫,张口抬肩,鼻翼扇动,不能平卧	肺气上逆
	实喘:发作急骤,气粗声高息涌,以呼出为快,仰首目突,形体壮实,脉实有力	外邪袭肺,实热壅肺,痰饮阻肺,肺失宣降,气逆于上
	虚喘:发作徐缓,气怯声低息微,以长吸为快,动则喘甚,形体虚弱,脉虚无力	肺肾亏虚,摄纳无权,气浮于上
哮	呼吸喘促,喉间哮鸣,常反复发作,缠绵难愈	宿痰内伏,外邪引动,或感受外邪,肺气逆滞所致
气短	呼吸短促,息促而不能接续,气急而不伴痰鸣	气虚或邪阻
少气	虚证:气短息微,兼体瘦神疲,头晕乏力	肺气不足或元气大虚
	实证:气短息粗,兼胸部窒闷,胸腹胀满	痰饮、气滞、瘀阻
	呼吸微弱而声低,气少不足以息	诸虚劳损,体质虚弱

表 2-10 咳嗽的特点及临床意义

咳嗽特点	临床意义	总病机
咳声重浊,痰白清稀	外感风寒(寒咳)	肺失肃降,肺气上逆
咳声沉闷,痰多易咳	痰湿聚肺(痰咳)	
咳声不扬,痰稠色黄难咳	热邪犯肺(热咳)	
干咳无痰或少痰	燥邪犯肺或阴虚肺燥(燥咳)	
咳声低微	肺气不足(虚咳)	
咳声短促,连续不断,咳后有鸡鸣样回声(顿咳)	风邪与痰热搏结(百日咳)	
咳声如犬吠,伴语声嘶哑,吸气困难	肺肾阴虚,火毒攻喉(白喉)	

4. 呕吐、呃逆、嗳气、太息

有呕吐、呃逆、嗳气、太息等异常声响症状时,要注意听辨其声音的大小、出现的频率等。

5. 肠鸣

在进行体格检查时,应听辨肠鸣音的多少、强弱等,必要时可借助听诊器听取腹部,以辨别有无肠鸣音异常。

二、嗅气味

嗅气味是指嗅辨病人身体与病室气味以诊察疾病的方法。

表 2-11 异常气味与临床意义

异常气味		临床意义
口气	口臭	口腔不洁、龋齿或消化不良。
	口气臭秽	胃热
	口气酸臭	食滞胃肠
	口气腐臭	内有疮疡溃脓或牙疳病
汗气	汗气腥膻	风湿热邪久蕴皮肤
	汗气臭秽	瘟疫病热毒内盛
	腋下汗气膻臊	湿热郁蒸(狐臭)

续表

	异常气味	临床意义
呕吐物	呕吐物清稀无气味	胃寒
	呕吐物酸臭而秽浊	胃热
	呕吐脓血气味腥臭	肠痈
大便	臭秽难闻	肠有郁热
	溏泻而腥	脾胃虚寒
	臭如败卵，矢气酸臭	食积大肠
小便	臊臭，黄赤混浊	膀胱湿热
	散发苹果气味	消渴病
月经	经血臭秽	热证
	经血气腥	寒证
带下	臭秽黄稠	湿热
	腥臭清稀	寒湿
	奇臭而色杂	多为癌病
病室气味	臭气触人	瘟疫病
	病室尸臭气	脏腑衰败
	病室血腥气	失血证或术后
	病室腐臭气	溃腐疮疡
	病室尿臊气	水肿病晚期
	病室有烂苹果气味	消渴病晚期

三、闻诊注意事项

1. 注意正常声音的生理差异

（1）性别因素　男女性别不同，一般男性多声低而浊，女性多声高而清，此属生理现象。

（2）年龄因素　儿童阴阳稚嫩，声尖清脆；老年人精气渐衰，脏腑功能渐弱，发声浑厚而低沉；青壮年气血充盛，脏腑功能较强，发声则洪亮清晰。

（3）情志因素　语声与情感变化密切相关，如喜时发声欢悦而和畅，怒时发声忿厉而急疾，悲哀时发声悲惨而断续，敬则发声正直而严肃，爱则发声温柔而和悦。

（4）禀赋因素　由于先天禀赋体质的差异，语声可有较大差别，如先天性声音嘶哑、男声似女声的表现等。这些声音情况虽见异常，但一般无临床意义。

2. 注意饮食环境对气味的影响

（1）饮食因素　正常人身体一般无异常气味，但若进食大蒜、韭菜、榴梿等有特殊气味的食物，或吸烟、饮酒后，口中可散发相应的气味，不属病态。

（2）气候因素　夏季气候炎热，出汗过多，未及时淋浴时身体所散发的汗味，亦应与病理之汗味相鉴别。

（3）环境因素　有的人居住地卫生环境较差，或在室内存放有汽油、油漆等化学物品，接触其人或走入其室内可闻到相应气味，亦应注意鉴别。

第三节　问　诊

问诊的过程，是医生辨证思维的过程。在问诊过程中，医生应重视对患者的主要症状进行思考与分析，根据中医辨证理论，结合其他三诊的信息，不断追踪新的线索，以利于疾病的正确诊断。

正确的问诊往往能把医生的思维判断引入正确轨道，有利于对疾病做出迅速准确的诊断。对复杂的疾病，也可通过问诊为下一步继续诊察提供线索。

一、问诊方法

（一）一般病人的问诊方法

1. 一般情况

询问患者的姓名、性别、年龄、民族、职业、婚否、籍贯、现单位、现住址、邮编、电话号码（包括固定电话和移动电话号码）、电子邮箱等信息。

2. 主诉

询问促使病人就诊的最感痛苦的症状或体征及其持续或反复发作与加重的时间。

3. 现病史

围绕患者的主诉，询问从其本次起病到此次就诊时，疾病的发生、发展、变化和诊治的经过。具体询问以下内容：

（1）发病情况 询问患者发病的具体时间，起病的方式，有无诱发因素（如饮食、劳逸、情志、气候变化等），最初的症状及其特点，发病当时曾做过何种处理（包括自行处理及服药等）。

（2）病程经过 询问患者从起病到就诊时的病情发展变化情况，以了解患者疾病的演变及发展趋势。一般按照发病时间的先后顺序进行询问。包括在发病前的先兆症状，发病后某一阶段出现哪些症状，症状的性质、程度变化，何时加重或减轻，何时出现新的症状，病情变化有无规律（如昼夜变化，午后症状加重，进食油腻饮食或生冷饮食后症状变化等），病情缓解的方式（如服药、休息后多长时间可以缓解），伴随的症状等。

（3）诊治经过 询问患者患病后至此次就诊前所接受过的诊断与治疗情况，按时间顺序进行询问。如曾做过哪些检查，结果如何；做过何种诊断，依据是什么；经过哪些治疗，治疗效果及反应如何等。

（4）现在症状 询问患者就诊时感到的所有痛苦和不适的症状表现。

4. 既往史

询问病人平素的身体健康状况和过去患病（包括传染病）、手术、外伤、过敏、预防注射情况。

5. 个人生活史

询问病人的个人生活经历、精神情志、饮食习惯、烟酒或其他嗜好以及生活起居、婚姻生育等情况。

（1）生活经历 询问病人的出生地点，主要和曾经生活的地方等。

（2）精神情志 询问病人平时的精神、心理、情志状态，如开朗、抑郁、焦虑、急躁、多恐善惊等。

（3）饮食嗜好 询问病人平时的饮食喜爱和嗜好，如喜爱酸、甜、辛辣饮食等。

（4）生活起居 询问病人平时的生活起居习惯等。

（5）婚姻状况 询问病人是否结婚或同居。询问后者宜慎重，并注意保护患者隐私。

（6）月经、生育状况 询问病人是否生育、怀孕等。妇女尤应询问月经初潮年龄或绝经年龄，月经周期、行经天数，带下的量、色、质等情况。已婚妇女应询问妊娠次数、生产胎数，以及有无流产、早产、难产史等。

6. 家族史

询问病人父母、兄弟姐妹、子女，以及其他与病人生活关系密切者，如配偶、同居伴侣等的健康和患病状况，包括询问直系亲属的死亡原因。

7. 过敏史

询问病人是否有过敏现象及曾经过敏的药物、食物等，过敏的具体情况包括过敏的症状及其持续时间、加重或缓解因素等。

在接诊病人时，对病人一般情况登记完成后，首先应当从主诉开始进行询问，围绕主诉对病人展开有目的、有步骤地询问。因为主诉是病人就诊时所陈述的最感痛苦的症状、体征及其持续时间。它通常反映了疾病的主要矛盾，所以，抓主诉就等于抓疾病的主要矛盾。确切的主诉常可作为某系统疾病诊断的向导，是进一步调查、认识、分析、处理疾病的重要线索和依据。通过主诉常可确定询问或检查的主次和顺序，初步估计病情的轻重缓急及其救治原则。

为了系统有效地获得准确的资料，询问者应

遵循从一般到特殊的提问进程，如先问"你哪里不舒服？""你这症状有多长时间（有多久）？"应该问"请你告诉我，什么事使你忧虑？"而不问"是你的工作使你焦虑不安吗？"通过问诊可以直接了解患者的发病原因、情绪状况、生活习惯、工作压力等影响因素。问诊兼有心理治疗作用，可及时给予患者具有针对性的心理疏导和健康教育，有利于疾病的早日康复。

（二）危重病人的问诊方法

对于急性或危重疾病患者，应抓住主症扼要询问，重点检查，以便争取时机，迅速治疗、抢救。待病情缓解后，再进行详细询问，切不可机械地苛求完整记录而延误治疗、抢救时机。

（三）对复诊、转诊病人的询问方法

对复诊病人，应重点询问用药后的病情变化。有些病人，尤其是患病较久者，在就诊前已经在其他医院进行过诊断和治疗，所以对转诊者，有必要询问曾做过哪些检查，结果怎样，有过何种诊断，诊断的依据是什么，经过哪些治疗，治疗的效果及反应如何等。了解既往诊断和治疗的情况，可作为当前诊断与治疗的参考。

（四）对特殊病人的问诊方法

当患者有如下特殊情况时，如缄默与忧伤、焦虑与抑郁、多话与唠叨、愤怒与敌意、多种症状并存、文化程度低下或语言障碍，或为重危或晚期患者、残疾患者、老年人、儿童、精神病患者，在询问病史时应根据病人的具体情况给予适当安抚、鼓励、启发、引导。必要时请陪同人员协助提供病史。

问诊时应及时核定患者陈述中的不确切或有疑问的情况，如病情与时间，某些症状与检查结果等，以提高病史的真实性。

（五）注意事项

1. 环境适宜

医患交流必须有一个安静适宜的诊室环境，既有利于医生诊疗，也有利于患者敞开心境，充分叙述病情，对于某些病情不便当众表述者尤为重要。《素问·移精变气论》云："闭户塞牖，系之病者，数问其情，以从其意。"如此，可及时、准确、全面地获取真实的病情资料。

2. 态度和蔼

医生应通过沟通在最短时间内赢得病人认可，做到态度和蔼而严肃认真。特别要微笑着注视着对方的眼睛说话，适当的时候应微笑或赞许地点头示意。与病人之间不要设置任何障碍，交谈时应采取前倾姿势注意倾听。不要轻易打断病人讲话，让患者有足够的时间回答问题。成功的倾听不仅应该是形式上的礼貌待患，而且是内容上的服从医疗；不仅是现象上的尊重患者，而且是本质上的关爱患者。这样就会成为医患沟通的"高手"。

3. 用语通俗

问诊时医生语言要通俗易懂，避免使用特定意义的医学术语，如隐血、心绞痛、里急后重、尿频尿急等。在询问过程中，对于患者的病情，切忌有惊讶的语言和表情反应，以免给病人带来不良刺激，增加思想负担而使病情加重。

4. 避免暗示

问诊时遇到病人叙述病情不够清楚全面时，医生可以适当给予启发式引导；但不能凭自己的主观意愿去暗示或诱导病人叙述病情，暗示性提问是一种能为患者提供带倾向性的特定答案的提问方式，很易使患者为满足医生而随声附和，如"你的左胸痛放射至左手指尖，对吗？"恰当的提问应是"你除胸痛外还有什么地方痛吗？"不提复杂或诱导性问题，如"当你头痛时伴有呕吐吗？下午你发热对吗？"如果问"你头痛时还有其他不舒服吗？"患者会按照自身症状，说出其他感受，如此可获得真实资料。

二、问诊的内容

问诊的内容主要包括问一般情况、主诉、现病史、既往史、个人生活史、家族史等。临床应根据初诊或复诊、门诊或住院等不同的病历书写要求，进行有目的的系统而有重点的询问。

问刻下症所涉及的范围较为广泛，内容较多，初学者可参考"十问歌"进行问诊，即"一问寒热二问汗，三问头身四问便，五问饮食六胸

腹，七声八渴俱当辨，九问旧病十问因，再兼服药参机变，妇女尤必问经期，迟速闭崩皆可见，再添片语告儿科，天花麻疹全占验"。

（一）问寒热

1. 询问要点

问寒热应询问病人有无怕冷或发热的症状、出现的时间、类型、特征及其兼症。

2. 一般规律

恶寒发热，为表证。恶寒重发热轻为表寒证，发热重恶寒轻为表热证，发热轻而恶风为伤风表证。但寒不热为里寒证。新病恶寒为里实寒证，久病畏寒为里虚寒证。但热不寒为里热证。其中，壮热为里实热证；潮热者，日晡潮热为阳明腑实证，午后潮热兼身热不扬为湿温病，夜间潮热为阴虚证；微热见于气虚发热、阴虚发热、气郁发热及小儿疰夏等。寒热往来，为半表半里证。寒热往来，发无定时见于少阳证；寒热往来，发有定时则为疟疾。

3. 常见类型

表2-12 寒热常见类型及临床意义

常见类型	症状特点	临床意义
恶寒发热	恶寒与发热同时出现	表证
但寒不热	只感寒冷而不发热	里寒证
但热不寒	只发热而无怕冷	里热证
寒热往来	恶寒与发热交替发作	半表半里证、疟疾

（二）问汗

1. 询问要点

询问病人有无当汗出而无汗，不当汗出而出汗或汗出较多的现象。患者无汗时询问患者是全身无汗还是某一局部无汗，如是局部无汗出，详细询问其具体部位（如左半身、右半身、上半身、下半身等）。询问患者汗出的时间（如醒时、睡觉时、寒战后等）、部位（全身或某一局部）、量的多少、质地的稀或黏、颜色的有无及伴随的症状等，以区分自汗、盗汗、战汗、大汗、绝汗、黄汗、局部汗出（如头汗、心胸汗、手足心汗、阴汗）等。

2. 一般规律

（1）有汗无汗　表证有汗，多为外感风热或中风表虚证；表证无汗，多为外感风寒表证。里证有汗，多为里热；里证无汗，多为气血亏耗或阳气不足。

（2）汗出特点　自汗多为阳气虚；盗汗多为阴虚；绝汗多为亡阴亡阳；战汗则为伤寒邪正斗争之转折点。

（3）汗出部位　头汗多为上焦邪热、中焦湿热或虚阳外越；半身汗多见于中风、痿证、截瘫患者，患侧无汗；心胸汗出可见于心脾两虚或心肾不交；下半身汗出，或为肾阴虚，或为肝胆湿热下注；手足心汗出过多，多与脾胃有关，或为阴经郁热，或为阳明热盛，或为中焦湿热郁蒸。

3. 常见类型

表2-13 特殊汗出症常见类型及临床意义

常见类型	临床特点	临床意义
自汗	醒时经常汗出，活动尤甚	气虚证或阳虚证
盗汗	睡时汗出，醒则汗止	阴虚证
绝汗	病情危重的情况下，出现大汗不止	亡阴或亡阳
战汗	病人先恶寒战栗而后汗出	温病或伤寒邪正交争剧烈

(三) 问疼痛

1. 询问要点

询问病人有无疼痛的现象，疼痛的部位（如头、面、五官、颈、胸、胁、胃脘、腹、腰、背、四肢、周身等），性质（如胀痛、刺痛、窜痛、固定痛、冷痛、灼痛、酸痛、重痛、闷痛、绞痛、掣痛、隐痛、空痛），发作时程度的轻重、持续时间的长短、喜恶（如喜按或拒按、喜温或喜凉等）、缓解方式及发作的诱因与伴随症状等。

2. 一般规律

实性疼痛多因感受外邪、气滞血瘀、痰浊凝滞，或食积、虫积、结石等阻滞脏腑经脉，气血运行不畅所致，即所谓"不通则痛"。虚性疼痛多因阳气亏虚，精血不足，脏腑经脉失养所致，即所谓"不荣则痛"。

3. 常见类型

表2-14 常见疼痛部位

部位	病变所属脏腑经络
头痛	太阳经病：头项强痛，头痛连及项背，颈项不利
	阳明经病：前额头痛，常连及眉棱骨
	少阳经病：太阳穴周围疼痛或偏头痛
	厥阴肝经病：头顶痛常连及头角
胸胁痛	心的病变：心阳不振，心血瘀阻；痰湿阻滞，闭阻胸阳；气阴两虚，心脉失养
	肺的病变：肺阴虚、肺热、肺痈、风热犯肺等
	肝胆经病变：肝气郁结、肝胆湿热、肝郁化火、气滞血瘀、饮停胁下等
脘痛	胃的病变：胃瘀血、胃热、胃寒、食滞胃脘、肝气犯胃等
腹痛	大腹痛：脾胃病变
	小腹痛：大肠、膀胱、胞宫等病变，如湿热下注、瘀血阻滞等
	少腹痛：多指小腹两侧之疼痛，多属肝经病变，如寒滞肝脉
腰痛	肾的病变：如肾阴虚，肾阳虚；或肾虚，复受风、寒、湿热之邪；以及挫闪瘀血等

表2-15 常见疼痛性质及临床意义

性质	特点	临床意义
胀痛	痛而且胀	气滞，但头部胀痛或目胀而痛为肝阳上亢或肝火上炎
刺痛	痛如针刺	瘀血
窜痛	疼痛部位游走不定	气滞、风证
冷痛	痛有冷感而喜暖	阳气不足或寒邪阻络
灼痛	痛有灼热感而喜凉	火邪窜络，或阴虚阳亢
绞痛	痛势剧烈如刀绞	有形实邪阻闭气机
隐痛	痛不剧烈，绵绵不休	虚证
重痛	痛有沉重感	湿证，但头部重痛为肝阳上亢
酸痛	痛而有酸软感觉	湿证，唯腰膝酸痛，多属肾虚
掣痛	抽掣牵扯而痛	经脉失养或阻滞不通所致
空痛	痛有空虚感	虚证

(四) 问头身胸腹不适

1. 询问要点

询问患者是否存在疼痛以外的其他头、身、胸、腹部的不适（如头晕、目眩、目昏、耳鸣、耳聋、胸闷、心悸、心烦、健忘、胁胀、脘痞、恶心、腹胀、身重、麻木、疲劳等），以及这些不适程度的轻重、持续时间的长短、发作时的喜恶（如喜按或拒按、喜温或喜凉、喜动或喜静等）、缓解方式及发作的诱因与伴随症状等。

2. 常见类型

表 2-16　头身胸腹不适类型及临床意义

类型	症状表现	临床意义
头晕	指病人自觉头脑旋晕，轻者闭目自止，重者感觉自身或眼前景物旋转，不能站立的症状	肝阳上亢、痰湿内阻、气血亏虚、肾精亏虚、瘀血内阻
耳鸣	指病人自觉耳内鸣响的症状，但周围环境无相应的声源	暴鸣多实证，渐鸣多虚证
耳聋	指听力减退，甚至听觉完全丧失	暴聋多实证，渐聋多虚证
目眩	亦称眼花。指病人自觉视物旋转动荡，如坐舟车，或眼前如有蚊蝇飞动	肝阳上亢、痰湿内阻、气血亏虚、肾精亏虚
胸闷	指病人自觉胸部压闭满闷（憋气）	气虚、气滞致心肺疾患
心悸	指病人自觉心跳不安的症状。心悸包括怔忡与惊悸	心神不安
脘痞	指病人自觉胃脘痞塞不舒	脾胃气虚，湿邪困脾
腹胀	指病人自觉腹部胀满，痞塞不适，甚则如物支撑	喜按属脾胃虚弱，拒按属胃肠积滞
身重	指病人自觉身体沉重	气虚不运，水湿泛滥
麻木	指病人肌肤感觉减退，甚至消失	气血不畅，肌肤失养

(五) 问饮食口味

1. 询问要点

询问患者有无口渴、饮水的多少、喜冷喜热等，以区分其属于口不渴或口渴，口渴多饮或渴不多饮，渴喜冷饮或渴喜热饮等。询问患者有无食欲的改变、食量的多少、对食物的喜恶等，以分辨是否存在食欲减退、厌食、消谷善饥、饥不欲食、偏嗜食物等。如有偏嗜食物，应具体询问是偏酸、偏苦、偏甜、偏辛、偏咸、偏肥甘、偏生冷等，或偏食何种异物（如生米、泥土、纸张等）。询问患者口中有无异常味觉（或感觉），如有具体是口淡、口苦、口甜、口酸、口咸、口涩、口黏腻等。

2. 一般规律

口渴者多为燥证、热证；不渴者多为寒证、湿证。大渴饮冷者多为里热炽盛；口微干者多为外感温热病初起；口渴多饮，多尿多食者多为消渴；渴不多饮者，或为痰饮内停，或为阳气虚弱，或为湿热内阻，或为热入营分，或为瘀血内阻。

食欲减退：不欲食、纳少、纳呆、厌食等，新病者，乃正气抗邪之反映，久病者或为脾胃虚弱，或为湿盛困脾，或为饮食停滞，亦见于妊娠恶阻。食欲逐渐减退是脾胃功能衰弱之象。

食欲增加：消谷善饥多见于胃火炽盛；本不能食而突然暴食者称"除中"，为脾胃之气将绝之象；食欲逐渐增加者为胃气渐复之征。

特殊变化：饥不欲食多胃阴不足；偏嗜异物者常见于小儿，多为虫积；五味偏嗜太过者，则易伤相应的脏腑。

3. 常见类型

表 2-17 口渴与饮水的类型及临床意义

类型	症状表现	临床意义
口不渴	口不渴	津液未伤，见于寒证、无明显热邪
口渴多饮	大渴喜冷饮，兼见面赤壮热，烦躁多汗，脉洪大	实热证
	大渴引饮，小便量多，兼见能食消瘦	消渴病
	大汗后，或剧烈吐下后，或大量利尿后，出现口渴多饮	吐、下、利后耗伤津液
渴不多饮	口干，但不欲饮，兼见潮热、盗汗、颧红等症	阴虚证
	口渴，饮水不多，兼见头身困重，身热不扬，脘闷苔腻	湿热证
	渴喜热饮，但饮量不多，或水入即吐，兼见头晕目眩，胃肠有振水音	痰饮内停
	口干，但欲漱水而不欲咽，兼见舌质隐青或有青紫色瘀斑，脉涩	内有瘀血

表 2-18 食欲异常的类型及临床意义

类型	症状表现	临床意义
食欲减退	食欲减退，甚至不想进食	脾胃功能减退
厌食	脘腹胀痛，嗳腐食臭，舌苔厚腻	食滞胃脘
	厌食油腻，脘闷呕恶，便溏不爽，肢体困重	湿热蕴脾
	厌食油腻，胁肋灼热胀痛，口苦泛恶	肝胆湿热
消谷善饥	多饮多尿，形体消瘦	消渴病胃火炽盛，腐熟太过
	大便溏泻	胃强脾弱
饥不欲食	饥不欲食，兼脘痞，干呕呃逆	胃阴虚

（六）问睡眠

1. 询问要点

问失眠表现特点（不易入睡、睡后易醒、时时惊醒、彻夜不眠），问嗜睡表现特点（睡意浓、困倦昏沉、食后嗜睡、神疲嗜睡等），注意兼症，以资鉴别。

2. 一般规律

失眠有营血不足而心神失养者；有阴虚火旺而内扰心神者；有痰热内扰而心神不安者；有食滞胃脘而夜卧不安者。

嗜睡有痰湿困脾、中气不足、大病之后、心肾阳虚、热病昏迷、中风昏迷，兼症各有不同。

3. 常见类型

表 2-19 失眠、嗜睡的常见类型及临床意义

类型	症状表现	临床意义
失眠	病人经常不易入睡，或睡而易醒，难以复睡，或时时惊醒，睡不安宁，甚至彻夜不眠	心肾不交：心烦不寐
		心脾两虚：心悸难寐
		胆郁痰扰：惊悸易醒
		食滞胃脘：腹胀不寐
嗜睡	病人精神疲倦，睡意很浓，经常不自主地入睡	痰湿困脾：困倦嗜睡，肢体困重
		脾气亏虚：饭后嗜睡，神疲食少
		阳气亏虚：疲惫嗜睡，畏寒肢冷

(七) 问二便

1. 询问要点

健康人大便一般每日或隔日一次,质软成形,干湿适中,排便通畅,内无脓血、黏液及未消化的食物。大便改变包括便次、色、质以及感觉方面的变化。便次异常,询问患者每日大便的次数或排便的间隔时间、每次排便时间的长短、每次排便时是否存在困难等,以区分是否存在便次的异常以及属于便秘或泄泻等。便质异常,询问患者大便是否成形、软硬情况,以及是否含有较多未消化的食物,是否夹有脓、血等,以区分大便质地正常与否,以及是否存在大便干结、大便溏软、时干时稀、初硬后溏、完谷不化、黏液便、脓血便、便血等。排便感异常,询问患者每次排便时是否存在异常的感觉以及具体情况,以判断是否存在肛门灼热、肛门下坠或脱肛、排便不畅、大便失禁及里急后重等感觉。

健康成人在一般情况下,白天小便3～5次,夜间0～1次,一天的尿量为1000～1800mL。尿次和尿量受饮水、温度、汗出、年龄等因素影响。小便的改变包括尿量、尿次、色质及排尿感异常等几方面。尿量异常者询问患者每天的尿次、尿量是否存在明显的超过正常或少于正常,以判断是否存在尿量增多或尿量减少。尿次异常者询问患者每天小便的次数及每次小便的量、颜色与感觉等,以判断是否存在小便频数而短黄急迫、小便频数而量多色清、夜尿增多、小便癃或闭等。排尿感异常者询问患者排尿时及排尿前后的感觉,以判断是否存在排尿不畅或困难、尿道灼热疼痛、尿后余沥不尽、尿失禁及遗尿等。尿质异常者询问患者小便中是否排出砂石、夹有血丝血块及脂膏样物质、小便混浊不清及颜色变红等,以判断是否存在尿有砂石、尿血、尿浊等。

2. 一般规律

询问大、小便的情况,可以直接了解消化功能和水液的盈亏与代谢情况,判断疾病的寒热虚实。诚如《景岳全书》所说:"二便为一身之门户,无论内伤外感,皆当察此,以辨其寒热虚实。"

3. 常见类型

表2-20 大便异常类型及临床意义

类型		症状表现	临床意义
便次异常	便秘	大便燥结,排便时间延长,便次减少,或时间虽不延长但排便困难	实证:胃肠积热或腹内结块阻结等
			虚证:气血阴津亏损或阳虚寒凝等
	泄泻	大便次数增多,粪质稀薄不成形,甚至呈水样	实证:外感风寒湿热疫毒之邪,或饮食所伤,食物中毒,痨虫或寄生虫积于肠道,或情志失调,肝气郁滞
			虚证:久病脾肾阳气亏虚
便质异常	完谷不化	大便中含有较多未消化食物	实证:新起者多为食滞胃肠
			虚证:病久体弱者见之,多属脾虚肾虚
	溏结不调	大便时干时稀	肝郁脾虚,肝脾不调;肠癌
	脓血便	大便中含有脓血黏液	痢疾、肠癌
	便血	血自肛门排出,包括血随便出,或便黑如柏油状,或单纯下血	实证:胃肠积热,湿热蕴结,气血瘀滞等
			虚证:多因脾胃虚弱,气不统血
排便感异常	肛门灼热	排便时自觉肛门灼热	大肠湿热,或热结旁流,热迫直肠
	里急后重	便前腹痛,急迫欲便,便时窘迫不畅,肛门重坠,便意频数	湿热内阻,肠道气滞

表 2-21　小便异常类型及临床意义

类型		症状表现	临床意义
尿次异常	频数	排尿次数增多,时欲小便	实证:湿热蕴结膀胱,热迫气滞
			虚证:肾阳虚或肾气不固
	癃闭	小便不畅,点滴而出为癃,小便不通,点滴不出为闭,合称癃闭	实证:瘀血、结石或湿热阻滞
			虚证:久病或年老气虚、阳虚
尿量异常	尿量增多	尿次、尿量皆明显超过正常量次	虚证:阳虚不能蒸化水液
			虚实夹杂:燥热阴虚,肾阳偏亢
	尿量减少	尿次、尿量皆明显少于正常量次	实证:尿路损伤、阻塞
			虚证:小便化源不足(热盛伤津、腹泻伤津)或水液内停(心阳衰竭及脾、肺、肾功能失常)
排尿感异常	尿道涩痛	排尿时自觉尿道灼热疼痛,小便涩滞不畅	实证:湿热内蕴、结石或瘀血阻塞、肝郁气滞
			虚证:阴虚火旺,中气下陷
	余溺不尽	小便之后仍有余溺,点滴不净	实证:湿热阻滞
			虚证:病久体弱,肾阳亏虚,肾气不固
	小便失禁	小便不能随意控制而自行溢出	实证:湿热瘀血阻滞
			虚证:肾气亏虚,脾虚气陷,膀胱虚寒,不能约摄尿液
	遗尿	指成人或 3 岁以上小儿于睡眠中经常不自主地排尿	实证:肝经湿热,下迫膀胱
			虚证:禀赋不足,肾气亏虚,或脾虚气陷,膀胱虚寒

(八) 情绪相关症状

1. 询问要点

询问患者有关情绪方面的一些主观体验,结合观察病人的面部表情、姿态、动作及讲话的语气、声音等,判断病人是否存在抑郁、情绪高涨、焦虑、恐惧、急躁易怒、烦躁等情绪的异常变化,以及占主导的情绪状态。

2. 常见类型

(1) 抑郁　通过询问患者,判断其是否有持续的情绪低落,寡言少语,善悲易哭,兴趣减退或缺乏,意志消沉,悲观绝望,自罪自责,自杀倾向或行为等。

(2) 情绪高涨　通过询问患者,判断其是否有兴奋多语,精神亢奋,与环境不相符的过分愉快、欢乐,对一切都感到非常乐观,对任何事物都感到有兴趣等。

(3) 焦虑　通过询问患者,判断其是否经常担心可能发生和难以预料的某种危险或不幸事件而感到忧虑不安、紧张恐惧、顾虑重重等,或出现过突发的极端焦虑状态、强烈的恐惧感,同时感到心悸、胸闷等。

(4) 恐惧　询问患者是否遇到事情时有不能摆脱的紧张、害怕、提心吊胆,并伴随心悸、气促、汗出、身体颤抖、面色改变等。

(5) 急躁易怒　询问患者是否脾气急躁,容易被激怒,即使是很小的事情也感到很气愤。

(6) 烦躁　询问患者是否存在心中烦热不安、手足燥热不宁等。

(九) 问妇女

询问妇女患者的月经、带下、妊娠、产后等方面的情况。处于非妊娠期、产后期的妇女,一般重点询问月经、带下,而妊娠、产育的情况只作为个人生活史的内容询问。

(1) 月经　经期异常者询问月经周期是否提前或延后 7 天以上,或提前、延后无规律,以及是否连续发生于 2 个以上月经周期,以判断属于月经先期、月经后期还是月经先后不定期。行经期延长者询问行经时间是否超过 7 天,而月经周期不变。经量异常者询问月经量是否较常量明显增多或明显减少,而月经周期、经期基本正常,以判断是否属于月经过多或月经过少。询问是否存在非行经期间,阴道内忽然大量出血,或持续出血而淋沥不止的现象,以判断有无崩中、漏下。经色、经质异常者询问月经颜色是正红、淡红还是紫暗,质地是适中还是偏稀、偏稠,有无血块等,以判断月经的颜色、质地是否异常。闭经者询问是否年逾18周岁尚未有月经来潮,或不足绝经年龄的妇女是否有月经中断3个月以上而不是因为妊娠与哺乳等原因。经间期出血者询问两次月经之间是否出现少量的出血,并有周期性规律。痛经者询问是否有经期或行经前后的周期性小腹疼痛,或痛引腰骶等。有经行前后症状者询问经前1周左右,是否出现一些症状(如疲劳乏力、急躁、抑郁、焦虑、失眠、忧伤、过度敏感、猜疑、情绪不稳、乳房胀痛、四肢肿胀、腹胀不适、头痛等);询问前述症状是否逐渐加重,至月经前2~3天最为严重,经后消失;询问前述症状是否出现了3个月经周期或以上。有绝经前后症状者,询问是否处于绝经年龄,是否有月经周期、行经期及月经量的变化,是否存在烘热汗出、心悸、眩晕、焦虑、抑郁、喜怒无常、记忆力下降、注意力不集中、失眠多梦等症状。

(2)带下 带下者询问带下量的多少及颜色、质地和气味的变化,以判断是否存在白带、黄带、赤白带及五色带等异常变化。

(3)妊娠 妊娠者询问妊娠期间的饮食、营养情况,肢体是否肿胀、胎动是否正常,以判断有无妊娠恶阻、胎动不安、子肿等异常表现。

(4)产后 产后要询问产后恶露、乳汁等情况,以判断有无产后恶露不绝、缺乳等异常表现。

表2-22 常见月经异常类型及临床意义

类型	表现	临床意义
月经过多	行经期间月经血量较常量明显增多	血热内扰,迫血妄行
		气虚不固,冲任失约
		瘀血阻滞,血不归经
崩漏	非正常行经期间阴道出血,势猛量多谓崩,势缓量少,淋沥不断谓漏	热伤冲任,迫血妄行
		瘀血阻滞,血不循经
		脾气亏虚,血失统摄
		肾阳虚衰,冲任不固
		肾阴不足,虚火迫血妄行
月经过少	行经期间月经血量较常量明显减少	肾气亏虚,精血不足
		寒凝、血瘀、痰湿阻滞
闭经	女子年逾18周岁,月经尚未来潮;已行经、未受孕、不在哺乳期,停经达3个月以上	肝肾不足,气血亏虚
		阴虚血燥,血海空虚

(十)问男子

男子在阴茎勃起、排泄精液等方面的异常不仅是男科的常见疾病,也是全身性病理变化的反映,因此,应加以询问,作为诊断男科或其他疾病的依据。询问男子有无阴茎勃起、排泄精液等方面的异常改变及其具体特征,以判断是否存在阳痿、阳强、遗精(梦遗或滑精)及早泄等。

1. 阳痿

指病人阴茎不能勃起,或勃起不坚,或坚而不能持久,不能进行性交的症状。阳痿不是病人的不适感觉,而是性功能低下的表现。

2. 遗精

指病人不性交而精液遗泄的症状。其中,清醒时精液流出者,谓之"滑精";梦中性交而遗精者,谓之"梦遗"。

(十一)问小儿

对于小儿应常规询问家长小儿出生前后情况(如妊娠期及产育期的营养健康状况,是否患病,是否服用药物,生产的方式,分娩时是否难产、早产等,喂养小儿的方法,小儿的营养状况,小儿的发育情况等），预防接种史，传染病史，传染病接触史，发病原因（如受凉、衣着过厚、伤食、受惊等），以及家庭遗传病史等。

对不同年龄段的孩子，应重点询问不同的内容。如新生儿应询问是否有不肯吃奶、哭声轻弱或不哭、哭闹不停、睡眠少、体温异常、肤色发黄或口唇紫暗，大小便次数减少或增多、大便颜色发灰发绿、呼吸异常等，婴幼儿应询问是否有生长发育过慢或过快、厌食等，其余症状问诊可参见常规问诊。

第四节 切 诊

一、脉诊

（一）操作方法

1. 患者体位

诊脉时患者应取正坐位或仰卧位，前臂自然向前平展，与心脏置于同一水平，手腕伸直，手掌向上，手指微微弯曲，在腕关节下面垫一松软的脉枕，使寸口部位充分伸展，局部气血畅通，便于诊察脉象。

2. 医生指法

诊脉指法主要包括选指、布指、运指三部分。

（1）选指 医生用左手或右手的食指、中指和无名指三个手指指目诊察，指目是指尖和指腹交界棱起之处，是手指触觉较灵敏的部位。诊脉者的手指指端要平齐，即三指平齐，手指略呈弓形，与受诊者体表约呈45°为宜，这样的角度可以使指目紧贴于脉搏搏动处。

（2）布指 中指定关，医生先以中指按在掌后高骨内侧动脉处，然后食指按在关前（腕侧）定寸，无名指按在关后（肘侧）定尺。布指的疏密要与患者手臂长短与医生手指粗细相适应，如病人的手臂长或医者手指较细，布指宜疏，反之宜密。定寸时可选取太渊穴所在位置（腕横纹上），定尺时可考虑按寸到关的距离确定关到尺的长度以明确尺的位置。寸关尺不是一个点，而是一段脉管的诊察范围。

（3）运指 医生运用指力的轻重、挪移及布指变化以体察脉象。常用的指法有举、按、寻、循、总按和单诊等，注意诊察患者的脉位（浮沉、长短）、脉次（至数与均匀度）、脉形（大小、软硬、紧张度等）、脉势（强弱与流利度等）及左右手寸关尺各部表现。

常用具体指法：

举法：是指医生用较轻的指力，按在寸口脉搏跳动部位，以体察脉搏部位的方法。亦称"轻取"或"浮取"。

按法：是指医生用较重的指力，甚至按到筋骨，体察脉象的方法。此法又称"重取"或"沉取"。医生手指用力适中，按至肌肉以体察脉象的方法称为"中取"。

寻法：是指切脉时指力从轻到重，或从重到轻，左右推寻，调节最适当指力的方法。在寸口三部细细寻找脉动最明显的部位，统称寻法，以捕获最丰富的脉象信息。

循法：是指切脉时三指沿寸口脉长轴循行，诊察脉之长短，比较寸关尺三部脉象的特点。

总按：即三指同时用力诊脉的方法。从总体上辨别寸关尺三部和左右两手脉象的形态、脉位的浮沉等。总按时一般指力均匀，但亦有三指用力不一致的情况。

单诊：用一个手指诊察一部脉象的方法。主要用于分别了解寸、关、尺各部脉象的形态特征。

首先应先用总按的方法，从总体上辨别脉象的形态、脉位的浮沉，然后再使用循法和单诊手法等辨别左右手寸、关、尺各部脉象的形态特征。

3. 平息

医生在诊脉时注意调匀呼吸，即所谓"平息"。一方面医生保持呼吸调匀，清心宁神，可以自己的呼吸计算病人的脉搏至数，另一方面，平息有利于医生思想集中，可以仔细地辨别脉象。

4. 切脉时间

一般每次诊脉每手应不少于1分钟，两手以3分钟左右为宜。

诊脉时应注意每次诊脉的时间至少应在五十动，一则有利于仔细辨别脉象变化，再则切脉时初按和久按的指感有可能不同，对临床辨证有一定意义，所以切脉的时间要适当长些。

5. 小儿脉诊法

小儿寸口部位甚短，一般用"一指（拇指或食指）定关法"，不必细分寸、关、尺三部。

具体操作方法是，用左手握住小儿的手，对3岁以下的小儿，可用右手大拇指按于小儿掌后高骨部脉上，不分三部，以定至数为主。对3~5岁的小儿，则以高骨中线为关，以一指向两侧转动以寻察三部。6~8岁小儿，则可挪动拇指诊三部。9~10岁，可以次第下指，依寸、关、尺三部诊脉。10岁以上，可按成人三部脉法进行辨析。

（二）注意事项

1. 注意患者卧位时，如果侧卧则下面手臂受压，或上臂扭转，或手臂过于高或过于低，与心脏不在一个水平面时，都可以影响气血的运行，使脉象失真。
2. 医生诊脉所用三指或患者脉诊局部有皮肤等病变时，则不宜用该侧进行诊脉操作。
3. 诊脉过程中如察其脉律不匀、有间歇的现象时，应适当延长诊脉时间，应注意间歇出现是否有规律。
4. 重视生理异常脉位，常见有反关脉与斜飞脉。
5. 重视个体差异，患者有男女老幼的不同，有强弱胖瘦之别，反映在脉象上也各有不同，应综合考虑。
6. 排除情志干扰，情志变化可使脉搏跳动发生相应改变，应注意排除。
7. 结合四时分析，四时对人体的生理病理活动有重要影响，诊脉也不例外。中医素有春弦、夏洪、秋浮（毛）、冬沉（石）之说，应引起我们注意。
8. 注重脉症合参，注意脉象与患者临床表现之间的内在联系。

（三）操作技巧

1. 八要素分析法

中医脉象的辨识主要依靠手指的感觉，体会脉搏的部位、至数、力度和形态等方面。将复杂的脉象表现按八要素分析辨别是一种执简驭繁的重要方法。

脉象的各种因素，大致归纳为脉象的部位、至数、长度、宽度、力度、流利度、紧张度和均匀度八个方面。每种脉象可用不同的脉象要素来描述与区分。

在二十八脉中，有些脉象仅主要表现为某一个脉象要素方面的改变。如：浮脉、沉脉主要表现在脉位上的异常，浮脉主要就是脉位浮，沉脉主要就是脉位沉。迟脉、数脉、疾脉主要表现为至数方面的改变，迟脉至数慢，一息三至；数脉至数快，一息六至；疾脉更快，一息七至以上。滑脉、涩脉主要在于流利度的改变，滑脉往来流利，涩脉往来艰涩。弦脉主要表现为紧张度的增高，如按琴弦。细脉主要表现在脉宽的细小。长脉、短脉主要是脉长度方面的异常，前者脉长，后者脉短。虚脉、实脉的特点主要在于脉力的异常，虚脉无力，实脉过分有力。这些脉象在其他七个脉象要素方面则一般没有明显的变化。若有变化，则属于相兼脉，如浮数脉、沉细脉、弦滑脉、沉涩脉等。有些脉象本身就表现为两个或两个以上脉象要素的变化。如：促脉、结脉表现为至数与均匀度的改变，促脉数而脉律不齐，结脉缓而脉律不齐。洪脉、弱脉表现为脉位、脉力、脉宽上的改变，洪脉浮大而有力，弱脉沉细而无力。濡脉表现为脉位、脉宽、紧张度、脉力的变化，即浮细软而无力。

因此，按此八脉象要素可以将二十八脉归类与分解，在脉诊训练中应将脉象按八要素要求逐一列表登记，然后找出与正常有别之处，根据其特异性再确定具体的脉象名称，进而推导其病理意义。

2. 正常脉象的八要素特征

任何一种脉象都具有"位、数、形、势"四种属性，即具有部位、至数、节律、粗细、长短、强弱、硬度和流利度等八个方面的特征，正常脉象的八要素特征如下：

（1）脉位　脉位居中，不浮不沉。

（2）脉率　脉一息四至或五至，相当于每分钟 72~80 次。

(3) 脉律　节律均匀整齐。

(4) 脉宽　脉大小适中。

(5) 脉长　脉长短适中,不越本位。

(6) 脉势　脉搏有力,寸关尺三部均可触及,沉取不绝。

(7) 紧张度　脉应指有力而不失柔和。

(8) 流利度　脉势和缓,从容流利。

4. 脉象与主病

3. 脉位变异

(1) 斜飞脉　寸口不见脉搏,而由尺部斜向手背,称为斜飞脉。

(2) 反关脉　脉象出现于寸口的背侧,称为反关脉。

斜飞脉与反关脉属桡动脉解剖位置的变异,不属于病脉。其脉象多浮,临床诊此脉时以察其至数及强弱为主。

表 2-23　脉象与主病

脉纲	共同特点	相类脉		主病
		脉名	脉象	
浮脉类	轻取即得	浮	举之有余,按之不足	表证,亦见于虚阳浮越证
		洪	脉体宽大,充实有力,来盛去衰	热盛
		濡	浮细无力而软	虚证,湿困
		散	浮取散漫而无根,伴至数或脉力不匀	元气离散,脏气将绝
		芤	浮大中空,如按葱管	失血,伤阴之际
		革	浮而搏指,中空边坚	亡血、失精、半产、崩漏
沉脉类	重按始得	沉	轻取不应,重按始得	里证
		伏	重按推至筋骨始得	邪闭、厥病、痛极
		弱	沉细无力而软	阳气虚衰、气血俱虚
		牢	沉按实大弦长	阴寒内积、疝气、癥积
迟脉类	一息不足四至	迟	一息不足四至	寒证,亦见于邪热结聚
		缓	一息四至,脉来急缓	湿病,脾胃虚弱,亦见于平人
		涩	往来艰涩,迟滞不畅	精伤,血少,气滞,血瘀,痰食内停
		结	迟而时一止,止无定数	阴盛气结,寒痰瘀血,气血虚衰
数脉类	一息五至以上	数	一息五至以上,不足七至	热证;亦主里虚证
		疾	脉来急疾,一息七八至	阳极阴竭,元气欲脱
		促	数而时一止,止无定数	阳热亢盛,瘀滞、痰食停积,脏气衰败
		动	脉短如豆,滑数有力	疼痛,惊恐
虚脉类	应指无力	虚	举按无力,应指松软	气血两虚
		细	脉细如线,应指明显	气血俱虚,湿证
		微	极细极软,似有似无	气血大虚,阳气暴脱
		代	迟而中止,止有定数	脏气衰微、疼痛、惊恐、跌仆损伤
		短	首尾俱短,不及本部	有力主气郁,无力主气损
实脉类	应指有力	实	举按充实而有力	实证,平人
		滑	往来流利,应指圆滑	痰湿、食积、实热、青壮年、孕妇
		弦	端直以长,如按琴弦	肝胆病、疼痛、痰饮等,老年健康者
		紧	绷急弹指,状如转索	实寒证、疼痛、宿食
		长	首尾端直,超过本位	阳气有余,阳证、热证、实证,平人
		大	脉体宽大,无汹涌之势	健康人,或病进

二、按诊

(一) 按诊操作方法

1. 病人准备

根据病人的具体情况及按诊的需要，指导病人取下列体位之一或多种体位配合运用，从而配合医生按诊。

（1）坐位　一般用于皮肤、手足、腧穴的按诊。

（2）卧位　主要用于胸腹、腰部或下肢的诊察。

1）仰卧位：主要用于胸腹部的诊察。诊时让患者仰卧，全身放松，两手臂自然平放于身旁。诊察胸部时，让患者双腿自然伸直。诊察腹部时，让患者双腿屈膝，使腹肌松弛，并依照医生的提示做腹式深呼吸。

2）侧卧位：常与仰卧位配合运用，主要用于仰卧位诊察判断不明，或对腹腔内包块、水液移动性的判断。诊察时让患者侧卧，位于下部的下肢伸直，而在上部的下肢呈屈髋屈膝状。

3）俯卧位：主要用于腰背部的诊察。

2. 医生操作

（1）体位　根据不同病人按诊的需要，医生可采取坐位或站位。

1）对于皮肤、手足、腧穴的按诊，医生多以坐或站立的形式，面对患者被诊部位，用左手稍扶病体，右手进行触摸按压诊察部位。

2）对于胸腹、腰部或下肢的诊察，医生多以站位站立于患者的右侧或左侧进行操作。

（2）手法　根据病人按诊部位和内容的需要，医生可选择一种或多种手法进行按诊。

1）触法：用手指或手掌轻触患者局部皮肤（如额部、四肢部、胸腹部等），以检查肌肤的凉热、润燥。

2）摸法：用手指或手掌稍用力寻抚局部（如胸腹、腧穴、肿胀的部位等），以检查局部的感觉、有无压痛及肿物的形态与大小等。

3）按法：用手指或手掌重力按压或推寻局部（如胸部、腹部、脊柱、肿胀部位、肌肉丰厚处等），以检查深部有无疼痛、肿块，以及肿块的活动程度、肿胀的程度及范围大小等。

4）叩法：用手叩击身体某部（如腹部、腰背部等），使之震动，然后感受叩击产生的叩击音、波动感、震动感及患者的反应。

①直接叩击法：用手直接叩击或拍打病人体表部位，根据叩击音及手指下的感觉来判断检查部位的情况。

②间接叩击法

掌拳叩击法：医生用左手掌平贴在患者的被诊部位，右手握空拳叩击左手背，同时询问患者的感觉，注意观察患者的反应。主要用于检查腰背部等肌肉较为丰厚的部位。

指指叩击法：医生用左手中指的第二指节紧贴在患者需检查部位的体表，其余手指略微抬起，右手指自然弯曲，中指弯曲约90°，垂直叩在左手第二指节前端。叩击时应借用手腕活动的力量，灵活、短促，每叩一下，右手迅速抬起，以连续叩击两三下，而后略微停顿的节奏进行。每叩击数次，左手即向前或向后移动，右手也随之移动，根据不同部位的声音变化进行诊察。主要用于胸、胁、脘、腹及背部的检查。

3. 注意事项

（1）手势轻柔、温暖　当手的温度过低或用力不当，进行按诊，易造成患者肌紧张，影响检查。因此，按压力度应适当，由轻到重，避免突然猛力。手温应避免过低。

（2）患者反应、配合　按诊的同时应注意患者面色、神情变化及其他反应。为了能较为顺利地进行按诊检查，应注意争取患者的积极配合。

（3）切望结合、比较　将被诊部位与相对称的部位或全身进行比较，以便了解病变的范围与程度。

(二) 全身各部位按诊方法及技巧

1. 头颈部

头颈部的按诊主要用于检查局部的温热寒凉、润燥及压痛、肿块的情况。根据具体情况可将触、摸、按诸法参用。检查病人时，医生用手背（手心）触及患者额部，探测患者有无发热、低热还是高热。同时以病人的手心作对照，若病人手心热甚于额部,是虚热;若额部热于手心,是外感表热证。这种方法多用于小儿。囟门触诊时,小儿取坐位或立位。检查者双手掌各置于小儿左、右颞部,拇指按在额部,以中指、食指检查囟门,注意其大小,闭合与否,充实度,有无隆起和凹陷,有无搏动等。测量时应以囟门的对边中点连线为准。

2. 胸胁部

胸胁部分为前胸与胁肋。前胸指锁骨上窝至横膈以上的部位,而胁肋指侧胸部,包括腋下至12肋骨的区域。

胸胁部的按诊主要用于检查乳房、心、肺及肝、胆的病变,根据具体情况可将触、摸、按、叩诸法参用。

表 2-24 按胸胁的基本内容及临床意义

按诊部位	表现特点	临床意义
胸部	前胸高突,叩之膨膨然而音清	肺胀;气胸
	按之胸痛,叩之音浊或呈实音	饮停胸膈,痰热壅肺;肠痈、肺癌
	胸部压痛,有局限性青紫肿胀	外伤
虚里	搏动迟弱,或久病体虚而动数	心阳不足
	按之其动微弱	宗气内虚
	动而应衣	宗气外泄
	虚里搏动数急而时有一止	宗气不守
	按之弹手,洪大而搏,或绝而不应	心气衰绝
	胸高而喘,虚里搏动散漫而数	心肺气绝
	虚里动高,聚而不散	热甚(外感热邪、小儿食滞或痘疹将发)
乳房	有形如鸡卵的硬结肿块,边界清楚,表面光滑,推之活动而不痛	乳核
	有结节如梅李,边缘不清,皮肉相连,病变发展缓慢,日久破溃,流稀脓夹有豆渣样物	乳痨
	块肿质硬,形状不规则,高低不平,边界不清,腋窝多可扪及肿块	乳癌
胁部	胁痛喜按,胁下按之空虚无力	肝虚
	右胁下肿块,摸之有热感,疼痛拒按	肝痈
	胁下肿块,刺痛拒按	气滞血瘀
	右胁下肿块,质硬,表面平或呈小结节状,边缘锐利,压痛不明显	肝积
	右胁下肿块,质地坚硬,按之表面凹凸不平,边缘不规则,常有压痛	肝癌疑征
	右侧腹直肌外缘与肋缘交界处附近触到梨形囊状物,并有压痛	胆石、胆胀
	疟疾后左胁下可触及痞块,按之硬者	疟母

3. 脘腹部

腹部泛指心下(剑突)至毛际(耻骨联合)的体表部位。上腹部称胃脘部,脐上称大腹,脐周称脐腹部,脐下至耻骨上缘称小腹,小腹的两侧称少腹。

脘腹部的按诊主要用于检查肝、胆、脾、胃、大小肠、膀胱、胞宫等腹腔脏器的病变,根据具体情况可将触、摸、按、叩诸法参用。

表 2-25 按脘腹的基本内容及临床意义

按诊部位	病变部位	表现特点		临床意义
胃脘部	胃	痞满	按之柔软,无压痛	虚证
			按之较硬,有抵抗感和压痛	实证

续表

按诊部位	病变部位	表现特点		临床意义
腹部	肝、胆、脾、胃、肾、小肠、大肠、膀胱、胞宫	冷热	按之肌肤凉而喜热	寒证
			按之肌肤热而喜凉	热证
		疼痛	腹痛喜按	虚证
			腹痛拒按	实证
		腹满	脘腹部按之手下饱满充实而有弹性、有压痛	实满
			若脘腹部虽然膨满，但按之手下虚软而缺乏弹性，无压痛	虚满
		腹部胀大	一手轻拍腹壁，另一手则有波动感，按之如囊裹水，以手叩之呈移动性浊音	水鼓
			一手轻轻叩拍腹壁，另一手无波动感，以手叩之呈鼓音	气鼓
		肿块	肿块推之不移，痛有定处	癥积，病属血分
			肿块推之可移，或痛无定处，聚散不定	瘕聚，病属气分
			腹中结块，按之起伏聚散，往来不定，或按之形如条索状，久按转移不定，或按之手下如蚯蚓蠕动	虫积
			左少腹作痛，按之累累有硬块	肠中有宿粪
			右少腹作痛而拒按，或出现反跳痛，或按之有包块应手	肠痈

4. 腰背部

腰背部泛指第七颈椎至尾骶部的体表部位。

腰背部的按诊主要用于检查肺、肾、脊柱等的病变情况，根据具体情况可将摸、按、叩诸法参用。

5. 四肢

四肢的按诊主要检查肌肉、关节、筋脉的病变。根据具体情况可将触、摸、按诸法参用。

6. 肌肤

肌肤的按诊可感知局部肌肤的寒热、温凉、肿胀、润燥、滑涩、软硬及疼痛的情况，根据具体情况可将触、摸、按诸法参用。

表2-26 按肌肤寒热的基本内容及临床意义

表现特点	临床意义
肌肤寒冷，体温偏低	阳气衰少
肌肤冷而大汗淋漓，脉微欲绝	亡阳
肌肤灼热，体温升高	实热证
汗出如油，四肢肌肤尚温，而脉躁疾无力	亡阴
身灼热而肢厥	真热假寒证
外感病汗出热退身凉	表邪已解
皮肤无汗而灼热	热甚
身热初按热甚，久按热反转轻	热在表
久按其热反甚	热在里
肌肤初扪之不觉很热，但扪之稍久即感灼手	湿热内蕴

表 2-27 按肌肤润燥滑涩的基本内容及临床意义

观察内容	表现特点	临床意义
皮肤润燥	皮肤干燥	尚未出汗
	皮肤湿润	身已出汗
	干瘪	津液不足
皮肤滑涩	肌肤滑润	气血充盛
	肌肤枯涩	气血不足
	肌肤甲错	血虚失荣或瘀血

表 2-28 按肌肤疼痛的基本内容及临床意义

表现特点	临床意义
肌肤濡软,按之痛减	虚证
硬痛拒按	实证
轻按即痛	病在表浅
重按方痛	病在深部

表 2-29 肌肤水肿和气肿的鉴别

表现特点	临床意义
按之凹陷,不能即起	水肿
按之凹陷,举手即起	气肿

7. 腧穴

对某些特定的腧穴按诊,主要是了解局部有无压痛及其他敏感反应,根据具体情况可将触、摸、按诸法参用。

(1) 检查体位　穴位检查可据按诊需要,取坐位或卧(仰卧、俯卧、侧卧)位。患者一般先取仰卧位,医生站在患者右侧,适用于头部前面、胸部、腹部、上肢和下肢的穴位检查。患者可取骑椅坐位或面向里坐在床上,医生站在患者背后,适用于头顶部、项部、背部的穴位检查。患者取俯卧位,医生站在患者右侧,适用于臀部和下肢后侧的穴位检查。

(2) 检查步骤

1) 医生在检查前要剪短指甲,冬天检查时手要温暖,防止手凉引起患者肌肉紧张,妨碍检查。

2) 患者姿势要正,肌肉放松。

3) 请患者宽衣露胸,医生用右手食指的指腹在膻中穴进行试压,再用同样指力在膻中穴的上下左右进行试压,比较穴位与非穴位的指力强度,用相同的指力能区分穴位与非穴位有无反应,此力量就是该患者在检查中的指力强度标准。

4) 在取穴时,要充分利用体表标志。一般在胸部先定膻中穴,上腹部先定中脘穴,下腹部先定关元穴,在背部先定与肩峰平行的大椎穴、与两肩胛下角平行的至阳穴、与髂骨平行的阳关穴,后取其他穴位。

(3) 检查方法　医生用拇指或食指对患者经络循行线和穴位进行触按,以寻找阳性反应物及反应点。常用的诊察方法有以下几种:

1) 滑动法:用指腹沿经络循行线轻轻边旋转边移动,用力较轻,常用于发现穴位中表浅部位的阳性反应物。

2) 按揉法:与滑动法相似,但指力较前者为重,以便发现深层阳性反应物。

3) 移动法:用拇指尖端用力向下按,并左右滑动按摩皮肤,以便发现穴位中最深层的条索状阳性反应物。

4) 推动法:用拇指指腹沿经络循行线推动,

用力要适中，适于在腰背部寻找阳性反应物。

（4）阳性反应 触按穴位时的异常反应称阳性反应。阳性反应包括阳性反应物、穴位形态变化、穴位敏感度变化。

1）阳性反应物：阳性反应物是指依靠指腹触觉，可以在穴位处摸到实质性物质，又称"无菌炎性球"，它的形态、大小、硬度不同，可以有以下几种：

圆形结节：形态如圆珠，大如蚕豆，小如黄豆，硬度不一，移动性不大。

扁平结节：表面光滑，形如圆饼，质软而不移动，位于皮内表浅部，多见于慢性病。

梭形结节：两头尖中间大，表面光滑，质稍硬，在皮下可触及，多见于急性炎症。

卵圆形结节：形如卵状，表面光滑，软硬不一，可在皮下移动。

条索样结节：粗如筷子，细可如线，长达数厘米，质较硬，可移动，富有弹性，位于皮下，多见于关节、韧带、肌肉病变。

泡样结节：按之松软，有气泡样感觉，癌症患者有时可触及此种结节。

2）穴位形态变化：一般有肌肤隆起、凹陷，触之穴位部位有肌肤紧张或柔软等异常现象。

3）穴位敏感度：指医生按压经络穴位时，患者感觉疼痛的程度。医生用手指在经络穴位上进行按诊，有轻、中、重压三种手法。

三、特色按诊法

（一）虚里按诊法

虚里即心尖搏动处，位于左乳下第四、五肋间，乳头下稍内侧，为诸脉之所宗。按虚里可了解宗气之强弱，疾病之虚实，预后之吉凶。

虚里按诊时，一般病人采取坐位和仰卧位，医生位于病人右侧，用右手全掌或指腹平抚左乳下第四、五肋间，乳头下稍内侧的心尖搏动处，并调节压力，注意诊察其动气之强弱、至数和聚散等。

按诊内容包括有无搏动、搏动部位及范围、搏动强度和节律、频率、聚散等。

正常表现：虚里为诸脉之所宗。虚里按之应手，动而不紧，缓而不急，动气聚而不散，节律清晰一致，一息四五至，是心气充盛，宗气积于胸中的正常征象。因惊恐、大怒或剧烈运动后，虚里动高，片刻之后即能平复如常，不属病态；肥胖之人因胸壁较厚，虚里搏动不明显，亦属生理现象。

虚里搏动迟弱，或久病体虚而动数，为心阳不足；按之其动微弱，为宗气内虚；动而应衣，为宗气外泄；虚里搏动数急而时有一止，为宗气不守；按之弹手，洪大而搏，或绝而不应，为心气衰绝；胸高而喘，虚里搏动散漫而数，为心肺气绝；虚里动高，聚而不散，为热甚（外感热邪、小儿食滞或痘疹将发）。

（二）结节与疮疡按诊

按肌肤时，受检者可根据病变部位不同，选择适宜体位，以充分暴露被检查部位为原则，医生位于病人右侧，右手手指自然并拢，掌面平贴肌肤之上轻轻滑动，以诊肌肤的寒热、润燥、滑涩，有无皮疹、结节、肿胀、疼痛等。

若发现有结节时，应对结节进一步按诊，可用右手拇指与食指寻其结节边缘及根部，以确定结节的大小、形态、软硬程度、活动情况等。若诊察有肿胀时，医生应用右手拇指或食指在肿胀部位进行按压，以掌握肿胀的范围、性质等。

疮疡按诊，医生可将两手拇指和食指自然伸出，其余三指自然屈曲，用两食指寻按疮疡根底及周围肿胀状况，未破溃的疮疡，可用两手食指对应夹按，或用一食指轻按疮疡顶部，另一食指置于疮疡旁侧，诊其软硬，有无波动感，以了解成脓的程度。

肿硬不热，为寒证；肿处灼手而有压痛，为热证；根盘平塌漫肿，为虚证；根盘收束而隆起，为实证；患处坚硬，多无脓；边硬顶软，已成脓。

（三）尺肤诊

按尺肤时受检者可采取坐位或仰卧位。诊左尺肤时，医生用右手握住病人上臂近肘处，左手握住病人手掌，同时向桡侧转前臂，使前臂内侧面向上平放，尺肤部充分暴露，医生用指腹或手掌平贴尺肤处并上下滑动来感觉尺肤的寒热、滑涩、缓急（紧张度）。诊右尺肤时，医生操作手法同上，左、右手置换位置，方向相反。

尺肤部热甚，为热证；尺肤部凉，为泄泻、少气；按尺肤窅而不起，为风水；尺肤粗糙如枯鱼之鳞，为精血不足，或有瘀血内停。

四、按诊注意事项

1. 根据疾病的部位和性质不同，选择相应的体位和方法。

2. 操作手法要轻巧柔和、规范，避免突然暴力或冷手按诊。

3. 按诊操作必须细致、精确、规范、全面而有重点。

4. 检查时依次暴露各被检部位，力求系统、全面，但要避免反复翻动病人。

5. 按诊综合检查的顺序一般是先触摸，后按压，由轻而重，由浅入深，从健康部位开始，逐渐移向病变区域，先远后近，先上后下，先左后右地进行。

6. 诊尺肤应注意左、右尺肤的对比。

7. 按手足应注意左右比较，或手足心与手足背相比较。

8. 注意争取病人的主动配合，使病人能准确地反映病位的感觉。

9. 要边检查边注意观察病人的反应及表情变化，以了解病痛所在的准确部位及程度。

10. 对精神紧张或有痛苦者要给予安慰和解释，亦可边按诊检查边与患者交谈，转移其注意力而减少腹肌紧张，以便顺利完成检查。

第三章 针灸常用腧穴

1. 孔最 郄穴

定位：在前臂前区，腕掌侧远端横纹上7寸，尺泽与太渊连线上。

主治：①咯血、鼻衄、咳嗽、气喘、咽喉肿痛等肺系病证。②肘臂挛痛。③痔血。

操作：直刺0.5~1寸。

2. 列缺 络穴；八脉交会穴，通任脉

定位：在前臂，腕掌侧远端横纹上1.5寸，拇短伸肌腱与拇长展肌腱之间，拇长展肌腱沟的凹陷中。简便取穴法：两手虎口自然平直交叉，一手食指按在另一手桡骨茎突上，指尖下凹陷中是穴。

主治：①咳嗽、气喘、咽喉肿痛等肺系病证。②头痛、齿痛、项强、口眼㖞斜等头面部疾患。③手腕痛。

操作：向上斜刺0.5~0.8寸。

3. 少商 井穴

定位：手拇指末节桡侧，指甲根角侧上方0.1寸（指寸）。

主治：①咽喉肿痛、鼻衄等肺系实热证。②高热，昏迷，癫狂。③指肿，麻木。

操作：浅刺0.1寸，或点刺出血。

4. 合谷 原穴

定位：在手背，第1、2掌骨间，当第2掌骨桡侧的中点处。简便取穴法：以一手的拇指指间关节横纹放在另一手拇、食指之间的指蹼缘上，当拇指尖下是穴。

主治：①头痛、目赤肿痛、鼻衄、齿痛、口眼㖞斜、耳聋等头面五官诸疾。②发热恶寒等外感病证。③热病无汗或多汗。④经闭、滞产等妇产科病证。⑤上肢疼痛、不遂。⑥牙拔除术、甲状腺手术等口面五官及颈部手术针麻常用穴。

操作：直刺0.5~1寸，针刺时手呈半握拳状。孕妇不宜针。

5. 曲池 合穴

定位：在肘区，尺泽与肱骨外上髁连线的中点处。

主治：①手臂痹痛、上肢不遂等上肢病证。②热病。③眩晕，癫狂。④腹痛、吐泻等肠胃病证。⑤咽喉肿痛、齿痛、目赤肿痛等五官热性病证。⑥瘾疹、湿疹、瘰疬等皮、外科疾患。

操作：直刺1~1.5寸。

6. 肩髃

定位：在三角肌区，肩峰外侧缘前端与肱骨大结节两骨间凹陷中。简便取穴法：屈臂外展，肩峰外侧缘呈现前后两个凹陷，前下方的凹陷即是本穴。

主治：①肩臂挛痛、上肢不遂等肩、上肢病证。②瘾疹。

操作：直刺或向下斜刺0.8~1.5寸。肩周炎宜向肩关节直刺，上肢不遂宜向三角肌方向斜刺。

7. 迎香

定位：在面部，鼻翼外缘中点旁，鼻唇沟中。

主治：①鼻塞、鼽衄等鼻病。②口㖞、面痒等面部病证。③胆道蛔虫症。

操作：略向内上方斜刺或平刺0.3~0.5寸。

8. 地仓

定位：在面部，口角旁开0.4寸（指寸）。

主治：①口㖞、流涎、面痛等局部病证。②眼睑瞤动。

操作：斜刺或平刺0.5~0.8寸。可向颊车穴透刺。

9. 下关

定位：在面部，颧弓下缘中央与下颌切迹之间凹陷中。

主治：①牙关不利、面痛、齿痛、口眼㖞斜等面口病证。②耳聋、耳鸣、聍耳等耳疾。

操作：直刺 0.5~1 寸。留针时不可做张口动作，以免折针。

10. 天枢　大肠募穴

定位：在腹部，横平脐中，前正中线旁开 2 寸。

主治：①腹痛、腹胀、便秘、腹泻、痢疾等胃肠病证。②月经不调、痛经等妇科疾患。

操作：直刺 1~1.5 寸。

11. 足三里　合穴；胃之下合穴

定位：在小腿外侧，犊鼻下 3 寸，胫骨前嵴外一横指处，犊鼻与解溪连线上。

主治：①胃痛、呕吐、噫膈、腹胀、腹泻、痢疾、便秘等胃肠病证。②下肢痿痹。③心悸、眩晕、癫狂等神志病。④乳痈、肠痈等外科疾患。⑤虚劳诸证，为强壮保健要穴。

操作：直刺 1~2 寸。强壮保健常用温灸法。

12. 条口

定位：在小腿外侧，犊鼻下 8 寸，胫骨前嵴外一横指。

主治：①下肢痿痹，转筋。②肩臂痛。③脘腹疼痛。

操作：直刺 1~1.5 寸。

13. 丰隆　络穴

定位：在小腿外侧，外踝尖上 8 寸，胫骨前肌外缘，条口旁开 1 寸。

主治：①头痛、眩晕、癫狂。②咳嗽、痰多等痰饮病证。③下肢痿痹。④腹胀、便秘。

操作：直刺 1~1.5 寸。

14. 公孙　络穴；八脉交会穴，通冲脉

定位：在跖区，第 1 跖骨基底部的前下方赤白肉际处。

主治：①胃痛、呕吐、腹痛、腹泻、痢疾等脾胃肠腑病证。②心烦、失眠、狂证等神志病证。③逆气里急、气上冲心（奔豚气）等冲脉病证。

操作：直刺 0.6~1.2 寸。

15. 三阴交

定位：在小腿内侧，内踝尖上 3 寸，胫骨内侧缘后际。

主治：①肠鸣腹胀、腹泻等脾胃虚弱诸证。②月经不调、带下、阴挺、不孕、滞产等妇产科病证。③遗精、阳痿、遗尿等生殖泌尿系统疾患。④心悸，失眠，眩晕。⑤下肢痿痹。⑥阴虚诸证。⑦湿疹、瘾疹等皮肤疾患。

操作：直刺 1~1.5 寸。孕妇禁针。

16. 地机　郄穴

定位：在小腿内侧，阴陵泉下 3 寸，胫骨内侧缘后际。

主治：①痛经、崩漏、月经不调等妇科病。②腹痛、腹泻等脾胃病证。③小便不利、水肿等脾不运化水湿病证。④下肢痿痹。

操作：直刺 1~1.5 寸。

17. 阴陵泉　合穴

定位：在小腿内侧，胫骨内侧髁下缘与胫骨内侧缘之间的凹陷中。

主治：①腹胀、腹泻、水肿、黄疸等脾湿证。②小便不利、遗尿、尿失禁等泌尿系统疾患。③膝痛、下肢痿痹等下肢病证。④阴部痛、痛经、带下、遗精等妇科、男科病证。

操作：直刺 1~2 寸。

18. 血海

定位：在股前区，髌底内侧端上 2 寸，股内侧肌隆起处。简便取穴法：患者屈膝，医者以左手掌心按于患者右膝髌骨上缘，第 2~5 指向上伸直，拇指约呈 45°斜置，拇指尖下是穴。对侧取法仿此。

主治：①月经不调、痛经、经闭等妇科病。②瘾疹、湿疹、丹毒等血热性皮肤病。③膝股内侧痛。

操作：直刺 1~1.5 寸。

19. 神门　输穴，原穴

定位：在腕前区，腕掌侧远端横纹尺侧端，尺侧腕屈肌腱的桡侧缘。

主治：①心痛、心烦、惊悸、怔忡、健忘、失眠、痴呆、癫狂痫等心与神志病证。②胸

胁痛。

操作：直刺 0.3~0.5 寸。

20. 后溪 输穴；八脉交会穴，通督脉

定位：在手内侧，第 5 掌指关节尺侧近端赤白肉际凹陷中。

主治：①头项强痛、腰背痛、手指及肘臂挛痛等痛证。②耳聋，目赤。③癫狂痫。④疟疾。

操作：直刺 0.5~1 寸。治手指挛痛可透刺合谷穴。

21. 听宫

定位：在面部，耳屏正中与下颌骨髁突之间的凹陷中。

主治：①耳鸣、耳聋、聤耳等耳疾。②齿痛。

操作：张口，直刺 1~1.5 寸。留针时应保持一定的张口姿势。

22. 肺俞 肺之背俞穴

定位：在脊柱区，第 3 胸椎棘突下，后正中线旁开 1.5 寸。

主治：①咳嗽、气喘、咯血等肺疾。②骨蒸潮热、盗汗等阴虚病证。③皮肤瘙痒、瘾疹等皮肤病。

操作：斜刺 0.5~0.8 寸。

23. 膈俞 八会穴之血会

定位：在脊柱区，第 7 胸椎棘突下，后正中线旁开 1.5 寸。

主治：①呕吐、呃逆、气喘等上逆之证。②贫血、吐血、便血等血证。③瘾疹、皮肤瘙痒等皮肤病证。④潮热，盗汗。

操作：斜刺 0.5~0.8 寸。

24. 胃俞 胃之背俞穴

定位：在脊柱区，第 12 胸椎棘突下，后正中线旁开 1.5 寸。

主治：胃脘痛、呕吐、腹胀、肠鸣等。

操作：斜刺 0.5~0.8 寸。

25. 肾俞 肾之背俞穴

定位：在脊柱区，第 2 腰椎棘突下，后正中线旁开 1.5 寸。

主治：①头晕、耳鸣、耳聋等肾虚病证。②遗尿、遗精、阳痿、早泄、不育等泌尿生殖系疾患。③月经不调、带下、不孕等妇科病证。④腰痛。⑤慢性腹泻。

操作：直刺 0.5~1 寸。

26. 委中 合穴；膀胱之下合穴

定位：在膝后区，腘横纹中点。

主治：①腰背痛、下肢痿痹等腰及下肢病证。②腹痛、急性吐泻等急症。③遗尿，小便不利。④丹毒，皮肤瘙痒，疔疮。

操作：直刺 1~1.5 寸，或用三棱针点刺腘静脉出血。

27. 承山

定位：在小腿后区，腓肠肌两肌腹与肌腱交角处。

主治：①腰腿拘急，疼痛。②痔疾，便秘。

操作：直刺 1~2 寸。不宜做过强的刺激，以免引起腓肠肌痉挛。

28. 昆仑 经穴

定位：在踝区，外踝尖与跟腱之间的凹陷中。

主治：①后头痛、项强痛、腰骶疼痛、足踝肿痛等痛证。②癫痫。③滞产。

操作：直刺 0.5~0.8 寸。孕妇禁用，经期慎用。

29. 至阴 井穴

定位：在足趾，小趾末节外侧，趾甲根角侧后方 0.1 寸（指寸）。

主治：①胎位不正，滞产。②头痛，目痛，鼻塞，鼻衄。

操作：浅刺 0.1 寸。胎位不正用灸法。

30. 太溪 输穴；原穴

定位：在踝区，内踝尖与跟腱之间的凹陷中。

主治：①头痛、目眩、失眠、健忘、遗精、阳痿等肾虚证。②咽喉肿痛、齿痛、耳鸣、耳聋等阴虚性五官病证。③咳嗽、气喘、咯血、胸痛等肺系疾患。④消渴，小便频数，便秘。⑤月经不调。⑥腰脊痛，下肢厥冷，内踝肿痛。

操作：直刺 0.5~1 寸。

31. 照海 八脉交会穴，通阴跷脉

定位：在踝区，内踝尖下 1 寸，内踝下缘边

际凹陷中。

主治：①癫痫、失眠等精神、神志病证。②咽喉干痛、目赤肿痛等五官热性病证。③月经不调、痛经、带下、阴挺等妇科病证。④小便频数，癃闭。

操作：直刺0.5~0.8寸。

32. 内关　络穴；八脉交会穴，通阴维脉

定位：在前臂前区，腕掌侧远端横纹上2寸，掌长肌腱与桡侧腕屈肌腱之间。

主治：①心痛、胸闷、心动过速或过缓等心系病证。②胃痛、呕吐、呃逆等胃腑病证。③中风，偏瘫，眩晕，偏头痛。④失眠、郁证、癫狂痫等神志病证。⑤肘臂挛痛。

操作：直刺0.5~1寸。

33. 大陵　输穴；原穴

定位：在腕前区，腕掌侧远端横纹中，掌长肌腱与桡侧腕屈肌腱之间。

主治：①心痛，心悸，胸胁满痛。②胃痛、呕吐、口臭等胃腑病证。③喜笑悲恐、癫狂痫等神志病证。④臂、手挛痛。

操作：直刺0.3~0.5寸。

34. 外关　络穴；八脉交会穴，通阳维脉

定位：在前臂后区，腕背侧远端横纹上2寸，尺骨与桡骨间隙中点。

主治：①热病。②头痛、目赤肿痛、耳鸣、耳聋等头面五官病证。③瘰疬，胁肋痛。④上肢痿痹不遂。

操作：直刺0.5~1寸。

35. 支沟　经穴

定位：在前臂后区，腕背侧远端横纹上3寸，尺骨与桡骨间隙中点。

主治：①便秘。②耳鸣、耳聋、暴喑。③瘰疬。④胁肋疼痛。⑤热病。

操作：直刺0.5~1寸。

36. 风池

定位：在颈后区，枕骨之下，胸锁乳突肌上端与斜方肌上端之间的凹陷中。

主治：①头痛、眩晕、失眠、中风、癫痫、耳鸣、耳聋等内风所致的病证。②感冒、热病、口眼㖞斜等外风所致的病证。③目赤肿痛、视物不明、鼻塞、衄衊、咽痛等五官病证。④颈项强痛。

操作：针尖微下，向鼻尖斜刺0.8~1.2寸，或平刺透风府穴。深部中间为延髓，必须严格掌握针刺的角度与深度。

37. 肩井

定位：在肩胛区，第7颈椎棘突与肩峰最外侧点连线的中点。

主治：①颈项强痛，肩背疼痛，上肢不遂。②难产、乳痈、乳汁不下、乳癖等妇产科病及乳房疾患。③瘰疬。

操作：直刺0.5~0.8寸。内有肺尖，不可深刺。孕妇禁针。

38. 环跳

定位：在臀部，股骨大转子最凸点与骶管裂孔连线的外1/3与内2/3交点处。

主治：①腰腿痛、下肢痿痹、半身不遂等腰腿疾患。②风疹。

操作：直刺2~3寸。

39. 阳陵泉　合穴；胆之下合穴；八会穴之筋会

定位：在小腿外侧，腓骨小头前下方凹陷中。

主治：①黄疸、胁痛、口苦、呕吐、吞酸等肝胆犯胃病证。②膝肿痛，下肢痿痹，麻木。③小儿惊风。

操作：直刺1~1.5寸。

40. 悬钟　八会穴之髓会

定位：在小腿外侧，外踝尖上3寸，腓骨前缘。

主治：①痴呆、中风、半身不遂等髓海不足疾患。②颈项强痛，胸胁满痛，下肢痿痹，脚气。

操作：直刺0.5~0.8寸。

41. 行间　荥穴

定位：在足背，第1、2趾间，趾蹼缘后方赤白肉际处。

主治：①中风、癫痫、头痛、目眩、目赤肿痛、青盲、口㖞等肝经风热病证。②月经不调、痛经、闭经、崩漏、带下等妇科经带病证。③阴

中痛，疝气。④遗尿、癃闭、五淋等泌尿系病证。⑤胸胁满痛。

操作：直刺 0.5~0.8 寸。

42. 太冲　输穴；原穴

定位：在足背，第 1、2 跖骨间，跖骨底结合部前方凹陷中，或触及动脉搏动。

主治：①中风、癫狂痫、小儿惊风、头痛、眩晕、耳鸣、目赤肿痛、口㖞、咽痛等肝经风热病证。②月经不调、痛经、经闭、崩漏、带下等妇科病证。③黄疸、胁痛、腹胀、呕逆等肝胃病证。④癃闭，遗尿。⑤下肢痿痹，足跗肿痛。

操作：直刺 0.5~0.8 寸。

43. 期门　肝之募穴

定位：在胸部，第 6 肋间隙，前正中线旁开 4 寸。

主治：①胸胁胀痛、呕吐、吞酸、呃逆、腹胀、腹泻等肝胃病证。②奔豚气。③乳痈。

操作：斜刺或平刺 0.5~0.8 寸，不可深刺，以免伤及内脏。

44. 命门

定位：在脊柱区，第 2 腰椎棘突下凹陷中，后正中线上。

主治：①腰脊强痛，下肢痿痹。②月经不调、赤白带下、痛经、经闭、不孕等妇科病证。③遗精、阳痿、精冷不育、小便频数等肾阳不足病证。④小腹冷痛，腹泻。

操作：向上斜刺 0.5~1 寸。多用灸法。

45. 大椎

定位：在脊柱区，第 7 颈椎棘突下凹陷中，后正中线上。

主治：①热病、疟疾、恶寒发热、咳嗽、气喘等外感病证。②骨蒸潮热。③癫狂痫、小儿惊风等神志病证。④项强，脊痛。⑤风疹，痤疮。

操作：向上斜刺 0.5~1 寸。

46. 百会

定位：在头部，前发际正中直上 5 寸。

主治：①痴呆、中风、失语、瘛疭、失眠、健忘、癫狂痫、癔症等神志病证。②头风、头痛、眩晕、耳鸣等头面病证。③脱肛、阴挺、胃下垂、肾下垂等气失固摄而致的下陷性病证。

操作：平刺 0.5~0.8 寸。升阳举陷可用灸法。

47. 水沟

定位：在面部，人中沟的上 1/3 与下 2/3 交界点处。

主治：①昏迷、晕厥、中风、中暑、休克、呼吸衰竭等急危重症，为急救要穴之一。②癔症、癫狂痫、急慢惊风等神志病证。③鼻塞、鼻衄、面肿、口㖞、齿痛、牙关紧闭等面鼻口部病证。④闪挫腰痛。

操作：向上斜刺 0.3~0.5 寸，强刺激，或指甲掐按。

48. 中极　膀胱之募穴

定位：在下腹部，脐中下 4 寸，前正中线上。

主治：①遗尿、小便不利、癃闭等泌尿系病证。②遗精、阳痿、不育等男科病证。③月经不调、崩漏、阴挺、阴痒、不孕、产后恶露不止、带下等妇科病证。

操作：直刺 1~1.5 寸，针刺时要排空小便。孕妇禁针。

49. 关元　小肠之募穴

定位：在下腹部，脐中下 3 寸，前正中线上。

主治：①中风脱证、虚劳冷惫、羸瘦无力等元气虚损病证。②少腹疼痛，疝气。③腹泻、痢疾、脱肛、便血等肠腑病证。④五淋、尿血、尿闭、尿频等泌尿系病证。⑤遗精、阳痿、早泄、白浊等男科病证。⑥月经不调、痛经、闭经、崩漏、带下、阴挺、恶露不尽、胞衣不下等妇科病证。⑦保健灸常用穴。

操作：直刺 1~1.5 寸。多用灸法。孕妇慎用。

50. 气海

定位：在下腹部，脐中下 1.5 寸，前正中线上。

主治：①虚脱、形体羸瘦、脏气衰惫、乏力等气虚病证。②水谷不化、绕脐疼痛、腹泻、痢疾、便秘等肠腑病证。③小便不利、遗尿等泌尿系病证。④遗精、阳痿、疝气等男科病证。⑤月经不调、痛经、闭经、崩漏、带下、阴挺、产后恶露不止、胞衣不下等妇科病证。⑥保健灸常用穴。

操作：直刺 1~1.5 寸。多用灸法。孕妇慎用。

51. 神阙

定位：在脐区，脐中央。

主治：①虚脱、中风脱证等元阳暴脱。②腹痛、腹胀、腹泻、痢疾、便秘、脱肛等肠腑病证。③水肿，小便不利。④保健灸常用穴。

操作：一般不针，多用艾条灸或艾炷隔盐灸法。

52. 中脘 胃之募穴；八会穴之腑会

定位：在上腹部，脐中上4寸，前正中线上。

主治：①胃痛、腹胀、纳呆、呕吐、吞酸、呃逆、小儿疳疾等脾胃病证。②黄疸。③癫狂痫、脏躁、失眠等神志病。

操作：直刺 1~1.5 寸。

53. 膻中 心包之募穴；八会穴之气会

定位：在胸部，横平第4肋间隙，前正中线上。

主治：①咳嗽、气喘、胸闷、心痛、噎膈、呃逆等胸中气机不畅的病证。②产后乳少、乳痈、乳癖等胸乳病证。

操作：平刺 0.3~0.5 寸。

54. 夹脊

定位：在脊柱区，第1胸椎至第5腰椎棘突下两侧，后正中线旁开0.5寸，一侧17穴。

主治：上胸部的夹脊穴治疗心肺、上肢疾病；下胸部的夹脊穴治疗胃肠疾病；腰部的夹脊穴治疗腰腹及下肢疾病。

操作：直刺 0.3~0.5 寸，或用梅花针叩刺。

55. 十宣

定位：在手指，十指尖端，距指甲游离缘0.1寸（指寸），左右共10穴。

主治：①昏迷。②癫痫。③高热，咽喉肿痛。④手指麻木。

操作：浅刺 0.1~0.2 寸，或点刺出血。

第四章 针灸技术

第一节 毫针法

一、进针法

进针方法包括单手进针法、双手进针法等方法。

1. 单手进针法

操作要点：①消毒：腧穴皮肤、医生双手常规消毒。②持针：拇、食指持针，中指指腹抵住针身下段，使中指指端比针尖略长出或齐平。③指抵皮肤：对准穴位，中指指端紧抵腧穴皮肤。④刺入：拇、食指向下用力按压刺入，中指随之屈曲，快速将针刺入。刺入时应保持针身直而不弯。

2. 双手进针法

（1）指切进针法 又称爪切进针法。操作要点：①消毒：腧穴皮肤、医生双手常规消毒。②押手固定穴区皮肤：押手拇指或食指指甲切掐固定腧穴处皮肤。③持针：刺手拇、食、中三指指腹持针。④刺入：将针身紧贴押手指甲缘快速刺入。本法适宜于短针的进针。

（2）夹持进针法 又称骈指进针法。操作要点：①消毒：腧穴皮肤、医生双手常规消毒。②持针：押手拇、食指持消毒干棉球裹住针身下段，以针尖端露出0.3~0.5cm为宜；刺手拇、食、中三指指腹夹持针柄，使针身垂直。③刺入：将针尖固定在腧穴皮肤表面，刺手捻转针柄，押手下压，双手配合，同时用力，迅速将针刺入腧穴皮下。本法适用于长针的进针。

（3）提捏进针法 操作要点：①消毒：腧穴皮肤、医生双手常规消毒。②押手提捏穴旁皮肉：押手拇、食指轻轻提捏腧穴近旁的皮肉，提捏的力度大小要适当。③持针：刺手拇、食、中指三指指腹持针。④刺入：刺手持针快速刺入腧穴。刺入时常与平刺结合。本法适用于皮肉浅薄部位的腧穴进针。

（4）舒张进针法 操作要点：①消毒：腧穴皮肤、医生双手常规消毒。②押手绷紧皮肤：以押手拇、食指或食、中指把腧穴处皮肤向两侧轻轻撑开，使之绷紧，两指间的距离要适当。③持针：刺手拇、食、中指三指指腹持针。④刺入：刺手持针，于押手两指间的腧穴处迅速刺入。本法适用于皮肤松弛部位的腧穴进针。

二、针刺的角度、深度

1. 针刺的角度

针刺的角度是指进针时针身与皮肤表面所形成的夹角。一般分直刺、斜刺、平刺3种。

（1）直刺 直刺是指进针时针身与皮肤表面呈90°垂直刺入。此法适用于大部分的腧穴。

（2）斜刺 斜刺是指进针时针身与皮肤表面呈45°左右倾斜刺入。此法适用于肌肉浅薄处或内有重要脏器，或不宜直刺、深刺的腧穴。

（3）平刺 平刺又称横刺、沿皮刺，是指进针时针身与皮肤表面呈15°左右沿皮刺入。此法适用于皮薄肉少部位的腧穴。

2. 针刺的深度

针刺的深度是指针身刺入腧穴的深浅度。决定针刺深度的基本原则是安全且取得针感。每一腧穴的针刺深度必须与病情、病位、腧穴所在部位、经络阴阳属性、体质、年龄、时令、得气与补泻的要求等相结合而灵活应用。眼部、颈项部、胸背等重要脏器部位的腧穴，一定要准确掌握针刺的角度、方向与深度。

（1）年龄　年老体弱，气血衰退，小儿娇嫩，稚阴稚阳，均不宜深刺。中青年身强体壮者，可适当深刺。

（2）体质　对形瘦体弱者，宜相应浅刺；形盛体强者，宜深刺。

（3）病情　阳证、新病、热证、虚证宜浅刺；阴证、久病、寒证、实证宜深刺。

（4）病位　在表、在肌肤宜浅刺；在里、在筋骨、在脏腑宜深刺。

（5）腧穴所在部位　头面、胸腹及皮薄肉少处的腧穴宜浅刺。四肢、臀、腹及肌肉丰满处的腧穴可深刺。

（6）季节　一般原则是春夏宜浅刺，秋冬宜深刺。

针刺的角度和深度相互关联，一般来说，深刺多用直刺，浅刺多用斜刺、平刺。

三、行针手法

1. 基本手法

行针的基本手法主要有提插法、捻转法两种，两种手法既可单独应用，又可配合应用。

（1）提插法　提插法是将毫针刺入腧穴的一定深度后，施以上提下插动作的操作方法，是毫针行针的基本手法。操作要点：①消毒：腧穴皮肤、医生双手常规消毒。②刺入毫针：将毫针刺入腧穴的一定深度。③实施提插操作：插是将针由浅层向下刺入深层的操作，提是从深层向上引退至浅层的操作。如此反复地上提下插。

（2）捻转法　捻转法是指将针刺入腧穴一定深度后，施以向前向后的捻转动作，使针在腧穴内反复前后来回旋转的行针手法，是毫针行针的基本手法。操作要点：①消毒：腧穴皮肤、医生双手常规消毒。②刺入毫针：将毫针刺入腧穴的一定深度。③实施捻转操作：针身向前向后持续均匀来回捻转。要保持针身在腧穴基点上左右旋转运动。如此反复地捻转。

2. 辅助手法

临床常用的行针辅助手法有以下6种。

（1）循法　循法是指在针刺前或针刺后留针过程中，医者用手指顺着经脉的循行径路，在腧穴的上下部轻柔循按的方法。操作要点：①确定腧穴所在的经脉及其循行路线。②循按或拍叩，用拇指指腹，或第二、三、四指并拢后用第三指的指腹，沿腧穴所属经脉的循行路线或穴位的上下左右进行循按或拍叩。③反复操作数次，以穴周肌肉得以放松或出现针感或循经感传为度。

（2）弹法　弹法是指在留针过程中，医者用手指轻弹针尾或针柄，使针体微微振动的方法。操作要点：①进针后刺入一定深度。②以拇指与食指相交呈环状，食指指甲缘轻抵拇指指腹。③弹叩针柄：将食指指甲面对准针柄或针尾，轻轻弹叩，使针体微微震颤。也可以拇指与其他手指配合进行操作。④弹叩数次。

（3）刮法　刮法是指毫针刺入一定深度后，以拇指或食指的指腹抵住针尾，用拇指或食指或中指指甲，由下而上或由上而下频频刮动针柄的方法。操作要点：①进针后刺入一定深度。②用拇指指腹或食指指腹轻轻抵住针尾。③用食指甲或拇指指甲或中指指甲频频刮动针柄。可由针根部自下而上刮，也可由针尾部自上而下刮，使针身产生轻度震颤。④反复刮动数次。

（4）摇法　摇法是指毫针刺入一定深度后，手持针柄，将针轻轻摇动的方法。摇法分为两种，一是直立针身而摇，二是卧倒针身而摇。

1）直立针身而摇：操作要点：①采用直刺进针。②刺入一定深度。③手持针柄，如摇辘轳状呈划圈样摇动，或如摇橹状进行前后或左右的摇动。④反复摇动数次。

2）卧倒针身而摇：操作要点：①采用斜刺或平刺进针。②刺入一定深度。③手持针柄，如摇橹状进行左右摇动。④反复摇动数次。

（5）飞法　飞法是指针刺后不得气者，用刺手拇、食指夹持针柄，轻微捻搓数次，然后张开两指，一搓一放，反复数次，状如飞鸟展翅，故称飞法。操作要点：①刺入一定深度。②轻微捻搓针柄数次，然后快速张开两指，一捻一放，如飞鸟展翅之状。③反复操作数次。

（6）震颤法　震颤法是指针刺入一定深度后，刺手持针柄，用小幅度、快频率的提插、捻转手法，使针身轻微震颤的方法。操作要点：①进针后刺入一定深度。②刺手拇、食二指或拇、食、中指夹持针柄。③实施提插捻转：小幅度、快频率的提插、捻转，如手颤之状，使针身微微颤动。

四、得气

得气指毫针刺入腧穴一定深度后，施以提插或捻转等行针手法，使针刺部位获得的经气感应。

1. 得气的表现

《标幽赋》曰："轻滑慢而未来，沉涩紧而已至……气之至也，如鱼吞钩饵之浮沉；气未至也，如闲处幽堂之深邃。"这是对得气所做的最形象的描述。

当出现经气感应时，医患双方会同时有不同的感觉。医者：针下有徐和或沉紧感。患者：①针刺处出现相应的酸、麻、胀、重感，这是最常见的感觉。②向着一定的方向和部位传导和扩散的感觉。③出现循经性肌肤震颤、不自主地肢体活动。④出现循经性皮疹带或红、白线等现象。⑤出现热感、凉感、痒感、触电感、气流感、水波感、跳跃感、蚁行感、抽搐及痛感。若无经气感应而不得气时，医者则感到针下空虚无物，患者亦无酸、麻、胀、重等感觉。

2. 得气的临床意义

得气与否以及气至的迟速，关系到针刺的治疗效果。《灵枢·九针十二原》曰："为刺之要，气至而有效。效之信，若风之吹云，明乎若见苍天。"得气与否还与疾病的预后有一定关系，如《金针赋》曰："气速效速，气迟效迟。"说明针刺后得气与否，是获得疗效的关键。具体表现在：①一般得气迅速，则疗效较好。②得气较慢则疗效较差。③若不得气者，难以取效。④若经反复施用各种候气、催气手法后，经气仍不至者，多属正气衰竭，预后极差。⑤若初诊不得气或得气缓慢，经使用正确的针刺方法治疗之后，开始得气或得气较快，表示病人正气恢复，预后良好。

五、针刺补泻

针刺补泻是针对病证虚实而实施的针刺手法，是决定针刺疗效的重要因素。以下介绍目前临床常用的单式补泻手法。

1. 捻转补泻

根据捻转力度的强弱、角度的大小、频率的快慢、操作时间的长短，并结合捻转用力的方向，区分捻转补泻手法。

（1）补法　操作要点：①进针，行针得气。②捻转角度小，频率慢，用力轻。结合拇指向前、食指向后（左转）用力为主。③反复捻转。④操作时间短。

（2）泻法　操作要点：①进针，行针得气。②捻转角度大，频率快，用力重。结合拇指向后、食指向前（右转）用力为主。③反复捻转。④操作时间长。

2. 提插补泻

根据提插力度的强弱、幅度的大小、频率的快慢、操作时间的长短，区分提插补泻手法。

（1）补法　操作要点：①进针，行针得气。②先浅后深，重插轻提，提插幅度小，频率慢。③反复提插。④操作时间短。

（2）泻法　操作要点：①进针，行针得气。②先深后浅，轻插重提。提插幅度大，频率快。③反复操作。④操作时间长。

3. 疾徐补泻

根据进针、出针、行针的快慢区分补泻的针刺手法。

（1）补法　操作要点：①进针时徐徐刺入。②留针期间少捻转。③疾速出针。

（2）泻法　操作要点：①进针时疾速刺入。②留针期间多捻转。③徐徐出针。

4. 迎随补泻

迎随补泻是根据针刺方向与经脉循行方向是否一致区分补泻的手法。

（1）补法　操作要点：进针时针尖随着经脉循行去的方向刺入。

（2）泻法　操作要点：进针时针尖迎着经脉循行来的方向刺入。

5. 呼吸补泻

呼吸补泻是将针刺手法与患者呼吸相结合区分补泻的手法。

(1) 补法　操作要点：病人呼气时进针，吸气时出针。

(2) 泻法　操作要点：病人吸气时进针，呼气时出针。

6. 开阖补泻

开阖补泻指以出针时是否按压针孔以区分补泻的手法。

(1) 补法　操作要点：出针后迅速按闭针孔。

(2) 泻法　操作要点：出针时摇大针孔不加按闭。

7. 平补平泻

平补平泻是指进针得气后施以均匀的提插、捻转的手法。

操作要点：①进针，行针得气。②施予均匀的提插、捻转手法，即每次提插的幅度、捻转的角度要基本一致，频率适中，节律和缓，针感强弱适当。

第二节　艾灸法

一、常用灸法的操作要点

1. 艾炷灸

(1) 直接灸

1) 瘢痕灸：又名化脓灸。

操作要点：①选择体位，定取腧穴：以仰卧位或俯卧位为宜，体位要舒适，充分暴露待灸部位。②穴区皮肤消毒、涂擦黏附剂：对腧穴皮肤进行常规消毒，再将所灸穴位处涂以少量的大蒜汁或医用凡士林或少量清水。③点燃艾炷，每炷要燃尽：将艾炷平稳放置于腧穴上，用线香点燃艾炷顶部，待其自燃。要求每个艾炷都要燃尽，除灰，更换新艾炷继续施灸，灸满规定壮数为止。④轻轻拍打穴旁，减轻施灸疼痛：施灸中，当艾炷燃至底部，患者感觉局部灼痛难忍时，术者可用双手拇指在腧穴两旁用力按压，或在腧穴附近用力拍打，以减轻疼痛。⑤灸后预防感染：灸毕要在施灸处贴敷消炎药膏，用无菌纱布覆盖局部，外用胶布固定，以防感染。⑥形成灸疮，待其自愈：灸后局部皮肤黑硬，周边红晕，继而起水泡。一般在7日左右局部出现无菌性炎症，其脓汁清稀色白，形成灸疮。灸疮5~6周自行愈合，留有瘢痕。

2) 无瘢痕灸：又名非化脓灸。

操作要点：①选择体位，定取腧穴：宜采取仰卧位或俯卧位，充分暴露待灸部位。②涂擦黏附剂：用棉签蘸少许大蒜汁或医用凡士林或涂清水于穴区皮肤，用以黏附艾炷。③点燃艾炷，每炷不可燃尽：将艾炷平置于腧穴上，用线香点燃艾炷顶部，待其自燃。要求每个艾炷不可燃尽，当艾炷燃剩1/3，患者感觉局部有灼痛时，即可易炷再灸。④掌握灸量：灸满规定壮数为止。一般应灸至腧穴局部皮肤呈现红晕而不起泡为度。

(2) 间接灸

1) 隔姜灸

操作要点：①制备姜片：切取生姜片，每片直径2~3cm，厚0.2~0.3cm，中间以针刺数孔。②选取适宜体位，充分暴露待灸腧穴。③放置姜片和艾炷，点燃艾炷：将姜片置于穴上，把艾炷置于姜片中心，点燃艾炷尖端，任其自燃。④调适温度：如患者感觉局部灼痛不可耐受，术者可用镊子将姜片一侧夹住端起，稍待片刻，重新放下再灸。⑤更换艾炷和姜片：艾炷燃尽，除去艾灰，更换艾炷依前法再灸。施灸数壮后，姜片焦干萎缩时，应置换新的姜片。⑥掌握灸量：一般每穴灸6~9壮，至局部皮肤潮红而不起泡为度。灸毕去除姜片及艾灰。

2) 隔蒜灸

操作要点：①制备蒜片：选用鲜大蒜头，切成厚约0.2~0.3cm的薄片，中间以针刺数孔（捣蒜如泥亦可）。②选取适宜体位，充分暴露待灸腧穴。③放置蒜片和艾炷，点燃艾炷：将蒜片置于穴上，把艾炷置于蒜片中心，点燃艾炷尖端，任其自燃。④调适温度：如患者感觉局部灼痛不可耐受，术者可用镊子将蒜片一侧夹住端起，稍待片刻，重新放下再灸。⑤更换艾炷和蒜片：艾炷燃尽，除去艾灰，更换艾炷依前法再灸。施灸数壮后，蒜片焦干萎缩时，应置换新的蒜片。⑥掌握灸量：一般每穴灸5~7壮，至局部皮肤潮红而不起泡为度。灸毕去除蒜片及艾灰。

3）隔盐灸

操作要点：①选择体位，定取腧穴：宜取仰卧位，身体放松。②食盐填脐：取纯净干燥的食盐适量，将脐窝填平，也可于盐上再放置一姜片。③放置艾炷：将艾炷置于盐上（或姜片上），点燃艾炷尖端，任其自燃。④调适温度，更换艾炷：若患者感觉施灸局部灼热不可耐受，术者用镊子夹去残炷，换炷再灸。⑤掌握灸量：如上反复施灸，灸满规定壮数，一般灸5~9壮。⑥灸毕，除去艾灰、食盐。

4）隔附子饼灸

操作要点：①制备附子饼：将附子研成细末用黄酒适量调成泥状，做成直径约3cm、厚约0.8cm的圆饼，中间用针穿刺数孔备用。②选取适宜体位，充分暴露待灸腧穴。③放置附子饼及艾炷：先将附子饼置于穴上，再将中号或大号艾炷置于附子饼上，点燃艾炷尖端，任其自燃。④更换艾炷：艾炷燃尽，去艾灰，更换艾炷，依前法再灸。施灸中，若感觉施灸局部灼痛不可耐受，术者用镊子将附子饼一端夹住端起，稍待片刻，重新放下再灸。⑤灸量掌握：灸完规定壮数为止，一般每穴灸3~9壮。⑥灸毕去除附子片及艾灰。

2. 艾条灸

（1）温和灸

操作要点：①选取适宜体位，充分暴露待灸腧穴。②点燃艾卷：选用纯艾卷，将其一端点燃。③燃艾施灸：术者手持艾卷的中上部，将艾卷燃烧端对准腧穴，距腧穴皮肤2~3cm进行熏烤，艾卷与施灸处皮肤的距离应保持相对固定。注意：若患者感到局部温热舒适可固定不动；若感觉太烫可加大与皮肤的距离；若遇到小儿或局部知觉减退者，医者可将食、中两指，置于施灸部位两侧，通过医者的手指来测知患者局部受热程度，以便随时调节施灸时间和距离，防止烫伤。④把握灸量：灸至局部皮肤出现红晕，有温热感而无灼痛为度，一般每穴灸5~10分钟。⑤灸毕熄灭艾火。

（2）雀啄灸

操作要点：①选取适宜体位，充分暴露待灸腧穴。②点燃艾卷：选用纯艾卷，将其一端点燃。③术者手持艾卷的中上部，将艾卷燃烧端对准腧穴，像麻雀啄米样一上一下移动，使艾卷燃烧端与皮肤的距离远近不一。动作要匀速，起落幅度应大小一致。④燃艾施灸，如此反复操作，给予施灸局部以变量刺激。若遇到小儿或局部知觉减退者，术者应以食指和中指，置于施灸部位两侧，通过医者的手指来测知患者局部受热程度，以便随时调节施灸时间和距离，防止烫伤。⑤把握灸量：灸至皮肤出现红晕，有温热感而无灼痛为度，一般灸5~10分钟。⑥灸毕熄灭艾火。

（3）回旋灸

操作要点：①选取适宜体位，充分暴露待灸腧穴。②点燃艾卷：选用纯艾卷，将其一端点燃。③燃艾施灸：术者手持艾卷的中上部，将艾卷燃烧端对准腧穴，与施灸部位的皮肤保持相对固定的距离（一般在3cm左右），左右平行移动或反复旋转施灸。动作要匀速。若遇到小儿或局部知觉减退者，尤其是糖尿病患者，术者应以食指和中指，置于施灸部位两侧，通过医者的手指来测知患者局部受热程度，以便随时调节施灸时间和距离，防止烫伤。④把握灸量：灸至皮肤出现红晕，有温热感而无灼痛为度，一般灸5~10分钟。⑤灸毕熄灭艾火。

3. 温针灸

操作要点：①准备艾卷或艾绒。截取2cm艾卷一段，将一端中心扎一小孔，深1~1.5cm。也可选用艾绒，艾绒要柔软，易搓捏。②选取适宜体位，充分暴露待灸腧穴。③针刺得气留针：腧穴常规消毒，直刺进针，行针得气，将针留在适当的深度。④插套艾卷或搓捏艾绒，点燃：将艾卷有孔的一端经针尾插套在针柄上，插牢，不可偏歪。或将少许艾绒搓捏在针尾上，要捏紧，不可松散，以免滑落，点燃施灸。⑤艾卷燃尽去灰，重新置艾：待艾卷或艾绒完全燃尽成灰时，将针稍倾斜，把艾灰掸落在容器中，每穴每次可施灸1~3壮。⑥待针柄冷却后出针。

二、灸法的注意事项

1. 施灸的先后顺序

临床上一般是先灸上部，后灸下部，先灸阳部，后灸阴部，壮数是先少而后多，艾炷是先小而后大。但在特殊情况下，则可酌情施灸。如脱肛时，即可先灸长强以收肛，后灸百会以举陷。

2. 施灸的禁忌

（1）禁灸部位　如皮薄肉少部位、筋肉结聚之处、大血管处、心前区、妊娠期妇女的腰骶部和下腹部、乳头部和阴部及睾丸等不可施灸。

（2）慎灸情况　极度疲劳、过饥或过饱、酒醉、大汗淋漓、情绪不稳者，对灸法恐惧者，经期妇女，某些传染病、高热、昏迷、抽搐、身体极度消瘦衰竭、精神病患者等，暂时不适合灸治，应待异常情况解除后方可施灸。

（3）各种灸法有不同的禁忌　如颜面、关节部位不适宜用直接灸，以免形成瘢痕。

（4）不宜施灸的病证　对实热证、阴虚发热者，一般均不适宜灸疗。

3. 灸后处理

（1）灸后注意观察施灸局部皮肤情况，施灸后，局部皮肤出现微红灼热，属于正常现象，无须处理。若出水泡应采用相应的处理措施。化脓灸者，要认真护理灸疮。

（2）处理好艾灰、废用灸材、污物，保证环境安全。

（3）灸后，尤其是给予较大灸量后，患者常有口干舌燥，可予温开水缓缓饮下。

第三节　拔罐法

一、常用拔罐法的操作要点

1. 闪罐法

操作要点：①选取适宜体位，充分暴露待拔腧穴。②选用大小适宜的罐具。③用镊子夹紧95%的酒精棉球一个，点燃，使棉球在罐内壁中段绕1~3圈或短暂停留后迅速退出，迅速将罐扣在应拔的部位，再立即将罐起下。④如此反复多次地拔住起下、起下拔住。⑤拔至施术部位皮肤潮红、充血或瘀血为度。

2. 留罐法（坐罐法）

操作要点：①选取适宜体位，充分暴露待拔腧穴。②根据需要选用大小适宜的罐具。③用止血钳或镊子夹住95%的酒精棉球，点燃，使棉球在罐内壁中段绕1~3圈或短暂停留后迅速退出，迅速将罐扣在应拔的部位，即可吸住。④留罐时间，以局部皮肤红润、充血或瘀血为度，一般为10~15分钟。⑤起罐时，一手握罐，另一手用拇指或食指按压罐口周围的皮肤，使之凹陷，空气进入罐内，罐体自然脱下。

3. 走罐法

操作要点：①选取适宜体位，充分暴露待拔腧穴。②选择大小适宜的玻璃罐。③在施术部位涂抹适量的润滑剂，如凡士林、水，也可选择红花油等润滑剂。④先用闪火法将罐吸拔在施术部位上，然后用单手或双手握住罐体，在施术部位上下、左右往返推移。走罐时，可将罐口的前进侧的边缘稍抬起，另一侧边缘稍着力，以利于罐子的推拉。⑤反复操作，至施术部位红润、充血甚至瘀血为度。⑥起罐时，一手握罐，另一手用拇指或食指按压罐口周围的皮肤，使之凹陷，空气进入罐内，罐体自然脱下。

4. 刺血拔罐法（刺络拔罐法）

操作要点：①选取适宜体位，充分暴露待拔腧穴。②选择大小适宜的玻璃罐备用。③消毒施术部位，刺络出血：医者戴消毒手套，用碘伏消毒施术部位，持三棱针（或一次性注射针头）点刺局部使之出血，或用皮肤针叩刺出血。④用闪火法留罐，留置10~15分钟后起罐。⑤起罐时不能迅猛，避免罐内污血喷射而污染周围环境。用消毒棉签清理皮肤上残存血液，清洗火罐后进行消毒处理。

5. 留针拔罐法（针罐法）

操作要点：①选取适宜体位，充分暴露待拔腧穴。②选择大小适宜的玻璃罐备用。③毫针直刺到一定深度，行针、得气、留针。④用闪火法以针刺点为中心留罐，一般留罐10~15分钟，以局部皮肤潮红、充血或瘀血为度。⑤起罐后出针。

二、拔罐法的注意事项

1. 拔罐前的注意事项

（1）患者应着宽松衣裤，便于充分暴露施术部位，并尽量使施术部位肌肉放松，保持平坦。拔罐过程中不能随意改变体位。

（2）一般应选择在肌肉丰满部位进行。骨骼凸凹不平，毛发较多的部位，火罐容易脱落，不适宜用拔罐法。

（3）根据病情、体质和拔罐部位选择体位，尽量选择卧位，避免选择坐位时出现"晕罐"或因火罐吸附力不足而造成火罐脱落等。

（4）拔罐前做好解释工作，并将拔罐后可能出现的情况详述清楚，征得病人同意后方可实施操作。

（5）详细了解既往史、现病史及就诊时的身体状况，掌握适应证及禁忌证。皮肤过敏、溃疡、水肿及心脏大血管分布部位，不宜拔罐；孕妇的腹部、腰骶部位，不宜拔罐；有自发性出血倾向、高热、抽搐等患者禁止拔罐。

2. 操作注意事项

（1）选择大小适当的罐具，既方便操作又能取得最佳治疗效果。老人、小儿、体质虚弱及初次接受拔罐者应选择较小罐具。皮肉浅薄部（如脸部）或胸背上部宜选用较小罐具，腰骶部宜用较大罐具。一般选用透明罐具，常用玻璃罐，便于对罐内皮肤、血液等变化进行观察。

（2）闪火法拔罐时，应注意棉球蘸取酒精不宜过多，以免操作过程中酒精下滴烧伤皮肤，甚至导致火灾。要注意火头不能在罐口燃烧，不宜在罐内停留时间过长以免烫伤皮肤。

（3）吸附力应适中，以病人自觉舒适或微有痛感能耐受为度。

（4）要求医者动作熟练，手法轻柔，切忌用力过猛，擦伤皮肤。

（5）火罐操作后应注意对火源的管理，以防造成火灾。

3. 治疗后的注意事项

（1）留罐或走罐治疗后身体常留有罐印，属正常现象，会慢慢消退。

（2）拔罐后，若施术部位瘙痒，宜轻轻拍打，避免用力挠抓，以免破皮后引起感染。

（3）治疗后因操作不当或体质、病情等因素造成皮肤起水泡，应视情况进行不同的处理。

（4）治疗后若感疲乏可多饮温水，适当休息，大多可自行缓解。

（5）火罐使用后罐具应集中消毒处理，防止污染。

第四节　其他针法

一、三棱针法

三棱针的操作方法一般分为点刺法、散刺法、刺络法、挑刺法四种。

1. 点刺法

操作要点：①选取适宜体位，充分暴露待针腧穴。②医者戴消毒手套。③使施术部位充血。可先在针刺部位及其周围，轻轻地推、揉、挤、捋，使局部充血。④穴区皮肤常规消毒。⑤医者用一手固定点刺部位，另一手持针，露出针尖3~5mm，对准点刺部位快速刺入，迅速出针。一般刺入2~3mm。⑥轻轻挤压针孔周围，使之适量出血或出黏液。⑦用消毒干棉球按压针孔。可在点刺部位贴敷创可贴。

2. 散刺法（豹纹刺）

操作要点：①选取适宜体位，充分暴露待针腧穴。②医者戴消毒手套。③穴区皮肤常规消毒。④根据病变部位大小，由病变外缘呈环形向中心部位进行点刺。一般点刺10~20针。⑤点刺后，可见点状出血，若出血不明显，可加用留罐法以增加出血量，放出适量血液（或黏液）。⑥用消毒干棉球按压针孔。施术部位面积较大时，可以敷无菌敷料。

3. 刺络法

操作要点：①选择适宜的体位，确定血络。②医者戴消毒手套。③使血络充盈：肘、膝部静脉处放血时，一般要捆扎橡皮管。将橡皮管结扎在针刺部位的上端（近心端），以使血络怒张显现。其他部位则不方便结扎，为使血络充盈，也可轻轻拍打血络处。④将血络处皮肤严格消毒。⑤一手拇指按压在被刺部位的下端，使血络位置相对固定，一手持针，对准针刺部位，顺血络走向，斜向上与之呈45°左右刺入，以刺穿血络前壁为度，一般刺入2~3mm，然后迅速出针。⑥根据病情需要，使其流出一定量的血液。也可轻轻按压静脉上端，以助瘀血外出。⑦松开橡皮管，待出血自然停止。⑧以消毒干棉球按压针孔，并以75%酒精棉球清除针处及其周围的血液。

4. 挑刺法

操作要点：①选取适宜体位，充分暴露待针腧穴。②医者戴消毒手套。③局部皮肤严格消毒。④挑破表皮，挑断皮下纤维组织：医者一手按压进针部位两侧或捏起皮肤使之紧绷固定，另一手持针迅速刺入皮肤1~2mm，随即倾斜针身挑破表皮，使之出少量血液或黏液。也可再刺入2~5mm，倾斜针身使针尖轻轻挑起，挑断皮下纤维组织。⑤出针，用无菌敷料覆盖创口。

二、皮肤针法

操作要点：①选取适宜体位，充分暴露待针腧穴。②穴区皮肤常规消毒。③软柄、硬柄皮肤针持针姿势不同。硬柄皮肤针持针式：用拇指和中指夹持针柄两侧，食指置于针柄中段上面，无名指和小指将针柄末端固定于大小鱼际之间。软柄皮肤针持针式：将针柄末端置于掌心，拇指居上，食指在下，中指、无名指、小指呈握拳状固定针柄末端。④叩刺：叩刺时，主要运用腕力，要求针尖垂直叩击皮肤，并立即弹起，如此反复操作。⑤用无菌干棉球或棉签擦拭。

皮肤针法有三种刺激强度，各有适应证：①轻刺：用较轻的腕力进行叩刺，针尖垂直叩打皮肤后立即弹起，针尖接触皮肤时间短。以局部皮肤略见潮红为度。②中刺：用中等的腕力进行叩刺，使针尖垂直叩打在皮肤上，针尖接触皮肤时间略长，立即弹起。以局部皮肤明显潮红，微有渗血为度。③重刺：用中重腕力进行叩刺，使针尖垂直叩打在皮肤上，针尖接触皮肤时间长，再弹起。以局部皮肤明显潮红、出血为度。

第五节 针灸异常情况处理

一、晕针

晕针是在针刺治疗中病人发生的晕厥现象。

处理要点：可分五个步骤进行救治。

第一步：立即停针、起针。立即停止针刺，并将已刺之针迅速全部起出。

第二步：平卧、宽衣、保暖。将患者扶至空气流通之处，让患者头低脚高位平卧，松开衣带，且要注意保暖。

第三步：症状轻者静卧休息，给予温开水或糖水，即可恢复。

第四步：在上述处理的基础上，可针刺人中、素髎、内关、涌泉、足三里等穴，或温灸百会、气海、关元等。尤其是艾灸百会，对晕针有较好的疗效，可用艾条于百会穴上悬灸，至知觉恢复，症状消退。

第五步：经以上处理，仍不省人事，呼吸细微，脉细弱者，要及时配合现代急救处理措施，如人工呼吸等。轻者，经前三个步骤处理即可渐渐恢复；重者，应及时进行后两个步骤。

二、滞针

滞针是指在行针时或留针期间出现医者感觉针下涩滞，捻转、提插、出针均感困难，而病人则感觉痛剧的现象。

处理要点：

1. 因病人精神紧张，局部肌肉过度收缩所致者，应采用：①适当延长留针时间。②在滞针穴位附近，运用循按或弹柄法。③在附近再刺一针。

2. 因行针手法不当，单向捻转太过所致者，应采用：①向相反的方向将针捻回。②配合弹柄法、刮柄法或循按法，促使肌纤维放松。

三、弯针

弯针是指针柄改变了进针时或刺入腧穴时的方向和角度，提插、捻转以及出针时均感到十分困难，患者感到疼痛。

处理要点：

1. 出现弯针后，不得再行提插、捻转等

手法。

2. 根据弯针的程度、原因采取不同的处理方法：①若针柄轻微弯曲者，应慢慢将针起出。②若弯曲角度过大，应轻微摇动针体，并顺着针柄倾斜的方向将针退出。③若针体发生多个弯曲，应根据针柄的倾斜方向分段慢慢向外退出，切勿猛力外拔，以防造成断针。④若因患者体位改变所致者，应嘱患者慢慢恢复到原来体位，局部肌肉放松后再将针缓慢起出。

四、断针

断针是指行针或出针时发现针身断裂，断端部分露于皮肤之上，或断端全部没入皮肤之下。

处理要点：

1. 嘱患者不要惊慌乱动，令其保持原有体位，以免针体向肌肉深层陷入。

2. 根据针体残端的位置采用不同的方法将针取出：①若针体残端尚有部分露在体外，可用手或镊子取出。②若残端与皮肤面相平或稍低，尚可见到残端时，可用手向下挤压针孔两旁皮肤，使残端露出体外，再用镊子取出。③若断针残端全部没入皮内，但距离皮下不远，而且断针下还有强硬的组织（如骨骼）时，可由针旁外面向下轻压皮肤，利用该组织将针顶出。④若断针下面为软组织，可将该部肌肉捏住，将断针残端向上托出。⑤断针完全陷没在皮肤之下，无法取出者，应在X线下定位，手术取出。⑥如果断针在重要脏器附近，或患者有不适感觉及功能障碍时，应立即采取外科手术方法处理。

五、血肿

血肿是指出针后针刺部位肿胀疼痛，继则皮肤呈现青紫色。

处理要点：①微量的皮下出血，局部小块青紫时，一般不必处理，可待其自行消退。②局部肿胀疼痛较剧，青紫面积大而且影响到功能活动时，可先做冷敷止血，再做热敷或在局部轻轻揉按，以促使瘀血消散吸收。

六、皮肤灼伤及起泡

皮肤灼伤及起泡是指在施灸或拔罐过程中，因操作不当或有意为之导致皮肤被灼伤起泡现象。

处理要点：①局部出现小水泡，只要注意不擦破，可任其自然吸收。②如水泡较大，对局部皮肤严格消毒后，可用消毒的三棱针或粗毫针刺破水泡，放出水液，或用无菌的一次性注射器针抽出水液，再涂以烫伤油等，并以纱布包敷，每日更换药膏1次，直至结痂。注意不要擦破泡皮。③如用化脓灸者，在灸疮化脓期间，要注意适当休息，加强营养，保持局部清洁，并可用敷料保护灸疮，以防污染，待其自然愈合。④如处理不当，灸疮脓液呈黄绿色或有渗血现象，可用消炎药膏或玉红膏涂敷。

第六节 常见急症的针灸治疗

一、偏头痛

（一）辨证要点

主症：头痛多为一侧，常局限于额部、颞部和枕部，疼痛开始时为剧烈的搏动性疼痛，后转为持续性钝痛。任何时间皆可发作，但以早晨起床时多发，症状可持续数小时到数天。典型的偏头痛有先兆症状，如眼前闪烁暗点、视野缺损、单盲或同侧偏盲。发作时头痛部位可由头的一个部位转移到另一个部位，可同时放射至颈、肩部。

兼头胀痛，眩晕，胸胁胀痛，舌红少苔，脉弦或细数者，为肝阳上亢；兼头痛昏沉，胸脘痞闷，苔白腻，脉滑者，为痰湿偏盛；头痛日久，痛有定处，其痛如刺，舌紫暗或有瘀斑，苔薄，脉细涩者，为瘀血阻络。

（二）治疗

治法：疏泄肝胆，通经止痛。取手足少阳、足厥阴经穴以及局部穴为主。

主穴：率谷、阿是穴、风池、外关、足临泣、太冲。

配穴：肝阳上亢配百会、行间；痰湿偏盛配中脘、丰隆；瘀血阻络配血海、膈俞。

操作：毫针刺，泻法。当偏头痛发作时一般以远端穴为主，用较强刺激。

二、落枕

(一) 辨证要点

主症：项背部强痛，低头加重，项背部压痛明显者，病在督脉与太阳经；颈肩部疼痛，头部歪向患侧，颈肩部压痛明显者，病在少阳经。

有明显的感受风寒史，颈项疼痛重着，或伴恶寒发热、头痛者为风寒袭络；颈项部刺痛，固定不移，且有明显的夜卧姿势不当或颈项外伤史者为气滞血瘀。

(二) 治疗

1. 基本治疗

治法：疏经活络，调和气血。取局部阿是穴和手太阳、足少阳经穴为主。

主穴：外劳宫、天柱、阿是穴。

配穴：病在督脉、太阳经配后溪、昆仑；病在少阳经配外关、肩井；风寒袭络配风池、合谷；气滞血瘀配内关、合谷；肩痛配肩髃；背痛配天宗。

操作：毫针刺，泻法。先刺远端外劳宫，持续捻转，嘱患者慢慢活动颈部，一般颈项疼痛立即缓解，再针刺局部腧穴。风寒袭络者可局部配合艾灸，气滞血瘀者可局部配合三棱针点刺放血。

2. 其他治疗

（1）拔罐法　取局部压痛点，先施闪罐法，再施留罐法，也可以配合刺络拔罐法。

（2）耳针法　取颈、颈椎、肩、枕、神门。毫针中等刺激，持续运针，同时令患者慢慢活动颈项部。

三、中风

(一) 辨证要点

1. 中经络

主症：意识清楚，半身不遂，口角㖞斜，语言不利。

兼见面红目赤，眩晕头痛，口苦，舌红或绛，苔黄，脉弦有力者，为肝阳暴亢；兼肢体麻木或手足拘急，头晕目眩，苔腻，脉弦滑者，为风痰阻络；兼口黏痰多，腹胀便秘，舌红，苔黄腻或灰黑，脉弦滑大者，为痰热腑实；兼肢体软弱，偏身麻木，面色淡白，气短乏力，舌暗，苔白腻，脉细涩者，为气虚血瘀；兼肢体麻木，手足拘挛，眩晕耳鸣，舌红，苔少，脉细数者，为阴虚风动。

2. 中脏腑

主症：突然昏仆，不省人事，或神志恍惚、嗜睡，兼见半身不遂，口角㖞斜。

若见神昏，牙关紧闭，口噤不开，两手握固，肢体强痉，大小便闭者，为闭证；昏愦无知，目合口开，四肢瘫软，手撒肢冷，汗多，二便自遗，脉微细欲绝者，为脱证。

(二) 治疗

1. 基本治疗

（1）中经络

治法：疏通经络，醒脑调神。取督脉、手厥阴及足太阴经穴为主。

主穴：水沟、内关、三阴交、极泉、尺泽、委中。

配穴：肝阳暴亢配太冲、太溪；风痰阻络配丰隆、风池；痰热腑实配曲池、内庭、丰隆；气虚血瘀配气海、血海、足三里；阴虚风动配太溪、风池。上肢不遂配肩髃、手三里、合谷；下肢不遂配环跳、足三里、风市、阳陵泉、解溪。病侧肢体屈曲拘挛者，肘部配曲泽、腕部配大陵、膝部配曲泉、踝部配太溪；足内翻配丘墟透照海；足外翻配太溪、中封；足下垂配解溪。口角㖞斜配地仓、颊车、合谷、太冲；语言謇涩配廉泉、通里、哑门；吞咽困难配廉泉、金津、玉液。

操作：水沟向上方斜刺，用雀啄法，以眼球湿润为度；内关用泻法；三阴交用补法；刺极泉时，在原穴位置下1寸心经上取穴，避开动脉，直刺进针，用提插泻法，以患者上肢有麻胀感和抽动感为度；尺泽、委中直刺，用提插法使肢体有抽动感。

（2）中脏腑

治法：闭证，平肝息风，醒脑开窍，取督脉、手厥阴和十二井穴为主。脱证，回阳固脱，以任脉经穴为主。

主穴：水沟，百会，内关。

配穴：闭证，十二井穴、太冲、合谷。脱证，关元、神阙、气海。

操作：十二井穴用三棱针点刺出血；太冲、合谷用泻法；神阙用隔盐灸，关元用大艾炷灸，至四肢转温为止。

2. 其他治疗

（1）头针法　取顶颞前斜线、顶颞后斜线、顶旁1线及顶旁2线。快速捻转2~3分钟，每次留针30分钟，留针期间反复捻转2~3次，行针时嘱患者活动患侧肢体。此法适用于半身不遂早期。

（2）电针法　在患侧上、下肢各选一组穴位，采用断续波或疏密波，以肌肉微颤为度，每次通电20~30分钟。此法适用于半身不遂患者。

四、哮喘

（一）辨证要点

1. 实证

主症：病程短，或当发作期，哮喘声高气粗，呼吸深长有余，呼出为快，体质较强，脉象有力。

若喉中哮鸣如水鸡声，痰多，色白，稀薄或多泡沫，伴风寒表证，苔薄白，脉浮紧者，为风寒外袭；喉中痰鸣如吼，声高气粗，痰色黄或白，黏着稠厚，伴口渴，便秘，舌红，苔黄腻，脉滑数者，为痰热阻肺。

2. 虚证

主症：病程长，反复发作或当缓解期，哮喘声低气怯，气息短促，深吸为快，体质虚弱，脉弱无力。

若喘促气短，动则加剧，喉中痰鸣，痰稀，神疲，汗出，舌淡，苔白，脉细弱者，为肺气虚；气息短促，呼多吸少，动则喘甚，耳鸣，腰膝酸软，舌淡，苔薄白，脉沉细者，为肾气虚。

（二）治疗

1. 基本治疗

（1）实证

治法：祛邪肃肺，化痰平喘，取手太阴经穴及相应背俞穴为主。

主穴：列缺、尺泽、肺俞、中府、定喘。

配穴：风寒外袭配风门、合谷；痰热阻肺配丰隆、曲池；喘甚者配天突。

操作：毫针刺，泻法。风寒者可酌加艾灸或拔罐。

（2）虚证

治法：补益肺肾，止哮平喘，取相应背俞穴及手太阴、足少阴经穴为主。

主穴：肺俞、膏肓、肾俞、太渊、太溪、足三里、定喘。

配穴：肺气虚配气海；肾气虚配关元。

操作：毫针刺，补法。可酌加艾灸或拔罐。

2. 其他治疗

（1）穴位贴敷法　选肺俞、膏肓、膻中、定喘。常用白芥子30g，甘遂15g，细辛15g，共为细末，用生姜汁调药粉成糊状，制成药饼如蚕豆大，上放少许丁桂散，敷于穴位上，用胶布固定。贴3小时左右去掉，以局部红晕微痛为度。

（2）皮肤针法　取鱼际至尺泽穴手太阴肺经循行部、第1胸椎至第2腰椎旁开1.5寸足太阳膀胱经循行部。循经叩刺，以皮肤潮红或微渗血为度。

（3）穴位埋线法　取肺俞、定喘、膻中。用一次性无菌埋线针，将0~1号羊肠线1~2cm，埋入穴位皮下。

（4）耳针法　取对屏尖、肾上腺、气管、肺、皮质下、交感。每次选用3~5穴，毫针刺法。发作期每日1~2次；缓解期用弱刺激，每周2次。

五、呕吐

（一）辨证要点

主症：实证一般发病急，呕吐量多，吐出物多酸臭味；虚证病程较长，发病较缓，时作时止，吐出物不多，腐臭味不甚。

若呕吐清水或稀涎，食久乃吐，舌淡，苔薄白，脉迟者，为寒邪客胃；呕吐酸苦热臭，食入即吐，舌红，苔薄黄，脉数者，为热邪内蕴；因暴饮暴食而呕吐酸腐，脘腹胀满，嗳气厌食，苔厚腻，脉滑实者，为饮食停滞；呕吐多因情志不畅而发作，嗳气吞酸，胸胁胀满，脉弦者，为肝气犯胃；呕吐清水痰涎，脘痞纳呆，头眩心悸，苔白腻，脉滑者，为痰饮内停；饮食稍有不慎即发呕吐，时作时止，面色无华，少气懒言，纳呆便溏，舌淡苔薄，脉弱者，为脾胃虚寒。

（二）治疗

1. 基本治疗

治法：和胃理气，降逆止呕。取胃的募穴及足阳明、手厥阴经穴为主。

主穴：中脘、胃俞、足三里、内关。

配穴：寒邪客胃配上脘、公孙；热邪内蕴配商阳、内庭、金津、玉液；饮食停滞配梁门、天枢；肝气犯胃配肝俞、太冲；痰饮内停配丰隆、膻中；脾胃虚寒配脾俞、神阙。

操作：毫针刺，平补平泻法。寒邪客胃或脾胃虚寒者宜配合灸法，热邪内蕴者金津、玉液点刺出血。

2. 其他治疗

（1）穴位注射法　选中脘、足三里、内关。药用维生素 B_1 或维生素 B_6 注射液，每穴注入 $0.5\sim1\text{mL}$，每日或隔日 1 次。

（2）耳针法　选胃、贲门、食道、口、神门、交感、皮质下。每次 $3\sim4$ 穴，毫针刺，或用压丸法。

六、泄泻

（一）辨证要点

1. 急性泄泻

主症：发病势急，病程短，泄泻次数多，多属实证。

若大便清稀或如水样，腹痛肠鸣，身寒喜温，苔白滑，脉濡缓者，为寒湿内盛；泻下急迫，或泻而不爽，黄褐臭秽，肛门灼热，舌红，苔黄腻，脉濡数者，为肠腑湿热；泻下恶臭，腹痛肠鸣，泻后痛减，嗳腐吞酸，脘腹胀满，不思饮食，舌苔垢浊或厚腻，脉滑者，为食滞肠胃。

2. 慢性泄泻

主症：发病势缓，病程较长，便泻次数较少，呈间歇性发作，多为虚证或虚实夹杂。

若大便时溏时泻，迁延反复，稍进油腻食物则便次增多，面黄神疲，舌淡苔白，脉细弱者，为脾气虚弱；黎明前脐腹作痛，肠鸣即泻，完谷不化，泻后则安，腹部喜暖，腰膝酸软，舌淡苔白，脉沉细者，为肾阳虚衰；泄泻肠鸣，腹痛攻窜，矢气频作，胸胁胀闷，嗳气食少，每因情志因素而发作或加重，舌淡，脉弦者，为肝气乘脾。

（二）治疗

1. 基本治疗

（1）急性泄泻

治法：除湿导滞，通调腑气。取足阳明、足太阴经穴为主。

主穴：天枢、上巨虚、阴陵泉、水分。

配穴：寒湿内盛配神阙；肠腑湿热配内庭、曲池；食滞肠胃配中脘；泻下脓血配曲池、三阴交、内庭。

操作：神阙穴用隔盐灸或隔姜灸，其他腧穴常规针刺，寒湿内盛针灸并用。

（2）慢性泄泻

治法：健脾温肾，固本止泻。取任脉、足阳明及足太阴经穴为主。

主穴：神阙、天枢、足三里、公孙。

配穴：脾气虚弱配脾俞、太白；肾阳虚衰配肾俞、关元；肝气乘脾配肝俞、太冲；久泻虚陷配百会。

操作：神阙穴用隔盐灸或隔姜灸，其他腧穴常规针刺，脾虚、肾虚证针灸并用（肾阳虚衰者可用隔附子饼灸）。

2. 其他治疗

（1）穴位注射法　取天枢、上巨虚或足三里。用维生素 B_1 或 B_{12} 注射液，每穴 $0.5\sim1\text{mL}$。

（2）穴位贴敷法　取神阙穴。用五倍子、五味子、煨肉蔻各等量，共研细末，用食醋调成膏状敷脐，每日 1 次。适用于慢性腹泻。

（3）耳针法　取大肠、脾、交感。毫针刺或用埋针法、压丸法。

七、痛经

（一）辨证要点

主症：疼痛发于经前或经行之初，以绞痛、

灼痛、刺痛为主，疼痛拒按，月经量少，质稠，行而不畅，血色紫暗有块，块下痛缓者，为实证；经行后期或经后始作痛者，以隐痛、坠痛为主，喜按喜揉，月经量少色淡或色暗者，为虚证。

经前或经期小腹胀痛拒按，经血量少，行而不畅，血色紫暗有块，块下痛缓，伴有乳房胀痛，舌质紫暗或有瘀点，脉弦者，为气滞血瘀；小腹冷痛拒按，得热痛减，量少色暗，面色青白，肢冷畏寒，舌暗苔白，脉沉紧者，为寒凝血瘀。小腹隐痛喜按，月经量少色淡，面色无华，舌淡，脉细无力者，为气血虚弱；经后小腹绵绵作痛，月经色暗量少，伴腰骶酸痛，头晕耳鸣，舌淡红苔薄，脉沉细者，为肾气亏损。

（二）治疗

1. 基本治疗

（1）实证

治法：行气活血，调经止痛。取任脉、足太阴经穴为主。

主穴：中极、次髎、地机、三阴交、十七椎。

配穴：气滞血瘀配太冲、血海；寒凝血瘀配关元、归来。

操作：毫针泻法，寒凝者加艾灸。

（2）虚证

治法：调补气血，温养冲任。取任脉、足太阴及足阳明经穴为主。

主穴：关元、足三里、三阴交。

配穴：气血虚弱配气海、脾俞；肾气亏损配太溪、肾俞。

操作：毫针补法，可加灸。

2. 其他治疗

（1）耳针法　取内分泌、内生殖器、交感、神门、皮质下、肾。每次选2～4穴，毫针刺或用埋针法、压丸法。

（2）艾灸法　取关元、气海穴，隔附子饼灸3～5壮，隔日1次。适用于虚证和寒凝血瘀证。

（3）穴位注射法　取中极、关元、次髎穴。用1%利多卡因或5%当归注射液，每次取2穴，每穴注射药液1～2mL，隔日1次。

八、扭伤

（一）辨证要点

新伤疼痛肿胀，活动不利者为气滞血瘀；若为陈伤，遇天气变化反复发作者为寒湿侵袭，瘀血阻络。

（二）治疗

1. 基本治疗

治法：祛瘀消肿，舒筋通络。取扭伤局部腧穴为主。

主穴：阿是穴、局部腧穴。腰部取阿是穴、大肠俞、腰痛点、委中；项部取阿是穴、风池、绝骨、后溪；肩部取阿是穴、肩髃、肩髎、肩贞；肘部取阿是穴、曲池、小海、天井；腕部取阿是穴、阳溪、阳池、阳谷；髋部取阿是穴、环跳、秩边、居髎；膝部取阿是穴、膝眼、膝阳关、梁丘；踝部取阿是穴、申脉、解溪、丘墟。

配穴：①根据病位配合循经远端取穴。急性腰扭伤，督脉病证配水沟或后溪，足太阳经筋病证配昆仑或后溪，手阳明经筋病证配手三里或三间。②根据病位在其上下循经邻近取穴，如膝内侧扭伤，病在足太阴脾经，可在扭伤部位其上取血海，其下取阴陵泉。③根据手足同名经配穴法进行配穴。方法：踝关节与腕关节对应、膝关节与肘关节对应、髋关节与肩关节对应。例如，踝关节外侧昆仑穴、申脉穴处扭伤，病在足太阳经，可在对侧腕关节手太阳经养老穴、阳谷穴处寻找最明显的压痛点针刺；再如，膝关节内上方扭伤，病在足太阴经，可在对侧手太阴经尺泽穴处寻找最明显的压痛点针刺；以此类推。

操作：毫针泻法。常先针刺远端穴位，并令患者同时活动患部，常有针入痛止之效。

2. 其他治疗

（1）耳针法　取对应扭伤部位、神门。中强度刺激，或用埋针法，或用压丸法。

（2）刺络拔罐法　取阿是穴。以皮肤针叩刺疼痛肿胀局部，微出血后，加拔火罐，适用于新伤局部血肿明显者或陈伤瘀血久留，寒邪袭络等。

九、牙痛

（一）辨证要点

主症：牙齿疼痛。

若起病急，牙痛甚而龈肿，伴形寒身热，脉浮数者，为风火牙痛；牙痛剧烈，齿龈红肿或出脓血，口臭，口渴，便秘，舌红，苔黄燥，脉洪数者，为胃火牙痛；起病较缓，牙痛隐作，时作时止，牙龈微红肿或见萎缩，牙齿浮动，舌红，少苔，脉细数者，为虚火牙痛。

（二）治疗

1. 基本治疗

治法：祛风泻火，通络止痛。取手、足阳明经穴为主。

主穴：合谷、颊车、下关。

配穴：风火牙痛配外关、风池；胃火牙痛配内庭、二间；虚火牙痛配太溪、行间。

操作：毫针泻法，或平补平泻。循经远取可左右交叉刺，合谷持续行针1～2分钟。虚火牙痛者，太溪可用补法。

2. 其他治疗

（1）耳针法　取口、颌、牙、神门、胃、肾。每次选用3～5穴，毫针中等强度刺激，或用压丸法。

（2）穴位敷贴法　将大蒜捣烂，于睡前贴敷双侧阳溪穴，至发泡后取下，用于龋齿疼痛。

十、晕厥

（一）辨证要点

主症：突然昏仆，兼面色苍白，四肢厥冷，舌淡，苔薄白，脉细缓无力者，为虚证；素体健壮，偶因外伤、恼怒等致突然昏仆，兼呼吸急促，牙关紧闭，舌淡，苔薄白，脉沉弦者，为实证。

（二）治疗

1. 基本治疗

治法：苏厥醒神。以督脉穴为主。

主穴：水沟、内关、涌泉。

配穴：虚证配气海、关元，实证配合谷、太冲。

操作：毫针虚补实泻法。

2. 其他治疗

（1）耳针法　取心、脑干、神门、皮质下、肾上腺。选2～4穴，毫针刺，实证用较强刺激，间歇行针，虚证用弱刺激。

（2）三棱针法　取太阳、十二井穴或十宣。用三棱针点刺出血数滴。适用于实证。

（3）指针法　取水沟、内关、太冲。用拇指重力掐按，以患者出现疼痛反应并苏醒为度。

十一、虚脱

（一）辨证要点

主症：面色苍白，汗出淋漓，神情迟钝，四肢厥逆，少尿或二便失禁，甚则昏迷，血压下降，脉微欲绝。

大汗淋漓，汗清稀而凉，四肢厥冷，口唇紫绀，舌质胖，脉细无力或芤大者，为亡阳；汗出黏而热，手足温，口渴，烦躁不安，脉细数无力者，为亡阴。若病情恶化，每可导致阴阳俱脱的危候。

（二）治疗

1. 基本治疗

治法：回阳固脱，苏厥救逆。以督脉、任脉及手厥阴经穴为主。

主穴：素髎、关元、内关、百会、神阙。

配穴：亡阳配气海、足三里；亡阴配太溪、涌泉。昏迷配中冲、涌泉；肢冷脉微配关元、气海（或命门）。

操作：素髎、水沟用毫针泻法；内关用毫针补法；关元、气海（或命门）用灸法。

2. 其他治疗

（1）艾灸法　取百会、膻中、神阙、关元、气海。用艾炷直接灸，每次2～3穴，中等艾炷灸至脉复汗收为止。

（2）耳针法　取肾上腺、皮质下、心。毫针刺，中等强度刺激。

十二、高热

（一）辨证要点

主症：体温升高，超过39℃。

高热恶寒，兼咽干，舌红，苔黄，脉浮数者，为风热表证；兼咳嗽，痰黄而稠，咽干口渴，脉数者，为肺热证；高热汗出，兼烦渴引饮，舌红，脉洪数者，为气分热盛；高热夜甚，兼斑疹隐隐，衄血、吐血、便血，舌绛，甚则出现神昏谵语、抽搐者，为热入营血。

（二）治疗

1. 基本治疗

治法：清泻热邪。以督脉和手阳明经穴、井穴为主。

主穴：大椎、曲池、合谷、十二井穴或十宣穴。

配穴：风热表证配鱼际、尺泽；肺热证配少商、尺泽；气分热盛配内庭、支沟；热入营血配血海、内关；神昏谵语配水沟、内关；抽搐配阳陵泉、太冲。

操作：毫针泻法，大椎、十二井、十宣、曲泽、委中可点刺出血。

2. 其他治疗

（1）耳针法 取耳尖、耳背静脉、肾上腺、神门。耳尖、耳背静脉点刺放血，余穴毫针强刺激。

（2）刮痧法 取脊柱两侧和背俞穴。用刮痧板或瓷汤匙蘸食用油或清水刮至皮肤呈红紫色为度。

十三、抽搐

（一）辨证要点

主症：四肢抽动，甚者伴有意识丧失，或伴有口噤不开，项背强直，角弓反张。

起病急骤，四肢抽搐，颈项强直，口噤不开，角弓反张，舌红苔黄，脉洪数者，为热极生风；兼壮热烦躁，昏迷惊厥，喉间痰鸣，舌红，苔厚腻，脉滑数者，为痰热化风；手足搐搦，兼露睛，脉细无力者，为血虚生风。

（二）治疗

1. 基本治疗

治法：息风止痉，清热开窍。取督脉、手足厥阴经穴为主。

主穴：水沟、内关、合谷、太冲、阳陵泉。

配穴：热极生风配曲池、大椎；痰热化风配风池、丰隆；血虚生风配血海、足三里；神昏不醒配十宣、涌泉。

操作：毫针泻法。水沟向上斜刺0.5寸，用雀啄法捣刺；大椎刺络拔罐；十宣、中冲可点刺出血。

2. 其他治疗

耳针法：取皮质下、神门、肝、脾、缘中、心。毫针刺，中等度刺激。

十四、内脏绞痛

（一）辨证要点

1. 心绞痛

七情诱发，胸闷及心前区压榨性疼痛，烦躁不宁，脉弦紧者，为气滞血瘀；遇寒诱发，唇甲青紫，心痛如刺，心痛彻背，舌质紫暗，脉涩者，为寒邪凝滞；胸中痞闷而痛，痛彻肩背，喘不得卧，喉中痰鸣，舌胖，苔腻，脉滑者，为痰浊阻络；面色苍白或表情淡漠，甚至心痛彻背，大汗淋漓，气促息微，四肢厥冷，唇甲青紫或淡白，舌淡红，苔薄白，脉沉细微者，为阳气虚衰。

2. 胆绞痛

突然作痛，呈持续性并阵发性加剧，疼痛常放射至右肩胛区，兼恶心呕吐，黄疸，舌苔黄腻，脉滑数者，为肝胆湿热；兼胁肋胀痛，走窜不定，脉弦者，为肝胆气滞；突发剧烈绞痛，有钻顶感，呈阵发性，脉紧者，为蛔虫妄动。

3. 肾绞痛

突发绞痛，疼痛从后腰肾区向腹部、同侧阴囊及大腿内侧放射，兼小便时有中断，尿血，舌红，苔黄腻，脉弦滑数者，为下焦湿热；尿痛已久，兼排尿无力，小便断续，舌质淡，苔薄白，脉弦紧者，为肾气不足。

（二）治疗

1. 基本治疗

（1）心绞痛

治法：通阳行气，活血止痛。以手厥阴、手少阴经穴为主。

主穴：内关、郄门、阴郄、膻中。

配穴：气滞血瘀配太冲、血海；寒邪凝滞配神阙、至阳；痰浊阻络配中脘、丰隆；阳气虚衰配心俞、至阳。

操作：毫针泻法。寒证、虚证加艾灸。

（2）胆绞痛

治法：疏肝利胆，行气止痛。以足少阳经穴、胆的俞募穴为主。

主穴：胆囊穴、阳陵泉、胆俞、日月。

配穴：肝胆气滞配太冲、丘墟；肝胆湿热配行间、阴陵泉；蛔虫妄动配迎香透四白。

操作：毫针泻法。日月、胆俞注意针刺方向，勿深刺。

（3）肾绞痛

治法：清利湿热，通淋止痛。以足太阴经穴、肾与膀胱的背俞穴及膀胱之募为主。

主穴：肾俞、膀胱俞、中极、三阴交、京门。

配穴：下焦湿热配委阳、阴陵泉；肾气不足配水分、关元。

操作：毫针泻法。

2. 其他治疗

耳针法：①治疗心绞痛，取心、小肠、交感、神门、内分泌。每次选3～5穴，毫针刺，中等刺激。②治疗胆绞痛，取肝、胰胆、交感、神门、耳迷根。急性发作时采用毫针刺，强刺激，持续捻针。剧痛缓解后行压丸法，两耳交替进行。③治疗肾绞痛，取肾、输尿管、交感、皮质下、三焦。毫针刺，强刺激。

第五章 推拿技术

一、滚法

以第五掌指关节背侧吸附于体表施术部位，通过腕关节的屈伸运动和前臂的旋转运动，使小鱼际与手背在施术部位上做持续不断地来回滚动，称为滚法。

[操作方法]

1. 小鱼际滚法

拇指自然伸直，余指自然屈曲，无名指与小指的掌指关节屈曲约90°，余指屈曲的角度则依次减小，手背沿掌横弓排列呈弧面，以第五掌指关节背侧为吸定点吸附于体表施术部位上。以肘关节为支点，前臂主动做推旋运动，带动腕关节做较大幅度的屈伸活动，使小鱼际和手背尺侧部在施术部位上持续不断地来回滚动（见图5-1、图5-2）。

图5-1 小鱼际滚法（滚回）

图5-2 小鱼际滚法（滚出）

2. 立滚法

以第五掌指关节背侧为吸定点，以第四掌指关节至第五掌骨基底部与掌指尺侧缘形成的扇形区域为滚动着力面，腕关节略屈向尺侧，余准备形态同滚法。其手法运动过程亦同滚法。

3. 拳滚法

拇指自然伸直，余指半握空拳状，以食指、中指、无名指和小指的第一节指背着力于施术部位上。肘关节屈曲20°~40°，前臂主动施力，在无旋前圆肌参与的情况下，单纯进行推拉摆动，带动腕关节做无尺、桡侧偏移的屈伸活动，使食指、中指、无名指和小指的第一节指背、掌指关节背侧、指间关节背侧为滚动着力面，在施术部位上进行持续不断地滚动。

[动作要领]

1. 肩关节放松下垂，垂肘，肘关节自然屈曲约120°~140°，上臂中段距胸壁一拳左右，腕关节放松，手指自然弯曲，不能过度屈曲或挺直。

2. 操作过程中，腕关节屈伸幅度应在120°左右（即前滚至极限时屈腕约80°，回滚至极限时伸腕约40°），使掌背部分的二分之一面积（尺侧）依次接触治疗部位。

3. 滚法对体表产生轻重交替的刺激，前滚和回滚时着力轻重之比为3:1，即"滚三回一"。

4. 手法频率为每分钟120~160次。

[注意事项]

1. 在操作时应紧贴于治疗部位上滚动，不宜拖动或手背相对体表而空转，同时应尽量避免掌指关节的骨突部与脊椎棘突或其他部位关节的骨突处猛烈撞击。

2. 操作时常出现腕关节屈伸幅度不够，从而减少手背部的接触面积，使手法刺激过于生硬，不够柔和，应尽可能增大腕关节的屈伸幅度。同时，应控制好腕关节的屈伸运动，避免出现折刀样的突变动作而造成跳动感。

3. 临床使用时常结合肢体关节的被动运动，此时应注意两手动作协调，被动运动要"轻巧、短促、随发随收"。

[适用部位]

颈项、肩背、腰臀、四肢等肌肉丰厚部位。

[作用]

滚法适用面广，为伤科、内科、妇科的常用手法。主要适于腰肌劳损、颈椎病、肩周炎、腰椎间盘突出症、半身不遂、高血压、糖尿病、痛经、月经不调等多种病证。

二、揉法

以手掌大鱼际或掌根、手指罗纹面着力，吸定于体表施术部位上，做轻柔和缓的上下左右或环旋动作，称为揉法。

[操作方法]

1. 大鱼际揉法

沉肩，腕关节放松，呈微屈或水平状。大拇指内收，四指自然伸直，用大鱼际附着于施术部位上。以肘关节为支点，前臂做主动运动，带动腕关节摆动，使大鱼际在治疗部位上做轻缓柔和的上下、左右或轻度环旋揉动，并带动该处的皮下组织一起运动（见图5-3）。

图5-3 大鱼际揉法

2. 掌根揉法

肘关节微屈，腕关节放松并略背伸，手指自然弯曲，亦可双掌重叠，以掌根部附着于施术部位。以肘关节为支点，前臂做主动运动，带动腕及手掌连同前臂做小幅度的回旋揉动，并带动该处的皮下组织一起运动（见图5-4）。

图5-4 掌根揉法

3. 中指揉法

中指伸直，食指搭于中指远端指间关节背侧，腕关节微屈，用中指罗纹面着力于一定的治疗部位或穴位。以肘关节为支点，前臂做主动运动，通过腕关节使中指罗纹面在施术部位上做轻柔的小幅度的环旋运动（见图5-5）。

图5-5 中指揉法

4. 三指揉法

食、中、无名指并拢，三指罗纹面着力，操作术式与中指揉法相同（见图5-6）。拇指揉法是以拇指罗纹面着力于施术部位，余四指置于相应的位置以支撑助力，腕关节微悬。拇指及前臂部主动施力，使拇指罗纹面在施术部位上做轻柔的环旋揉动。

图 5-6 三指揉法

［动作要领］

1. 所施压力要小。
2. 动作要灵活而有节律性。
3. 往返移动时应在吸定的基础上进行。
4. 大鱼际揉法前臂有推旋动作，腕部宜放松，而指揉法则腕关节要保持一定紧张度，掌根揉法则腕关节略有背伸，松紧适度。

［注意事项］

揉法应吸定于施术部位，带动皮下组织一起运动，不能在体表上有摩擦运动。操作时向下的压力不可太大。

［适用部位］

大鱼际揉法主要适用于头面部、胸胁部；掌根揉法适用于腰背及四肢等面积大且平坦的部位；掌揉法常用于脘腹部；中指揉法、拇指揉法适用于全身各部腧穴，小儿推拿常用；三指揉法常用于小儿颈部。

［作用］

主要适用于脘腹胀痛、胸闷胁痛、便秘、泄泻、头痛、眩晕及儿科病证等，亦可用于头面部及腹部保健。

三、按法

以指或掌着力于体表，逐渐用力下压，称按法。

［操作方法］

1. 指按法

以拇指罗纹面着力于施术部位，余四指张开，置于相应位置以支撑助力，腕关节屈曲40°～60°。拇指主动用力，垂直向下按压。当按压力达到所需的力度后，要稍停片刻，然后松劲撤力，再做重复按压，使按压动作既平稳又有节奏性（见图5-7）。

图 5-7 指按法

2. 掌按法

以单手或双手掌面置于施术部位。以肩关节为支点，利用身体上半部的重量，通过上、前臂传至手掌部，垂直向下按压，用力原则同指按法（见图5-8）。

图 5-8 掌按法

［动作要领］

1. 指按法宜悬腕。当腕关节悬屈40°～60°时，拇指易于发力，余四指也容易支撑助力。
2. 掌按法应以肩关节为支点。当肩关节成为支点后，身体上半部的重量很容易通过上、前臂传到手掌部，使操作者不易疲劳，用力又沉稳着实。如将肘关节作为支点，则须上、前臂用力，既容易使操作者疲乏,力度又难以控制。

3. 按压的用力方向多为垂直向下或与受力面相垂直。

4. 用力要由轻到重,稳而持续,使刺激充分达到肌体组织的深部。

5. 要有缓慢的节奏性。

[注意事项]

1. 指按法接触面积较小,刺激较强,常在按后施以揉法,有"按一揉三"之说,即重按一下,轻揉三下,形成有规律的按后予揉的连续手法操作。

2. 不可突施暴力。不论指按法还是掌按法,其用力原则均是由轻而重,再由重而轻,手法操作忌突发突止,暴起暴落,同时一定要掌握好患者的骨质情况,诊断必须明确,以避免造成骨折。

[适用部位]

指按法适于全身各部,尤以经络、穴位常用;掌按法适于背部、腰部、下肢后侧,以及胸部、腹部等面积较大而又较为平坦的部位。

[作用]

按法常用于头痛、腰背痛、下肢痛等各种痛证以及风寒感冒等病证。

四、推法

以指、掌、拳或肘部着力于体表一定部位或穴位上,做单方向的直线或弧形推动,称为推法。成人推法以单方向直线推为主,又称平推法。

[操作方法]

1. 指推法

(1) 拇指端推法 以拇指端着力于施术部位或穴位上,余四指置于对侧或相应的位置以固定,腕关节略屈并向尺侧偏斜。拇指及腕部主动施力,向拇指端方向呈短距离单向直线推进(见图5-9)。

图 5-9 拇指端推法

(2) 拇指平推法 以拇指罗纹面着力于施术部位或穴位上,余四指置于其前外方以助力,腕关节略屈曲。拇指及腕部主动施力,向其食指方向呈短距离、单向直线推进。在推进的过程中,拇指罗纹面的着力部分应逐渐偏向桡侧,且随着拇指的推进腕关节应逐渐伸直。

(3) 三指推法 食、中、无名指并拢,以指端部着力于施术部位上,腕关节略屈。前臂部主动施力,通过腕关节及掌部使食、中及无名三指向指端方向做单向直线推进。

2. 掌推法

以掌根部着力于施术部位,腕关节略背伸,肘关节伸直。以肩关节为支点,上臂部主动施力,通过肘、前臂、腕,使掌根部向前方做单方向直线推进(见图5-10)。

图 5-10 掌推法

3. 拳推法

手握实拳，以食指、中指、无名指及小指四指的近侧指间关节的突起部着力于施术部位，腕关节挺紧伸直，肘关节略屈，以肘关节为支点，前臂主动施力，向前呈单方向直线推进。

4. 肘推法

屈肘，以肘关节尺骨鹰嘴突起部着力于施术部位，另一侧手臂抬起，以掌部扶握屈肘侧拳顶以固定助力。以肩关节为支点，腰部发力，上臂部主动施力，做较缓慢的单方向直线推进。

[动作要领]

1. 着力部位要紧贴体表。
2. 推进的速度宜缓慢均匀，压力要平稳适中。
3. 单向直线推进。
4. 拳、肘推法宜参考经络走行、气血运行以及肌纤维走行方向推进。
5. 拇指端推法与拇指平推法推动的距离宜短，属推法中特例，其他推法则推动的距离宜长。

[注意事项]

1. 推进的速度不可过快，压力不可过重或过轻。
2. 不可推破皮肤。为防止推破皮肤，可使用凡士林、冬青膏、滑石粉及红花油等润滑剂。
3. 不可歪曲斜推。

[适用部位]

全身各部。指推法适于头面部、颈项部、手部和足部，尤以足部推拿为常用；掌推法适于胸腹部、背腰部和四肢部；拳推法适于背腰部及四肢部；肘推法适于背腰部脊柱两侧。

[作用]

主要用于高血压、头痛、头晕、失眠、腰腿痛、腰背部僵硬、风湿痹痛、感觉迟钝、胸闷胁胀、烦躁易怒、腹胀、便秘、食积、软组织损伤、局部肿痛等病证。

五、拿法

用拇指和其余手指相对用力，提捏或揉捏肌肤，称为拿法。

[操作方法]

以拇指和其余手指的指面相对用力，捏住施术部位肌肤并逐渐收紧、提起，腕关节放松。以拇指同其他手指的对合力进行轻重交替、连续不断地提捏治疗部位（见图5-11）。

图5-11 拿法

[动作要领]

1. 用拇指和其余手指的指面着力，不能用指端内扣。
2. 用力由轻到重，不可突然用力。
3. 腕部要放松，使动作柔和灵活，连绵不断，且富有节奏性。

[注意事项]

拿法应注意动作的协调性，不可死板僵硬。初习者不可用力久拿，以防伤及腕部与手指的屈肌肌腱及腱鞘。

[适用部位]

颈项部、肩部、四肢部和头部等。

[作用]

拿法常用于颈椎病、四肢酸痛、头痛恶寒等证，临床应用比较广泛。

六、抖法

用双手或单手握住受术者肢体远端，做小幅度的上下连续抖动，称为抖法。

[操作方法]

1. 抖上肢法

受术者取坐位或站立位，肩臂部放松。术者

站在其前外侧，身体略为前倾。用双手握住其腕部，慢慢将被抖动的上肢向前外方抬起至60°左右，然后两前臂微用力做连续的小幅度上下抖动，使抖动所产生的抖动波波浪般地传递到肩部（见图5-12）。或术者以一手按其肩部，另一手握住其腕部，做连续不断的小幅度上下抖动，抖动中可结合被操作肩关节的前后方向活动。此法又称上肢提抖法。

图5-12 抖上肢法

2. 抖下肢法

受术者仰卧位，下肢放松。术者站其足端，用双手分别握住受术者两足踝部，将两下肢抬起，离开床面30cm左右，然后上、前臂同时施力，做连续的小幅度上下抖动，使其下肢及髋部有舒松感。两下肢可同时操作，亦可单侧操作。

3. 抖腰法

抖腰法非单纯性抖法，它是牵引法与短阵性的较大幅度抖法的结合应用。受术者俯卧位，两手拉住床头或由助手固定其两腋部。以两手握住其两足踝部，两臂伸直，身体后仰，与助手相对用力，牵引其腰部。待其腰部放松后，身体前倾，以准备抖动。其后随身体起立之势，瞬间用力，做1~3次较大幅度的抖动，使抖动之力作用于腰部，使其产生较大幅度的波浪状运动。

[动作要领]

1. 被抖动的肢体要自然伸直，并应使肌肉处于最佳松弛状态。

2. 抖动所产生的抖动波应从肢体的远端传向近端。

3. 抖动的幅度要小，频率要快。一般抖动幅度控制在2~3cm；上肢部抖动频率在每分钟250次左右，下肢部抖动频率宜稍慢，一般在每分钟100次左右即可。

4. 抖腰法属于复合手法，要以拔伸牵引和较大幅度的短阵性抖动相结合，使受术者腰部放松后再行抖动，要掌握好发力时机。

[注意事项]

1. 操作时不可屏气。

2. 受术者肩、肘、腕有习惯性脱位者禁用。

3. 受术者腰部疼痛较重，活动受限，肌肉不能放松者禁用。

[适用部位]

四肢部及腰部。

[作用]

主要用于肩周炎、颈椎病、髋部伤筋、腰椎间盘突出症等颈、肩、臂、腰、腿部疼痛性疾患。

七、捏脊法

以双手的拇指与食指、中指两指或拇指与四指的指面作对称性着力，夹持住受术者的肌肤，相对用力挤压并一紧一松逐渐移动，常施于脊柱两侧，称为捏脊法。

[操作方法]

1. 拇指前位捏脊法

双手半握空拳状，腕关节略背伸，以食、中、无名和小指的背侧置于脊柱两侧，拇指伸直前按，并对准食指中节处。以拇指的罗纹面和食指的桡侧缘将皮肤捏起，并进行提捻，然后向前推行移动（见图5-13）。在向前移动捏脊的过程中，两手拇指要交替前按，同时前臂要主动用力，推动食指桡侧缘前行，两者互为配合，从而交替捏提捻动前行。

图 5-13 拇指前位捏脊法

2. 拇指后位捏脊法

两手拇指伸直，两指端分置于脊柱两侧，指面向前；两手食、中指前按，腕关节微屈。以两手拇指与食、中指罗纹面将皮肤捏起，并轻轻提捻，然后向前推行移动（见图5-14）。在向前移动的捏脊过程中，两手拇指要前推，而食指、中指则交替前按，两者相互配合，从而交替捏提捻动前行。

捏脊法每次操作一般均从腰俞穴开始，沿脊柱两侧向上终止于大椎穴为一遍，可连续操作三至五遍。为加强手法效应，常采用三步一提法，即每捏捻三次，便停止前行，用力向上提拉一次。

图 5-14 拇指后位捏脊法

［动作要领］

1. 拇指前位捏脊法要以拇指罗纹面同食指桡侧缘捏住皮肤，腕部一定要背伸，以利于前臂施力推动前行。

2. 拇指后位捏脊法要以拇指和食、中指的罗纹面捏住皮肤，腕部宜微悬，以利于拇指的推动前移。

3. 捏提肌肤多寡及用力要适度。捏提肌肤过多，则动作呆滞不易向前推动，过少则易滑脱；用力过大易疼痛，过小则刺激量不足。

4. 需较大刺激量时，宜用拇指前位捏脊法；需较小或一般刺激量时，宜用拇指后位捏脊法。

5. 捏脊法包含了捏、捻、提、推等复合动作，动作宜灵活协调。若掌握得法，操作娴熟，在提拉皮肤时，常发出较清晰的"嗒、嗒"声。

［注意事项］

捏脊时注意要用手指的罗纹面着力，不可用指端挤捏，亦不可将肌肤拧转，以免产生不必要的疼痛。

本法一般在空腹时进行，饭后不宜立即捏拿，需1小时后再进行。

［适用部位］

脊柱两侧。

［作用］

捏脊法主要应用于小儿积滞、疳证、腹泻、便秘、夜啼、佝偻病等病证。

第六章 体格检查

第一节 全身状态检查

一、体温

测试体温时体温计读数应小于35℃。

1. 口测法

将消毒过的口腔温度计（简称口表）水银端置于舌下，紧闭口唇，不用口腔呼吸，测量5分钟后读数。正常值为36.3℃~37.2℃。对婴幼儿及意识障碍者则不宜使用。

2. 肛测法

患者取侧卧位，将直肠温度计（简称肛表）水银端涂以润滑剂，徐徐插入肛门，深达肛表的一半为止，5分钟后读数。正常值为36.5℃~37.7℃。适用于小儿及神志不清的患者。

3. 腋测法

擦干腋窝汗液，将腋窝温度计（简称腋表）水银端放在患者腋窝深处，嘱患者用上臂将温度计夹紧，放置10分钟后读数。正常值为36℃~37℃。

二、脉搏

脉搏的检查方法通常是以食指、中指、无名指三个手指的指端来触诊桡动脉的搏动。如桡动脉不能触及，也可触摸肱动脉、颞动脉和颈动脉等。正常成人，在安静状态下脉率为60~100次/分。儿童较快，婴幼儿可达130次/分。病理状态下，发热、疼痛、贫血、甲状腺功能亢进症、心力衰竭、休克、心肌炎等，脉率增快；颅内高压、伤寒、病态窦房结综合征、房室传导阻滞，或服用强心苷、钙拮抗剂、β受体阻滞剂等药时，脉率减慢。临床上除注意脉率增快或减慢之外，还应注意脉率与心率是否一致。心律失常时，如心房颤动、频发期前收缩等，脉率少于心率，这种现象称为脉搏短绌。

三、血压

1. 测量方法

（1）直接测量法　仅适用于危重和大手术的患者。

（2）间接测量法　被检查者安静休息至少5分钟，采取坐位或仰卧位，裸露右上臂，伸直并外展45°，肘部置于与右心房同一水平（坐位平第4肋软骨，仰卧位平腋中线）。让受检者脱下该侧衣袖，露出手臂，将袖带平展地缚于上臂，袖带下缘距肘窝横纹2~3cm，松紧适宜。检查者先于肘窝处触知肱动脉搏动，将听诊器体件置于肱动脉上，轻压听诊器体件。然后用橡皮球将空气打入袖带，待动脉音消失，再将汞柱升高20~30mmHg，开始缓慢（2~6mmHg/s）放气，听到第一个声音时所示的压力值是收缩压；继续放气，声音消失时血压计上所示的压力值是舒张压（个别声音不消失者，可采用变音值作为舒张压并加以注明）。测压时双眼平视汞柱表面，根据听诊结果读出血压值。

2. 血压正常标准

1999年世界卫生组织（WHO）和国际高血压学会（ISH）重新确定了血压水平的定义和分类。参照WHO/ISH指南（1999年）的标准，我国现采用下述标准（见表6-1）。

表 6-1 血压水平的定义和分类

类别	收缩压（mmHg）	舒张压（mmHg）
理想血压	<120	<80
正常血压	<130	<85
正常高限	130~139	85~89
1级高血压（轻度）	140~159	90~99
亚组：临界高血压	140~149	90~94
2级高血压（中度）	160~179	100~109
3级高血压（重度）	≥180	≥110
单纯收缩期高血压	≥140	<90
亚组：临界高血压	140~149	<90

3. 血压变异的临床意义

（1）高血压　未服抗高血压药情况下，收缩压≥140mmHg和（或）舒张压≥90mmHg，即为高血压。如果只有收缩压达到高血压标准，则称为收缩期高血压。高血压绝大多数见于高血压病（亦称原发性高血压）。继发性高血压少见，见于肾脏疾病、肾上腺皮质或髓质肿瘤、肢端肥大症、甲状腺功能亢进症、颅内高压、妊娠高血压综合征等。

（2）低血压　血压低于90/60mmHg，常见于休克、急性心肌梗死、心力衰竭、心包填塞、肾上腺皮质功能减退等，也可见于极度衰弱的患者。

（3）脉压增大和减小　脉压>40mmHg称为脉压增大，见于主动脉瓣关闭不全、动脉导管未闭、动静脉瘘、高热、甲状腺功能亢进症、严重贫血、老年主动脉硬化等。脉压<30mmHg称为脉压减小，见于主动脉瓣狭窄、心力衰竭、低血压休克、心包积液、缩窄性心包炎等。

四、发育与体型

发育的正常与否，通常以年龄与体格成长状态（身高、体重、性征）、智力之间的关系来判断。体型是身体各部发育的外观表现，包括骨骼、肌肉的成长与脂肪分布的状态等。临床上把正常人的体型分为匀称型、矮胖型、瘦长型三种。临床上病态发育与内分泌的关系尤为密切。如在发育成熟前脑垂体前叶功能亢进时体格异常高大，称为巨人症；垂体功能减退时，体格异常矮小，称脑垂体性侏儒症。

五、营养状态

营养状态是根据皮肤、毛发、皮下脂肪、肌肉的发育情况来综合判断的。营养状态一般分为良好、不良和中等。

六、意识状态

检查被检查者对环境的知觉，知觉状态分为意识清楚、嗜睡、昏睡、昏迷、谵妄、意识模糊等。

七、面容与表情

健康人面容润泽，表情自然。常见典型异常面容有：

1. 急性病容

面色潮红，兴奋不安，口唇干燥，呼吸急促，表情痛苦，有时鼻翼扇动，口唇疱疹。常见于急性感染性疾病，如肺炎链球菌性肺炎、疟疾、流行性脑脊髓膜炎等。

2. 慢性病容

面容憔悴，面色晦暗或苍白无华，双目无神，表情淡漠等。多见于慢性消耗性疾病，如肝硬化、严重肺结核、恶性肿瘤等。

3. 贫血面容

面白唇淡，表情疲惫。见于各种原因引起的贫血。

4. 肝病面容

面色晦暗，额部、鼻背、双颊有色素沉着。见于慢性肝脏疾病。

5. 肾病面容

面色苍白,眼睑、颜面水肿。见于慢性肾脏疾病。

6. 二尖瓣面容

面色晦暗,双颊紫红,口唇轻度发绀。见于风湿性心脏瓣膜病二尖瓣狭窄。

7. 甲状腺功能亢进面容

简称甲亢面容。眼裂增大,眼球突出,目光闪烁,呈惊恐貌,兴奋不安,烦躁易怒。见于甲状腺功能亢进症。

8. 黏液水肿面容

面色苍白,睑厚面宽,颜面浮肿,目光呆滞,反应迟钝,眉毛、头发稀疏,舌色淡、胖大。见于甲状腺功能减退症。

9. 伤寒面容

表情淡漠,反应迟钝,呈无欲状态。见于伤寒。

10. 苦笑面容

发作时牙关紧闭,面肌痉挛,呈苦笑状。见于破伤风。

11. 满月脸

面圆如满月,皮肤发红,常伴痤疮和小须。见于库欣综合征及长期应用肾上腺皮质激素的患者。

12. 肢端肥大症面容

头颅增大,脸面变长,下颌增大、向前突出,眉弓及两颧隆起,唇舌肥厚,耳鼻增大。见于肢端肥大症。

13. 面具脸

面部呆板无表情,似戴面具。见于帕金森病。

八、体位

1. 自动体位

患者活动自如,不受限制。见于轻病或疾病早期。

2. 被动体位

患者不能随意调整或变换体位,需别人帮助才能改变体位。见于极度衰弱或意识丧失的患者。

3. 强迫体位

患者为了减轻疾病所致的痛苦,被迫采取的某些特殊体位。常见的有:

(1) 强迫仰卧位 患者仰卧,双腿蜷曲,借以减轻腹部肌肉张力。见于急性腹膜炎等。

(2) 强迫俯卧位 俯卧位可减轻脊背肌肉的紧张程度。常见于脊柱疾病。

(3) 强迫侧卧位 患者侧卧于患侧,以减轻疼痛,且有利于健侧代偿呼吸。见于一侧胸膜炎及大量胸腔积液。

(4) 强迫坐位 又称端坐呼吸。患者坐于床沿上,以两手置于膝盖上或扶持床边。见于心肺功能不全的患者。

(5) 角弓反张位 患者颈及脊背肌肉强直,以致头向后仰,胸腹前凸,背过伸,躯干呈反弓形。见于破伤风及小儿脑膜炎。

(6) 辗转体位 患者坐卧不安,辗转反侧。见于胆绞痛、肾绞痛、肠绞痛等。

九、步态

步态是患者走路时的频率、节律、方式和姿态。常见异常步态有:

1. 痉挛性偏瘫步态

瘫痪侧上肢呈内收、旋前,指、肘、腕关节屈曲,无正常摆动;下肢伸直并外旋,举步时将患侧骨盆抬高以提起瘫痪侧下肢,然后以髋关节为中心,脚尖拖地,向外划半个圆圈跨前一步,故又称划圈样步态。多见于急性脑血管疾病的后遗症。

2. 剪刀步态

双下肢肌张力增高,尤以伸肌和内收肌张力明显增高,双下肢强直内收,交叉到对侧,形如剪刀。见于双侧锥体束损害及脑性瘫痪等。

3. 共济失调步态

患者行走时双腿分开较宽,起步时一脚高抬,骤然垂落,且双目向下注视,闭目时不能保持平衡,见于脊髓痨患者。

4. 慌张步态

步行时头及躯干前倾,步距较小,起步动作慢,但行走后越走越快,有难以止步之势,向前追赶身体以防止失去重心。见于震颤麻痹。

5. 蹒跚步态

蹒跚步态又称鸭步。走路时身体左右摇摆似鸭行。见于佝偻病、大骨节病、进行性肌营养不良或先天性双髋关节脱位等。

第二节 皮肤检查

一、皮肤弹性

皮肤弹性与年龄、营养状态、皮下脂肪及组织间隙所含液量有关。检查时，常取手背或前臂内侧部位，用拇指和食指将皮肤捏起，正常人于松手后皮肤皱褶迅速平复。弹性减弱时皱褶平复缓慢。

二、皮肤颜色

常见皮肤颜色改变有发红、苍白、黄染、发绀、色素沉着、色素脱失等。

三、湿度与出汗

皮肤的湿度与汗腺分泌功能有关。病理情况下可有出汗增多，如风湿热、结核病、甲状腺功能亢进症、佝偻病、布鲁菌病等。盗汗（夜间睡后出汗）见于肺结核活动期。冷汗（手脚皮肤发凉、大汗淋漓）见于休克与虚脱。

四、皮疹

检查时应注意皮疹出现与消失的时间、发展顺序、分布部位、形状及大小、颜色、压之是否褪色、平坦或隆起、有无瘙痒和脱屑等。常见皮疹如下：

1. 斑疹

只是局部皮肤发红，一般不高出皮肤。见于麻疹初起、斑疹伤寒、丹毒、风湿性多形性红斑等。

2. 玫瑰疹

是一种鲜红色的圆形斑疹，直径 2～3mm，由病灶周围的血管扩张所形成，压之褪色，松开时又复现，多出现于胸腹部。对伤寒或副伤寒具有诊断意义。

3. 丘疹

直径小于1cm，除局部颜色改变外还隆起于皮面。见于药物疹、麻疹、猩红热及湿疹等。

4. 斑丘疹

在丘疹周围合并皮肤发红的底盘，称为斑丘疹。见于猩红热。

5. 荨麻疹

又称风团块，主要表现为边缘清楚的红色或苍白色的瘙痒性皮肤损害，出现快，消退也快，消退后不留痕迹。见于各种过敏。

五、皮下出血

皮肤或黏膜下出血，出血面的直径小于2mm者，称为瘀点。小的出血点容易和小红色皮疹或小红痣相混淆，但皮疹压之褪色，出血点压之不褪色，小红痣加压虽不褪色，但触诊时可稍高出平面，并且表面发亮。皮下出血直径在 3～5mm 者，称为紫癜；皮下出血直径 >5mm 者，称为瘀斑；片状出血并伴有皮肤显著隆起者，称为血肿。

六、蜘蛛痣

蜘蛛痣出现部位多在上腔静脉分布区，如面、颈、手背、上臂、前胸和肩部等处，大小可由针头到直径数厘米不等。检查时除观察其形态外，可用铅笔尖或火柴杆等压迫其中心，如周围辐射状的小血管随之消退，解除压迫后又复出现，则证明为蜘蛛痣。蜘蛛痣的发生一般认为与雌激素增多有关。肝功能障碍使体内雌激素灭活能力减退，常见于慢性肝炎、肝硬化时。慢性肝病患者手掌大、小鱼际处常发红，加压后褪色，称为肝掌。

七、皮下结节

检查皮下结节时应注意大小、硬度、部位、活动度、有无压痛。

八、水肿

皮下组织的细胞内及组织间隙液体积聚过多，称为水肿。手指按压后凹陷不能很快恢复者，称为凹陷性水肿。黏液性水肿及象皮肿（丝虫病所致）指压后无组织凹陷，称非凹陷性水肿。全身性水肿常见于肾病、心力衰竭（尤其是右心衰竭）、失代偿期肝硬化和营养不良等；局限性水肿可见于局部炎症、外伤、过敏、血栓形成所致的毛细血管通透性增加，静脉或淋巴回流受阻。

九、皮下气肿

气体进入皮下组织，称为皮下气肿。皮下气肿时，外观肿胀如同水肿，指压可凹陷，但去掉压力后则迅速恢复原形。按压时引起气体在皮下组织内移动，有一种柔软带弹性的振动感，称为捻发感或握雪感。

第三节 浅表淋巴结检查

检查浅表淋巴结时，应按一定的顺序进行，依次为：耳前、耳后、乳突区、枕骨下区、颌下、颏下、颈后三角、颈前三角、锁骨上窝、腋窝、滑车上、腹股沟、腘窝等。检查时如发现有肿大的淋巴结，应记录其数目、大小、质地、移动度、表面是否光滑，有无红肿、压痛和波动，是否有瘢痕、溃疡和瘘管等。

一、检查方法

检查某部淋巴结时，应使该部皮肤和肌肉松弛，以利于触摸。

检查左颌下淋巴结时，将左手置于被检查者头顶，使头微向左前倾斜，右手四指并拢，屈曲掌指及指间关节，沿下颌骨内缘向上滑动触摸。检查右侧时，两手换位，让被检查者向右前倾斜。

检查颈部淋巴结时，检查者站在被检查者背后，让患者的头向前倾，并稍向检查的一侧倾斜，然后用手指紧贴检查部位，由浅入深进行滑动触诊。

检查锁骨上窝淋巴结时，检查者面对患者（可取坐位或仰卧位），用右手检查患者的左锁骨上窝，用左手检查其右锁骨上窝。检查时将食指与中指屈曲并拢，在锁骨上窝进行触诊，并深入锁骨后深部。

检查右腋窝淋巴结时，检查者右手握被检查者右手，向上屈肘外展抬高约45°，左手并拢，掌面贴近胸壁向上逐渐达腋窝顶部滑动触诊，然后依次触诊腋窝后壁、外侧壁、前壁。触诊腋窝后壁时应在腋窝后壁肌群仔细触诊，触诊腋窝外侧壁时应将患者上臂下垂，检查腋窝前壁时应在胸大肌深面仔细触诊。同样方法检查左侧腋窝淋巴结。

检查右侧滑车上淋巴结时，检查者以右手握被检查者右手腕，以右（左）手在其肱骨上髁两横指许、肱二头肌内侧滑动触诊。

检查腹股沟淋巴结时，被检查者仰卧，检查者用手指在腹股沟平行处进行触诊。

二、浅表淋巴结肿大的临床意义

1. 局限性淋巴结肿大

（1）**非特异性淋巴结炎** 一般炎症所致的淋巴结肿大多有触痛，表面光滑，无粘连，质不硬。颌下淋巴结肿大常由口腔内炎症所致；颈部淋巴结肿大常由化脓性扁桃体炎、齿龈炎等急慢性炎症所致；上肢的炎症常引起腋窝淋巴结肿大。

（2）**淋巴结结核** 肿大淋巴结常发生在颈部血管周围，多发性，质地较硬，大小不等，可互相粘连或与邻近组织、皮肤粘连，移动性稍差。如组织发生干酪性坏死，则可触到波动感。晚期破溃后形成瘘管，愈合后可形成瘢痕。

（3）**转移性淋巴结肿大** 恶性肿瘤转移所致的淋巴结肿大，质硬或有橡皮样感，一般无压痛，表面光滑或有突起，与周围组织粘连而不易推动。左锁骨上窝淋巴结肿大，多为腹腔脏器癌肿（胃癌、肝癌、结肠癌等）转移；右锁骨上窝淋巴结肿大，多为胸腔脏器癌肿（肺癌、食管癌等）转移；鼻咽癌易转移到颈部淋巴结；乳腺癌常引起腋下淋巴结肿大。

2. 全身淋巴结肿大

常见于传染性单核细胞增多症、白血病、淋巴瘤等。

第四节 眼的检查

一、眼睑

检查时注意观察有无红肿、浮肿，睑缘有无内翻或外翻，睫毛排列是否整齐及生长方向，两侧眼睑是否对称，有无上睑下垂、眼睑水肿及眼睑闭合不全。

二、结膜

分为睑结膜、穹隆结膜和球结膜三部分。检

查时应注意有无充血、水肿、乳头增生、结膜下出血、滤泡和异物等。

检查球结膜时,以拇指和食指将上、下眼睑分开,嘱病人向上、下、左、右各方向转动眼球。检查下眼睑结膜时,嘱被检查者向上看,拇指置于下眼睑的中部边缘,向下轻按压,暴露下眼睑及穹隆结膜。

检查上眼睑结膜时需翻转眼睑。翻转要领为:检查左眼时,嘱被检查者向下看,用右手食指(在上方)和拇指(在下方)捏住上睑的中部边缘并轻轻向前下方牵拉,食指轻压睑板上缘的同时,拇指向上捻转翻开上眼睑,暴露上睑结膜,然后用拇指固定上睑缘。检查右眼时用左手,方法同前。

三、巩膜

患者有显性黄疸时,多先在巩膜出现均匀的黄染。应在自然光线下观察巩膜有无黄染。

四、瞳孔

正常瞳孔直径2~5mm,两侧等大等圆。检查瞳孔时,应注意其大小、形态,双侧是否相同,对光反射和调节反射是否正常。

1. 对光反射

用手电筒照射瞳孔,观察其前后的反应变化。正常人受照射光刺激后,双侧瞳孔立即缩小,移开照射光后双侧瞳孔随即复原。对光反射分为:①直接对光反射,即电筒光直接照射一侧瞳孔立即缩小,移开光线后瞳孔迅速复原;②间接对光反射,即用手隔开双眼,电筒光照射一侧瞳孔后,另一侧瞳孔也立即缩小,移开光线后瞳孔迅速复原。

2. 调节反射与集合反射

嘱被检查者注视1m以外的目标(通常为检查者的食指尖),然后逐渐将目标移至距被检查者眼球约10cm处,这时观察双眼瞳孔变化情况。由看远逐渐变为看近,即由不调节状态到调节状态时,正常反应是双侧瞳孔逐渐缩小(调节反射)、双眼球向内聚合(集合反射)。

五、眼球

检查时注意眼球的外形有无突出和凹陷及眼球运动。

检查眼球运动,医师左手置于被检查者头顶并固定头部,使头部不能随眼转动,右手指尖(或棉签)放在被检查者眼前30~40cm处,嘱被检查者两眼随医师右手指尖移动方向运动。一般按被检查者的左侧、左上、左下、右侧、右上、右下共6个方向进行,注意眼球运动幅度、灵活性、持久性,两眼是否同步,并询问病人有无复视出现。眼球运动受动眼神经(Ⅲ)、滑车神经(Ⅳ)和外展神经(Ⅵ)支配,这些神经麻痹时,会引起眼球运动障碍,并伴有复视。

第五节 口腔检查

主要检查咽部及扁桃体。

一、检查方法

嘱被检查者头稍向后仰,口张大并拉长发"啊"声,医师用压舌板在舌的前2/3与后1/3交界处迅速下压舌体,此时软腭上抬,在照明下可见口咽组织。检查时注意咽后壁有无充血、水肿,扁桃体有无肿大。

二、扁桃体肿大分度

Ⅰ度肿大时扁桃体不超过咽腭弓;Ⅱ度肿大时扁桃体超过咽腭弓,介于Ⅰ度与Ⅲ度之间;Ⅲ度肿大时扁桃体达到或超过咽后壁中线。扁桃体充血红肿,并有不易剥离的假膜(强行剥离时出血),见于白喉。

第六节 鼻的检查

额窦、筛窦、上颌窦和蝶窦,统称鼻窦。鼻窦区压痛多为鼻窦炎。

检查额窦压痛时,一手扶住被检查者枕后,另一手拇指或食指置于眼眶上缘内侧,用力向后上方按压。检查上颌窦压痛时,双手拇指置于被检查者颧部,其余手指分别置于被检查者的两侧耳后,固定其头部,双拇指向后方按压。检查筛窦压痛时,双手扶住被检查者两侧耳后,双拇指分别置于鼻根部与眼内眦之间,向后方按压。蝶窦因位置较深，不能在体表进行检查。

第七节 颈部检查

一、颈部的血管

正常人安静坐位或立位时，颈外静脉塌陷，平躺时颈外静脉充盈，充盈水平仅限于锁骨上缘至下颌角距离的下 2/3 以内。在坐位或半卧位（上半身与水平面形成 45°）明显见到颈静脉充盈，称为颈静脉怒张。颈静脉怒张提示体循环静脉血回流受阻或上腔静脉压增高，常见于右心衰竭、缩窄性心包炎、心包积液及上腔静脉受压。

安静状态下出现明显的颈动脉搏动，提示心排血量增加或脉压增大的疾病，常见于高热、甲状腺功能亢进症、高血压、主动脉瓣关闭不全或严重贫血等。

二、甲状腺

嘱被检查者双手放于枕后，头向后仰，观察甲状腺的大小和对称性。嘱被检查者做吞咽动作，则可见甲状腺随吞咽动作向上移动，常可据此将颈前的其他包块与甲状腺病变相鉴别。除视诊观察甲状腺的轮廓外，还应触诊进一步明确甲状腺的大小、轮廓和性质。

触诊包括甲状腺峡部和甲状腺侧叶的检查。

（1）甲状腺峡部 甲状腺峡部位于环状软骨下方第二至第四气管环前面。站于受检者前面用拇指或站于受检者后面用食指从胸骨上切迹向上触摸，可感到气管前软组织，判断有无增厚，配合吞咽动作，判断有无增大和肿块。

（2）甲状腺侧叶 ①前面触诊：一手拇指施压于一侧甲状软骨，将气管推向对侧，另一手食、中指在对侧胸锁乳突肌后缘向前推挤甲状腺侧叶，拇指在胸锁乳突肌前缘触诊，配合吞咽动作，重复检查。用同样方法检查另一侧甲状腺。②后面触诊：一手食、中指施压于一侧甲状软骨，将气管推向对侧，另一手拇指在对侧胸锁乳突肌后缘向前推挤甲状腺，食、中指在其前缘触诊甲状腺，配合吞咽动作，重复检查。用同样方法检查另一侧甲状腺。

甲状腺肿大分为三度：不能看出肿大但能触及者为Ⅰ度；既可看出肿大又能触及，但在胸锁乳突肌以内区域者为Ⅱ度；肿大超出胸锁乳突肌外缘者为Ⅲ度。注意肿大甲状腺的大小，是否对称，硬度如何，有无压痛，是否光滑，有无结节、震颤和血管杂音。

病理性甲状腺肿大见于单纯性甲状腺肿、甲状腺功能亢进症、甲状腺肿瘤、慢性淋巴性甲状腺炎等。

三、气管

正常人的气管位于颈前正中部。检查方法：让被检查者取坐位或仰卧位，头颈部保持自然正中位置。医师分别将右手的食指和无名指置于两侧胸锁关节上，中指在胸骨上切迹部位于气管正中，观察中指是否在食指和无名指的中间。如中指与食指、无名指的距离不等，则表示有气管移位。也可将中指置于气管与两侧胸锁乳头肌之间的间隙内，根据两侧间隙是否相等来判断气管有无移位。

第八节 胸廓、胸壁与乳房检查

一、胸廓检查

（一）正常胸廓

正常胸廓近似圆锥形，两侧基本对称，成年人胸廓前后径与左右径之比约为 1∶1.5。

（二）常见异常胸廓

1. 桶状胸

胸廓前后径增大几乎与左右径相等，外观呈圆桶状，肋间隙增宽，锁骨上、下窝展平或突出，颈短肩高，腹上角增大呈钝角，胸椎后凸。常见于慢性阻塞性肺气肿及支气管哮喘发作时，亦见于部分老年人。

2. 扁平胸

胸廓扁平，前后径常不到左右径的一半。外观颈部细长，锁骨突出，锁骨上、下窝凹陷，腹上角呈锐角。见于瘦长体型者，或肺结核等慢性消耗性疾病患者。

3. 佝偻病胸（鸡胸）

外观胸骨特别是胸骨下部显著前凸，两侧肋骨凹陷，形似鸡胸。严重时可见胸骨下端剑突处内陷，有时连同依附的肋软骨一起内陷而形似漏斗，称为漏斗胸。见于佝偻病。

4. 胸廓一侧或局限性变形

一侧膨隆见于大量胸腔积液、气胸等；一侧下陷见于肺不张、肺纤维化、广泛胸膜肥厚粘连等。

5. 胸廓局部隆起

见于心脏明显增大、大量心包积液、肋软骨炎和肋骨骨折等。

6. 脊柱畸形引起的胸廓改变

见于强直性脊柱炎、脊柱侧弯、胸椎疾患等。

二、胸壁检查

1. 胸壁静脉检查

正常胸壁无明显静脉可见。上腔静脉受阻时，胸壁静脉的血流方向自上向下；下腔静脉受阻时，胸壁静脉的血流方向自下向上。

2. 胸骨检查

用手指轻压或轻叩胸壁，正常人无疼痛感觉。胸壁炎症、肿瘤浸润、肋软骨炎、肋间神经痛、带状疱疹、肋骨骨折等，可有局部压痛。骨髓异常增生时，常有胸骨压痛或叩击痛，见于白血病患者。

三、乳房检查

检查时光线应充足，前胸充分暴露，被检查者取坐位或仰卧位，必要时取前倾位。先视诊后触诊，除检查乳房外还应包括引流乳房部位的淋巴结。

1. 视诊

注意两侧乳房的大小、对称性、外表、乳头状态及有无溢液等。乳房外表发红、肿胀并伴疼痛、发热者，见于急性乳腺炎。乳房皮肤表皮水肿隆起，毛囊及毛囊孔明显下陷，皮肤呈"橘皮样"，多为浅表淋巴管被乳癌细胞堵塞后局部皮肤出现淋巴性水肿所致。乳房溃疡和瘘管见于乳腺炎、结核或脓肿。单侧乳房表浅静脉扩张常是晚期乳癌或肉瘤的征象。妊娠、哺乳也可引起乳房表浅静脉扩张，但常是双侧性的。

乳头内陷如系自幼发生，为发育异常。近期发生的乳头内陷或位置偏移，可能为癌变。乳头有血性分泌物见于乳管内乳头状瘤、乳癌。

2. 触诊

被检查者取坐位，先两臂下垂，然后双臂高举超过头部或双手叉腰再进行检查。检查时，先检查健侧乳房，再检查患侧。检查者以并拢的手指掌面略施压力，以旋转或来回滑动的方式进行触诊，切忌用手指将乳房提起来触摸。检查按外上、外下、内下、内上、中央（乳头、乳晕）的顺序进行，然后检查腋窝及锁骨上、下窝等处淋巴结。

乳房变为较坚实而无弹性，提示皮下组织受肿瘤或炎症浸润。乳房压痛多系炎症所致，恶性病变一般无压痛。触及乳房包块时，应注意其部位、大小、外形、硬度、压痛及活动度。

第九节 肺和胸膜检查

一、视诊

1. 呼吸类型

以胸廓运动为主的呼吸，称为胸式呼吸；以腹部运动为主的呼吸，称为腹式呼吸。正常情况下成年女性以胸式呼吸为主，儿童及成年男性以腹式呼吸为主。

胸部疾患时，可见胸式呼吸减弱而腹式呼吸增强，见于大叶性肺炎、重症肺结核、胸膜炎、肋骨骨折、肋间肌麻痹等；妊娠晚期以及腹膜炎、大量腹水、卵巢巨大囊肿、胃肠胀气等腹部疾病时，腹式呼吸减弱而胸式呼吸增强。

2. 呼吸频率、深度及节律

正常情况下成人呼吸频率为 16~20 次/分，呼吸与脉搏之比为 1:4，深度适中。

成人呼吸频率超过 24 次/分，称为呼吸过速，见于剧烈体力活动、发热、贫血、甲亢、呼吸功能障碍、心力衰竭、肺炎、胸膜炎、精神紧张等。成人呼吸频率低于 12 次/分，称为呼吸过缓，见于深睡、颅内高压、麻醉或镇静剂过量、吗啡中毒等。

常见的呼吸节律变化有两种：①潮式呼吸：多见于脑炎、脑膜炎、脑出血、脑肿瘤等引起的颅内压增高及某些中毒等；②间停呼吸（比奥呼吸）：多见于脑炎、脑膜炎、脑出血、脑肿瘤等严重中枢神经系统疾病，常为临终前的征象。

严重代谢性酸中毒时，病人可以出现节律匀齐，深而大的呼吸，称为库斯莫尔（Kussmaul）呼吸，又称酸中毒大呼吸，见于尿毒症、糖尿病酮症酸中毒等疾病。呼吸浅快可见于肺气肿、胸膜炎、胸腔积液、气胸、呼吸肌麻痹、大量腹水、肥胖、鼓肠等。

3. 呼吸运动

正常人胸廓两侧动度对称。一侧或局部胸廓扩张度减弱或消失见于大叶性肺炎、中等量以上胸腔积液或气胸、胸膜肥厚或粘连、单侧严重肺纤维化、肺不张、肋骨骨折等，同时可见对侧呼吸动度增强；两侧呼吸动度减弱见于重度肺气肿、双侧肺纤维化、呼吸肌麻痹等；两侧呼吸运动增强见于剧烈运动及酸中毒大呼吸。

二、触诊

1. 胸廓扩张度

被检查者采取坐位或仰卧位，检查者两手四指并拢与拇指分开，分别平置于被检者胸壁下部的对称部位，感受被检者胸廓两侧呼吸动度。正常人两侧呼吸动度相等，发生病变时可见一侧或局部胸廓扩张度减弱，而对侧或其他部位动度增强。其临床意义同肺部视诊"呼吸运动"。

2. 语音震颤（语颤）

（1）检查方法 检查者将两手掌或手掌尺侧缘平置于患者胸壁的对称部位，嘱其用同样强度重复拉长音发"yi"音，自上而下，从内到外比较两侧相同部位语颤是否相同。

（2）语颤变化临床意义

1）语颤增强：见于：①肺实变，如肺炎链球菌性肺炎、肺梗死、肺结核、肺脓肿及肺癌等；②压迫性肺不张；③较浅而大的肺空洞。

2）语颤减弱或消失：主要见于：①肺气肿及支气管哮喘发作时；②阻塞性肺不张、气管内分泌物增多；③胸腔积液、气胸、胸膜高度增厚及粘连、胸壁水肿或高度肥厚、胸壁皮下气肿；④体质衰弱。

3. 胸膜摩擦感

检查者用手掌轻贴胸壁，令病人反复做深呼吸，此时若有皮革相互摩擦的感觉，即为胸膜摩擦感。见于急性胸膜炎，以患侧腋中线第 5～7 肋间隙最易触到。

三、叩诊

（一）叩诊方法

多采用间接叩诊法，被检者取坐位或仰卧位，一般先检查前胸部，再检查背部，自上而下，沿肋间隙逐一向下叩诊，两侧对称部位要对比叩诊。

（二）叩诊音

1. 正常肺部叩诊音

正常肺部叩诊呈清音。在肺与肝或心交界的重叠区域，叩诊时为浊音，又称肝脏或心脏的相对浊音区。叩诊未被肺遮盖的心脏或肝脏时为实音，又称心脏或肝脏的绝对浊音区。前胸左下方为胃泡区，叩诊呈鼓音，其上界为左肺下缘，右界为肝脏，左界为脾脏，下界为肋弓。

2. 胸部病理性叩诊音

（1）浊音或实音 见于：①肺组织含气量减少或消失，如肺炎、肺结核、肺梗死、肺不张、肺水肿、肺硬化等；②肺内不含气的病变，如肺肿瘤、肺包囊虫病、未穿破的肺脓肿等；③胸膜腔病变，如胸腔积液、胸膜增厚粘连等；④胸壁疾病，如胸壁水肿、肿瘤等。

（2）鼓音 产生鼓音的原因是肺部有大的含气腔，见于气胸及直径大于 3～4cm 的浅表肺空洞，如空洞型肺结核、液化破溃了的肺脓肿或肺肿瘤。

（3）过清音 为介于鼓音和清音之间的音响，见于肺内含气量增加且肺泡弹性减退者，如肺气肿、支气管哮喘发作时。

(三) 肺界叩诊

1. 肺下界

(1) 检查方法　被检者取坐位或仰卧位。检查者采用间接叩诊法，自上而下沿肋间进行叩诊。正常成年人右肺下界在右侧锁骨中线、腋中线、肩胛线分别为第6、8、10肋间。左肺下界除在左锁骨中线上变动较大（有胃泡鼓音区）外，其余与右侧大致相同。

(2) 临床意义　矮胖体型或妊娠时，肺下界可上移一肋间；消瘦体型者，肺下界可下移一肋间。卧位时肺下界可比直立时升高一肋间。病理情况下，两侧肺下界下移见于肺气肿；单侧肺下界上移见于肺不张、胸腔积液、气胸等；两侧肺下界上移见于大量腹水、鼓肠、肝脾肿大、腹腔肿瘤、膈肌麻痹等。

2. 肺下界移动度

(1) 检查方法　叩出肺下界后，嘱被检者深吸气后屏住呼吸，继续向下叩诊，当由清音变为浊音时，即为该线上肺下界的最低点，进行标记。然后让被检者恢复平静呼吸，检查者手指放回肺下界位置。再嘱被检者做深呼气并屏住呼吸，检查者再由下向上一肋间叩诊，当叩诊音变为浊音时，即为该线上肺下界的最高点。最高至最低两点间的距离即为肺下界的移动范围。正常人两侧肺下界移动度为6~8cm。

(2) 临床意义　双侧肺下界移动度减小，见于阻塞性肺气肿及各种原因所致的腹压增高。一侧肺下界移动度减小或消失见于胸腔积液、气胸、肺不张、胸膜粘连、大叶性肺炎等。

四、听诊

(一) 听诊方法

采用听诊器听诊。检查时的体位、顺序同"叩诊"。

(二) 听诊内容

1. 呼吸音

(1) 正常呼吸音

1) 支气管呼吸音：支气管呼吸音颇似将舌抬高后张口呼吸时所发出的"哈"音。支气管呼吸音音强调高，吸气时弱而短，呼气时强而长。正常人在喉部、胸骨上窝、背部第6颈椎至第2胸椎附近可听到支气管呼吸音。如在肺部其他部位听到则为病理现象。

2) 肺泡呼吸音：肺泡呼吸音的吸气音较呼气音强，且音调更高，时限更长。正常人在除支气管呼吸音和支气管肺泡呼吸音的部位外，其余肺部都可听到肺泡呼吸音。

3) 支气管肺泡呼吸音：正常人在胸骨角附近，肩胛间区的第3、4胸椎水平及右肺尖可以听到支气管肺泡呼吸音。其听诊特点是吸气音和呼气音的强弱、音调、时限大致相等。

(2) 病理性呼吸音

1) 病理性肺泡呼吸音：①肺泡呼吸音减弱或消失：可为双侧、单侧或局部的肺泡呼吸音减弱或消失，常见于呼吸运动障碍（如全身衰弱、呼吸肌瘫痪、腹压过高以及胸膜炎、肋骨骨折、肋间神经痛影响呼吸活动等）、呼吸道阻塞（如支气管炎、支气管哮喘、喉或大支气管肿瘤等）、肺顺应性降低（如肺气肿、肺淤血、肺间质炎症等）、胸腔内肿物（如肺癌等）以及胸膜疾患（如胸腔积液、气胸、胸膜增厚及粘连等）。②肺泡呼吸音增强：双侧肺泡呼吸音增强见于运动、发热、甲状腺功能亢进症、贫血、代谢性酸中毒等。

2) 病理性支气管呼吸音：是在正常肺泡呼吸音分布区域内听到的支气管呼吸音，亦称管状呼吸音。常见于：①肺组织实变，如大叶性肺炎实变期、肺结核（大块渗出性病变）、肺梗死等；②肺内大空洞，如肺结核、肺脓肿、肺癌形成的空洞；③胸腔积液、肺部肿块等造成的压迫性肺不张等。

3) 病理性支气管肺泡呼吸音：在正常肺泡呼吸音分布的区域内听到支气管肺泡呼吸音，称为病理性支气管肺泡呼吸音。常见于肺实变区小且与正常肺组织掺杂存在，或肺实变部位较深并被正常肺组织所遮盖。

2. 啰音

(1) 干啰音　由气流通过狭窄的支气管时发生漩涡，或气流通过有黏稠分泌物的管腔时冲击黏稠分泌物引起的振动所致。

1）听诊特点：吸气和呼气时都可听到，但常在呼气时更加清楚；性质多变且部位变换不定，如咳嗽后可以增多、减少、消失或出现。干啰音可分为鼾音、哨笛音、哮鸣音。

2）临床意义：干啰音是支气管有病变的表现。如两肺都出现干啰音，见于急慢性支气管炎、支气管哮喘、支气管肺炎、心源性哮喘等。局限性干啰音是由局部支气管狭窄所致，常见于支气管局部结核、肿瘤、异物或黏稠分泌物附着。局部而持久的干啰音见于肺癌早期或支气管内膜结核。

（2）湿啰音（水泡音） 可分为大、中、小湿啰音。

1）听诊特点：吸气和呼气时都可听到，以吸气终末时多而清楚；部位较恒定，性质不易改变。

2）临床意义：湿啰音是肺与支气管有病变的表现。湿啰音两肺散在性分布，常见于支气管炎、支气管肺炎、血行播散型肺结核、肺水肿；两肺底分布，多见于肺淤血、肺水肿及支气管肺炎；一侧或局限性分布，常见于肺炎、肺结核（多在肺上部）、支气管扩张症（多在肺下部）、肺脓肿、肺癌及肺出血等。

（3）捻发音 如同在耳边捻搓一束头发的声音。病理性捻发音见于肺炎早期、肺结核早期、肺淤血、纤维性肺泡炎等。

3. 胸膜摩擦音

吸气和呼气时皆可听到，一般以吸气末或呼气开始时较为明显，深呼吸或在听诊器体件上加压时听诊更清楚，屏住呼吸时消失，可借此与心包摩擦音区别。胸膜摩擦音可发生于胸膜的任何部位，一般在患侧胸廓下侧沿腋中线处听诊最清楚，是干性胸膜炎的重要体征，常见于结核性胸膜炎、化脓性胸膜炎、尿毒症性胸膜炎等。

第十节　心脏检查

一、视诊

（一）心前区隆起

心前区隆起见于某些先天性心脏病（如法洛四联症、肺动脉瓣狭窄等）及慢性风湿性心脏病伴右心室增大者。

（二）心尖搏动

1. 正常心尖搏动

一般位于第5肋间隙左锁骨中线内侧0.5~1cm处，搏动范围直径为2~2.5cm。部分正常人因胸壁较厚或乳房遮盖可看不到心尖搏动。

2. 生理因素对心尖搏动的影响

（1）体位　卧位时心尖搏动可稍上移，左侧卧位时心尖搏动可向左移，右侧卧位时可向右移。

（2）体型　矮胖体型、小儿及妊娠者，心脏常呈横位，心尖搏动可向上外方移位；瘦长体型者，心尖搏动可向下、向内移。

（3）胖瘦　胸壁厚或肋间隙窄者，心尖搏动弱且范围小；胸壁薄或肋间隙宽者，心尖搏动强且范围大。

（4）其他　剧烈运动、精神紧张或情绪激动时，心尖搏动增强。

3. 病理因素对心尖搏动的影响

（1）心脏疾病　左心室增大时，心尖搏动向左下移位，心尖搏动增强且范围较大；右心室增大时，心尖搏动向左移位；先天性右位心时，心尖搏动位于胸部右侧相应部位；心包积液时，心尖搏动减弱或消失；心肌炎时，心尖搏动弥散、减弱；大量心包积液时心尖搏动减弱，搏动位于心浊音界内侧；负性心尖搏动主要见于粘连性心包炎。

（2）胸部疾病　肺不张、粘连性胸膜炎时，心尖搏动偏向患侧；胸腔积液、气胸时，心尖搏动被推向健侧；肺气肿、左侧胸膜肥厚粘连或气胸或胸腔积液时，心尖搏动减弱或消失。

（3）腹部疾病　大量腹水、肠胀气、腹腔巨大肿瘤或妊娠时，心尖搏动位置向上外移位。

（4）其他疾病　甲亢、重度贫血及发热时心尖搏动增强。

二、触诊

（一）触诊方法

用右手小鱼际或指尖指腹放在心尖部或心脏瓣膜区触诊。

(二) 触诊内容

1. 心尖搏动与心前区搏动

通过触诊可以帮助明确心尖搏动位置、范围、有无抬举样搏动等。左心室肥大时，心尖搏动有抬举感；右心室肥大时，剑突下可触及右心室搏动。

2. 震颤

心脏震颤（猫喘）是器质性心血管病的体征，临床意义见表6-2。

表6-2 心脏常见震颤的临床意义

时期	部位	临床意义
收缩期	胸骨右缘第2肋间	主动脉瓣狭窄
	胸骨左缘第2肋间	肺动脉瓣狭窄
	胸骨左缘第3、4肋间	室间隔缺损
舒张期	心尖部	二尖瓣狭窄
连续性	胸骨左缘第2肋间及其附近	动脉导管未闭

3. 心包摩擦感

干性心包炎时，在胸骨左缘第4肋间最易触及心包摩擦感，心脏收缩期和舒张期均可触及，以收缩期明显，坐位稍前倾或深呼气末更易触及。见于结核性、化脓性心包炎，以及风湿热、尿毒症、急性心肌梗死、系统性红斑狼疮等引起的心包炎。

三、叩诊

(一) 叩诊方法

被检者取仰卧位时，检查者立于被检者右侧，左手叩诊板指与心缘垂直（与肋间平行）。被检者取坐位时，宜保持上半身直立姿势，平稳呼吸，检查者面对被检者，左手叩诊板指一般与心缘平行（与肋骨垂直），但对消瘦者也可采取左手叩诊板指与心缘垂直的手法。心界的确定宜采取轻（弱）叩诊法，以听到叩诊音由清变浊来确定心浊音界。

(二) 叩诊顺序

先叩左界，从心尖搏动最强点外2~3cm处开始，沿肋间由外向内，叩诊音由清变浊时翻转板指，在板指中点相应的胸壁处用标记笔作一标记。如此自下而上，叩至第二肋间，分别标记。然后叩右界，先沿右锁骨中线，自上而下，叩诊音由清变浊时为肝上界。然后，于其上一肋间（一般为第四肋间）由外向内叩出浊音界，继续向上，分别于第三、第二肋间叩出浊音界，并标记。再标出前正中线和左锁骨中线，用直尺测量左锁骨中线与前正中线间的垂直距离，以及左右相对浊音界各标记点距前正中线的垂直距离，并记录。心脏叩诊时应根据被检者胖瘦程度，采取适当力度，用力要均匀，过强或过轻的叩诊均不能叩出心脏的正确大小。

(三) 正常心脏相对浊音界

见表6-3。

表6-3 正常心脏相对浊音界

右侧（cm）	肋间隙	左侧（cm）
2~3	II	2~3
2~3	III	3.5~4.5
3~4	IV	5~6
	V	7~9

正常人左侧锁骨中线距前正中线距离8~10cm。

(四) 心脏浊音界改变及其临床意义

1. 心脏本身病变

（1）左心室明显增大时，心脏浊音界向左下扩大，心腰部相对内陷，使心脏浊音区呈靴形，见于主动脉瓣关闭不全，故又称主动脉型心脏，亦可见于高血压性心脏病。

（2）右心室显著增大时，心脏浊音界同时向左、右两侧扩大，以向左扩大较为显著，常见于肺心病或单纯二尖瓣狭窄。

(3) 二尖瓣狭窄时，心脏浊音区呈梨形。

(4) 左、右心室增大时，心界向两侧扩大，见于扩张型心肌病、缺血性心肌病、弥漫性心肌炎全心扩大时；心包积液时心浊音界向两侧扩大，且随体位改变而改变，坐位时心脏浊音界呈三角烧瓶形，卧位时心底部浊音界增宽，为心包积液的特征性体征。

2. 心外因素

(1) 大量胸腔积液、积气时，心浊音界向健侧移位，患侧心脏浊音界可叩不清；胸膜增厚粘连和阻塞性肺不张则使心界移向患侧；肺气肿时，可使心脏浊音界变小或叩不清；肺实变、肺肿瘤或纵隔淋巴结肿大时，如与心脏浊音界连在一起，则真正的心脏浊音区亦无法叩出。

(2) 腹腔大量积液或巨大肿瘤、妊娠后期等均可使膈肌上抬，心脏呈横位，致心界向左扩大。

(3) 体位、体型、呼吸、脊柱或胸廓畸形等，也可以引起心脏浊音区发生相应变化。

四、听诊

(一) 心脏瓣膜听诊区

1. 二尖瓣区

一般位于第5肋间左锁骨中线内侧。

2. 主动脉瓣区

(1) 主动脉瓣区 位于胸骨右缘第2肋间，主动脉瓣狭窄时的收缩期杂音在此区最响。

(2) 主动脉瓣第二听诊区 位于胸骨左缘第3、4肋间，主动脉瓣关闭不全时的舒张期杂音在此区最响。

3. 肺动脉瓣区

在胸骨左缘第2肋间隙。

4. 三尖瓣区

在胸骨体下端近剑突偏右或偏左处。

(二) 听诊体位及顺序

1. 体位

心脏听诊时，被检者多取坐位或仰卧位，为使听诊清楚，可嘱被检者按要求变化体位。

2. 听诊顺序

通常按各瓣膜病变好发部位的顺序进行，即：二尖瓣区→肺动脉瓣区→主动脉瓣区→主动脉瓣第二听诊区→三尖瓣区（或二尖瓣区→主动脉瓣区→主动脉瓣第二听诊区→肺动脉瓣区→三尖瓣区）。无论何种顺序均应以不遗漏听诊区为准。

(三) 听诊内容

1. 心率

正常成人窦性心律的频率为60～100次/分。心率超过100次/分称为窦性心动过速，病理情况下见于发热、贫血、甲状腺功能亢进症、休克、心肌炎、心功能不全和使用肾上腺素、阿托品等药物后。心率低于60次/分称为窦性心动过缓，病理情况下见于颅内高压、阻塞性黄疸、甲状腺功能减退症、病态窦房结综合征、高血钾以及强心苷、奎尼丁或β受体阻滞剂等药物过量。

2. 心律

正常人心律规则。提早发生的心脏搏动称为期前收缩（早搏）。根据异位起搏点的不同，期前收缩分为室性、房性和房室交界性。如果每个正常心搏后都有一个期前收缩，称为二联律；如每两个正常心搏后有一个期前收缩，或一个正常心搏后有一成对期前收缩，均称为三联律。期前收缩见于：①正常人情绪激动、过劳、酗酒、饮浓茶过多或大量吸烟等；②各种心脏病、心脏手术、心导管检查等；③奎尼丁及强心苷等药物的毒性作用；④电解质紊乱（尤其是低血钾）；⑤自主神经功能失调。

房颤是常见的心律失常，其听诊特点是：①心律绝对不规则；②S_1强弱不等；③心率快于脉率（脉搏短绌）。临床常见于二尖瓣狭窄、冠心病、甲状腺功能亢进症等。

3. 心音

(1) 正常心音 有四个，分别是第一心音（S_1）、第二心音（S_2）、第三心音（S_3）及第四心音（S_4）。通常听到的主要是S_1和S_2，在儿童和青少年中有时可听到S_3，一般听不到S_4。如听到S_4，多数属病理情况。

S_1出现标志心室收缩期的开始，是心室收缩开始时二尖瓣、三尖瓣骤然关闭的振动所致；S_2

出现标志着心室舒张期的开始，主要是心室舒张开始时，半月瓣（主、肺动脉瓣）突然关闭的振动所致。主动脉瓣关闭形成主动脉瓣成分（A_2）；肺动脉瓣关闭形成肺动脉瓣成分（P_2）。正常青少年 P_2 较 A_2 强；中年人两者大致相等；老年人则相反（$P_2 < A_2$）。

表6-4 第一、第二心音的区别

区别点	第一心音	第二心音
声音特点	音强，调低，时限较长	音弱，调高，时限较短
最强部位	心尖部	心底部
与心尖搏动及动脉搏动关系	与心尖搏动和动脉搏动同时出现	心尖搏动之后出现
与心动周期的关系	S_1 和 S_2 之间的间隔（收缩期）较短	S_2 到下一心动周期 S_1 的间隔（舒张期）较长

（2）心音的改变及其临床意义

1）心音强度改变：①两个心音同时改变：同时增强可见于胸壁较薄、劳动、情绪激动、甲状腺功能亢进症、发热、贫血等；两个心音同时减弱见于肥胖、胸壁水肿、左侧胸腔积液、肺气肿、心包积液、缩窄性心包炎、甲状腺功能减退症、心肌炎、心肌病、心肌梗死、心功能不全及休克等。②第一心音改变：S_1 增强见于发热、甲状腺功能亢进症、二尖瓣狭窄等；S_1 减弱见于心肌炎、心肌病、心肌梗死、二尖瓣关闭不全等。③第二心音改变：A_2 增强呈金属调，见于高血压病、主动脉粥样硬化等；P_2 亢进见于原发性肺动脉高压症、二尖瓣狭窄、左心功能不全、左至右分流的先天性心脏病（如室间隔缺损、动脉导管未闭）、慢性肺源性心脏病等。④A_2 减弱见于低血压、主动脉瓣狭窄和关闭不全引起的主动脉内压力降低；P_2 减弱见于肺动脉瓣狭窄或关闭不全。

2）心音性质改变：心肌有严重病变时，心肌收缩力明显减弱，致使 S_1 失去其原有特征而与 S_2 相似，同时因心搏加速使舒张期明显缩短而收缩期与舒张期的时间几乎相等，此时听诊 S_1、S_2 酷似钟摆的"滴答"声，称为钟摆律。如钟摆律时心率超过120次/分，酷似胎儿心音，称为胎心律，提示病情严重。以上两者可见于大面积急性心肌梗死和重症心肌炎等。

3）心音分裂：①第一心音分裂：当左、右心室收缩明显不同步时，可出现 S_1 分裂，在二、三尖瓣听诊区都可听到，但以胸骨左下缘较清楚，多见于二尖瓣狭窄等，偶见于儿童及青少年。②第二心音分裂：临床上较常见，由主、肺动脉瓣关闭明显不同步所致，在肺动脉瓣区听诊较明显。可见于青少年，尤以深吸气更明显。临床上最常见的 S_2 分裂，见于右室排血时间延长，肺动脉瓣关闭明显延迟（如完全性右束支传导阻滞、肺动脉瓣狭窄、二尖瓣狭窄等），或左心室射血时间缩短，主动脉关闭时间提前（如二尖瓣关闭不全、室间隔缺损等）时。

4. 额外心音

正常心音之外听到的附加心音，称为额外心音。

（1）奔马律 S_2 之后出现的响亮额外音，当心率快时与原有的 S_1、S_2 组成类似马奔跑时的蹄声，故称为奔马律。按额外心音出现的时间将奔马律分为舒张早期奔马律、舒张晚期奔马律及重叠型奔马律。

1）舒张早期奔马律：又称室性奔马律，是最常见的奔马律。左室舒张早期奔马律在心尖部或其内上方听到，呼气末最响，它的出现提示左室功能低下、心肌功能严重障碍，常见于心肌梗死、心肌炎、冠心病及多种心脏病所致的左心衰竭；也可见于进入心室的血流增多，血流速度增快时，如二尖瓣关闭不全、主动脉瓣关闭不全等。

2）舒张晚期奔马律：亦称房性奔马律。由左心病变引起者，病人左侧卧位时于心尖部最易听到，呼气末明显，见于高血压性心脏病、肥厚型心肌病、主动脉瓣狭窄等阻力负荷过重引起心室肥厚的心脏病，以及心肌梗死、心肌炎所致的严重心肌损害。由右心病变引起者，在胸骨左下缘处最清楚，常见于肺动脉瓣狭窄、肺动脉高压、肺心病等。

(2) 开瓣音 亦称二尖瓣开放拍击音。出现在 S_2 之后，听诊特点为音调高，历时短促而响亮，清脆，呈拍击样，见于瓣膜弹性尚好的二尖瓣狭窄，一般在心尖部和胸骨左缘 3、4 肋间隙或两者之间较易听到，是二尖瓣分离术适应证的参考条件之一。当瓣膜有严重钙化或纤维化，或伴有二尖瓣关闭不全时，此音消失。

5. 心脏杂音

(1) 心脏杂音产生机制 ①血流加速；②瓣膜口、大血管通道狭窄；③瓣膜关闭不全；④异常通道；⑤心腔内漂浮物；⑥大血管腔瘤样扩张，如动脉瘤。

(2) 心脏杂音的特性

1) 最响部位：一般来说，在哪个瓣膜听诊区杂音最响，则病变发生在哪个瓣膜。例如，杂音在心尖部最响，提示病变在二尖瓣。

2) 出现时期：根据杂音出现的时期不同，可分为：①收缩期杂音，出现在 S_1 与 S_2 之间；②舒张期杂音，出现在 S_2 与下一心动周期之间；③连续性杂音，连续出现在收缩期及舒张期的杂音，并不为 S_2 所打断；④双期杂音，收缩期或舒张期均出现，但不连续。根据杂音在收缩期或舒张期出现的早晚可进一步分为早期、中期、晚期或全期杂音。例如，二尖瓣关闭不全的收缩期杂音可占整个收缩期，并可遮盖 S_1 甚至 S_2，称全收缩期杂音；二尖瓣狭窄的舒张期杂音常出现在舒张中晚期；动脉导管未闭时可出现连续性杂音。

临床上，舒张期杂音及连续性杂音均为病理性，收缩期杂音则多为功能性。

3) 杂音性质：杂音有吹风样、隆隆样（或雷鸣样）、叹气样、机器声样及乐音样等，进一步可分为粗糙或柔和性杂音。①心尖区粗糙的吹风样收缩期杂音，常提示二尖瓣关闭不全。②心尖区舒张中晚期隆隆样杂音是二尖瓣狭窄的特征性杂音。③心尖区柔和而高调的吹风样杂音常为相对性二尖瓣关闭不全。④主动脉瓣第二听诊区叹气样舒张期杂音，见于主动脉瓣关闭不全。⑤胸骨左缘第 2 肋间及其附近机器声样连续性杂音，见于动脉导管未闭；乐音样杂音听诊时其音色如海鸥鸣或鸽鸣样，常见于感染性心内膜炎及梅毒性主动脉瓣关闭不全。

一般来说，器质性杂音常是粗糙的，而功能性杂音则较为柔和。

4) 强度和形态：收缩期杂音的强度一般采用 Levine 六级分级法。

1 级：杂音很弱，所占时间很短，初次听诊时往往不易发觉，须仔细听诊才能听到。

2 级：较易听到的弱杂音，初听时即被发觉。

3 级：中等响亮的杂音，不太注意听时也可听到。

4 级：较响亮的杂音，常伴有震颤。

5 级：很响亮的杂音，震耳，但听诊器离开胸壁则听不到，均伴有震颤。

6 级：极响亮，听诊器稍离胸壁时亦可听到，有强烈的震颤。

杂音强度的表示法是"2/6 级收缩期杂音"。一般而言，3/6 级和以上的收缩期杂音多为器质性的。但应注意，杂音的强度不一定与病变的严重程度成正比。

5) 传导方向：杂音常沿着产生该杂音的血流方向传导。二尖瓣关闭不全的收缩期杂音在心尖部最响，并向左腋下及左肩胛下角处传导；主动脉瓣关闭不全的舒张期杂音在主动脉瓣第二听诊区最响，并向胸骨下端或心尖部传导；主动脉瓣狭窄的收缩期杂音以主动脉瓣区最响，可向上传至右侧胸骨上窝及颈部。

6) 与体位的关系：体位改变可使某些杂音减弱或增强。例如，左侧卧位可使二尖瓣狭窄的舒张中晚期隆隆样杂音更明显；上半身前倾坐位可使主动脉瓣关闭不全的舒张期泼水样杂音更易于听到。

7) 与呼吸的关系：深吸气时右心（三尖瓣、肺动脉瓣）的杂音增强；深呼气时左心（二尖瓣、主动脉瓣）的杂音增强。

8) 与运动的关系：运动可使二尖瓣狭窄的舒张中晚期杂音增强。

(3) 器质性与功能性收缩期杂音的鉴别 见表 6-5。

表 6-5 器质性与功能性收缩期杂音的鉴别

区别点	器质性	功能性
部位	任何瓣膜听诊区	肺动脉瓣区和（或）心尖部
持续时间	长，常占全收缩期，可遮盖 S_1	短，不遮盖 S_1
性质	吹风样，粗糙	吹风样，柔和
传导	较广而远	比较局限
强度	常在 3/6 级或以上	一般在 2/6 级或以下
心脏大小	有心房和（或）心室增大	正常

6. 心包摩擦音

音质粗糙，音调高，与心脏活动一致，不受呼吸影响。通常在胸骨左缘第 3、4 肋间隙处较易听到，收缩期、舒张期均可闻及，以收缩期较明显。见于结核性、化脓性等感染性心包炎，也可见于风湿性疾病、急性心肌梗死、尿毒症、心包原发或继发性肿瘤和系统性红斑狼疮等。

第十一节 外周血管检查

一、脉搏

（一）脉率

触诊脉搏时，一般多检查桡动脉，通常用食指、中指及无名指的指腹平放于桡动脉近手腕处，进行触诊。注意对比两侧脉搏的大小及出现时间是否相同，正常情况下，两侧脉搏大小及出现时间基本一致。

正常成年人安静状态下脉率为 60～100 次/分，脉率增快或减慢的临床意义同心动过速或心动过缓。

常见的异常波形脉搏有：

1. 水冲脉

水冲脉脉搏骤起骤降，急促而有力。常见于主动脉瓣关闭不全、发热、甲状腺功能亢进、严重贫血、动脉导管未闭等。检查时，将患者的上肢高举过头，则水冲脉更易触知。

2. 交替脉

交替脉为一种节律正常而强弱交替的脉搏。它的出现表示心肌受损，为左室衰竭的重要体征，见于高血压性心脏病、急性心肌梗死或主动脉瓣关闭不全等。

3. 重搏脉

正常脉波的降支上可见一切迹（代表主动脉瓣关闭），其后有一重搏波，此波一般不能触及。在某些病理情况下，此波增高而可以触及，即为重搏脉。重搏脉可见于伤寒或其他可引起周围血管松弛、周围阻力降低的疾病。

4. 奇脉

奇脉指吸气时脉搏明显减弱或消失的现象，又称为吸停脉。常见于心包积液和缩窄性心包炎，是心包填塞的重要体征之一。

5. 无脉

无脉即脉搏消失，见于严重休克及多发性大动脉炎。多发性大动脉炎使某一部位动脉闭塞而致相应部位脉搏消失（如上肢无脉症型、下肢无脉症型多发性大动脉炎）。此外，也可见于血栓闭塞性脉管炎，多发生于下肢动脉，可见一侧胫后或足背动脉的脉搏减弱或消失。主动脉缩窄时，下肢脉搏可较上肢明显减弱甚至触不到。

（二）脉律

正常人脉搏节律基本规则。正常儿童、青少年可出现呼吸性窦性心律不齐，表现为吸气时脉搏增快，呼气时减慢，屏住呼吸时脉律变齐。心律失常时脉律不齐，房颤时脉律不规则，并且强弱不一，相同时间内计数脉率少于心率。

二、周围血管征

1. 周围血管征

周围血管征包括头部随脉搏呈节律性点头运动、颈动脉搏动明显、毛细血管搏动征、水冲脉、枪击音与杜氏双重杂音。它们都是由脉压增大所致，常见于主动脉瓣关闭不全、高热、重症贫血及甲状腺功能亢进症等。

2. 毛细血管搏动征检查方法

用手指轻压被检者指甲床末端，或以干净玻片轻压被检者口唇黏膜，如见到红白交替的、与病人心搏一致的节律性微血管搏动现象，称为毛细血管搏动征阳性。

3. 枪击音与杜氏双重杂音检查方法

将听诊器体件放在肱动脉或股动脉处，可听到"嗒——、嗒——"音，称为枪击音，这是由于脉压增大使脉波冲击动脉壁所致。如再稍加压力，则可听到收缩期与舒张期双重杂音，称为杜氏双重杂音。

第十二节 腹部检查

一、视诊

（一）腹部外形

1. 腹部膨隆

（1）全腹膨隆　生理情况见于肥胖、妊娠等。病理情况：①腹内积气：见于各种原因所致的肠梗阻或肠麻痹。积气在肠道外腹腔内者，称为气腹，见于胃肠穿孔或治疗性人工气腹。②腹腔积液：当腹腔内大量积液时，在仰卧位液体因重力作用下沉于腹腔两侧，使腹部外形呈宽而扁状，称为蛙腹。坐位时下腹部明显膨出。常见于肝硬化门脉高压症、右心衰竭、缩窄性心包炎、肾病综合征、结核性腹膜炎、腹膜转移癌等。③腹腔巨大肿块：以巨大卵巢囊肿最常见，腹部呈球形膨隆而以囊肿部位较明显。

（2）局部腹膨隆　常因炎性包块、胃肠胀气、脏器肿大、腹内肿瘤、腹壁肿瘤和疝等所致。左上腹膨隆见于脾大、巨结肠或结肠脾曲肿瘤。上腹部膨隆见于肝左叶肿大、胃扩张、胃癌、胰腺囊肿或肿瘤。右上腹膨隆见于肝大（淤血、脓肿、肿瘤）、胆囊肿大及结肠肝曲肿瘤。腰部膨隆见于患侧大量肾盂积水或积脓、多囊肾、巨大肾上腺瘤。中腹部膨隆见于腹部炎性包块（如结核性腹膜炎引起的肠粘连）、脐疝等。左下腹部膨隆见于降结肠肿瘤、干结粪块（灌肠后消失）。下腹部膨隆多见于妊娠、子宫肌瘤所致的子宫增大、卵巢囊肿、尿潴留等，尿潴留时排尿或导尿后膨隆消失。右下腹部膨隆见于阑尾周围脓肿、回盲部结核或肿瘤等。

2. 腹部凹陷

仰卧时前腹壁明显低于胸骨下端至耻骨联合的连线，称为腹部凹陷。全腹凹陷常见于严重脱水、明显消瘦及恶病质等。严重者全腹呈舟状，称为舟状腹，见于恶性肿瘤、结核、糖尿病、顽固性心衰、神经性厌食等慢性消耗性疾病的晚期。

3. 腹部皮肤

（1）皮疹　伤寒玫瑰疹最早且仅出现在腹部皮肤。

（2）腹纹　紫色腹纹是皮质醇增多症的常见征象。下腹部银白色条纹见于生育后妇女，或既往有大量腹水或过度肥胖者。

（3）脐　肥胖者肚脐深陷。脐部皮肤变蓝色，提示腹壁或腹腔内出血。脐部分泌物呈浆液性或脓性，多为炎症。

（4）瘢痕　腹部瘢痕为手术、外伤或皮肤感染的遗迹。一般来说，瘢痕的部位就是既往病变脏器的部位。

（二）呼吸运动

腹式呼吸减弱见于妊娠晚期以及各种急腹症、大量腹水、卵巢巨大囊肿、胃肠胀气等腹部疾病时。

（三）腹壁静脉

正常时腹壁静脉一般不显露。肝硬化门脉高压形成侧支循环时，腹壁曲张的浅静脉以脐为中心向周围伸展，血流方向是从脐静脉经脐孔进入腹壁曲张的浅静脉流向四方。上腔静脉阻塞时，上腹壁或胸壁曲张的浅静脉，血流转向下方进入下腔静脉。下腔静脉阻塞时，脐以下的腹壁浅静脉血流方向转向上方进入上腔静脉。

腹壁皮下静脉血流方向的判断方法：选择一段没有分支的腹壁静脉，检查者食指和中指并拢压在静脉上，一指固定，另一手指沿静脉走行用力向外滑动，使静脉暂时排空，然后，向外滑动的手指突然放开，根据静脉是否立刻充盈，即可判断出血流方向。

（四）胃肠型和蠕动波

1. 胃肠型

当胃肠道发生梗阻时，梗阻近端的胃或肠段饱满而隆起，可显出各自的轮廓，称胃型或肠型。结肠梗阻时，宽大的肠型多出现于腹壁周边，同时盲肠多胀大呈球形。

2. 蠕动波

胃肠蠕动过程中呈现出波浪式运动，称为蠕动波。幽门梗阻时，可见到较大的胃蠕动波自左肋缘下向右缓慢推进，即为正蠕动波，有时还可见到自右向左运行的逆蠕动波。脐部出现肠蠕动波见于小肠梗阻。严重梗阻时，脐部可见横行排列呈多层梯形的肠型和较大肠蠕动波。

二、触诊

（一）腹壁紧张度

1. 全腹壁紧张度增加

见于：①急性胃肠穿孔或实质脏器破裂所致急性弥漫性腹膜炎，因炎症刺激腹膜引起腹肌反射性痉挛，腹壁常有明显紧张，甚至强直硬如木板，称为板状强直；②结核性腹膜炎时，全腹紧张，触之犹如揉面的柔韧之感，不易压陷，称为面团感或揉面感，此征还见于癌性腹膜炎。

2. 局部腹壁紧张

见于该处脏器的炎症累及腹膜时，如急性胰腺炎出现上腹或左上腹壁紧张，急性胆囊炎可出现右上腹壁紧张，急性阑尾炎常出现右下腹壁紧张。

（二）压痛及反跳痛

触诊时，由浅入深进行按压，如发生疼痛，称为压痛。在检查到压痛后，食指、中指、无名指三指稍停片刻，使压痛感趋于稳定，然后将手突然抬起，此时如患者感觉腹痛骤然加剧，并有痛苦表情，称为反跳痛。反跳痛的出现，提示炎症已累及腹膜壁层，当突然松手时腹膜被牵拉而引起疼痛。腹壁紧张，同时伴有压痛和反跳痛称为腹膜刺激征，是急性腹膜炎的重要体征。压痛多由腹壁或腹腔内病变所致。如腹部触痛在抓捏腹壁或仰卧起坐时明显，多考虑较表浅的腹壁病变，否则多为腹腔内病变。腹腔内的病变常因脏器的炎症、结石、淤血、破裂、扭转、肿瘤等病变所致。

压痛局限于某一部位时，称为压痛点。某些疾病常有位置较固定的压痛点，如：①阑尾点，又称麦氏（Mc Burney）点，位于右髂前上棘与脐连线外1/3与中1/3交界处，阑尾病变时此处有压痛；②胆囊点，位于右侧腹直肌外缘与肋弓交界处，胆囊病变时此处有明显压痛。

（三）腹部包块

腹腔脏器的肿大、异位、肿瘤、囊肿或脓肿、炎性组织粘连或肿大的淋巴结等均可形成包块。如触到包块要鉴别其来源于何种脏器；是炎症性还是非炎症性；是实质性还是囊性；是良性还是恶性；在腹腔内还是在腹壁上。还须注意包块的部位、大小、形态、质地、压痛、搏动、移动度、与邻近器官的关系等。

（四）肝脾触诊及测量方法

1. 肝脏触诊

正常成人的肝脏一般触不到，但腹壁松弛的瘦者于深吸气时可触及肝下缘，多在肋弓下1cm以内，剑突下如能触及肝左叶，多在3cm以内。2岁以下小儿的肝脏相对较大，易触及。

（1）触诊方法 检查时被检者取仰卧位，双腿稍屈曲，使腹壁松弛，医师位于被检者右侧，将右手掌平放于被检者右侧腹壁上，腕关节自然伸直，四指并拢，掌指关节伸直，以食指前端的桡侧或食指与中指指端对着肋缘，自髂前上棘连线水平，分别沿右锁骨中线、前正中线自下而上触诊。被检者吸气时，右手随腹壁隆起抬高，但上抬速度要慢于腹壁的隆起，并向季肋缘方向触探肝缘。呼气时，腹壁松弛并下陷，触诊手应及时向腹深部按压，如肝脏肿大，则可触及肝下缘从手指端滑过。若未触及，则反复进行，直至触及肝脏或肋缘。为提高触诊效果，可用双手触诊法，检查者用左手掌托住被检者右后腰，左手拇指张开置于右肋缘，右手方法不变。检查肝左叶有无肿大，可在腹正中线上由脐平面开始自下而上进行触诊。如遇腹水患者，可用沉浮触诊法。在腹部某处触及肝下缘后，应自该处起向两侧延伸触诊，以了解整个肝脏和全部肝下缘的情况。

（2）注意事项 正常肝脏质地柔软，表面光滑，无压痛和叩击痛。触及肝脏后，应详细描述以下几点：

1）大小：一般在平静呼吸时，测量右锁骨中线肋下缘至肝下缘垂直距离（以厘米计），并注明以叩诊法叩出的肝上界位置。同时应测量前正中线剑突下至肝下缘垂直距离。肝脏下移时，可触及肝下缘，但肝上界也相应下移，且肝上下径正常，见于腹壁松弛、内脏下垂、肺气肿、右侧大量胸腔积液等导致的膈肌下降。肝大时，肝上界正常或升高。病理性肝大可分为弥漫性和局限性。弥漫性肝大见于肝炎、脂肪肝、肝淤血早期、肝硬化、白血病、血吸虫病等；局限性肝大见于肝脓肿、肝囊肿（包括肝包虫病）、肝肿瘤等，并常能触及或看到局部膨隆。肝脏缩小见于急性和亚急性重型肝炎、晚期肝硬化。

2）质地：肝脏质地一般分为三级：质软、质韧（中等硬度）和质硬。正常肝脏质地柔软；急性肝炎及脂肪肝时质地稍韧；慢性肝炎质韧；肝硬化质硬，肝癌质地最硬。肝脓肿或囊肿有积液时呈囊性感，大而浅者可能触到波动感。

3）表面形态及边缘：正常肝脏表面光滑，边缘整齐且厚薄一致。肝炎、脂肪肝、肝淤血表面光滑，边缘圆钝；肝硬化表面不光滑，呈结节状，边缘不整齐且较薄；肝癌、多囊肝表面不光滑，呈不均匀的粗大结节状，边缘厚薄也不一致；巨块型肝癌、肝脓肿及肝包虫病表面呈大块状隆起。

4）压痛：正常肝脏无压痛。当肝包膜有炎性反应或因肝大被绷紧时，则肝有压痛。急性肝炎、肝淤血时常有弥漫性轻度压痛；较表浅的肝脓肿有剧烈的局限性压痛。

2. 脾脏触诊

正常脾脏不能触及。内脏下垂、左侧大量胸腔积液或积气时，膈肌下降，使脾向下移而可触及。除此之外能触及脾脏，则提示脾肿大。

（1）触诊方法 脾脏明显肿大而位置较表浅时，用单手浅部触诊即可触及。如肿大的脾脏位置较深，则用双手触诊法进行检查。被检者取仰卧位，双腿稍屈曲，医师左手绕过被检者腹部前方，手掌置于其左腰部第9~11肋处，将脾从后向前托起。右手掌平放于上腹部，与肋弓成垂直方向，以稍弯曲的手指末端轻压向腹部深处，随被检者腹式呼吸运动，由下向上逐渐移近左肋弓，直到触及脾缘或左肋缘。脾脏轻度肿大而仰卧位不易触及时，可嘱被检者改为右侧卧位，右下肢伸直，左下肢屈髋、屈膝，用双手触诊较易触及。触及脾脏后应注意其大小、质地、表面形态、有无压痛及摩擦感等。

临床上常将脾肿大分为三度：深吸气时脾脏在肋下不超过3cm者为轻度肿大；超过3cm但在脐水平线以上，为中度肿大；超过脐水平线或前正中线为高度肿大，又称巨脾。中度以上脾肿大时其右缘常可触及脾切迹，这一特征可与左肋下其他包块相区别。

（2）脾肿大的测量方法 当轻度脾肿大时只作甲乙线测量，甲点为左锁骨中线与左肋缘交点，乙点为脾脏在左锁骨中线延长线上的最下缘，两点间的距离以厘米（cm）表示。脾脏明显肿大时，应加测甲丙线和丁戊线。甲丙线为左锁骨中线与左肋缘交点至最远脾尖之间的距离。丁戊线为脾右缘到前正中线的距离。如脾肿大向右未超过前正中线，测量脾右缘至前正中线的最短距离以"－"表示；超过前正中线则测量脾右缘至前正中线的最大距离，以"＋"表示。

1）轻度脾肿大见于慢性肝炎、粟粒型肺结核、伤寒、感染性心内膜炎、败血症和急性疟疾等，一般质地较柔软。

2）中度脾肿大见于肝硬化、慢性溶血性黄疸、慢性淋巴细胞性白血病、系统性红斑狼疮、疟疾后遗症及淋巴瘤等，一般质地较硬。

3）高度脾肿大，表面光滑者见于慢性粒细胞性白血病、慢性疟疾和骨髓纤维化症等，表面不平而有结节者见于淋巴瘤等。

脾囊肿时，表面有囊性肿物。脾脓肿、脾梗

死和脾周围炎时，由于脾包膜常有纤维素性渗出物，并累及腹膜壁层，故可触到摩擦感且压痛明显。

（五）墨菲征

正常胆囊不能触及。急性胆囊炎时胆囊肿大，医师将左手掌平放于患者右肋下部，以左手拇指指腹用适度压力钩压右肋下缘下腹直肌外缘处，然后嘱患者缓慢深吸气。此时发炎的胆囊下移时碰到用力按压的拇指引起疼痛，患者因疼痛而突然屏气，这一现象称为墨菲征（Murphy sign）阳性，又称胆囊触痛征。胰头癌压迫胆总管出现黄疸进行性加深，胆囊显著肿大时，胆囊无压痛，称为库瓦西耶征（Courvoisier sign）阳性，又称无痛性胆囊增大征阳性。

（六）液波震颤

用于3000~4000mL以上腹水的检查。检查时患者平卧，医师以一手掌面贴于患者一侧腹壁；另一手四指并拢屈曲，用指端冲击患者另一侧腹壁。如有大量液体存在，则贴于腹壁的手掌有被液体波动冲击的感觉，即液波震颤（波动感）。为防止腹壁本身震动传至对侧，可让另一人将手掌尺侧缘压于脐部腹中线上。

三、叩诊

1. 腹部叩诊音

多用间接叩诊法叩诊，被检者取仰卧位。正常腹部除肝、脾所在部位叩诊呈浊音或实音外，其余部位均为鼓音。鼓音明显，范围增大见于胃肠高度胀气、胃肠穿孔所致气腹和人工气腹。肝、脾或其他实质性脏器极度肿大，腹腔内大量积液或肿瘤时，鼓音区缩小，病变部位可出现浊音或实音。

2. 肝脏叩诊

肝脏叩诊时用间接叩诊法，被检者取仰卧位。叩诊定肝上下界时，一般是沿右锁骨中线、右腋中线和右肩胛线，由肺区往下叩向腹部，当清音转为浊音时，即为肝上界，此处相当于被肺遮盖的肝顶部，故又称肝相对浊音界；再往下轻叩，由浊音转为实音时，此处肝脏不被肺遮盖，直接贴近胸壁，称肝绝对浊音界；继续往下叩，由实音转为鼓音处，即为肝下界。定肝下界时，也可由腹部鼓音区沿右锁骨中线或前正中线向上叩，当鼓音转为浊音处即是。体形匀称型者，正常肝上界在右锁骨中线上第5肋间，下界位于右季肋下缘。右锁骨中线上肝浊音区上下径之间的距离为9~11cm；在右腋中线上肝上界在第7肋间，下界相当于第10肋骨水平；在右肩胛线上，肝上界为第10肋间，下界不易叩出。瘦长型者肝上下界均可低一个肋间，矮胖型者则可高一个肋间。

病理情况下，肝浊音界向上移位见于右肺不张、右肺纤维化、气腹及鼓肠等；肝浊音界向下移位见于肺气肿、右侧张力性气胸等。肝浊音界扩大见于肝炎、肝脓肿、肝淤血、肝癌和多囊肝等；肝浊音界缩小见于急性重型肝炎、晚期肝硬化和胃肠胀气等；肝浊音界消失代之以鼓音者，多因肝表面有气体覆盖所致，是急性胃肠穿孔的一个重要征象，亦可见于人工气腹等。

3. 移动性浊音

当腹腔内有较多游离液体（在1000mL以上）时，如患者仰卧位，液体因重力作用多积聚于腹腔低处，含气的肠管漂浮其上，故叩诊腹中部呈鼓音，腹部两侧呈浊音；在患者侧卧位时，液体随之流动，叩诊上侧腹部转为鼓音，下侧腹部呈浊音。这种因体位不同而出现浊音区变动的现象，称移动性浊音。

4. 肾区叩击痛

正常时肾区无叩击痛。检查时，被检者取坐位或侧卧位，医师将左手掌平放于患者肾区（肋脊角处），右手握拳用轻到中等力量叩击左手背部。肾区叩击痛见于肾炎、肾盂肾炎、肾结石、肾周围炎及肾结核等。

5. 膀胱叩诊

在耻骨联合上方进行叩诊。采用间接叩诊法，被检者多取仰卧位。膀胱空虚时，因小肠位于耻骨上方遮盖膀胱，故叩诊呈鼓音，叩不出膀胱的轮廓。膀胱充盈时，耻骨上方叩出圆形浊音区。妊娠、卵巢囊肿或子宫肌瘤等，该区叩诊也呈浊音，应予鉴别。腹水时，耻骨上方叩诊可呈浊音区，但此区的弧形上缘凹向脐部，而膀胱胀大的浊音区弧形上缘凸向脐部。排尿或导尿后复查，如浊音区转为鼓音，即提示为尿潴留而致的膀胱胀大。

四、听诊

1. 肠鸣音（肠蠕动音）

检查时，被检者取仰卧位，医生将听诊器体件放在腹部进行听诊。正常时每分钟4~5次肠鸣音，脐部听诊最清楚。肠鸣音超过每分钟10次时，称肠鸣音频繁，见于服泻药后、急性肠炎或胃肠道大出血等。如肠鸣音次数多，且呈响亮、高亢的金属音，称肠鸣音亢进，见于机械性肠梗阻。若肠鸣音明显少于正常，或3~5分钟以上才听到一次，称为肠鸣音减弱或稀少，见于老年性便秘、电解质紊乱（低血钾）及胃肠动力低下等。如持续听诊3~5分钟未闻及肠鸣音，称肠鸣音消失或静腹，见于急性腹膜炎或各种原因所致的麻痹性肠梗阻。

2. 振水音

被检者取仰卧位，医师用耳凑近被检者上腹部或将听诊器体件放于此处，然后用稍弯曲的手指以冲击触诊法连续迅速冲击其上腹部，如听到胃内液体与气体相撞击的声音，称为振水音。也可用双手左右摇晃患者上腹部以闻及振水音。正常人餐后或饮入多量液体时，上腹部可出现振水音。但若在空腹或餐后6~8小时以上仍有此音，则提示胃内有液体潴留，见于胃扩张、幽门梗阻及胃液分泌过多等。

3. 血管杂音

正常腹部无血管杂音。血管杂音有动脉性杂音和静脉性杂音。动脉性杂音常位于中腹部或腹部一侧。如在上腹部的两侧出现收缩期血管杂音，常提示肾动脉狭窄。左叶肝癌压迫肝动脉或腹主动脉时，亦可在包块部位闻及吹风样血管杂音，中腹部收缩期血管杂音提示腹主动脉瘤或腹主动脉狭窄。静脉性杂音为连续性的嗡鸣音，无收缩期与舒张期分别。此音多于脐周或上腹部出现，尤其是在腹壁静脉显著曲张时，常提示肝硬化所致门静脉高压侧支循环的形成，压迫脾脏此嗡鸣音可增强。

第十三节 脊柱、四肢检查

一、脊柱检查

检查脊柱时，被检者取立位或坐位，按视、触、叩的顺序检查，内容包括脊柱的弯曲度、活动度、压痛与叩击痛。

（一）弯曲度检查

1. 检查方法

（1）脊柱前后凸　嘱被检查者取立位，侧面观察脊柱各部形态，了解有无前后凸畸形。正常人直立时，脊柱有四个生理弯曲。从侧面观察，颈段稍前凸，胸段稍后凸，腰椎明显前凸，骶椎明显后凸。

（2）脊柱侧弯度　嘱被检者取立位或坐位，从后面观察脊柱有无侧弯。轻度侧弯时，需结合触诊判定。检查者用示、中指或拇指沿脊椎的棘突以适当的压力由上向下划压，致使被压处皮肤出现一条红色压痕，以此痕为标准，观察脊柱有无侧弯（正常人脊柱无侧弯）。

2. 临床意义

（1）脊柱过度后凸　也称驼背，多发生于胸段脊柱，常见于：①佝偻病（儿童多见）、结核病（青少年多见），胸段脊柱成角畸形是其特征性表现；②强直性脊柱炎，成年人多见，脊柱胸段成弧形（或弓形）后凸，常有脊柱强直性固定；③脊椎退行性变，老年人多见，主要表现为驼背。

（2）脊柱过度前凸　多发生在腰椎部位。可见于晚期妊娠、大量腹水、腹腔巨大肿瘤、髋关节结核及先天性髋关节脱位等。

（3）脊柱侧凸　脊柱离开后正中线向左或右偏曲称为脊柱侧凸。

姿势性侧凸：无脊柱结构的异常，改变体位可使侧凸得以纠正。多见于儿童发育期坐立姿势不良、代偿性侧凸（可因一侧下肢明显短于另一侧所致）、坐骨神经性侧凸以及脊髓灰质炎后遗症等。

器质性侧凸：改变体位不能纠正侧凸。多见于先天性脊柱发育不全、肌肉麻痹、营养不良、慢性胸膜肥厚、胸膜粘连及肩部或胸廓的畸形等。

(二) 活动度检查

1. 检查方法

让被检者做前屈、后伸、侧弯、旋转等动作，观察脊柱的活动情况及有无变形。对脊柱外伤者或可疑骨折或关节脱位者，要避免脊柱活动，防止损伤脊髓。正常活动度范围见表6-6。

表6-6 颈、胸、腰椎及全脊椎活动范围

	前屈	后伸	左右侧弯	旋转度（一侧）
颈椎	35°~45°	35°~45°	45°	60°~80°
胸椎	30°	20°	20°	35°
腰椎	90°	30°	20°~30°	30°

注：由于年龄、活动训练以及脊柱结构差异等因素，脊柱运动范围存在较大的个体差异。

2. 临床意义

脊柱颈段活动受限常见于颈部肌纤维组织炎及韧带受损、颈椎病、结核或肿瘤浸润、颈椎外伤、骨折或关节脱位；脊柱腰椎段活动受限常见于腰部肌纤维组织炎及韧带受损、腰椎椎管狭窄、椎间盘突出、腰椎结核或肿瘤、腰椎骨折或脱位。

(三) 压痛与叩击痛

1. 检查方法

检查有无脊柱压痛时，嘱被检者取端坐位，身体稍向前倾。医师以右手拇指从枕骨粗隆开始自上而下逐个按压脊椎棘突及椎旁肌肉，正常时每个棘突及椎旁肌肉均无压痛。检查叩击痛时，嘱被检查者取坐位，检查者可用中指或叩诊锤垂直叩击胸、腰椎棘突（颈椎位置深，一般不用此法），也可采用间接叩击法，具体方法是：检查者将左手掌置于被检者头部，右手半握拳，以小鱼际肌部位叩击左手背，了解检查者脊柱各部位有无疼痛。

2. 临床意义

胸、腰椎病变，如结核、椎间盘突出、外伤或骨折时，相应的脊椎棘突有压痛。椎旁肌肉有压痛，多为腰背肌纤维炎或劳损。叩击痛的部位即为病变部位。

二、四肢关节检查

四肢关节检查，常用视诊和触诊，两者相互配合，特殊情况下采用叩诊和听诊。内容主要是观察外形、检查关节活动情况。正常人四肢及关节左右对称，无肿胀压痛，活动自如。

(一) 检查外形改变

1. 匙状甲（反甲）

表现为指甲中央凹陷，边缘翘起，指甲变薄，表面粗糙有条纹。多见于缺铁性贫血和高原疾病，偶见于风湿热、甲癣等。

2. 杵状指

手指或足趾末端增生、肥厚，指甲从根部到末端拱形隆起呈杵状。见于呼吸系统疾病，如慢性肺脓肿、支气管扩张和支气管肺癌；某些心血管疾病，如发绀型先天性心脏病，亚急性感染性心内膜炎；营养障碍性疾病，如肝硬化。

3. 指关节变形

（1）梭形关节 双侧对称性近端指骨间关节增生、肿胀呈梭形畸形，早期红肿疼痛，晚期强直、活动受限，手腕、手指向尺侧偏斜；可见于类风湿关节炎。

（2）爪形手 手指变形，像鸟爪样，见于尺神经损伤，进行性肌萎缩；脊髓空洞症和麻风等。

4. 腕关节变形

（1）腕垂症 肘以上完全性损伤者，不能伸腕、伸拇、伸指及外展拇指，呈垂腕畸形，见于桡神经损伤。

（2）猿掌 大鱼际肌萎缩，手呈猿掌畸形，见于正中神经损伤。

5. 膝关节变形

（1）关节腔积液 视诊关节肿胀，触诊浮髌试验阳性。浮髌试验检查方法：被检者取平卧位，下肢伸直放松，检查者左手拇指和其余四指分别固定在患膝关节上方两侧，并加压压迫髌上囊，使关节液集中于髌骨底面，右手拇指和其余四指分别固定在患膝关节下方两侧，用右手食指连续垂直向下按压髌骨数次，压下时有髌骨与关节面的碰触感，松手时有髌骨随手浮起感，即为浮髌试验阳性，见于风湿性关节炎、结核性关节炎等引起的膝关节腔积液。

（2）关节炎 表现为两膝关节不对称，红、肿、热、痛，活动障碍，见于风湿性关节炎活动期。

6. 膝内翻、膝外翻

正常人双脚并拢站立时双膝和双踝均能靠拢。如果直立时，两踝并拢两膝关节远离，双下肢形成"O"状，即"O形腿"，称为膝内翻；如果直立时，两膝关节并拢时，两踝部分离，称为膝外翻，或"X形腿"。见于佝偻病及大骨节病。

7. 足内翻、足外翻

（1）足内翻 跟骨内旋，前足内收，足纵弓高度增加，站立时足不能踏平，外侧着地。常见于脊髓灰质炎后遗症等。

（2）足外翻 跟骨外旋，前足外展，足纵弓塌陷，舟骨突出，扁平状，跟腱延长线落在跟骨内侧。常见于胫前胫后肌麻痹等。

8. 骨折与关节脱位

（1）骨折 骨折时可见局部肿胀、压痛，可有变形或肢体缩短，可触及骨擦感或听到骨擦音，如Colles骨折，侧面观察患部呈餐叉样外观，正面观察则呈枪刺状畸形。

（2）关节脱位 关节畸形、疼痛、肿胀、瘀斑以及关节功能障碍等。

9. 肌萎缩

肢体肌萎缩时，可见患肢肌肉体积缩小，松弛无力。见于脊髓灰质炎、周围神经损伤等。

10. 下肢静脉曲张

多发生在小腿，曲张静脉如蚯蚓状怒张、弯曲，久站加重，卧位抬高下肢，静脉曲张现象减轻；重者小腿肿胀、皮肤暗紫、色素沉着或形成溃疡。见于栓塞性静脉炎或长期从事站立性工作者。

11. 水肿

双下肢凹陷性水肿多见心功能不全等；一侧肢体水肿多见于静脉或淋巴液回流障碍，静脉回流障碍见于血栓性静脉炎、肿瘤压迫等；淋巴液回流障碍见于丝虫病，检查可见患肢皮肤增厚、肿胀、按压无凹陷，称为象皮肿；肢体局部红肿、伴皮肤灼热见于蜂窝织炎等。

12. 痛风性关节炎

表现为关节僵硬、肥大或变形，甚至局部破溃成瘘管，关节周围可形成结节样痛风石，多发生在手指末节和足趾关节处，其次为踝、腕、肘、膝关节。

13. 肢端肥大症

表现为肢体末端异常粗大，见于肢端肥大症、巨人症。

（二）检查运动功能

1. 检查方法

（1）主动运动 让被检查者用自己的力量进行各个关节各方向的运动，如肩关节屈伸，肩关节内旋、外旋，以及髋关节内旋、外旋等。

（2）被动运动 检查者用外力使被检查者的关节运动，观察其活动范围及有无疼痛等。

2. 临床意义

关节活动障碍主要见于骨折、脱位、炎症、肿瘤、关节退行性变以及肌腱、软组织损伤等。

第十四节 神经系统检查

一、肌力、肌张力

（一）肌力检查

1. 检查方法

医师嘱被检查者作肢体伸、屈、内收、外展、旋前、旋后等动作，并从相反方向给予阻力，测试被检查者对阻力的克服力量，要注意两侧对比检查。

2. 肌力评定

采用0～5级的六级分级法。

0级：完全瘫痪，无肌肉收缩。

1级：仅有肌肉收缩，但无肢体活动。

2级：肢体在床面上能水平移动，但不能抬离床面。

3级：肢体能抬离床面，但不能抗阻力。

4级：能作抗阻力动作，但较正常差。

5级：正常肌力。

3. 临床意义

（1）单瘫　单一肢体瘫痪，多见于脊髓灰质炎。

（2）偏瘫　为一侧肢体（上、下肢）瘫痪，常伴有同侧颅神经损害，多见于颅内病变或脑卒中。

（3）交叉性偏瘫　为一侧肢体瘫痪及对侧颅神经损害，多见于脑干病变。

（4）截瘫　为双侧下肢瘫痪，是脊髓横贯性损伤的表现，见于脊髓外伤、炎症等。

（二）肌张力检查

1. 检查方法

医师嘱被检查者肌肉放松，而后持其肢体以不同的速度、幅度进行各个关节的被动运动，根据肢体的阻力判断肌张力（可触摸肌肉，根据肌肉硬度判断），要两侧对比。

2. 临床意义

（1）肌张力增高　触摸肌肉，坚实感，伸屈肢体时阻力大。痉挛状态（在被动伸屈其肢体时，起始阻力大，终末突然阻力减弱，也称折刀现象），提示锥体束损害；铅管样强直（伸肌和屈肌的肌张力均增高，做被动运动时各个方向的阻力增加均匀一致），提示锥体外系损害。

（2）肌张力降低　肌肉松软，伸屈其肢体时阻力小，关节运动范围扩大，见于周围神经炎、脊髓前角灰质炎、小脑病变等。

二、共济运动

机体完成任一动作均依赖于某组肌群协调一致的运动，即共济运动。这种协调主要靠小脑的功能，前庭神经、视神经、深感觉及椎体外系等均参与作用。

（一）检查方法

1. 指鼻试验

医师嘱被检查者手臂外展伸直，再以食指触自己的鼻尖，由慢到快，先睁眼、后闭眼，反复进行，观察被检查者动作是否稳准。

2. 跟-膝-胫试验

医师嘱被检查者仰卧，上抬一侧下肢，将足跟置于对侧下肢膝盖下端，再沿胫骨前缘向下移动，观察被检查者动作是否稳准。

3. 快速轮替动作

医师嘱被检查者伸直手掌，做快速旋前旋后动作，先睁眼、后闭眼，反复进行，观察动作的协调性。

4. 闭目难立试验

医师嘱被检查者双足并拢站立，闭目，双手向前平伸，观察其身体有无摇晃或倾斜，若出现身体摇晃或倾斜则为阳性。

（二）临床意义

1. 小脑性共济失调

共济运动不协调，与视觉无关，伴有张力减低。可见于小脑肿瘤、小脑炎。

2. 感觉性共济失调

睁眼时共济失调不明显，闭眼时明显，有深感觉障碍。可见于多发性神经病、脊髓亚急性联合变性、脊髓空洞症及脑部病变等。

3. 前庭性共济失调

明显眩晕和呕吐，改变头位，症状加重。检查可见眼球震颤，平衡障碍，站立或行走时，躯干摇晃不稳，向病侧倾斜，走直线更明显。多见于Meniere病、桥小脑角综合征等。

三、神经反射

（一）生理反射

1. 浅反射

刺激皮肤或黏膜引出的反射，健康人存在。

（1）角膜反射

1）检查方法：嘱被检查者眼睛注视内上方，医师用细棉絮轻触患者角膜外缘，健康人该侧眼睑迅速闭合，称为直接角膜反射，对侧眼睑也同时闭合称为间接角膜反射。

2）临床意义：直接角膜反射存在，间接角膜反射消失，说明受刺激对侧的面神经瘫痪；直接角膜反射消失，间接角膜反射存在，说明受刺激侧的面神经瘫痪；直接、间接角膜反射均消失，说明受刺激侧三叉神经病变，深昏迷患者角膜反射也消失。

(2) 腹壁反射

1) 检查方法：嘱被检查者仰卧，两下肢稍屈曲，腹壁放松，医师用钝头竹签分别沿肋缘下（胸髓7~8节）、脐水平（胸髓9~10节）及腹股沟上（胸髓11~12节）的方向，由外向内轻划两侧腹壁皮肤（即上、中、下腹壁反射），正常人于受刺激部位出现腹肌收缩。

2) 临床意义：上腹壁或中腹壁或下腹壁反射减弱或消失，分别见于同侧胸髓7~8节、9~10节、11~12节病损；一侧上、中、下腹壁反射同时消失，见于一侧锥体束病损；双侧上、中、下腹壁反射均消失，见于昏迷和急性腹膜炎患者。注意，肥胖者、老年人、经产妇者由于腹壁过松也可出现腹壁反射减弱或消失。

(3) 提睾反射

1) 检查方法：嘱被检查仰卧，双下肢伸直，医师用钝头竹签，从下向上分别轻划两侧大腿内侧皮肤。健康人可出现同侧提睾肌收缩，睾丸上提。

2) 临床意义：双侧反射减弱或消失，见于腰髓1~2节病损；一侧反射减弱或消失，见于锥体束损害；注意老年人腹股沟斜疝、阴囊水肿等可影响提睾反射。

2. 深反射

刺激骨膜、肌腱引出的反射，又称腱反射。健康人存在。

(1) 检查方法

1) 肱二头肌反射：医师以左手托扶被检查者屈曲的肘部，将拇指置于肱二头肌肌腱上，右手用叩诊锤叩击左手拇指指甲，正常时前臂快速屈曲，反射中枢在颈髓5~6节。

2) 肱三头肌反射：医师让检查者半屈肘关节，上臂稍外展，而后用左手托其肘部，右手用叩诊锤直接叩击尺骨鹰嘴突上方的肱三头肌肌腱附着处，正常时肱三头肌收缩，出现前臂伸展，反射中枢为颈髓6~7节。

3) 桡骨骨膜反射：医师左手托住被检查者腕部，并使腕关节自然下垂，用叩诊锤轻叩桡骨茎突，正常时肱桡肌收缩，出现屈肘和前臂旋前，反射中枢在颈髓5~6节。

4) 膝反射：被检查者取坐位，小腿完全松弛下垂，或让被检查者取仰卧位，医师在其腘窝处托起下肢，使髋、膝关节屈曲，用叩诊锤叩击髌骨下方之股四头肌肌腱，正常时出现小腿伸展，反射中枢在腰髓2~4节。

5) 踝反射：被检查者仰卧，下肢外旋外展，髋、膝关节稍屈曲，医师左手将被检查者足部背屈成直角，右手用叩诊锤叩击跟腱，正常为腓肠肌收缩，出现足向跖面屈曲，反射中枢在骶髓1~2节。

(2) 临床意义

1) 深反射减弱或消失：一般是相应脊髓节段或所属脊神经出现了病变，常见于末梢神经炎、神经根炎、脊髓灰质炎、脑或脊髓休克状态等；

2) 深反射亢进：见于锥体束的病变，如急性脑血管病、急性脊髓炎休克期过后等。

(二) 病理反射

1. 检查方法

(1) 巴宾斯基征（Babinski sign） 嘱被检者仰卧，髋、膝关节伸直，左手握其踝部，右手用叩诊锤柄部末端钝尖部，在足底外侧从后向前快速轻划至小趾根部，再转向𧿹趾侧。正常出现足趾向跖面屈曲，称巴宾斯基征阴性。如出现𧿹趾背伸，其余四趾呈扇形分开，称巴宾斯基征阳性。

(2) 奥本海姆征（Oppenheim sign） 检查者用拇指和食指沿被检者胫骨前缘用力由上而下滑压，阳性表现同巴宾斯基征。

(3) 戈登征（Gordon sign） 检查者用手以适当的力量握腓肠肌，阳性表现同巴宾斯基征。

(4) 查多克征（Chaddock sign） 检查者用叩诊锤柄部末端钝尖部，在被检者外踝下方由后向前轻划至跖趾关节处止，阳性表现同巴宾斯基征。

(5) 霍夫曼征（Hoffmann sign） 检查者用

左手托住被检者腕部，用右手食指和中指夹持被检者中指，稍向上提，使其腕部处于轻度过伸位，用拇指快速弹刮被检者中指指甲，此时，如其余四指出现轻度掌屈反应为阳性。

（6）阵挛

1）髌阵挛：被检者取仰卧位，下肢伸直，检查者用拇指与食指持住髌骨上缘，用力向下快速推动数次，保持一定的推力，阳性反应为股四头肌节律性收缩使髌骨上下运动。

2）踝阵挛：被检者取仰卧位，检查者用左手托住腘窝，使髋、膝关节稍屈曲，右手紧贴其脚掌，突然用力将其足推向背屈，阳性表现为该足出现节律性、连续性的屈伸运动。

2. 临床意义

上述体征临床意义相同，阳性表现均提示锥体束病变，其中巴宾斯基征意义最大，霍夫曼征多见于颈髓病变。但1岁半以内的婴儿出现这些反射属生理现象。

四、脑膜刺激征

1. 检查方法

（1）颈强直 被检者去枕仰卧，下肢伸直，检查者左手托其枕部做被动屈颈动作，正常时下颏可贴近前胸，如下颏不能贴近前胸且检查者感到有抵抗感，被检者感颈后疼痛为阳性。

（2）凯尔尼格征（Kernig sign） 被检者去枕仰卧，一腿伸直，检查者将另一下肢先屈髋、屈膝成直角，然后抬小腿伸直其膝部，正常人膝关节可伸达135°以上。如小于135°时就出现抵抗，且伴有疼痛及屈肌痉挛为阳性。以同样的方法再检查另一侧。

（3）布鲁津斯基征（Brudzinski sign） 被检者去枕仰卧，双下肢自然伸直，检查者左手托患者枕部，右手置于患者胸前，使颈部前屈，如两膝关节和髋关节反射性屈曲为阳性。以同样的方法检查另一侧。

2. 临床意义

脑膜刺激征阳性最多见于脑膜炎，也可见于蛛网膜下腔出血、脑脊液压力增高等。颈强直也可见于颈部疾病，如颈椎病、颈椎结核、骨折、脱位，以及颈部肌肉损伤等。凯尔尼格征也可见于坐骨神经痛、腰骶神经根炎等。

五、拉塞格征

1. 检查方法

被检者取仰卧位，两下肢伸直，检查者一手压在被检者一侧膝关节上，使下肢保持伸直，另一手将该下肢抬起，正常可抬高70°以上。如不到30°即出现由上而下的放射性疼痛为阳性。以同样的方法再检查另一侧。

2. 临床意义

见于坐骨神经痛、腰椎间盘突出或腰骶神经根炎等。

第七章　基本操作

一、外科洗手

所有参加手术的人员手术前都必须进行洗手和手臂消毒。

[步骤与方法]

外科洗手法包括洗手和消毒两个步骤。

1. 洗手

（1）流水冲洗双手臂。

（2）用洗手液或肥皂水按七步洗手法洗手和手臂。七步洗手法：手掌相对→手掌对手背→双手十指交叉→双手互握→揉搓拇指→指尖→手臂至上臂下1/3，两侧在同一水平交替上升，不得回搓。重复两次，共5分钟。洗手过程保持双手位于胸前并高于肘部，双前臂保持拱手姿势。

（3）取无菌毛巾擦干手和臂。

2. 消毒

消毒方法分为肥皂水刷手法和消毒剂消毒法（如碘伏刷手法、灭菌王刷手法）。

（1）**肥皂水刷手法**　①按普通洗手方法将双手及前臂用肥皂和清水洗净。②用消毒毛刷蘸取消毒肥皂液交替刷洗双手及手臂，从指尖到肘上10cm。刷手时尤应注意甲缘、甲沟、指蹼等处。刷完一遍，指尖朝上肘向下，用清水冲洗手臂上的肥皂水。然后，另换一消毒毛刷，同法进行第二、三遍刷洗，每一遍比上一遍低2cm（分别为肘上10cm、8cm、6cm）。共约10分钟。③每侧用一块无菌毛巾从指尖至肘部擦干，擦过肘部的毛巾不可再擦手部，以免污染。④将双手及前臂浸泡在75%乙醇桶内5分钟，浸泡范围至肘上6cm处。若有乙醇过敏，可改用0.1%苯扎溴铵溶液浸泡，也可用1:5000氯己定（洗必泰）溶液浸泡3分钟。⑤浸泡消毒后，保持拱手姿势待干，双手不得下垂，不能接触未经消毒的物品。

（2）**碘伏刷手法**　①按普通洗手方法将双手及前臂用肥皂和清水洗净。②用消毒的软毛刷蘸取碘伏刷手。刷手顺序采取三段法：双手→双前臂→双上臂，双手交替向上进行，顺序不能逆转，不留空白区。刷手范围为肘上6cm，共5分钟。重点刷双手，从拇指的桡侧起渐次到背侧、尺侧，依次刷完五指和指蹼，然后再刷手掌、手背、前臂和肘上。③擦手：每侧用一块无菌毛巾从指尖至肘部擦干，擦过肘部的毛巾不可再擦手部。④用碘伏均匀涂于两手和前臂至肘部。先涂抹两前臂及肘部，再涂抹双手。⑤保持拱手姿势自然待干。

（3）**灭菌王刷手法**　①按普通洗手方法将双手及前臂用肥皂和清水洗净，用无菌毛巾擦干。②用无菌刷或无菌纱布接取灭菌王3~5mL（或用吸足灭菌王的纱布）刷洗双手、前臂、上臂至肘上10cm，时间3分钟。刷时稍用力。先刷甲缘、甲沟、指蹼，再由拇指桡侧开始，渐次到指背、尺侧、掌侧，依次刷完双手手指。然后再分段交替刷左右手掌、手背、前臂直至肘上。刷手时要注意勿漏刷指间、腕部尺侧和肘窝部，只需刷一遍。③刷完后，手指朝上肘朝下，流水冲净，用无菌小毛巾从手向上顺次擦干至肘上，注意不可再向手部回擦。另取一块小毛巾同法擦干另一手臂。④再接取灭菌王3~5mL涂抹双手至肘上8cm，先涂抹两前臂及肘部，再涂抹双手。保持拱手姿势自然待干。

[注意事项]

1. 手臂有破损或感染及上呼吸道感染者不宜参加手术刷手。

2. 洗手前应该修剪指甲，除去甲缘下积垢，更换手术室专用衣、裤、鞋，戴好消毒帽子、口罩。帽子应完全遮住头发，口罩必须遮住口及鼻孔。将双侧衣袖卷至上臂上1/3处，上衣的下摆塞在裤腰内。

3. 在洗手过程中，如不慎污染了已刷洗的部位，则必须重新刷洗。

4. 洗手消毒完毕后，保持拱手姿势。双手远离胸部30cm以外，向上不能高于肩部，向下不能低于剑突，手臂不能下垂。入手术间时用背部推开门或用感应门，手臂不可触及未消毒物品，否则需重新浸泡消毒。

5. 刷手后，待手臂上消毒液自然晾干后再穿无菌手术衣和戴无菌手套。

6. 目前有很多新型手臂消毒剂，使用方法遵循产品的使用说明。

二、戴无菌手套

所有参加手术的人员手臂消毒后都需穿戴无菌手术衣、手套。

[步骤与方法]

目前医院多采用经高压蒸气灭菌的干手套，偶有用消毒液浸泡的湿手套。

戴干手套法：①穿无菌手术衣、戴口罩后，选取合适手套号码并核对灭菌日期。②用手套袋内无菌滑石粉包轻轻敷擦双手，使之滑润。③左手捏住两只手套翻折部分，提出手套，使两只手套拇指相对向。右手先插入手套内，再用戴好手套的右手2~5指插入左手手套的翻折部内，帮助左手插入手套内，然后将手套翻折部翻回盖住手术衣袖口。④用无菌盐水冲净手套外面的滑石粉。⑤在手术开始前应将双手举于胸前，切勿任意下垂或高举。

[注意事项]

1. 未戴手套的手，只能接触手套套口的向外翻折部分，不能碰到手套的外面。

2. 已戴好手套的手只能接触手套的外面，不能碰到皮肤和手套套口的向外翻折部分。

3. 在手术开始前，双手应放于胸前，切勿任意下垂或高举。

4. 手术人员做完一台手术，需继续做另一台手术时，需重新按外科洗手法进行手臂消毒。

三、穿手术衣

所有参加手术的人员手臂消毒后都需穿戴无菌手术衣、手套。

[步骤与方法]

1. 从已打开的无菌衣包内取出无菌手术衣一件，选择较大的空间穿衣。

2. 提起手术衣两肩袖口处，轻轻将手术衣抖开，注意勿将手术衣外面对着自己。

3. 稍掷起手术衣，顺势将两手同时插入衣袖内并向前伸，将两手自袖腕口伸出。如双手未能完全伸出，可由巡回护士在后面拉紧衣带，双手即可伸出袖口。

4. 由巡回护士在身后系好颈带和肩带。

5. 双手在身前交叉提起腰带，由巡回护士协助将腰带绕至前腹部，由本人在前腹部系好腰带。

[注意事项]

1. 手术衣打开时，保持手术衣内面面对身体，勿将手术衣外面对着自己。

2. 手术衣穿好后，双手应举在胸前。穿上无菌手术衣、戴上无菌手套后，肩部以下、腰部以上、腋前线前、上下肢为无菌区。如无菌手术衣接触到未消毒的物品，应及时更换。

四、手术区消毒

凡是准备手术者均需要进行手术区域的消毒。对某种消毒剂过敏者，可更换其他消毒剂进行消毒。

[步骤与方法]

1. 手术前皮肤准备

不同的手术对病人手术区域的皮肤准备不同。一般外科手术，病人最好在手术前一天下午洗浴，并用肥皂清洗皮肤。如皮肤上若有较多油脂或胶布粘贴的残迹，可先用松节油或75%酒精擦净。

2. 术区剃毛

主张当日术前剃毛。若毛发细小，可不剃。不宜在手术室内剃毛。最好采用专用粘布粘贴法除毛。

3. 消毒剂

目前国内普遍使用0.5%碘伏作为皮肤消毒剂。也可用2.5%碘酊消毒，待干后再用75%酒精涂擦2～3遍以脱碘。面部、口腔、肛门及外生殖器等处消毒，不可用碘酊。

4. 消毒方法

准备好消毒用品（卵圆钳、消毒剂、棉球或纱布），皮肤消毒先用碘伏（或0.5%安尔碘）棉球或小纱布团由手术区中心向四周涂擦顺序涂擦3遍，第二、三遍都不能超出上一遍的范围。如为感染伤口或会阴、肛门等处手术，则应从外周向感染伤口或会阴肛门处涂擦。消毒范围应包括手术切口周围半径15cm的区域。

[注意事项]

1. 消毒皮肤时涂擦应稍用力，方向应一致，不可遗漏空白或自外周返回中心部位。已经接触污染部位的药液纱布不应再返回涂擦清洁处。

2. 如为腹部手术，可先滴少许碘伏于脐孔，以延长消毒时间。

五、穿脱隔离衣

[适用范围]

1. 进入严格隔离病区时。

2. 检查、护理需特殊隔离患者，工作服可能被患者血液、体液、分泌物、排泄物沾染时。

3. 进入易引起院内播散的感染性疾病患者病室和接触需要特别隔离的病人时（如大面积烧伤、器官移植和早产儿等）。

[步骤与方法]

1. 穿隔离衣

（1）戴好帽子及口罩，取下手表，卷袖过肘，洗手。

（2）手持衣领取下隔离衣，清洁面朝自己；将衣领两端向外折齐，对齐肩缝，露出袖子内口。

（3）右手持衣领，左手伸入袖内；右手将衣领向上拉，使左手套入后露出。

（4）换左手持衣领，右手伸入袖内；举双手将袖抖上，注意勿触及面部。

（5）两手持衣领，由领子中央顺着边缘向后将领扣扣好，再扎好袖口（此时手已污染），松腰带活结。

（6）将隔离衣一边约在腰下5cm处渐向前拉，直到见边缘，则捏住；同法捏住另一侧边缘，注意手勿触及衣内面。然后双手在背后将边缘对齐，向一侧折叠，一手按住折叠处，另一手将腰带拉至背后压住折叠处，将腰带在背后交叉，回到前面系好。

2. 脱隔离衣

（1）解开腰带，在前面打一活结。

（2）解开两袖口，在肘部将部分袖子套塞入袖内，便于消毒双手。

（3）消毒清洗双手后，解开领扣，右手伸入左手腕部套袖内，拉下袖子过手；用遮盖着的左手握住右手隔离衣袖子的外面，将右侧袖子拉下，双手转换渐从袖管中退出。

（4）用左手自衣内握住双肩肩缝撤右手，再用右手握住衣领外面反折，脱出左手。

（5）左手握住领子，右手将隔离衣两边对齐，挂在衣钩上。若挂在半污染区，隔离衣的清洁面向外，挂在污染区，则污染面朝外。

[注意事项]

1. 穿好隔离衣后保持双臂前伸，屈曲，上不过肩，下不过腰。

2. 穿隔离衣前，准备好工作中一切需用物品，避免穿了隔离衣到清洁区取物品。

3. 穿隔离衣时，避免接触清洁物，系领子时，勿使衣袖触及面部、衣领及工作帽。穿着隔离衣，须将内面工作服完全遮盖。隔离衣内面及衣领为清洁区，穿脱时，要注意避免污染。

4. 穿隔离衣后，只限在规定区域内进行活动，不得进入清洁区。

5. 挂隔离衣时，不使衣袖露出或衣边污染面盖过清洁面。

6. 隔离衣应每天更换，如有潮湿或被污染时，应立即更换。

六、开放性创口的常用止血法

[适应证]

各种出血情况，尤其是大出血的急救处理。

[禁忌证]

当患者出现呼吸困难、呼吸停止或心脏骤停等状况时需首先予以急救，此时不宜先进行伤口处理。

[步骤与方法]

1. 判断出血的性质

（1）动脉出血血液颜色鲜红，呈间歇性喷射状，动脉压力高，短时间内可致大量出血。

（2）静脉出血血液呈暗红色，流出速度较慢，呈持续涌出状，压力低，出血速度较缓慢，但长时间不断地出血对生命也有威胁。因肢体静脉数量多，一般静脉创伤对肢体血运影响不大。

（3）毛细血管出血颜色鲜红，整个创面片状渗血，可自凝，不易找到出血点。

（4）实质脏器破裂出血时出血量大。

2. 止血方法

（1）指压止血法　适用于动脉位置浅表且靠近骨骼处的出血。如头、面、颈部和四肢的外出血。

1）直接压迫止血：用清洁的敷料盖在出血部位上，直接压迫止血。

2）间接压迫止血：用手指压迫伤口近心端的动脉，使血管闭合，阻断血流，能有效达到快速止血的目的。

（2）加压包扎止血法　适用于中小静脉、小动脉或毛细血管出血。

用敷料或其他洁净的毛巾、手绢、三角巾等覆盖伤口，加压包扎达到止血目的。必要时可将手掌放在敷料上均匀加压，一般20分钟后即可止血。

（3）填塞止血法　适用于伤口较深的出血。

用消毒纱布、敷料（如果没有，用干净的布料替代）填塞在伤口内，再用加压包扎法包扎。

（4）止血带止血法　一般只适用于四肢大出血，或采用其他方法不能有效控制的大出血。上止血带之前应抬高患肢2~3分钟，以增加静脉回心血流量。

1）橡皮止血带止血法：抬高患肢，将软布料、棉花等软织物衬垫于止血部位皮肤上。扎止血带时一手掌心向上，手背贴紧肢体，止血带一端用虎口夹住，留出长约10cm的一段，另一手拉较长的一端，适当拉紧拉长，绕肢体2~3圈，以前一手的食指和中指夹住橡皮带末端用力拉下，使之压在紧缠的橡皮带下面即可。

2）绞紧止血法：将三角巾或毛巾等叠成带状，在出血伤口上方绕肢体一圈，两端向前拉紧打一活结，并在一头留出一小套，取小木棒、笔杆、筷子等作为绞棒，插在带圈内，提起绞棒绞紧，再将木棒一头插入小套内，并把小套拉紧固定即可。

（5）屈曲加垫止血法　适用于肘、膝关节远端肢体受伤出血。在肘、腘窝垫以棉垫卷或绷带卷，将肘关节或膝关节尽力屈曲，借衬垫物压住动脉，并用绷带或三角巾将肢体固定于屈曲位，以阻断关节远端的血流。

[注意事项]

1. 部位要准确。止血带应扎在伤口的近心端，并应尽量靠近伤口。

2. 前臂和小腿不适宜扎止血带。

3. 上臂不可扎在下1/3处，以防损伤桡神经。宜扎在上1/3处。

4. 大腿宜扎在上2/3处。

5. 止血带松紧要适度。止血带的松紧度以刚达到远端动脉搏动消失，刚能止血为度。

6. 加衬垫。止血带与皮肤之间应加衬垫，以免损伤皮肤。切忌用绳索或铁丝直接加压。

7. 标记要明显。记上使用止血带日期、时间和部位并挂在醒目的部位，便于观察，同时迅速转送。

8. 时间控制好。扎止血带的时间不宜超过3小时。并应1小时松止血带1次，每次放松2~3分钟。松解止血带前，要先补充血容量，做好纠正休克的准备，并准备止血用器材；松解时，如果伤员出血，可用指压法止血。

9. 应用屈曲加垫止血法，必须先确定局部有无骨关节损伤，有骨关节损伤者禁用。

七、伤口换药

[适应证]

1. 手术后切口的常规检查。
2. 敷料松脱需要更换。
3. 伤口的渗血、渗液、引流液等浸湿敷料，或大小便及各种消化液污染伤口。
4. 需松动或拔出引流管。
5. 愈合伤口拆线等。

[器械准备]

一次性换药包1个（内含弯盘2个，垫单1块，镊子2把，纱布、棉球若干），剪刀1把，安尔碘或碘酊，75%酒精，胶布等。

如换药包中纱布、棉球数量不能满足需要，另取适量干棉球、纱布置于无菌弯盘或治疗碗中。

必要时准备探针、冲洗器、引流物、血管钳、凡士林纱布、生理盐水、其他消毒液等。

[步骤与方法]

1. 术前准备

（1）术者准备　换药前操作者应遵循无菌原则洗手，并戴好帽子和口罩。向病人说明换药的目的，以取得配合。

（2）患者体位　按伤口部位采取不同的卧姿或其他的稳定姿势。要求使病人舒适、伤口暴露充分，光线良好，操作方便，尽量不使病人看到伤口。

（3）查看伤口　必要时先看一次伤口，估计需要多少敷料和使用何种器械（剪刀、探针等）、药物，一次备妥。

2. 换药步骤

（1）去除敷料：先用手取下外层敷料（勿用镊子），再用1把镊子取下内层敷料。揭除内层敷料应轻巧，一般应沿伤口长轴方向揭除，若敷料干燥并粘贴在创面上则不可硬揭，应先用生理盐水浸湿后再揭去，以免创面出血。

（2）双手执镊，左手镊子从换药碗中夹无菌物品，并传递给右手镊子，两镊不可相碰。

（3）无感染伤口，用碘酊、75%酒精棉球由内向外消毒伤口及周围皮肤，沿切口方向，范围距切口3～5cm，擦拭2～3遍。如为感染伤口，则应从外周向感染伤口处涂擦。

（4）分泌物较多且创面较深时，宜用干棉球及生理盐水棉球擦拭并清除干净。

（5）高出皮肤表面或不健康的肉芽组织及较多坏死物质，可用剪刀剪平，再用等渗盐水擦拭。若肉芽组织有较明显水肿时，可用3%～5%高渗盐水湿敷。

（6）一般创面可用消毒凡士林纱布覆盖，污染伤口或易出血伤口要用引流纱条，防止深部化脓性感染。

（7）无菌敷料覆盖伤口，距离切口边缘3cm以上，一般用8～10层纱布，胶布固定，贴胶布方向应与肢体或躯干长轴垂直。

3. 各种伤口的处理

（1）无菌手术切口　一般于术后1～2天更换敷料1次，更换敷料时用75%酒精棉球消毒后，无菌纱布覆盖伤口。

（2）感染伤口　除去坏死组织，充分引流伤口内分泌物。浅部伤口放药物纱布引流，深部伤口用引流纱条引流。一般每天换药1～2次，外层敷料被分泌物浸湿后应及时更换敷料。

[注意事项]

1. 凡接触伤口的物品，均须无菌。各种无菌敷料从容器内取出后，不得放回，污染的敷料须放入弯盘或污物桶内。放置污染物时，不可从无菌弯盘上方经过。

2. 换药时先无菌伤口，后感染伤口；先缝合伤口，后有创面；先感染轻的伤口，后感染重的伤口；先一般非特异性感染伤口，后特异性感染伤口（如破伤风、绿脓杆菌感染、气性坏疽、结核）。

3. 右手镊子可直接接触伤口，左手镊子专用于从换药碗中夹取无菌物品，递给右手（两镊不可相碰）。

4. 换药过程中，假如需用两把镊子（或钳子）协同把蘸有过多盐水或药液的棉球拧干一些时，必须使相对干净侧（左手）镊子位置向上，而使接触伤口侧（右手）镊子位置在下，以免污染。

5. 特殊感染伤口，如气性坏疽、破伤风、绿脓杆菌等感染伤口，换药时必须严格执行隔离技术，除必要物品外，不带其他物品，用过的器械要专门处理，敷料要焚毁或深埋。

八、脊柱损伤的搬运

[目的]

对怀疑有脊柱损伤的伤员，均应按脊柱损伤处理，不要随意翻身、扭曲，正确地将伤员搬运到硬质担架上，并加以妥善固定，以免引起或加重脊髓损伤甚至造成生命危险，稳妥迅速转运至医院。

[适应证]

1. 从高处坠落，臀部四肢先着地致伤者。
2. 重物从高空直接砸压在头部或肩部者。
3. 直接暴力冲击在脊柱致伤者。
4. 脊柱弯曲时受到挤压致伤者。

[物品准备]

1. 硬质担架、固定带、颈托、头部固定器等。
2. 就地取材，如木板、门板等。

[操作步骤]

1. 急救处理

（1）脊柱损伤的恰当急救处理，对伤员的预后有着重要意义。

（2）伤后脊柱有疼痛、压痛，或有隆起、畸形，对清醒伤员可询问并触摸其疼痛部位，对昏迷伤员可触摸其脊柱后突部位，以初步判断损伤部位。

（3）观察是高位四肢瘫还是下肢瘫，以确定是颈椎损伤还是胸腰椎损伤，以作为搬运时的依据。

（4）由于导致脊柱损伤或脊髓损伤的暴力往往巨大，应特别注意有无颅脑和重要脏器的损伤、休克等，并优先处理，维持伤员的呼吸道通畅及生命体征稳定。

2. 胸腰椎损伤的搬运方式

（1）在搬动时，尽可能减少不必要的活动，以免引起或加重脊髓损伤。

（2）正确的搬运，应由3人采用平卧式搬运法。伤员仰卧位，头部、颈部、躯干、骨盆应以中心直线位，脊柱不能屈曲或扭转，在脊柱无旋转外力的情况下，三人在伤员的同侧，动作一致地用手平托伤员的头、胸、腰、臀、腿部，平抬平放至硬质担架（木板）上，然后在伤员的身体两侧用枕头或衣物塞紧，用固定带将伤员绑在硬质担架（木板）上，保持脊柱伸直位。

（3）如只有软担架时，则宜取俯卧位，以保持脊柱的平直，防止脊柱屈曲。

（4）绝对禁止一人拖肩一人抬腿搬动伤员或一人背送伤员的错误搬法。

3. 颈椎损伤的搬运方式

（1）可先用颈托固定颈部。

（2）搬运时应由一人负责扶托下颌和枕骨，沿纵轴略加牵引力，使颈部保持中立位，与躯干长轴一致，同其他三人协同动作，将伤员平直地抬到担架（木板）上，然后在头颈部的两侧用沙袋或卷叠的衣服等物垫好固定，防止在搬运中发生头颈部转动或弯曲活动，并保持呼吸道通畅。

（3）切忌用被单提拉两端或一人抬肩另一人抬腿的搬运法，这样不但会增加病人的痛苦，还可使脊椎移位加重，损伤脊髓。

[注意事项]

1. 脊柱损伤伤员在搬运过程中，始终要保持脊柱伸直位，严禁弯曲或扭转。
2. 转运过程中，需密切注意观察伤员的生命体征和病情变化。

九、长骨骨折简易固定

[目的]

现场救护中，对长骨骨折的伤员必须采取伤肢的固定制动措施，以减轻伤处的疼痛，预防疼痛性休克的发生，同时限制骨折断端的再移位，防止骨折断端刺伤血管、神经等周围组织造成继发性损伤，以便于抢救和转运。

[适应证]

1. 四肢长骨闭合性骨折。

2. 四肢长骨开放性骨折。

[物品准备]

1. 夹板（木质、铁质、塑料）、固定架、绷带、三角巾、棉垫、止血带等。
2. 在救护现场也可采用树枝、竹竿、木棍、纸板、雨伞、衣服、书卷等代替。

[操作步骤]

1. 闭合性骨折

（1）固定前应尽可能牵引伤肢以矫正明显的畸形，避免骨折断端对神经、血管、皮肤等周围组织的压迫，然后将伤肢放到适当位置固定。

（2）固定物与肢体之间要加衬垫（棉垫、毛巾、布料片等软物），骨突部位加垫棉花或布类保护，以防皮肤压伤。

（3）固定范围一般应包括骨折处上下两个关节。

1）上臂骨折：夹板放在上臂的外侧，用绷带固定，再固定肩、肘关节，用三角巾悬吊前臂于胸前，另一条三角巾围绕患肢于健侧腋下打结。若无夹板，可用三角巾先将伤肢固定于胸廓，然后用三角巾将伤肢悬吊于胸前。

2）前臂骨折：将夹板置于前臂四侧固定，然后固定肘、腕关节，用三角巾将肘关节屈曲，前臂悬吊于胸前，另一条三角巾将伤肢固定于胸廓。若无夹板，先用三角巾将伤肢悬吊于胸前，然后用三角巾将伤肢固定于胸廓。

3）大腿骨折：①健肢固定法：在膝、踝关节及两腿之间的空隙处加以棉垫，用绷带或三角巾将双下肢绑在一起。②躯干固定法：伤肢外侧从腋下至足踝部置一长夹板，伤肢内侧从大腿根部至足踝部置一短夹板，用绷带或三角巾捆绑固定。

4）小腿骨折：用两块夹板，分别置于小腿的内、外侧，然后用绷带或三角巾固定，亦可用三角巾将患肢固定于健肢。

2. 开放性骨折

（1）应先止血、包扎，再固定骨折肢体。

（2）有外露的骨折端等组织不应还纳，以免将污染物带入深层，应用消毒敷料或清洁布类进行严密的保护性包扎。

（3）伴有血管损伤者，先行加压包扎止血后再加以肢体固定。加压包扎止血无效者，可用橡皮管（条）止血带（亦可用三角巾、绷带和布条等代替）止血，上肢缚于上臂上1/3处，下肢缚于大腿中上1/3处，前臂和小腿禁用止血带。

[注意事项]

1. 固定的松紧度要适中，既要固定牢靠，又不能过紧。
2. 四肢骨折固定后，要露出指（趾）端以便观察血液循环。
3. 肢体固定后，如出现指（趾）苍白、青紫，肢体发凉、疼痛或麻木时，表明血液循环不良，要立即查明原因，如为扎缚过紧，应放松缚带重新固定。
4. 用止血带止血者，要标明其时间，时间应越短越好，如需延长应每隔1小时放松一次，待肢体组织有新鲜血液渗出后，再重新扎上，若出血停止则不必重复使用。止血带使用的时间过长将导致肢体疼痛，甚至引起肢体缺血性坏死而致残，严重者可危及伤员生命。

十、心肺复苏术

[适应证]

各种原因所造成的心脏骤停。

[禁忌证]

无绝对禁忌证。

胸外按压的禁忌证：胸壁开放性损伤、肋骨骨折、严重张力性气胸、心脏压塞。

[步骤与方法]

心肺脑复苏术分三个阶段：①基本生命支持阶段：是初步生命急救，包括心跳呼吸停止的判断与人工循环、气道开放和人工通气。②高级心脏生命支持阶段：应用辅助设备及特殊技术恢复和保持自主呼吸和心跳。包括建立人工气道、人工正压通气、持续人工循环、给予复苏药物。③延长生命支持阶段：保护大脑、脑复苏及复苏后疾病的预防。包括多器官功能支持、脑保护与冬眠、促清醒、ICU床旁重症监护、确诊并祛除病因、开放气道、重建呼吸与循环。本节主要介绍心肺复苏术的第一阶段——基本生命支持阶段。

1. 环境判断

首先评估现场环境是否安全。

2. 意识的判断

用双手轻拍患者双肩，分别对双耳大声呼叫"醒醒！""喂！你怎么了？"呼喊无反应。

3. 立即呼救

"请帮我打急救电话，并取除颤仪"。

4. 判断是否有颈动脉搏动，同时检查呼吸

用右手的中指和食指从气管正中环状软骨划向近侧颈动脉搏动处（喉结旁开2～3cm），判断5～10秒，触感动脉无搏动。同时观察患者胸部起伏，判断无呼吸或仅有濒死喘息。

5. 摆放体位

使患者仰卧于硬板床或与地面呈直线，松解患者衣领及裤带。

6. 胸外心脏按压

（1）按压部位　两乳头连线中点（胸骨下半段）。

（2）按压方法　用左手掌根部紧贴患者的胸部，右手掌根部重叠其上，两手手指相扣，左手五指翘起。上半身稍向前倾，双肩位于患者正上方，保持前臂与患者胸骨垂直，双臂伸直（肘关节伸直），以上半身力量用力垂直向下按压，放松时要使胸壁充分回复，放松时掌根不能离开胸壁。

（3）按压要求　按压深度，成人胸骨下陷5～6cm，按压频率100～120次/分，压放时间比为1∶1。连续按压30次后给予人工呼吸2次。多位施救者在现场心肺复苏时，每2分钟或5个心肺复苏循环后，应相互轮换按压，以保证按压质量。

图7-1　胸外按压部位示意图

图7-2　胸外按压姿势示意图

7. 开放气道

分为仰头举颏法、仰头托颈法、双手托颌法。临床最常用的是仰头举颏法。开放气道后要求耳垂和下颌连线与地面成90°。同时清理口腔分泌物，有假牙予以摘除。

（1）仰头举颏法　施救者将一手掌小鱼际（小拇指侧）置于患者前额，下压使其头部后仰，另一手的食指和中指置于靠近颏部的下颌骨下方，将颏部向前抬起，帮助头部后仰，气道开放。必要时拇指可轻牵下唇，使口微微张开。

图7-3　仰头举颏法示意图

（2）仰头托颈法　病人仰卧，抢救者一手抬起病人颈部，另一手以小鱼际侧下压患者前额，使其头后仰，气道开放。

(3）双手托颌法　病人平卧，抢救者用双手从两侧抓紧病人的双下颌并托起，使头后仰，下颌骨前移，即可打开气道。此法适用于颈部有外伤者，以下颌上提为主，不能将病人头部后仰及左右转动。注意，颈部有外伤者只能采用双手托颌法开放气道，不宜采用仰头举颏法和仰头托颈法，以避免进一步损伤脊髓。

8. 人工呼吸

口对口人工呼吸是现场复苏最快捷有效的通气方法。有条件亦可采取简易呼吸器进行人工呼吸。对口唇受伤或牙关紧闭者及婴幼儿多采取口对鼻人工呼吸。

（1）口对口人工呼吸　施救者一只手的拇指和食指捏住患者鼻翼，用小鱼际肌按患者前额，另一只手固定患者下颌，开启口腔。施救者双唇严密包住患者口唇，平静状态下吹气，吹气时观察胸廓是否隆起。吹气时间每次不少于1秒，每次送气量500～600mL，以胸廓抬起为有效。吹气完毕，松开患者口鼻，使患者的肺和胸廓自然回缩，将气体排出，重复吹气一次，与心脏按压交替进行，吹气按压比为2∶30。

（2）口对鼻人工呼吸　施救者稍用力抬患者下颏，使口闭合，先深吸一口气，将口罩住患者鼻孔，将气体吹入患者鼻内。吹气时观察胸廓是否隆起。

（3）简易呼吸器呼吸　见后文。

9. 持续2分钟高效率的心肺复苏

以心脏按压∶人工呼吸＝30∶2的比例进行，操作5个周期（心脏按压开始至送气结束）。

10. 判断复苏是否有效

评价心肺复苏成功的指标：①触摸到大动脉搏动；②有自主呼吸；③瞳孔逐渐缩小；④面色、口唇、甲床转红；⑤神志恢复，四肢有活动。

11. 生命支持

整理患者，进一步生命支持。

［注意事项］

1. 口对口吹气量不宜过大，胸廓稍起伏即可。吹气时间不宜过长，过长会引起急性胃扩张、胃胀气和呕吐。吹气过程要注意观察患（伤）者气道是否通畅，胸廓是否被吹起。

2. 胸外心脏按压术只能在患（伤）者心脏停止跳动情况下才能施行。

3. 口对口吹气和胸外心脏按压应同时进行，严格按吹气和按压的比例操作，吹气和按压的次数过多和过少均会影响复苏的成败。

4. 胸外心脏按压的位置必须准确，不准确容易损伤其他脏器。按压的力度要适宜，过大过猛容易使胸骨骨折，引起气胸血胸。按压的力度过轻，胸腔压力小，不足以推动血液循环。

5. 施行心肺复苏术时应将患（伤）者的衣扣及裤带解松，以免引起内脏损伤。

十一、简易呼吸器的使用

［适应证］

1. 各种原因所致的呼吸停止或呼吸衰竭的抢救及麻醉期间的呼吸管理。

2. 临时替代呼吸机，应用于需机械通气的患者转科、外出做特殊检查、进出手术室或呼吸机故障等情况。

［禁忌证］

有气胸者禁忌。

［步骤与方法］

1. 简易呼吸器连接氧气，氧流量8～10L/min。

2. 将患者仰卧，去枕，头后仰，清除口腔分泌物，摘除假牙。

3. 抢救者站于患者头顶处或头部左或右侧，托起患者下颌，使患者头进一步后仰，扣紧面罩。

4. 一手以"CE"手法固定（C法：左手拇指和食指将面罩紧扣于患者口鼻部，固定面罩，保持面罩密闭无漏气。E法：中指、无名指和小指放在病人下颌角处，向前上托起下颌，保持气道通畅）面罩，一手挤压简易呼吸器气囊，按压时间大于1秒，潮气量为8～12mL/kg，频率成人为12～16次/分，按压和放松气囊时间比为1∶1.5～1∶2。

[注意事项]

1. 面罩要紧扣住口鼻部，避免漏气。

2. 若患者有自主呼吸，应与之同步，在患者吸气时按压气囊。

3. 气管插管或气管切开的患者使用简易呼吸器，应先吸痰，再通过连接管将呼吸器与气管导管连接。

4. 使用时应注意感受气道阻力，阻力过大可能有呼吸道阻塞，应及时查看原因并予以解除。

5. 使用中应注意观察患者面色、口唇及胸廓起伏情况，听呼吸音，监测生命体征和血氧饱和度。

十二、导尿术

[适应证]

尿潴留尿液引流、留尿细菌培养、准确观察记录尿量、测量残余尿、膀胱测压或造影、膀胱灌注治疗、危重患者抢救。

[器械准备]

无菌导尿包1个，治疗碗1个（内盛消毒液棉球10余个，弯血管钳1把），弯盘1个，消毒手套1只。

[步骤与方法]

1. 女患者导尿术

（1）洗手，备齐用物，携至床旁，向患者说明目的，取得合作，注意保护患者隐私。

（2）能自理者，嘱其清洗外阴，不能起床者，协助其清洗外阴。

（3）操作者戴帽子口罩，站于患者右侧，协助患者脱去对侧裤腿，盖于近侧腿部，对侧腿部用盖被遮盖。患者屈膝仰卧，两腿稍外展，暴露外阴。垫治疗巾（或一次性尿布）于臀下。

（4）将治疗碗和弯盘置于外阴处，左手戴无菌手套，右手持止血钳夹消毒液棉球消毒阴阜和大阴唇，然后左手分开大阴唇，消毒小阴唇和尿道口，其原则是由上至下，由内向外。每个棉球只用一次，污棉球及用过的钳子置于床尾弯盘内。

（5）置导尿包于患者两腿之间，打开导尿包，倒入消毒液，戴无菌手套，铺洞巾，石蜡油润滑导尿管前端，以左手拇、食指分开大阴唇，右手持止血钳夹消毒棉球再次消毒尿道口。

（6）另换一止血钳持导尿管轻轻插入尿道4~6cm，见尿后再插入1~2cm。

（7）如需做尿培养，用无菌标本瓶或试管接取，盖好瓶盖，置合适处。

（8）治疗碗内尿液盛满后，用止血钳平导尿管末端，交于左手中指间，将尿液倒入便盆内。

（9）导尿毕，用纱布包裹导尿管，拔出，放入治疗碗内。擦净外阴，脱去手套，撤去洞巾，清理用物，协助患者穿裤，整理床单位，测量尿量并记录，标本送验。

2. 男患者导尿术

（1）洗手，备齐用物，携至床旁，向患者说明目的，取得合作，注意保护患者隐私。

（2）操作者戴帽子口罩，站于患者右侧，协助患者脱去对侧裤腿，盖于近侧腿部，对侧腿部用盖被遮盖。患者仰卧，两腿稍外展，暴露阴部。垫治疗巾（或一次性尿布）于臀下。

（3）将治疗碗和弯盘置于两腿之间，左手戴无菌手套，右手持止血钳夹消毒液棉球消毒阴囊及阴茎两次。左手持无菌纱布裹住患者阴茎，后推包皮，充分暴露尿道口及冠状沟，严格消毒尿道口、龟头及冠状沟。每个棉球限用一次。

（4）置导尿包于患者两腿之间，打开导尿包，倒入消毒液，戴无菌手套，铺洞巾，石蜡油润滑导尿管前端。

（5）暴露尿道口，再次消毒，左手持无菌纱布提起患者阴茎，使之与腹壁成60°角。另换止血钳持导尿管轻轻插入尿道18~20cm左右，见尿后再插入1~2cm。

（6）若插导尿管时，遇有阻力，可稍待片刻，嘱病人张口做深呼吸，再徐徐插入。切忌暴力。

（7）根据需要留取尿培养标本，拔管同女性导尿术。

（8）导尿完毕，清理用物，整理床位。

[注意事项]

1. 严格无菌操作。

2. 膀胱过度充盈患者导尿时速度不能过快，

否则可能发生休克或膀胱出血，应缓慢分次放出尿液，首次不应超过1000mL。

3. 操作轻柔，如向气囊内注水发生疼痛或尿道出血，以及阻力较大时，忌强力推注，以免损伤尿道。

4. 留置导尿时，应经常检查尿管固定情况，有否脱出，必要时以无菌药液每日冲洗膀胱一次；每隔5～7日更换尿管一次，再次插入前应让尿道松弛数小时，再重新插入。

5. 停用导尿时，应以注射器将气囊内液体或气体抽出，轻轻拔出导管。

十三、胃管置入术

[适应证]

1. 急性胃扩张。
2. 上消化道穿孔或胃肠道有梗阻。
3. 急腹症有明显胀气者或较大的腹部手术前等。
4. 昏迷病人或不能经口进食者，如口腔疾患、口腔和咽喉手术后的病人。
5. 不能张口的病人，如破伤风病人。
6. 早产儿和病情危重的病人以及拒绝进食的病人。

[禁忌证]

1. 鼻咽部有癌肿或急性炎症的患者。
2. 食管静脉曲张、上消化道出血、心力衰竭和重度高血压患者。
3. 吞食腐蚀性药物的患者。

[器械准备]

治疗盘内准备：治疗碗且内盛温开水、一次性胃管、手套、棉签、纱布、治疗巾、20mL注射器、石蜡油棉球、弯盘、手电筒、别针，必要时备压舌板、听诊器等。

[步骤与方法]

（1）操作者洗手，备齐用物，携至患者床旁，核对患者信息，向患者说明操作目的及配合方法。

（2）协助病人取半坐卧位，戴口罩、手套。检查病人鼻腔，清洁鼻孔。

（3）铺治疗巾，置弯盘于口角，取出胃管，测量胃管插入长度，成人插入长度为55～60cm，测量方法有以下两种：一是从前额发际至胸骨剑突的距离；二是由鼻尖至耳垂再到胸骨剑突的距离。

（4）用石蜡油棉球滑润胃管前端。沿选定的鼻孔插入胃管，先稍向上而后平行再向后下缓慢轻轻地插入，插入14～16cm（咽喉部）时，嘱病人做吞咽动作，当病人吞咽时顺势将胃管向前推进。直至预定长度。初步固定胃管，检查胃管是否盘曲在口中。

（5）确定胃管位置，通常有三种方法：一是将胃管末端置于盛水的治疗碗内，无气泡逸出；二是抽取胃液法，这是确定胃管是否在胃内的最可靠的方法；三是听气过水声法，即将听诊器置病人胃区，快速经胃管向胃内注入10mL的空气，听到气过水声。

（6）确认胃管在胃内后，用纱布拭去口角分泌物，撤弯盘，摘手套，用胶布将胃管固定于面颊部。将胃管末端反折，用纱布包好，撤治疗巾，用别针固定于枕旁或病人衣领处。

（7）协助病人取舒适卧位，询问病人感受。整理用物。

[注意事项]

1. 在插管过程中病人出现恶心时应暂停片刻，嘱病人做深吸气，以分散病人的注意力，缓解紧张，减轻胃肌收缩；如出现呛咳、呼吸困难提示导管误入喉内，应立即拔管重插；如果插入不畅时，切忌硬性插入，应检查胃管是否盘在口咽部，可将胃管拔出少许后再插入。

2. 昏迷患者插管时，应将患者头向后仰，当胃管插入会厌部时约15cm，左手托起头部，使下颌靠近胸骨柄，加大咽部通道的弧度，使管端沿后壁滑行，插至所需长度。

3. 插管动作要轻稳，特别是在通过咽喉食管的三个狭窄处时，以避免损伤食管黏膜。操作时强调是"咽"而不是"插"。

十四、胸腔穿刺术

[适应证]

1. 抽出胸腔积液进行各项实验室化验明确其

性质以协助诊断及鉴别诊断。

2. 大量的胸腔积液或积气，穿刺抽出液体或气体以减轻其对肺或大血管的压迫，改善呼吸或循环障碍。急性脓胸或恶性肿瘤累及胸膜引起积液，可抽液或注入药物。

[禁忌证]

有严重出、凝血倾向，血小板少于 $60 \times 10^9/L$。严重衰竭者禁忌。

[器械准备]

皮肤消毒用品、无菌手套、局麻药物、治疗用药和胸腔穿刺包。

[步骤与方法]

1. 患者面向椅背取坐位，上肢屈肘交叉置于椅背，前额伏于前臂上，自然呼吸。卧床者可取半坐位，患侧前臂上举抱于枕部。

2. 穿刺点可行超声定位，或胸腔积液者选择叩诊为实音的最明显部位，一般常取肩胛线或腋后线第7～8肋间、腋中线第6～7肋间、腋前线第5肋间。气胸患者选择锁骨中线第2肋间或腋中线第4～5肋间。对于包裹性积液和局限性积气，须结合X线或B超定位穿刺点。穿刺点可用蘸龙胆紫的棉签在皮肤上作标记。

3. 操作者先戴口罩、帽子，穿刺点周围常规皮肤消毒（范围至少15cm），戴无菌手套，覆盖消毒洞巾。

4. 选下一肋骨的上缘进针，2%利多卡因自皮肤至胸膜壁层进行局部逐次麻醉。

5. 选择、检查胸穿针，连接乳胶管，用血管钳将胶皮管夹闭。左手食、中指固定穿刺处皮肤，右手持胸穿针自穿刺点沿局部逐次麻醉的路径缓慢刺入，当穿透壁层胸膜时可有突然落空感。

6. 助手用止血钳协助固定胶皮管，松开夹闭乳胶管的血管钳即可抽液、抽气。抽液（气）用三通接管则较简便，但术者必须认清开关控制方向，最好先做预试，并应准确操作。

7. 抽出液体应详细记录数量、色泽、混浊度等，并留取标本送检。

8. 穿刺抽吸完毕，夹闭胶皮管，拔除穿刺针，压迫穿刺点片刻（1～2分钟），局部消毒后覆盖无菌纱布，以胶布固定，嘱病人静卧休息。

[注意事项]

1. 操作前应向患者说明穿刺目的，消除顾虑；对精神紧张者，可于术前半小时给地西泮10mg，或可待因0.03g以镇静止痛。

2. 操作过程中密切观察患者反应，如有头晕、面色苍白、出汗、心悸、胸部压迫感或剧痛、昏厥等胸膜反应；或出现持续性咳嗽、气短、咳泡沫痰等现象，立即停止抽液，并皮下注射0.1%肾上腺素0.3～0.5mL，或进行其他对症处理。

3. 一次抽液不应过多、过快，诊断性抽液50～100mL即可。减压抽液，首次不超过600mL，以后每次不超过1000mL，以防一次大量迅速抽液后出现复张后肺水肿。如为脓胸，每次尽量抽尽。疑为化脓性感染时，助手用无菌试管留取标本，行涂片革兰染色镜检、细菌培养及药敏试验。做细胞学检查，为提高阳性检出率至少需100mL，并应立即送检，以免细胞自溶。

4. 严格无菌操作，操作中要防止空气进入胸腔，始终保持胸腔负压。

5. 应避免在第9肋间以下穿刺，以免刺破膈肌损伤腹腔脏器。进针部位沿肋骨上缘以免损伤肋间血管。

6. 恶性胸腔积液，可在胸腔内注入抗肿瘤药或硬化剂诱发化学性胸膜炎，促使脏层与壁层胸膜粘连，闭合胸腔，防止胸液重新积聚。

第八章 辅助检查

第一节 心电图

一、正常心电图

（一）心电轴的测定

1. 测定方法

（1）目测法 目测 Ⅰ 和 Ⅲ 导联 QRS 波群的主波方向，估测电轴是否发生偏移。若 Ⅰ 和 Ⅲ 导联的 QRS 主波均为正向波，电轴不偏；若 Ⅰ 导联出现较深的负向波，Ⅲ 导联主波为正向波，电轴右偏。若 Ⅲ 导联出现较深的负向波，Ⅰ 导联主波为正向波，电轴左偏。

（2）振幅法 分别测算 Ⅰ 和 Ⅲ 导联的 QRS 波群振幅的代数和，然后将这两个数值分别在 Ⅰ 导联及 Ⅲ 导联上画出垂直线，求得两垂直线的交叉点。电偶中心点与该交叉点相连即为心电轴，该电轴与 Ⅰ 导联轴正侧之间夹角的度数即为其心电轴数值。

（3）查表法 将 Ⅰ 和 Ⅲ 导联 QRS 波群振幅代数和值，通过查表直接求得心电轴。

2. 心电轴正常范围

正常心电轴一般在 0°～90°之间。心电轴在 -30°～+90°之间，表示电轴不偏。

3. 心电轴偏移的临床意义

（1）心电轴右偏 心电轴轻度或中度右偏（+90°～+120°），可见于正常婴儿、垂位心脏、肺气肿和轻度右室肥大；心电轴显著右偏（+120°～+180°）及重度右偏（+180°～+270°），可见于右心室肥大、左束支后分支传导阻滞。

（2）心电轴左偏 心电轴轻度或中度左偏（+30°～-30°），可见于妊娠、肥胖、腹水、横位心和轻度左心室肥大。心电轴显著左偏（-30°～-90°），可见于左心室肥大、左束支前分支传导阻滞。

（二）心率的计算

测量心率时，需测量一个 R-R（或 P-P）间期的秒数，然后被 60 除即可。心律明显不齐时，一般采取 5～10 个 P-P 或 R-R 间距的平均值来进行测算。例如：R-R 间距为 0.8 秒，则心率为 60/0.8 = 75 次/分。

（三）正常心电图波形特点及正常值

1. P 波

心房除极波，反映左右心房除极过程中的电位和时间。①形态：正常 P 波外形多钝圆，可有轻微切迹，但双峰间距 <0.04 秒。②方向：窦性 P 波在 aVR 导联倒置，在 Ⅰ、Ⅱ、aVF 和 V_3～V_6 导联直立，其余导联可以直立、低平、双向或倒置。③时间：正常 P 波时间 ≤0.11 秒。④电压：肢体导联 P 波电压 <0.25mV，胸导联 <0.20mV。

2. P-R 间期

房室传导时间，代表从心房开始激动到心室激动开始的一段时间。成人心率在正常范围时，P-R 间期为 0.12～0.20 秒。

3. QRS 波群

左右心室除极波形成，反映左右心室除极过程中的电位和时间变化。

（1）时间 正常成人 QRS 波群时间为 0.06～0.10 秒，婴幼儿为 0.04～0.08 秒。

（2）形态与电压 ①胸导联：正常胸导联 QRS 波群形态较恒定。V_1、V_2 导联 rS 型多见，R/S<1，R_{V_1}<1.0mV。V_5、V_6 导联以 R 波为主，R/S>1，R_{V_5}<2.5mV。V_3、V_4 导联呈 RS

型，R/S 接近于1，称为过渡区图形。正常成人胸导联自 V_1 至 V_5，R 波逐渐增大，而 S 波逐渐变小。②肢体导联：aVR 导联的 QRS 波群主波向下，可呈 Qr、rS、rSr′ 或 QS 型，R_{aVR} < 0.5mV。aVL 和 aVF 导联 QRS 波群形态多变，可呈 qR、qRs 或 Rs 型，也可呈 rS 型，R_{aVL} < 1.2mV，R_{aVF} < 2.0mV。③Q 波：正常人除 aVR 导联可呈 Qr 外，其他导联 Q 波的振幅不得超过同导联 R 波的 1/4，时间不得超过 0.04s，且无切迹。正常时，V_1、V_2 导联不应有 q 波，但可以是 QS 型，V_3 导联极少有 q 波，V_5、V_6 导联常可见正常的 q 波。

4. S-T 段

自 QRS 波群的终点至 T 波起点间的线段，代表心室缓慢复极过程。正常 S-T 段，多为一等电位线，有时可有轻度偏移。但在任何导联 S-T 段下移不应超过 0.05mV。S-T 段上抬在 $V_1 \sim V_3$ 导联不超过 0.3mV，其他导联均不超过 0.1mV。

5. T 波

为心室复极波，反映心室晚期快速复极的电位和时间变化。

（1）形态 正常的 T 波外形光滑不对称，前支较长，后支较短。

（2）方向 正常情况下，T 波方向与 QRS 波群的主波方向一致。即 aVR 导联倒置，Ⅰ、Ⅱ、$V_4 \sim V_6$ 导联直立，其余导联的 T 波可直立、双向或倒置。但若 V_1 导联 T 波直立，则 V_2、V_3 导联 T 波就不应倒置。

（3）电压 在以 R 波为主的导联中，T 波不应低于同导联 R 波的 1/10。

6. Q-T 间期

代表心室除极与复极所需要的总时间。Q-T 间期的长短与心率的快慢有密切关系。心率越快，Q-T 间期越短，反之则越长。心率在 60~100 次/分时，Q-T 间期正常范围在 0.32~0.44s。

7. U 波

为 T 波后 0.02~0.04 秒时出现的一个振幅很小的波，其方向与 T 波方向一致，电压低于同导联的 T 波。

图 8-1 正常心电图

二、心房、心室肥大

（一）心房肥大

1. 右心房肥大

突出表现是心房除极波振幅增高。主要改变：①P 波高尖（称肺型 P 波），电压 ≥ 0.25mV，以 Ⅱ、Ⅲ、aVF 导联最突出；②V_1 导联上，P 波前部高尖，IPI > 0.03mm·s。

图8-2 右心房肥大

2. 左心房肥大

突出表现是心房除极时间延长。主要改变：①P波增宽，≥0.12秒，为前低后高的双峰型，两峰间距≥0.04秒，以Ⅰ、Ⅱ、aVL导联明显，又称"二尖瓣型P波"；②V_1导联上，Ptf≤-0.04mm·s。

图8-3 左心房肥大

（二）心室肥大

1. 左心室肥大

特点如下：①QRS波群电压增高。胸导联：R_{V_5}或R_{V_6}>2.5mV、$R_{V_5}+S_{V_1}$>4.0mV（男性）或>3.5mV（女性）；肢体导联：$R_Ⅰ$>1.5mV、R_{aVL}>1.2mV、R_{aVF}>2.0mV、$R_Ⅰ+S_Ⅲ$>2.5mV；②额面QRS心电轴左偏，多数不超过-30°；③QRS波群时间延长，达0.10~0.11秒，左室室壁激动时间>0.05秒；④在以R波为主的导联中，S-T段下移>0.05mV，T波低平、双向或倒置。上述条件中，左心室电压增高是诊断左心室肥大的基本条件，其他三项为辅助条件。

图8-4 左心室肥大

图8-5 左心室肥大

2. 右心室肥大

特点如下：①QRS波群电压改变：$R_{V_1} > 1.0mV$，$R_{V_1} + S_{V_5} > 1.2mV$，$R_{aVR} > 0.5mV$；②QRS波群形态改变：$V_1$的R/S>1，$V_5$的R/S<1，aVR的R/Q>1或R/S>1。③心电轴右偏，尤其是超过+110°；④V_1导联的VAT>0.03秒，但QRS波群时间并不延长。⑤V_1或V_3R等右胸导联S-T段下移>0.05mV，T波低平、双向或倒置。上述条件中，QRS波群电压增高、QRS波群形态改变和心电轴右偏是诊断右心室肥大的可靠条件，其他各项为参考条件。

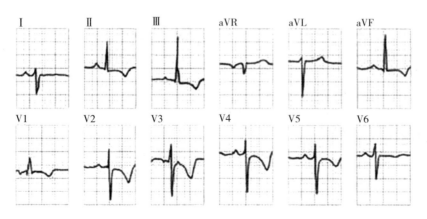

图8-6 右心室肥大

三、心肌梗死

1. 典型心肌梗死基本图形改变

(1) 缺血型 T 波改变　表现为两支对称的、尖而深的、倒置 T 波，即"冠状 T 波"。

(2) 损伤型 S-T 段改变　主要表现为面向损伤心肌的导联 S-T 段呈弓背向上抬高，甚至形成单向曲线（心肌梗死急性期的特征）。

(3) 坏死型 Q 波改变　主要表现为面对梗死心肌的导联上 Q 波异常加深增宽，即宽度≥0.04秒，深度≥同导联 R 波的 1/4，R 波振幅降低，甚至 R 波消失而呈 QS 型。

2. 心电图的演变及分期

根据心电图图形的演变过程和演变时间可分为超急性期、急性期、恢复期（亚急性期）和陈旧期。

(1) 超急性期（急性损伤期）　发生在急性心肌梗死后数分钟或数小时内。首先表现为 T 波高耸，随后出现 S-T 段斜形抬高，与高耸直立的 T 波相连，尚未出现异常 Q 波。

(2) 急性期（充分发展期）　出现在急性心肌梗死后数小时或数日，可持续数周。心电图表现为 S-T 段呈弓背向上抬高，并可与 T 波融合形成单向曲线，可出现异常 Q 波或 QS 波，继而 S-T 段逐渐下降，直立 T 波开始倒置，并逐渐加深。坏死型 Q 波、损伤型 S-T 段抬高和缺血型 T 波倒置在此期可同时出现。

(3) 恢复期（亚急性期）　出现在急性心肌梗死后数周至数月。抬高的 S-T 段恢复至基线，坏死型 Q 波持续存在，倒置的缺血型 T 波由深逐渐变浅。

(4) 陈旧期（愈合期）　出现在急性心肌梗死后 3~6 个月或更久。S-T 段和 T 波恢复正常，也可 T 波持续倒置、低平，趋于恒定不变，常只遗留坏死型 Q 波。

3. 心肌梗死的定位诊断

根据出现心肌梗死特征性心电图改变的导联可确定心肌梗死的部位（表8-1）。

表8-1　左心室心肌梗死的心电图定位

定位	V_1	V_2	V_3	V_4	V_5	V_6	V_7	V_8	V_9	aVL	aVF	I	II	III
前间壁	+	+	+											
前壁			+	+	+									
前侧壁					+	+				+		+		
广泛前壁	+	+	+	+	+	+				±		±		
下壁											+		+	+
正后壁	*	*	*				+	+	+					
后下壁							+	+	+		+		+	+
高侧壁										+		+		
后侧壁				±	±	+	+	+		+		+		

注：+ 表示有特征性改变；± 表示可能有特征性改变；* 表示有对应性改变，即 R 波增高、T 波高耸。

图 8-7 急性前壁心肌梗死

图 8-8 急性下壁心肌梗死

四、心肌缺血

1. 心绞痛

（1）典型心绞痛 发作时可出现暂时性急性心肌缺血的表现：面对缺血区的导联上出现S-T段水平型或下垂型压低≥0.1mV，T波倒置、低平或双向。

（2）变异型心绞痛 心电图特点为：S-T段抬高，常伴T波高耸，对应导联则表现为S-T段压低。

2. 慢性冠状动脉供血不足

（1）S-T段压低 除aVR导联外，其他导联的S-T段压低。

（2）T波改变 主要表现为低平、双向或倒置。心内膜部分心肌缺血可出现高大T波；心外膜部分心肌缺血时出现对称性倒置T波，即"冠状T波"。

图 8-9 心肌缺血 ST 段压低

图 8-10 急性心肌缺血 T 波倒置

五、期前收缩

1. 室性期前收缩

（1）提早出现的 QRS-T 波群，其前无提早出现的异位 P′波。

（2）QRS 波群形态宽大畸形，时间≥0.12 秒。

（3）T 波方向与 QRS 波群主波方向相反。

（4）有完全性代偿间歇（即室性期前收缩前、后的两个窦性 P 波的时距等于窦性 P-P 间距的两倍）。

图 8-11 室性期前收缩

2. 房性期前收缩

（1）提早出现的房性 P′ 波，形态与窦性 P 波不同。

（2）P′-R 间期 ≥0.12 秒。

（3）房性 P′ 波后有正常形态的 QRS 波群。

（4）房性期前收缩后的代偿间歇不完全（房性期前收缩前后的两个窦性 P 波的时距短于窦性 P-P 间距的两倍）。

图 8-12 房性期前收缩

3. 交界性期前收缩

（1）提早出现的 QRS 波群，形态基本正常。

（2）逆行的 P′ 波可出现在提早出现的 QRS 波群之前、之后、之中（见不到逆行的 P′ 波）。若逆行 P′ 波在 QRS 波群之前，P′-R 间期 <0.12 秒；若逆行 P′ 波在 QRS 波群之后，R-P′ 间期 <0.20 秒。

（3）常有完全性代偿间歇。

图 8-13 房室交界性期前收缩

六、阵发性室上性心动过速

1. 突然发生，突然终止，频率多为 150~250 次/分，节律快而规则。

2. QRS 波群形态基本正常，时间 <0.10 秒。

3. ST-T 可无变化，但发作时 S-T 段可有下移和 T 波倒置表现。

4. 如能确定房性 P′ 波存在，且 P′-R 间期 ≥0.12 秒，为房性心动过速；如为逆行 P′ 波，P′-R 间期 <0.12 秒或 R-P′ 间期 <0.20 秒，则为交界性心动过速；如不能明确区分，则统称为室上性心动过速。

图 8-14　室上性心动过速

七、心房颤动

1. P 波消失，被一系列大小不等、间距不均、形态各异的心房颤动波（f 波）所取代，其频率为 350~600 次/分。

2. R-R 间距绝对不匀齐，即心室率完全不规则。

3. QRS 波群形态一般与正常窦性者相同。

图 8-15　房颤

八、室性心动过速

1. 为室性期前收缩的连续状态（连续 3 次或 3 次以上），频率多为 150~200 次/分，R-R 大致相等，室律可略有不齐。

2. QRS 波群宽大畸形，时间≥0.12 秒，T 波方向与 QRS 主波方向相反。

3. 如能发现窦性 P 波，可见窦性 P 波的频率比 QRS 波群的频率明显缓慢，P 波与 QRS 波群之间无固定关系。

4. 可有心室夺获或室性融合波。

图 8-16　室性心动过速

九、心室颤动

这是最严重的心律失常，是心脏停跳前的征象，此时表现为 QRS-T 波完全消失，被大小不等、极不匀齐的低小波所取代，频率为 200~500 次/分。

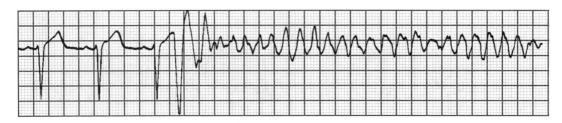

图 8-17 室颤

十、房室传导阻滞

1. 一度房室传导阻滞

（1）窦性 P 波之后均伴随有 QRS 波群。

（2）P-R 间期延长，常 ≥ 0.21 秒（老年人 > 0.22 秒）。

图 8-18 一度房室传导阻滞

2. 二度房室传导阻滞

分为二度Ⅰ型和二度Ⅱ型。

（1）二度Ⅰ型表现 ①P 波规律出现；②P-R 间期呈进行性延长（而 R-R 间距则进行性缩短），直至出现一次心室漏搏，其后 P-R 间期又恢复为最短，再逐渐延长，直至又出现心室漏搏。这种周而复始的现象，称为房室传导的文氏现象。房室传导比例可为 3:2、4:3、5:4 等。

图 8-19 二度Ⅰ型房室传导阻滞

（2）二度Ⅱ型表现 ①P-R 间期恒定（正常或延长），部分 P 波后无 QRS 波群；②QRS 波群成比例地脱漏，形态一般正常或增宽畸形。房室传导比例常为 2:1、3:2、4:3 等。

凡连续出现 2 次或 2 次以上的 QRS 波群脱漏者，为高度房室传导阻滞，房室传导比例常呈 3:1、4:1 等。

图 8-20 二度Ⅱ型房室传导阻滞

3. 三度房室传导阻滞

（1）P 波与 QRS 波群无固定关系，P-P 间距、R-R 间距各有其固定的节律。

（2）心房率＞心室率（P 波频率高于 QRS 波群频率）。

（3）QRS 波群形态正常或宽大畸形。

图 8-21　三度房室传导阻滞

第二节　X 线片

一、正常胸部正位片

正常胸部 X 线影像是胸腔组织器官及胸壁软组织、骨骼、心、肺、大血管、胸膜、膈肌等相互重叠的综合投影，熟悉各种影像的正常及变异的 X 线表现是胸部影像诊断的基础。

（一）胸廓

在胸片上胸廓的影像包括软组织和骨骼，正常胸廓两侧对称。

1. 软组织

主要有胸锁乳突肌、锁骨上皮肤皱褶、胸大肌、女性乳房及乳突。

2. 骨骼

（1）肋骨　起自胸椎两侧，后段呈水平向外走行，前段自外向内下倾斜形成肋弓。前段扁薄，后段较厚而圆，显影清晰。第 1～10 肋骨前端有肋软骨与胸骨相连，肋软骨未钙化时不显影。肋软骨常见的先天变异有颈肋、叉状肋和肋骨联合畸形。

（2）锁骨　位于两肺上部，与第一肋骨前端相交，内侧缘与胸骨柄构成胸锁关节。

（3）肩胛骨　在标准正位胸片上，一般投影于肺野之外。

（4）胸椎　在正位胸片上，与纵隔重叠。

（5）胸骨　由胸骨柄、胸骨体及剑突构成。

图 8-22　正常胸片（骨骼）

（二）肺

1. 肺野

两侧含有空气的肺部影像称为肺野。通常采用横、纵行划分。纵行划分，自肺门向外至肺野外围分三等份，称为内、中、外带。横行划分，分别在第二、四肋骨前端下缘画一水平线，将肺野分为上、中、下三野。

2. 肺叶、肺段和肺小叶

右肺分上、中、下三叶，左肺分上、下两叶。各肺叶由叶间裂分隔。

3. 肺门

肺门影主要由肺动脉、肺静脉、支气管及淋巴管的投影构成。肺动脉和肺静脉的大分支为主要组成部分，更以肺动脉为主。在正位片上，肺门位于两肺中野内带第 2～5 前肋间处，通常左侧肺门比右侧高1~2cm。右肺门主要由右上叶肺静脉干分支和右下肺动脉构成钝角，称右肺门角。左肺门主要由左肺动脉及上肺静脉分支构成，左肺动脉弓形成半圆形影。

4. 肺纹理

肺纹理为自肺门向肺野呈放射状分布的树枝状影。由肺动脉、肺静脉、支气管及淋巴管构成，主要成分是肺动脉及其分支。

5. 气管、支气管及其分支

气管起于环状软骨下缘，相当于第6~7颈椎水平，在第5~6胸椎平面分为左、右主支气管。两侧主支气管分为肺叶支气管，继而分出肺段支气管，经多次分支，最后分支为终末细支气管，与肺泡相连。

图8-23　正常胸片（肺纹理、肺门）

6. 肺实质和肺间质

肺组织由肺实质与肺间质组成。肺实质为肺部具有气体交换功能的含气间隙及结构。肺间质是肺的支架组织，分布于支气管、血管周围、肺泡间隔及脏胸膜下。

（三）胸膜

衬于胸壁内面的胸膜为壁层胸膜，包绕于肺表面者为脏层胸膜，其间为一间隙，即胸膜腔。位于叶间裂的叶间胸膜经常可以看到斜裂胸膜和水平裂胸膜。

（四）纵隔

位于胸骨之后，胸椎之前，介于两肺之间。其中包含心脏、大血管、气管、食管、主支气管、淋巴组织、胸腺、神经及脂肪等。纵隔的分区在判断纵隔病变的来源和性质上有重要意义。纵隔的分区方法有数种，简单的分法是以胸骨柄下缘到第4胸椎下缘的连线为界，将纵隔分为上下两部分，上纵隔又以气管的后缘为界，分为前、后纵隔，下纵隔以心包为界，划分为前、中、后三区。

（五）膈

膈由薄层肌腱组织构成，呈圆顶状，位于胸、腹腔之间，内侧与心脏形成心膈角，外侧逐渐向下倾斜，与胸膜间形成尖锐的肋膈角。右膈通常较左侧高1~2cm，一般位于第9、10后肋水平。呼吸时两膈上下对称运动，运动范围为1~3cm，深呼吸时可达3~6cm，两侧膈运动大致对称。膈的形态、位置及运动可因膈的发育及胸膜腔的病变而改变。

图8-24　正常胸片

二、肺气肿

慢性支气管炎及支气管哮喘时，两肺末梢细支气管由于炎症或痉挛发生活瓣性狭窄，产生两肺阻塞性肺气肿。

胸部 X 线片表现：
1. 两肺野透亮度增加。
2. 肺纹理分布稀疏、纤细。
3. 横膈位置低平（膈穹隆平坦，位置下降），活动度减弱。
4. 胸廓呈桶状胸，前后径增宽，肋骨横行，肋间隙增宽。
5. 心影狭长，呈垂位心。
6. 侧位胸片见胸骨后间隙增宽。

三、气胸

空气进入胸膜腔内，称为气胸。气体经胸壁的穿透伤或肺组织病变导致的胸膜破损形成气胸；也可为自发性气胸，如严重的肺气肿、肺大泡破裂；当胸膜裂口形成活瓣时，气体只进不出或进多出少，形成张力性气胸。

胸部 X 线片表现：肺组织被气体压缩，于壁层胸膜与脏层胸膜之间形成无肺纹理的气胸区，少量气胸时，气胸区呈线状或带状无肺纹理区；大量气胸时，气胸区可占据肺野中外带；张力性气胸，可将肺完全压缩在肺门区，呈均匀的软组织影，可使纵隔向健侧移位，膈肌向下移位。

图 8-25　左侧气胸

四、胸腔积液

多种疾病可累及胸膜产生胸腔积液，病因不同，液体的性质也可不同，可以是炎性渗出液，化脓性炎症则为脓液；肾脏疾病、心脏疾病导致充血性心衰或血浆蛋白过低，可发生漏出液；胸部外伤、肺或胸膜的恶性肿瘤可以发生血性积液；恶性肿瘤侵及胸导管及左锁骨下静脉，可产生乳糜性积液。仅根据胸片表现不能鉴别胸腔积液的性质。

1. 游离性胸腔积液

游离性胸腔积液最先积存在后肋膈角。

（1）少量积液时，于站位胸片正位时，仅见肋膈角变钝。

（2）中等量积液时，胸片可见渗液曲线，液体上缘呈外高内低边缘模糊的弧线样影，此为胸腔积液的典型 X 线表现。

图 8-26 右侧中等量胸腔积液（可见渗液曲线）

（3）大量积液时，患侧肺野呈均匀致密阴影，纵隔向健侧移位，肋间隙增宽，膈肌下移。

图 8-27 左侧大量胸腔积液（纵隔向右移位）

2. 局限性胸腔积液

胸腔积液存于胸腔某个局部称为局限性胸腔积液，如包裹性胸腔积液、叶间积液等。

（1）包裹性积液　胸膜炎时，脏、壁层胸膜粘连使积液局限于胸膜腔的某部位，称为包裹性胸腔积液。好发于侧后胸壁。

（2）叶间积液　胸腔积液局限在水平裂或斜裂的叶间裂时，称叶间积液。侧位胸片上可见液体位于叶间裂位置，呈梭形，密度均匀，边缘清晰。

五、急性胃肠穿孔

X 线主要征象为膈下游离气体，表现为双侧膈下线条状或新月状透光影，也称气腹。50mL 以上的气体 X 线才能发现。

图 8-28 胃肠道穿孔

六、肠梗阻

典型 X 线表现为梗阻上段肠管扩张、积气、积液。肠内有气液平面，长短不一，高低不等，如阶梯状。

图 8-29　肠梗阻

七、长骨骨折

长骨骨折是指长骨完整性和连续性发生断裂或粉碎，X 线表现为锐利而透明的骨折线，细微或不全骨折有时看不到明确的骨折线，而表现为骨皮质皱折、成角、凹折、裂痕，骨小梁中断、扭曲或嵌插。在中心 X 线通过骨折断面时，则骨折线显示清楚，否则显示不清，甚至不易发现。严重骨折骨骼常弯曲、变形。嵌入性或压缩性骨折骨小梁紊乱，甚至密度增高，而看不到骨折线。

图 8-30　右股骨远端骨折（骨折断端错位）

根据骨折程度可分为完全性骨折和不完全性骨折。完全性骨折时骨折线贯穿骨骼全径，经常有骨折端移位。骨折线有横形、纵形、星形、斜形、螺旋形或粉碎形等，多见于四肢长骨。不完全性骨折时骨折线不贯穿全径。长骨端近关节处骨折多分为 T 形、Y 形骨折及嵌顿性骨折等。儿童青枝骨折常见于四肢长骨，似春天嫩柳枝折断时外皮相连而得名。

图 8-31　右桡骨远端青枝骨折

第三节 实验室检查

一、血液一般检查

（一）血红蛋白（Hb）测定和红细胞（RBC）计数

[参考值]

血红蛋白：男：120~160g/L；女：110~150g/L；新生儿：100~190g/L。

红细胞计数：男：$(4.0 \sim 5.5) \times 10^{12}/L$；女：$(3.5 \sim 5.0) \times 10^{12}/L$；新生儿：$(6.0 \sim 7.0) \times 10^{12}/L$。

[临床意义]

血红蛋白与红细胞计数临床意义基本相同。贫血时单位容积循环血液中红细胞数、血红蛋白量低于参考值低限。但贫血时血红蛋白与红细胞的减少程度可不一致，如缺铁性贫血，血红蛋白的减少较红细胞为甚。

（1）红细胞和血红蛋白减少　贫血分为四级，轻度：男性低于120g/L，女性低于110g/L但高于90g/L；中度：60~90g/L；重度：30~60g/L；极重度：低于30g/L。

贫血可分为三类：①红细胞生成减少，见于造血原料不足（如缺铁性贫血、巨幼细胞贫血），造血功能障碍（如再生障碍性贫血、白血病等），慢性系统性疾病（慢性感染、恶性肿瘤、慢性肾病等）；②红细胞破坏过多，见于各种溶血性贫血；③失血，如各种失血性贫血。

（2）红细胞和血红蛋白增多

相对性红细胞增多：见于大量出汗、连续呕吐、反复腹泻、大面积烧伤等。

绝对性红细胞增多：①继发性：生理性增多见于新生儿、高山居民、登山运动员和重体力劳动者。病理性增多见于阻塞性肺气肿、肺源性心脏病、发绀型先天性心脏病。②原发性：见于真性红细胞增多症。

（二）白细胞（WBC）计数及白细胞分类计数

[参考值]

白细胞总数：成人：$(4 \sim 10) \times 10^9/L$；儿童：$(5 \sim 12) \times 10^9/L$；新生儿：$(15 \sim 20) \times 10^9/L$。

分类计数：中性杆状核：0.01~0.05；中性分叶核：0.50~0.70；嗜酸性粒细胞：0.005~0.05；嗜碱性粒细胞：0~0.01；淋巴细胞：0.20~0.40；单核细胞：0.03~0.08。

[临床意义]

白细胞数高于$10 \times 10^9/L$称白细胞增多，低于$4 \times 10^9/L$称白细胞减少。白细胞总数的增、减主要受中性粒细胞的影响。

1. 中性粒细胞（N）

（1）中性粒细胞增多

1）反应性粒细胞增多：见于：①感染：化脓性感染为最常见的原因，如流行性脑脊髓膜炎、肺炎、阑尾炎等；还见于某些病毒感染（狂犬病、流行性乙型脑炎）、某些寄生虫感染（急性血吸虫病、肺吸虫病）。②严重组织损伤：如较大手术后、急性心肌梗死后较常见。③急性大出血、溶血：如脾破裂或宫外孕破裂、急性溶血等。④其他：如中毒、类风湿关节炎及应用某些药物如皮质激素等。

2）异常增生性粒细胞增多：见于急、慢性粒细胞性白血病，骨髓增殖性疾病（骨髓纤维化、真性红细胞增多症）等。

（2）中性粒细胞减少　见于：①某些感染：病毒感染是常见的原因，如流行性感冒、麻疹、病毒性肝炎、水痘、风疹等。也见于某些革兰阴性杆菌感染（如伤寒）及原虫感染（如疟疾）等。②某些血液病：如再生障碍性贫血、粒细胞缺乏症及恶性组织细胞病等。③药物及理化因素的作用：如氯霉素、抗肿瘤药物、抗结核药物、抗甲状腺药物、X线及放射性核素等。④自身免疫性疾患：如系统性红斑狼疮等。⑤脾功能亢进：如肝硬化、班替综合征等。

（3）中性粒细胞的核象变化　①核左移：常

见于各种病原体所致的感染、大出血、大面积烧伤、大手术、恶性肿瘤晚期等。②核右移：核右移常伴白细胞总数减少，为骨髓造血功能减退或缺乏造血物质所致。常见于巨幼细胞贫血、恶性贫血，若在疾病进程中突然发现核右移，表示预后不良。

（4）中性粒细胞的中毒性改变　常见于各种严重感染、中毒、恶性肿瘤及大面积烧伤等。

2. 嗜酸性粒细胞（E）

（1）嗜酸性粒细胞增多　见于：①变态反应性疾病，如支气管哮喘、药物过敏反应、热带嗜酸性粒细胞增多症以及某些皮肤病等；②寄生虫病；③某些血液病，如慢性粒细胞白血病、嗜酸性粒细胞白血病。

（2）嗜酸性粒细胞减少　见于伤寒、副伤寒、应激状态等。

3. 嗜碱性粒细胞（B）

嗜碱性粒细胞增多可见于慢性粒细胞白血病等。其减少一般无临床意义。

4. 淋巴细胞（L）

（1）淋巴细胞增多　见于：①感染性疾病：主要为病毒感染，如麻疹、风疹、水痘、流行性腮腺炎、传染性单核细胞增多症等，也可见于某些杆菌感染，如结核病、百日咳、布氏杆菌病。②某些血液病。③急性传染病的恢复期。

（2）淋巴细胞减少　主要见于应用皮质激素、烷化剂、接触放射线，免疫缺陷性疾病等。

5. 单核细胞（M）

单核细胞增多见于：①生理性，如婴幼儿；②某些感染，如感染性心内膜炎、活动性结核病、疟疾及急性感染的恢复期；③某些血液病，如单核细胞白血病。

（三）血小板计数（PC 或 Plt）

[参考值]

$(100 \sim 300) \times 10^9/L$。

[临床意义]

（1）血小板数低于 $100 \times 10^9/L$ 为血小板减少，见于再生障碍性贫血、急性白血病、原发性血小板减少性紫癜、脾功能亢进等。

（2）血小板数高于 $400 \times 10^9/L$ 为血小板增多。血小板反应性增多见于脾脏摘除术后、急性大失血及溶血之后。血小板原发性增多见于真性红细胞增多症、原发性血小板增多症、慢性粒细胞性白血病等。

（四）网织红细胞（Ret）计数

[参考值]

成人：$0.005 \sim 0.015$（$0.5\% \sim 1.5\%$），绝对值$(24 \sim 84) \times 10^9/L$；新生儿：$0.03 \sim 0.06$（$3\% \sim 6\%$）。

[临床意义]

（1）溶血性贫血、急性失血性贫血时网织红细胞显著增多；网织红细胞减少见于再生障碍性贫血、骨髓病性贫血（如白血病）。

（2）贫血疗效观察：贫血病人，给予有关抗贫血药物后，网织红细胞增高说明治疗有效；反之，说明治疗无效。

（五）红细胞沉降率（ESR）测定

[参考值]

成年男性：$0 \sim 15mm/h$；成年女性：$0 \sim 20mm/h$（魏氏法，Westergren）。

[临床意义]

（1）生理性增快　见于妇女月经期、妊娠、儿童、老年人。

（2）病理性增快　见于：①各种炎症，如细菌性急性炎症、风湿热和结核病活动期；②损伤及坏死，如急性心肌梗死、严重创伤、骨折等；③恶性肿瘤；④各种原因导致的高球蛋白血症，如多发性骨髓瘤、感染性心内膜炎、系统性红斑狼疮、肾炎、肝硬化等；⑤贫血。

二、尿液检查

（一）一般性状检查

1. 尿量

[参考值]

$1000 \sim 2000mL/24h$。

[临床意义]

(1) 多尿 尿量>2500mL/24h者称为多尿。病理性多尿见于糖尿病、尿崩症、有浓缩功能障碍的肾脏疾病及精神性多尿等。

(2) 少尿或无尿 尿量少于400mL/24h（或17mL/h）者称为少尿；尿量少于100mL/24h者，称为无尿或尿闭。见于：①肾前性：各种原因所致的肾血流量减少，如休克、脱水、心力衰竭及肾动脉栓塞等；②肾性：急性肾小球肾炎、慢性肾小球肾炎、急性肾衰竭少尿期及慢性肾衰竭终末期等；③肾后性：尿路梗阻，如肿瘤、结石、尿道狭窄等。

2. 颜色和透明度

(1) 血尿 见于泌尿系统的炎症、结核、结石、肿瘤及出血性疾病等。

(2) 血红蛋白尿 其颜色呈浓茶色或酱油色，镜检无红细胞，但隐血试验可呈强阳性。可见于蚕豆病、阵发性睡眠性血红蛋白尿、血型不合的输血反应及恶性疟疾等。

(3) 胆红素尿 见于肝细胞性黄疸及阻塞性黄疸。

(4) 乳糜尿 常见于丝虫病，少数因结核、肿瘤引起。

(5) 脓尿和菌尿 见于泌尿系统感染，如肾盂肾炎、膀胱炎。

3. 气味

尿中出现烂苹果样气味，多为糖尿病酮症酸中毒。有机磷农药中毒时尿带蒜臭味。此外，有些药物和食物（葱、蒜）也可使尿液散发特殊气味。

4. 酸碱反应

[参考值]

pH 4.5~8.0（平均6.5）。

[临床意义]

尿液酸度增高见于多食肉类、蛋白质，代谢性酸中毒，痛风等；碱性尿见于多食蔬菜、服用碳酸氢钠类药物、代谢性碱中毒、呕吐等。

5. 尿液比密

[参考值]

1.015~1.025，晨尿比重最高。

[临床意义]

尿比密病理性增高见于急性肾小球肾炎、糖尿病、蛋白尿、失水等；尿比密减低见于尿崩症、慢性肾小球肾炎、急性肾衰竭和肾小管间质疾病等；肾实质严重损害出现等张尿，尿比密常固定，在1.010左右。

(二) 化学检查

1. 尿蛋白

[参考值]

尿蛋白定性试验阴性或定量试验0~80mg/L。

[临床意义]

当尿液用常规定性方法检查尿蛋白阳性，或定量试验超过150mg/24h，称为蛋白尿。

(1) 肾小球性蛋白尿 见于原发性肾小球疾病，如急性肾小球肾炎、急进性肾小球肾炎、隐匿性肾小球肾炎、慢性肾小球肾炎、肾病综合征，以及某些继发性肾小球疾病，如糖尿病肾病及系统性红斑狼疮肾病等。

(2) 肾小管性蛋白尿 常见于肾盂肾炎、间质性肾炎、中毒性肾病（汞、镉、铋等重金属中毒及应用庆大霉素、卡那霉素等药物引起）、肾移植术后。

(3) 混合性蛋白尿 见于肾小球疾病后期（如慢性肾小球肾炎）累及肾小管，肾小管间质疾病后期（如炎症、中毒）涉及肾小球，以及全身性疾病，如糖尿病肾病、系统性红斑狼疮肾病等。

(4) 溢出性蛋白尿 可见于多发性骨髓瘤、巨球蛋白血症、大面积心肌梗死、挤压综合征和溶血性贫血等。

(5) 组织性蛋白尿 在尿液形成过程中，肾小管代谢产生的和肾组织破坏分解的蛋白质及炎症、药物刺激分泌的蛋白质，称组织性蛋白尿。肾脏炎症、中毒时排出量增多。

(6) 假性蛋白尿 肾脏以下泌尿道疾病，如膀胱炎、尿道炎，或阴道分泌物掺入尿中，可引起蛋白定性试验阳性。

2. 尿糖

[参考值]

定性试验为阴性，定量试验为 0.56～5.0mmol/24h。

[临床意义]

（1）血糖增高性糖尿 最常见于糖尿病，也见于肢端肥大症、甲状腺功能亢进症、嗜铬细胞瘤、库欣综合征等。

（2）血糖正常性糖尿 肾糖阈值降低所致的糖尿，又称肾性糖尿。见于慢性肾小球肾炎、肾病综合征、妊娠等。

（3）暂时性糖尿 见于：①生理性糖尿，如短时间内摄入大量糖后；②应激性糖尿，如脑出血、颅脑外伤、急性心肌梗死等。

（4）其他糖尿 进食乳糖、果糖等过多可出现果糖尿、半乳糖尿，可使尿糖定性假阳性。

（5）假性糖尿 维生素C、水杨酸、阿司匹林等有还原性，可使尿糖定性假阳性。

3. 酮体

[参考值]

定性试验为阴性。

[临床意义]

尿酮体包括乙酰乙酸、β羟丁酸和丙酮。糖尿病酮症酸中毒时尿酮体呈强阳性反应，妊娠呕吐、重症不能进食等也可呈阳性。

(三) 显微镜检查

1. 细胞

（1）红细胞

[参考值]

玻片法平均 0～3/HP，定量检查 0～5/μL。

[临床意义]

离心后的尿沉渣，若红细胞>3/HP，尿外观无血色者，称为镜下血尿；尿内含血量较多，外观呈红色，称肉眼血尿。多形性红细胞大于计数的80%称为肾小球源性血尿，见于各类肾小球疾病，如急慢性肾小球肾炎、紫癜性肾炎、狼疮性肾炎等；多形性红细胞<50%，为非肾小球性血尿，见于泌尿系统肿瘤、肾结石、肾盂肾炎、急性膀胱炎等。

（2）白细胞和脓细胞

[参考值]

玻片法平均 0～5/HP，定量检查 0～10/μL。

[临床意义]

若有大量白细胞或脓细胞，多为泌尿系统感染，见于肾盂肾炎、膀胱炎、尿道炎及肾结核等。成年女性生殖系统有炎症，尿内常混入阴道分泌物，镜下除成团的脓细胞外，还可见到多量扁平上皮细胞，应与泌尿系统炎症相鉴别，需取中段尿复查。

（3）上皮细胞 由泌尿生殖道不同部位的上皮细胞脱落而来。

1）复层鳞状上皮细胞（扁平上皮细胞）：来自阴道及尿道黏膜表层，成年女性尿中多见，临床意义不大。

2）移行上皮细胞：正常人尿内无或偶见，尿道炎、膀胱炎、输尿管炎时可见。

3）肾小管上皮细胞：尿中出现提示肾小管有病变，对判断肾移植术后有无排斥反应有一定意义。

2. 管型

（1）透明管型 偶见于健康人；剧烈运动、高热、心功能不全时，可见少量；肾实质病变时，明显增多。

（2）细胞管型 ①红细胞管型：主要见于肾小球疾病，如急进性肾小球肾炎、急性肾小球肾炎、慢性肾小球肾炎、狼疮性肾炎等。②白细胞管型：常见于肾盂肾炎、间质性肾炎等。③肾小管上皮细胞管型：表示肾小管有病变，常见于急性肾小管坏死、肾病综合征、慢性肾小球肾炎晚期、高热、妊娠高血压综合征等。

（3）颗粒管型 见于慢性肾小球肾炎、肾盂肾炎或某些原因（药物中毒等）引起的肾小管损伤。

（4）脂肪管型 常见于肾病综合征、慢性肾小球肾炎急性发作、中毒性肾病。

（5）蜡样管型 提示肾小管病变严重，预后较差。见于慢性肾小球肾炎晚期、慢性肾衰竭及肾淀粉样变性。

（6）肾衰竭管型　见于慢性肾衰竭。

3. 结晶体

一般临床意义较小。若经常出现于新鲜尿中并伴有较多红细胞时，有泌尿系结石的可能。若在服用磺胺类药物时尿中出现大量磺胺结晶体，应及时停药。

4. 病原体

清洁中段尿定量细菌培养 $\geq 10^5/mL$ 为阳性，$< 10^4/mL$ 为污染，在 $10^4 \sim 10^5/mL$ 结合临床判断。直接涂片每个油镜视野见 1 个以上细菌为阳性。病原体检查阳性有助于泌尿系感染，如肾盂肾炎、膀胱炎的诊断。

三、粪便检查

1. 一般性状检查

（1）水样或粥样稀便　见于各种感染性或非感染性腹泻，如急性胃肠炎、甲状腺功能亢进症等。

（2）米泔样便　见于霍乱患者。

（3）黏液脓样或黏液脓血便　常见于痢疾、溃疡性结肠炎、直肠癌等。在阿米巴痢疾时，以血为主，呈暗红色果酱样；细菌性痢疾则以黏液及脓为主。

（4）鲜血便　多见于肠道下段出血。痔疮出血滴落于粪便之后，肛裂出血则附于秘结粪便的表面。

（5）柏油样便　见于各种原因引起的上消化道出血。

（6）白陶土样便　见于各种原因引起的胆管阻塞。

（7）细条状便　多见于直肠癌。

2. 显微镜检查

（1）白细胞　大量白细胞出现，见于急性细菌性痢疾、溃疡性结肠炎。过敏性结肠炎、肠道寄生虫时，可见较多的嗜酸性粒细胞。

（2）红细胞　肠道下段炎症或出血时可见，如痢疾、溃疡性结肠炎、结肠癌、痔疮出血、直肠息肉等。

（3）巨噬细胞（大吞噬细胞）　见于细菌性痢疾和溃疡性结肠炎。

（4）寄生虫　肠道寄生虫的诊断主要靠镜检查找虫卵、原虫滋养体及其包囊，如蛔虫、钩虫、蛲虫、绦虫、阿米巴滋养体等。

3. 化学检查

主要是隐血试验。

正常为阴性。

阳性常见于消化性溃疡的活动期、胃癌、钩虫病以及消化道炎症、出血性疾病等。消化性溃疡隐血试验呈间断阳性，消化道癌症呈持续性阳性，故本试验对消化道出血的诊断及消化道肿瘤的普查、初筛和监测均有重要意义。服用铁剂，食用动物血或肝类、瘦肉以及大量绿叶蔬菜时，可出现假阳性。口腔出血或消化道出血被咽下后，可呈阳性反应。

4. 细菌学检查

主要靠培养分离与鉴定，但有时也做直接涂片检查，如粗筛霍乱弧菌，可做粪便悬滴和涂片染色检查。粪便培养（普通培养、厌氧培养或结核培养）有助于确诊和菌种鉴定。

四、肝功能检查

（一）血清总蛋白（STP）和白蛋白/球蛋白（A/G）比值测定

[参考值]

血清总蛋白：$60 \sim 80 g/L$；白蛋白：$40 \sim 55 g/L$；球蛋白：$20 \sim 30 g/L$；A/G 比值：$1.5:1 \sim 2.5:1$。

[临床意义]

（1）血清总蛋白和白蛋白增高　见于各种原因引起的血液浓缩、肾上腺皮质功能减退。

（2）血清总蛋白和白蛋白降低　①肝脏疾病，如亚急性重型肝炎、重度慢性肝炎、肝硬化、肝癌等；②营养不良；③蛋白丢失过多，如肾病综合征、慢性肾炎、严重烧伤等；④消耗增加，如恶性肿瘤、重症结核病、甲状腺功能亢进症等。

（3）血清总蛋白和球蛋白增高　①慢性肝脏疾病，如慢性活动性肝炎、自身免疫性肝炎、肝硬化等；②M 蛋白血症，如多发性骨髓瘤、淋巴瘤、原发性巨球蛋白血症等；③自身免疫性疾病，如系统性红斑狼疮、类风湿关节炎等；④慢性炎症，如结核病、疟疾等。

（4）A/G比值倒置（A/G<1）　见于肝功能严重损害及M蛋白血症，如肝硬化、肝癌、多发性骨髓瘤、原发性巨球蛋白血症等。

（二）血清氨基转移酶测定

[参考值]

连续监测法（37℃）：ALT 10~40U/L，AST 10~40U/L，ALT/AST≤1。

[临床意义]

（1）肝脏疾病　①病毒性肝炎时，ALT与AST均显著升高，以ALT升高更加明显，是诊断病毒性肝炎的重要检测项目。急性重症肝炎AST明显升高，但在病情恶化时，黄疸进行性加深，酶活性反而降低，即出现"胆酶分离"现象，提示肝细胞严重坏死，预后不良。②慢性病毒性肝炎转氨酶轻度上升或正常。③肝硬化转氨酶活性正常或降低。④肝内、外胆汁淤积。⑤酒精性肝病、药物性肝炎、脂肪肝、肝癌等，转氨酶轻度升高或正常。酒精性肝病AST显著增高，ALT轻度增高。

（2）心肌梗死　急性心肌梗死后6~8小时AST增高，4~5天后恢复正常。

（3）其他疾病　骨骼肌疾病、肺梗死、肾梗死等转氨酶轻度升高。

（三）γ-谷氨酰转移酶（γ-GT）

[参考值]

硝基苯酚连续监测法（37℃）：γ-GT<50U/L。

[临床意义]

γ-GT增高见于：①肝癌。②胆道阻塞。③肝脏疾病：急性肝炎γ-GT呈中等度升高；慢性肝炎、肝硬化的非活动期，γ-GT正常，若γ-GT持续升高，提示病变活动或病情恶化；急慢性酒精性肝炎、药物性肝炎，γ-GT可明显升高。

（四）胆红素代谢检查

健康人及三种黄疸实验室检查鉴别见表8-2。

表8-2　健康人及三种黄疸实验室检查鉴别

	血清胆红素定量（μmol/L）			尿液		粪便	
	总胆红素	非结合胆红素	结合胆红素	尿胆原	尿胆红素	颜色	粪胆原
健康人	3.4~17.1	1.7~10.2	0~6.8	1:20（-）	（-）	黄褐色	正常
溶血性黄疸	↑↑	↑↑	轻度↑或正常	强（+）	（-）	加深	增加
阻塞性黄疸	↑↑	轻度↑或正常	↑↑	（-）	（+）	变浅或灰白色	↓消失
肝细胞性黄疸	↑↑	↑	↑	（+）或（-）	（+）	变浅或正常	↓或正常

五、乙型肝炎病毒标志物检测

[参考值]

HBsAg、抗-HBs、抗-HBc、HBeAg、抗-HBe均阴性。

[临床意义]

（1）HBsAg及抗-HBs测定　HBsAg具有抗原性，不具有传染性。HBsAg是感染HBV的标志，见于HBV携带者或乙肝患者。抗-HBs一般在发病后3~6个月才出现，是一种保护性抗体。抗-HBs阳性，见于注射过乙型肝炎疫苗或曾感染过HBV，目前HBV已被清除者，对HBV已有了免疫力。

（2）抗-HBc测定　抗-HBc不是中和抗体，而是反映肝细胞受到HBV侵害的可靠指标，主要有IgM和IgG两型。抗-HBc IgM是机体感染HBV后出现最早的特异性抗体，滴度较高。抗-HBc IgM阳性，是诊断急性乙肝和判断病毒复制的重要指标，并提示有强传染性。抗-HBc IgG阳性高滴度，表明患有乙型肝炎且HBV正在复制；抗-HBc IgG阳性低滴度，则是HBV既往感染的指标，可在体内长期存在，有流行病学意义。

(3) HBeAg 及抗-HBe 测定 HBeAg 阳性表示有 HBV 复制，传染性强。抗-HBe 多见于 HBeAg 转阴的病人，它意味着 HBV 大部分已被清除或抑制，是传染性降低的一种表现。抗-HBe 并非保护性抗体，它不能抑制 HBV 的增殖。

HBsAg、HBeAg 及抗-HBc 阳性俗称"大三阳"，提示 HBV 正在大量复制，有较强的传染性。HBsAg、抗-HBe 及抗-HBc 阳性俗称"小三阳"，提示 HBV 复制减少，传染性已降低。

六、肾功能检查

(一) 内生肌酐清除率 (Ccr) 测定

[参考值]

成人（体表面积以 $1.73m^2$ 计）：80~120mL/min。

[临床意义]

内生肌酐清除率是判断肾小球损害的敏感指标。

(1) 评价肾功能损害程度 根据 Ccr 将肾功能分四期：50~80mL/min 为肾功能代偿期，20~50m/min 为肾功能失代偿期，10~20mL/min 为肾功能衰竭期，Ccr<10mL/min 为尿毒症期。

(2) 指导治疗 慢性肾衰竭 Ccr<60mL/min 应限制蛋白质摄入，Ccr<30mL/min，氢氯噻嗪类利尿剂无效，Ccr<10mL/min，袢利尿剂无效，应进行肾替代治疗。

(二) 血肌酐 (Cr) 测定

[参考值]

全血肌酐：88~177μmol/L。血清或血浆肌酐：男性 53~106μmol/L；女性 44~97μmol/L。

[临床意义]

Cr 升高见于各种原因引起的肾小球滤过功能减退。急性肾衰竭进行性升高，慢性肾衰竭血肌酐升高程度与病变严重性一致。

(1) 评估肾功能损害程度 测定血中 Cr 浓度可反映肾小球的滤过功能，敏感性优于血尿素氮，是评价肾功能损害程度的重要指标。肾功能代偿期 Cr133~177μmol/L，肾功能失代偿期 Cr186~442μmol/L，肾功能衰竭期 Cr445~701μmol/L，尿毒症期 Cr>707μmol/L。

(2) 鉴别肾前性与肾实质性少尿 肾前性少尿 Cr 很少超过 200μmol/L，肾实质性少尿 Cr 多超过 200μmol/L。肾前性少尿血清 BUN 明显上升而血 Cr 不相应升高，肾实质性少尿血清 BUN 与血 Cr 同时升高。

(三) 血清尿素氮 (BUN) 测定

[参考值]

成人：3.2~7.1mmol/L。

[临床意义]

血清尿素氮可反映肾小球滤过功能，各种肾脏疾病都可以使 BUN 增高，而且常受肾外因素的影响。BUN 增高见于：

(1) 肾前性因素 肾血流量不足：见于脱水、心功能不全、休克、水肿、腹水等。

(2) 肾脏疾病 如慢性肾炎、肾动脉硬化症、严重肾盂肾炎、肾结核和肾肿瘤的晚期。对尿毒症的诊断及预后估计有重要意义。

(3) 肾后性因素 尿路梗阻，如尿路结石、前列腺肥大、泌尿生殖系统肿瘤等。

(4) 体内蛋白质分解过剩 见于急性传染病、脓毒血症、上消化道出血、大面积烧伤、大手术后和甲状腺功能亢进症等。

(四) 血清尿酸 (UA) 测定

[参考值]

男性：268~488μmol/L；女性：178~387μmol/L（磷钨酸盐法）。

[临床意义]

(1) 血清尿酸增高 见于：①UA 排泄障碍，如急慢性肾炎、肾结石、尿道梗阻等。②UA 生成增加，见于痛风、慢性白血病、多发性骨髓瘤等。③进食高嘌呤饮食过多。④药物影响如吡嗪酰胺等。

(2) 血清尿酸降低 低见于重症肝病、肝豆状核变性等。

七、血糖及其代谢物检查

(一) 血糖测定

[参考值]

空腹血糖（葡萄糖氧化酶法）：血清 3.9~

6.1mmol/L（70～110mg/L）。

［临床意义］

（1）生理性变化　血糖升高见于餐后1～2小时、高糖饮食、剧烈运动及情绪激动等，常为一过性；血糖降低见于饥饿、剧烈运动等。

（2）病理性高血糖　见于：①各型糖尿病；②其他内分泌疾病，如甲状腺功能亢进症、嗜铬细胞瘤、肾上腺皮质功能亢进等；③应激性高血糖，如颅内高压、颅脑外伤、中枢神经系统感染、心肌梗死等；④药物影响，如噻嗪类利尿剂、口服避孕药、泼尼松等；⑤肝脏和胰腺疾病，如严重肝病、重症胰腺炎、胰腺癌等；⑥其他，如高热、呕吐、腹泻等。

（3）病理性血糖降低　见于：①胰岛B细胞增生或肿瘤、胰岛素注射过量等；②缺乏抗胰岛素的激素，如生长激素、甲状腺激素、肾上腺皮质激素等；③肝糖原贮存缺乏，如急性重症肝炎、急性肝炎、肝硬化、肝癌等；④其他，如药物影响（如磺胺药、水杨酸等）、急性乙醇中毒、特发性低血糖等。

（二）口服葡萄糖耐量试验（OGTT）

［参考值］

空腹血糖（FBG）≤6.1mmol/L（110mg/dL），口服葡萄糖30～60分钟达高峰，峰值≤11.1mmol/L（200mg/dL）；2小时血糖＜7.8mmol/L（140mg/dL），3小时回复到正常水平。全部尿糖定性试验均为阴性。

［临床意义］

（1）正常糖耐量　空腹血糖（FBG）≤6.1mmol/L（110mg/dL），OGTT 2小时血糖＜7.8mmol/L（140mg/dL）。

（2）空腹血糖受损（IFG）　FBG介于6.1～7.0mmol/L之间，且OGTT2小时血糖＜7.8mmol/L。

（3）糖尿病　空腹血糖浓度≥7.0mmol/L或OGTT2小时血糖≥11.1mmol/L，或任何时间血糖≥11.1mmol/L。

（4）糖耐量受损（IGT）　FBG＜7.0mmol/L，OGTT2小时血糖介于7.8～11.1mmol/L之间。见于甲状腺功能亢进症、皮质醇增多症、肢端肥大症、肥胖症等。

（5）糖耐量增高　空腹血糖正常或减低，服糖后血糖上升不明显，耐量曲线平坦。见于甲状腺功能减退症、肾上腺皮质功能减退、皮质功能低下等。

（三）糖化血红蛋白检测

［参考值］

HbA_{1c} 4%～6%，HbA_1 5%～8%。

［临床意义］

可反映采血前2～3个月血糖的平均水平。

（1）评价糖尿病控制程度　HbA_{1c}增高提示近2～3个月糖尿病控制不良，HbA_{1c}越高，血糖水平越高，病情越重，可作为糖尿病长期控制的检测指标。

（2）筛检糖尿病　美国糖尿病协会将HbA_{1c}≥6.5%作为糖尿病诊断标准之一。

（3）鉴别高血糖　糖尿病高血糖的HbA_{1c}增高，而应激性糖尿病的HbA_{1c}正常。

（4）预测血管并发症　HbA_{1c}＞10%，提示血管并发症重。

八、血脂检查

（一）血清总胆固醇（TC）测定

［参考值］

合适水平TC＜5.20mmol/L，边缘水平5.23～5.69mmol/L，升高TC＞5.72mmol/L。

［临床意义］

（1）TC增高　TC增高是冠心病的危险因素之一，高TC者动脉硬化、冠心病的发生率较高。TC升高还见于甲状腺功能减退症、糖尿病、肾病综合征、胆总管阻塞、长期高脂饮食等。

（2）TC降低　见于重症肝脏疾病，如急性重型肝炎、肝硬化等。

（二）血清甘油三酯（TG）测定

［参考值］

0.56～1.70mmol/L。

[临床意义]

（1）TG 增高　常见于冠心病、原发性高脂血症、动脉硬化症、肥胖症、阻塞性黄疸、糖尿病、肾病综合征等。

（2）TG 降低　见于甲状腺功能亢进症、肾上腺皮质功能减退或肝功能严重低下等。

（三）血清脂蛋白测定

[参考值]

低密度脂蛋白胆固醇（LDL-C）：≤3.12mmol/L 为合适范围，3.15mmol/L~3.61mmol/L 为边缘性升高，>3.64mmol/L 为升高。

高密度脂蛋白胆固醇（HDL-C）：1.03~2.07mmol/L，>1.04mmol/L 为合适范围，<0.91mmol/L 为降低。

[临床意义]

（1）高密度脂蛋白胆固醇　HDL-C 具有抗动脉粥样硬化作用，与 TG 呈负相关，也与冠心病发病呈负相关。HDL-C 明显降低，多见于心脑血管病、糖尿病、肝炎、肝硬化等。

（2）低密度脂蛋白胆固醇　LDL-C 与冠心病发病呈正相关，LDL-C 升高是动脉粥样硬化的潜在危险因素。

九、血清电解质检测

（一）血钾测定

[参考值]

3.5~5.5mmol/L。

[临床意义]

（1）血清钾增高　见于：①肾脏排钾减少，如急慢性肾功能不全及肾上腺皮质功能减退等；②摄入或注射大量钾盐，超过肾脏排钾能力；③严重溶血或组织损伤；④组织缺氧或代谢性酸中毒时大量细胞内的钾转移至细胞外。

（2）血清钾降低　见于：①钾盐摄入不足，如长期低钾饮食、禁食或厌食等；②钾丢失过多，如严重呕吐、腹泻或胃肠减压，应用排钾利尿剂及肾上腺皮质激素等。

（二）血清钠测定

[参考值]

135~145mmol/L。

[临床意义]

（1）血清钠增高　临床上较少见，可因过多地输入含钠盐的溶液、肾上腺皮质功能亢进、脑外伤或急性脑血管病等所致。

（2）血清钠降低　临床上较常见。见于：①胃肠道失钠，如幽门梗阻，呕吐，腹泻，胃肠道、胆道、胰腺手术后造瘘、引流等；②尿钠排出增多，见于严重肾盂肾炎、肾小管严重损害、肾上腺皮质功能不全、糖尿病及应用利尿剂治疗等；③皮肤失钠，如大量出汗、大面积烧伤及创伤等；④抗利尿激素过多，如肾病综合征、肝硬化腹水及右心衰竭等。

（三）血清氯化物测定

[参考值]

96~106mmol/L。

[临床意义]

（1）血清氯化物降低　低钠血症常伴低氯血症。但当大量损失胃液时，以失氯为主而失钠很少；若大量丢失肠液时，则失钠甚多而失氯较少。低氯血症还见于大量出汗、长期应用利尿剂等引起氯离子丢失过多。

（2）血清氯化物增高　见于过量补充氯化钠、氯化钙、氯化铵溶液，高钠血症性脱水，肾功能不全、尿路梗阻或心力衰竭等所致的肾脏排氯减少。

十、淀粉酶（AMS）测定

[参考值]

Somogyi 法：血清 800~1800U/L，尿液 100~1200U/L。

[临床意义]

（1）活性增高　见于：①胰腺炎：急性胰腺炎血、尿淀粉酶明显升高，慢性胰腺炎急性发作、胰腺囊肿等 AMS 也升高；②胰腺癌；③急腹症，如消化性溃疡穿孔、机械性肠梗阻、胆管梗阻、急性胆囊炎等。

（2）活性降低　见于慢性胰腺炎、胰腺癌。

十一、心肌损伤常用酶检测

（一）血清肌酸激酶（CK）测定

[参考值]

酶偶联法（37℃）：男性 38~174U/L，女性 26~140U/L。

[临床意义]

（1）心脏疾患　①急性心肌梗死：发病后数小时即开始增高，是 AMI 早期诊断的敏感指标之一；②心肌炎。

（2）骨骼肌病变与损伤　如多发性肌炎、进行性肌营养不良、重症肌无力等。

（3）其他　心脏或非心脏手术及心导管术、电复律等时，均可引起 CK 活性升高。

（二）血清肌酸激酶同工酶测定

[参考值]

琼脂糖凝胶电泳法：CKMM 活性 94%~96%，CKMB 活性＜5%，CKBB 极少或为 0。

[临床意义]

（1）CKMB 增高　见于：①急性心肌梗死：是早期诊断急性心肌梗死的重要指标，特异性及敏感性较高；②其他心肌损伤：如心肌炎、心脏手术等。

（2）CKMM 增高　见于急性心肌梗死，其他肌肉疾病，如重症肌无力、肌萎缩、多发性肌炎，以及手术、创伤等。

（3）CKBB 增高　见于：①神经系统疾病，如脑梗死、脑损伤、脑出血等；②肿瘤，如肺、肠、胆囊、前列腺等部位肿瘤。

（三）乳酸脱氢酶测定

[参考值]

LDH 活性 104~245U/L（连续监测法）。

[临床意义]

（1）肝胆疾病　肝癌尤其是转移性肝癌时 LDH 显著升高；急性肝炎、慢性肝炎等多数肝胆疾病也常有 LDH 的升高。

（2）急性心肌梗死。

（3）其他疾病　恶性肿瘤、白血病、骨骼肌损伤、肌营养不良、胰腺炎、肺梗死等均有 LDH 的升高。

十二、心肌蛋白测定

（一）心肌肌钙蛋白 T（cTnT）测定

[参考值]

ELISA 法：cTnT 0.02~0.13μg/L。超过 0.2μg/L 为诊断临界值，超过 0.5μg/L 可诊断为急性心肌梗死。

[临床意义]

（1）急性心肌梗死　发病 3~6 小时后 cTnT 开始升高，其敏感性及特异性优于 CKMB 和 LDH。

（2）不稳定型心绞痛　cTnT 也常升高，提示有微小心肌梗死的可能。

（二）肌钙蛋白 I（cTnI）测定

[参考值]

ELISA 法：cTnI＜0.2μg/L。诊断临界值为＞1.5μg/L。

[临床意义]

（1）急性心肌梗死：在发病后 3~6 小时 cTnI 开始升高，其特异性较 cTnT 高。

（2）不稳定型心绞痛：cTnI 也可升高，提示有小范围梗死的可能。

（三）肌红蛋白（Mb）测定

[参考值]

定性阴性。

[临床意义]

（1）急性心肌梗死　可用于急性心肌梗死的早期诊断，但其特异性较差。

（2）其他疾病　如骨骼肌损伤、肌营养不良、多发性肌炎以及肾衰竭、心力衰竭等。

十三、B型心钠素（心力衰竭标志物）测定

[参考值]

BNP1.5~9pmol/L，判断值>22 pmol/L。

诊断心衰的NT-pro-BNP界值建议：年龄小于50岁为450pg/mL，50~70岁为900 pg/mL，超过70岁为1800 pg/mL，低于300 pg/mL可基本排除心衰。

[临床意义]

（1）用于心衰的诊断、分级和预后判断 心衰早期BNP即升高，升高水平与心衰程度呈正比。NT-pro-BNP>2000pg/mL基本可确定心衰，NT-pro-BNP<400pg/mL基本可除外心衰（2008年欧洲心衰指南）。

（2）AMI诊断 BNP可反映心肌梗死面积及严重程度。

（3）呼吸困难的鉴别 心源性呼吸困难BNP和NT-pro-BNP升高，肺源性呼吸困难BNP和NT-pro-BNP不升高。

（4）心脏疾病治疗检测 观察BNP和NT-pro-BNP的变化可指导心衰治疗。

（5）其他心脏疾病诊断 如肥厚梗阻性心肌病和扩张性心肌病BNP会升高，增高幅度与心肌肥厚程度呈正比。

十四、抗链球菌溶血素"O"（ASO）测定

[参考值]

定性：阴性。定量：ASO<500U（乳胶凝集法）。

[临床意义]

ASO升高常见于A群溶血性链球菌感染及感染后免疫反应所致的疾病，如感染性心内膜炎及扁桃体炎、风湿热、链球菌感染后急性肾小球肾炎等。

十五、类风湿因子（RF）检查

[参考值]

定性：阴性。定量：血清稀释度<1:10。

[临床意义]

（1）未经治疗的类风湿关节炎病人，RF阳性率为80%，且滴度常超过1:160。

（2）系统性红斑狼疮、硬皮病、皮肌炎等风湿性疾病，以及感染性疾病如传染性单核细胞增多症、感染性心内膜炎、结核病等，RF也可阳性，但其滴度均较低。有1%~4%的正常人可呈弱阳性反应，尤以75岁以上的老年人多见。

十六、血清甲胎蛋白（AFP）测定

[参考值]

RIA或ELISA法：<20μg/L。

[临床意义]

（1）原发性肝癌 AFP是目前诊断原发性肝细胞癌最特异的标志物，50%患者AFP>300μg/L，但也有部分病人AFP不增高或增高不明显。

（2）病毒性肝炎、肝硬化 AFP可升高（常<200μg/L）。

（3）妊娠 妊娠3~4个月后，AFP上升，7~8个月达高峰（<400μg/L），分娩后约3周即恢复正常。孕妇血清中AFP异常升高，有可能为胎儿神经管畸形。

（4）其他 生殖腺胚胎性肿瘤、胃癌、胰腺癌等血中AFP也可增加。

十七、浆膜腔积液检测

根据浆膜腔积液的形成原因及性质的不同，可分为漏出液和渗出液两类，二者鉴别要点见表8-3。

表8-3 漏出液与渗出液的鉴别要点

项目	漏出液	渗出液
原因	非炎症性	炎症、肿瘤或理化刺激
外观	淡黄、浆液性	黄色、脓性、血性、乳糜性
透明度	透明或微浑	多混浊
比重	<1.015	>1.018

续表

项目	漏出液	渗出液
凝固	不自凝	能自凝
黏蛋白定性	阴性	阳性
蛋白质定量	<25g/L	>30g/L
葡萄糖定量	与血糖相近	常低于血糖水平
细胞计数	常 <100×10⁶/L	常 >500×10⁶/L
细胞分类	以淋巴细胞为主	以中性粒细胞或淋巴细胞为主
细菌检查	阴性	可找到致病菌
LDH	<200IU	>200IU

十八、血气分析

[参考值]

动脉血氧分压（PaO_2）95~100mmHg；动脉血氧饱和度（SaO_2）95%~98%；动脉血二氧化碳分压（$PaCO_2$）35~45mmHg；pH为7.35~7.45，平均7.4；标准碳酸氢盐（SB）22~27mmol/L；实际碳酸氢盐（AB）22~27mmol/L；缓冲碱（BB）45~55mmol/L；碱剩余（BE）0±3mmol/L；血浆二氧化碳总量（TCO_2）23~31mmol/L；阴离子间隙（AG）8~16mmol/L。

[临床意义]

（1）代谢性酸中毒　常见病因有糖尿病酮症酸中毒、长期高热、严重感染、休克、肾功能衰竭、严重腹泻、肠瘘等。

（2）代谢性碱中毒　常见于严重呕吐、幽门梗阻，严重低钾、低氯血症，库欣综合征或长期大量使用糖皮质激素等。

（3）呼吸性酸中毒　常见于COPD、肺心病、肺纤维化、严重支气管哮喘、各种病因的呼吸衰竭等。

（4）呼吸性碱中毒　可见于过度换气，如精神过度紧张、使用呼吸兴奋剂或呼吸机、颅脑病变等。

（5）呼吸性酸中毒合并代谢性碱中毒　常见于肺心病并发酸碱失衡时，也见于使用碱性药物过量，或使用利尿剂、糖皮质激素不当引起的低血钾、低血氯等。

（6）呼吸性酸中毒合并代谢性酸中毒　也是肺心病并发酸碱失衡时的常见表现，还可见于各种病因的严重缺氧、休克，以及COPD、肺纤维化合并严重感染时。

（7）呼吸性碱中毒合并代谢性酸中毒　可见于肺心病并发酸碱平衡紊乱时，或癔症较长时间发作，过度换气同时合并感染发热等。

（8）呼吸性碱中毒合并代谢性碱中毒　是一种严重的碱中毒。临床虽然相对少见，但预后极差。可见于肝硬化合并肝肺综合征时。

常见酸碱平衡失衡的实验室检查结果及临床判断，见表8-4。

表8-4　常见酸碱平衡失衡的实验室检查结果及临床判断

酸碱平衡紊乱	pH	$PaCO_2$	HCO_3^-	BE	AG	K^+	Cl^-
代谢性酸中毒	↓≈	↓≈	↓	负值增大	↑≈	↑	↑≈
代谢性碱中毒	↑≈	↑≈	↑	正值增大		↓	↓
呼吸性酸中毒	↓≈	↑	↑≈	≈或正值增大		↑	↓
呼吸性碱中毒	↑≈	↓	↓≈	≈或负值增大		↓	↑
呼吸性酸中毒合并代谢性酸中毒	↓↓	↑	↓≈	≈或负值增大	↑	↑	↑≈

第九章 临床常见病证

第一节 急性上呼吸道感染

急性上呼吸道感染，简称上感，是鼻腔、咽或喉部急性炎症的总称，常见病原体为病毒，仅少数由细菌引起。通过飞沫或接触传染，四季都可发病，但常见于寒冷季节或季节突变时。受凉、淋雨、过度疲劳等可诱发。

一、西医病因与发病机制

急性上呼吸道感染主要由病毒引起，占70%～80%，主要包括流感病毒（甲、乙、丙）、副流感病毒、呼吸道合胞病毒、腺病毒、鼻病毒、冠状病毒及柯萨奇病毒等。细菌感染可直接或继发于病毒感染之后，以溶血性链球菌为多见，其次为流感嗜血杆菌、肺炎链球菌和葡萄球菌等。发病与年龄、体质及环境密切相关，尤其是老幼体弱或有慢性呼吸道疾病者更易罹患。

二、中医病因病机

1. 卫外功能减弱，外邪乘机而入

生活起居不当，寒温失调，以致外邪侵袭而发病；过度劳累，耗伤体力，肌腠不密，易感外邪而发病；气候突变，六淫之邪肆虐，冷热失常，卫外之气不能及时应变而发病；素体虚弱，卫外不固，稍不谨慎即可感邪发病。

2. 病邪犯肺，卫表不和

卫气的强弱与肺的功能密切相关。

3. 病邪少有传变，病情轻重有别

病邪一般只犯肺卫，很少有传变，病程短而易愈。但亦有少数感邪深重，或老幼体弱，或原有慢性病者，病邪从表入里，传变迅速，可引起某些并发症或继发病。

本病病位在肺卫，其病机主要是外邪乘虚而入，而致卫表被郁，肺失宣肃，一般病情轻浅。

三、临床表现

（一）症状体征

1. 普通感冒

以鼻咽部卡他症状为主要临床表现。早期有咽部干燥，继而出现鼻塞、低热、咳嗽、鼻流清涕，以后变稠，呈黄脓样。鼻塞4～5天，如病变向下发展侵入喉部、气管、支气管，则可出现声嘶、咳嗽加剧，或有少量黏液痰，1～2周消失。全身症状短暂，可出现全身酸痛、头痛、乏力、食欲下降、腹胀、腹痛、便秘或腹泻等，部分患者可伴发单纯性疱疹。体格检查见鼻咽部及鼻腔黏膜充血、水肿，有分泌物，偶有眼结膜充血，可有体温升高。

2. 急性病毒性咽炎和喉炎

急性病毒性咽炎见咽部发痒和灼热感，咽痛不明显，咳嗽少见。体格检查见咽部充血、水肿，咽侧壁和后壁滤泡增生，悬雍垂红肿、下垂，下颌下淋巴结肿大伴触痛。

急性喉炎表现为声音嘶哑、讲话困难、咳嗽时疼痛，常有发热、咽痛或咳嗽。喉镜检查见喉部水肿、充血，局部淋巴结轻度肿大，有触痛，有时可闻及喉部喘息声。

3. 细菌性咽-扁桃体炎

起病急，咽痛明显，发热、畏寒，体温可达39℃以上，可伴有头痛、乏力等全身症状。体格检查见咽部充血明显，扁桃体肿大、充血，表面有黄色点状渗出物，下颌下淋巴结肿大、压痛。

4. 疱疹性咽峡炎

主要由柯萨奇病毒A引起。临床表现为咽痛

明显、发热。体格检查见咽部充血，软腭、悬雍垂、咽部和扁桃体上有灰白色小丘疹，以后形成疱疹和浅表溃疡，周围黏膜红晕。

5. 咽-结膜热

主要由腺病毒和柯萨奇病毒引起。临床表现为发热、咽痛、流泪、畏光。体格检查见咽部及结膜充血，可有颈淋巴结肿大，或有角膜炎。

（二）并发症

急性上呼吸道感染主要并发症包括急性鼻窦炎、急性气管-支气管炎、肺炎，也可引起急性心肌炎、风湿热、急性肾小球肾炎。

四、实验室及其他检查

1. 血常规检查

病毒性感染可见白细胞计数一般正常或偏低，淋巴细胞比例相对增高。细菌感染时，白细胞计数及中性粒细胞增高，甚则可见核左移。

2. 病毒分离

收集病人的咽漱液、鼻洗液、咽拭子等标本接种于鸡胚羊膜腔内，可分离出病毒，有助于确诊。

3. 荧光技术检测

取病人鼻洗液中的鼻黏膜上皮细胞涂片或咽漱液接种于细胞培养管内，用免疫荧光技术检测，阳性者有助于早期诊断。

4. 血清学检查

取病人急性期与恢复期血清进行补体结合试验、中和实验和血凝抑制试验，如双份血清抗体效价递增4倍或4倍以上，有助于早期诊断。

五、诊断与鉴别诊断

（一）诊断

主要根据病史、临床症状及体征，结合周围血象并排除其他疾病，如过敏性鼻炎，急性传染性疾病，如麻疹、脑炎、流行性脑脊髓膜炎、脊髓灰质炎、伤寒等，可做出临床诊断。病毒分离及免疫荧光技术对明确病因诊断有帮助。

（二）鉴别诊断

1. 过敏性鼻炎

主要表现为喷嚏频作，鼻涕多，呈清水样，鼻腔水肿、苍白，分泌物中有较多嗜酸性粒细胞。发作常与外界刺激有关，常伴有其他过敏性疾病，如荨麻疹等。

2. 流行性感冒

流感的潜伏期很短，一般1~3天，常有明显的流行性。起病急骤，以全身中毒症状为主，出现畏寒、高热、头痛、头晕、全身酸痛、乏力等。呼吸道症状轻微或不明显，可有咽痛、流涕、流泪、咳嗽等。少数患者有食欲减退，伴有腹痛、腹胀及腹泻等消化道症状。病毒分离和血清学诊断可供鉴别。

3. 急性传染病前驱期

麻疹、脊髓灰质炎、脑炎、流行性脑脊髓膜炎、伤寒、斑疹伤寒、白喉等，在患病初期可伴有上呼吸道症状，但有明确的流行病学史，并有其特定的症状特点可资鉴别。

六、西医治疗

1. 抗病毒治疗

目前尚无有效的特异性抗病毒药物，可试用下列药物：①金刚烷胺0.1g，口服，每日2次，对甲型流感病毒有效。②吗啉胍0.1~0.2g，口服，每日3次，可能对甲、乙型流感病毒、副流感病毒、鼻病毒、呼吸道合胞病毒及腺病毒有效。③病毒唑每日400~1000mg，分3次口服，或加入液体中静脉滴注，有比较广谱的抗病毒作用。④干扰素能抑制多种DNA病毒和RNA病毒，肌内注射或滴鼻均可。⑤利福平能选择性地抑制病毒RNA聚合酶，对流感病毒和腺病毒有一定疗效。

2. 抗细菌治疗

有继发细菌感染者，可选择抗菌药物治疗。常选：①头孢氨苄0.25~0.5g，口服，每日4次。②罗红霉素150mg，口服，每日2次。③阿莫西林0.5g，口服，每日3~4次。

3. 对症治疗

①发热、头痛、肢体酸痛者，可给予解热镇痛药，如复方阿司匹林片1~2片，每日3次。②鼻塞流涕者，可用抗过敏药，如扑尔敏4mg，每日3次，或用1%的麻黄素液滴鼻；咳嗽者，可给予镇咳药，如克咳敏5~10mg，口服，每日3次，或氯化铵棕色合剂10mL，

口服，每日3次。③声嘶、咽痛者，可进行雾化吸入治疗，或口含华素片。

七、中医辨证论治

1. 风寒束表证

证候：恶寒重，发热轻，无汗，头痛，肢体酸痛，鼻塞声重，喷嚏，时流清涕，喉痒，咳嗽，口不渴或喜热饮，舌苔薄白而润，脉浮或浮紧。

治法：辛温解表。

方药：荆防败毒散加减。

2. 风热犯表证

证候：身热较著，微恶风寒，汗出不畅，头胀痛，目胀，鼻塞，流浊涕，口干而渴，咳嗽，痰黄黏稠，咽燥，或咽喉肿痛，舌苔薄白微黄，边尖红，脉浮数。

治法：辛凉解表。

方药：银翘散或葱豉桔梗汤加减。

3. 暑湿伤表证

证候：身热，微恶风，汗少，肢体酸重或疼痛，头昏重胀痛，咳嗽痰黏，鼻流浊涕，心烦口渴，渴不多饮，口中黏腻，胸脘痞闷，泛恶，小便短赤，舌苔薄黄而腻，脉濡数。

治法：清暑祛湿解表。

方药：新加香薷饮加减。

4. 气虚感冒

证候：恶寒较甚，发热，无汗，身楚倦怠，气短懒言，反复易感，头痛鼻塞，咳嗽，咳痰无力，舌淡苔白，脉浮无力。

治法：益气解表。

方药：参苏饮加减。

5. 阴虚感冒

证候：头痛身热，微恶风寒，无汗或微汗，头晕心烦，口渴咽干，手足心热，干咳少痰，舌红少苔，脉细数。

治法：滋阴解表。

方药：加减葳蕤汤加减。

第二节　慢性阻塞性肺疾病

慢性阻塞性肺疾病（COPD）是一种以持续气流受限为特征的可以预防和治疗的疾病，其气流受限多呈进行性发展，与气道和肺组织对烟草、烟雾等有害气体或有害颗粒的慢性炎症反应增强有关。慢阻肺主要累及肺脏，但也可引起全身的不良效应。慢阻肺可存在多种并发症，急性加重和并发症影响患者整体疾病的严重程度。

本病归属于中医学"喘证"范畴。

一、西医病因与发病机制

1. 吸烟

烟草中含焦油、尼古丁等化学物质，可损伤气道上皮细胞和纤毛运动，促使支气管黏液腺和杯状细胞增生肥大，黏液分泌增多，使气道净化能力下降，还可使氧自由基产生增多，诱导中性粒细胞释放蛋白酶，破坏肺弹力纤维，诱发肺气肿形成。

2. 职业粉尘和化学物质

接触职业粉尘及化学物质，如烟雾、变应原、工业废气及室内空气污染等，浓度过高或时间过长时，均可能产生与吸烟类似的慢性阻塞性肺部疾患。

3. 空气污染

大气中的有害气体，如二氧化硫、二氧化氮、氯气等可损伤气道黏膜上皮，使纤毛清除功能下降，黏液分泌增加，为细菌感染增加条件。

4. 感染因素

感染是COPD发生发展的重要因素之一。

5. 蛋白酶-抗蛋白酶失衡

蛋白水解酶对组织有损伤、破坏作用，抗蛋白酶对弹性蛋白酶等多种蛋白酶具有抑制功能，其中α_1-抗胰蛋白酶（α_1-AT）是活性最强的一种。蛋白酶增多或抗蛋白酶不足均可导致组织结构破坏，产生肺气肿。

6. 其他

如机体的内在因素、自主神经功能失调、营养、气温的突变等都有可能参与COPD的发生、发展。

二、中医病因病机

本病的病因涉及内因、外因两个方面。

1. 脏腑功能失调

主要与肺、脾、肾关系密切。反复咳嗽、咳

痰、气喘致使肺虚气失所主，以致气短、喘促加重；子盗母气，脾脏受累，运化失职，以致痰饮内生；病久及肾，肾虚而不纳气，以致呼多吸少，气不得续，气短不足以息，动则喘促尤甚。

2. 六淫等邪气侵袭

肺居上焦，与皮毛相合，且肺为娇脏，易受邪侵；脏腑功能失调，卫外不足，外感六淫之邪更易侵袭肺卫。

三、临床表现与分级

（一）症状

慢阻肺的特征性症状是慢性和进行性加重的呼吸困难、咳嗽和咳痰。慢性咳嗽和咳痰常先于气流受限多年而存在，然而有些患者也可以无慢性咳嗽和咳痰的症状。

1. 呼吸困难

这是慢阻肺最重要的症状，也是患者体能丧失和焦虑不安的主要原因。早期仅在劳力时出现，之后逐渐加重，以致日常活动甚至休息时也感到气短。

2. 慢性咳嗽

通常为首发症状，初起咳嗽呈间歇性，早晨较重，以后早晚或整日均有咳嗽，但夜间咳嗽并不显著，少数病例咳嗽不伴有咳痰，也有少数病例虽有明显气流受限但无咳嗽症状。

3. 咳痰

咳嗽后通常咳少量黏液性痰，部分患者在清晨较多，合并感染时痰量增多，常有脓性痰。

4. 喘息和胸闷

这不是慢阻肺的特异性症状，部分患者特别是重症患者有明显的喘息，听诊有广泛的吸气相或呼气相哮鸣音，胸部紧闷感常于劳力后发生。

5. 其他症状

慢阻肺程度较重的患者可能会发生全身性症状，如体重下降、食欲减退、外周肌肉萎缩和功能障碍、精神抑郁和（或）焦虑等，长时间的剧烈咳嗽可导致咳嗽性晕厥，合并感染时可咳血痰。

（二）体征

早期体征可无异常，随疾病进展出现以下体征：

1. 视诊胸廓前后径增大，肋间隙增宽，胸骨下角增宽，称为桶状胸。部分患者呼吸变浅，频率增快，严重者可有缩唇呼吸等。

2. 触诊双侧语颤减弱。

3. 叩诊肺部过清音，心浊音界缩小，肺下界和肝浊音界下降。

4. 听诊两肺呼吸音减弱，呼气延长，部分患者可闻及湿性啰音和（或）干性啰音。

（三）分级

根据 FEV_1/FV、$FEV_1\%$ 预计值和症状可对 COPD 的严重程度进行分级（见表 9-1）。

表 9-1 慢性阻塞性肺疾病的严重程度分级

分级	分级标准
0 级：高危	有罹患 COPD 的高危因素
	肺功能在正常范围
	有慢性咳嗽、咳痰症状
Ⅰ级：轻度	$FEV_1/FVC < 70\%$
	$FEV_1 \geq 80\%$ 预计值
Ⅱ级：中度	有或无慢性咳嗽、咳痰症状
	$FEV_1/FVC < 70\%$
	$50\% \leq FEV_1 < 80\%$ 预计值
Ⅲ级：重度	有或无慢性咳嗽、咳痰症状
	$FEV_1/FVC < 70\%$
	$30\% \leq FEV_1 < 50\%$ 预计值
Ⅳ级：极重度	有或无慢性咳嗽、咳痰症状
	$FEV_1/FVC < 70\%$
	$FEV_1 < 30\%$ 预计值

四、并发症

1. 慢性呼吸衰竭

常在COPD急性加重时发生,出现低氧血症和(或)高碳酸血症,可具有缺氧和二氧化碳潴留的临床表现。

2. 自发性气胸

如有突然加重的呼吸困难,并伴有明显的发绀,患侧肺部叩诊为鼓音,听诊呼吸音减弱或消失,应考虑并发自发性气胸,通过X线检查可以确诊。

3. 慢性肺源性心脏病

由于COPD肺病变引起肺血管床减少及缺氧致肺动脉痉挛、血管重塑,导致肺动脉高压、右心室肥厚扩大,最终发生右心功能不全。

五、实验室及其他检查

1. 肺功能检查

肺功能检查是判断持续气流受限的主要客观指标。使用支气管扩张剂后,$FEV_1/FVC < 70\%$可确定为持续气流受限。肺总量(TLC)和残气量(RV)增高,肺活量(VC)减低,表明肺过度充气。

2. 胸部X线检查

COPD早期胸片可无异常变化,以后可出现肺纹理增粗、紊乱等非特异性改变,也可出现肺气肿改变。X线胸片改变对COPD诊断特异性不高,主要作为明确肺部并发症及与其他肺疾病鉴别之用。

3. 胸部CT检查

CT检查可见慢阻肺小气道病变的表现、肺气肿的表现以及并发症的表现,但其主要临床意义在于排除其他具有相似症状的呼吸系统疾病。

4. 血气检查

对确定发生低氧血症、高碳酸血症、酸碱平衡失调以及判断呼吸衰竭的类型有重要价值。

5. 其他

COPD合并细菌感染时,外周血白细胞增高,核左移。痰培养可能查出病原菌。

六、诊断

任何患有呼吸困难、慢性咳嗽或多痰的患者,并且有暴露于危险因素的病史,在临床上需要考虑COPD的诊断(见表9-2)。做出COPD的诊断需要进行肺功能检查,吸入支气管扩张剂之后$FEV_1/FVC < 70\%$表明存在气流受限,即可诊断COPD。

表9-2 考虑诊断COPD的关键线索

年龄在40岁以上人群,如存在以下情况,应考虑COPD,并进一步进行肺功能检查。以下线索并不是诊断COPD所必需的,但符合越多,COPD的可能性越大。确诊则需有肺功能检查结果

呼吸困难	进行性加重(逐渐恶化)
	通常在活动时加重
	持续存在
慢性咳嗽	可为间歇性或无咳痰
慢性咳痰	可为任何类型慢性咳痰
接触危险因素	吸烟(包括当地大众产品)
	家中烹调时产生的油烟或燃料产生的烟尘
	职业粉尘和化学物质
COPD家族史	

七、西医治疗

(一)稳定期治疗

1. 教育和劝导患者戒烟;因职业或环境粉尘、刺激性气体所致者,应脱离污染环境。

2. 支气管扩张剂是现有控制症状的主要措施。包括短期按需应用以暂时缓解症状及长期规则应用以减轻症状。

(1)β_2肾上腺素受体激动剂 短效制剂如沙

丁胺醇气雾剂，每次100～200μg（1～2喷），定量吸入，疗效持续4～5小时，每24小时不超过8～12喷。特布他林气雾剂有同样作用。长效制剂有沙美特罗、福莫特罗等。

（2）抗胆碱能药　短效制剂如异丙托溴铵气雾剂，定量吸入，起效较沙丁胺醇慢，持续6～8小时，每次40～80μg，每天3～4次。长效制剂如噻托溴铵，选择性作用于M_1、M_3受体，每次吸入18μg，每天1次。

（3）茶碱类　茶碱缓释或控释片，每次0.2g，每12小时1次；氨茶碱，每次0.1g，每日3次。

3. 祛痰药对痰不易咳出者可应用。常用药物有盐酸氨溴索、N-乙酰半胱氨酸或羧甲司坦。

4. 对重度和极重度患者（Ⅲ级和Ⅳ级）及反复加重的患者，有研究显示，长期吸入糖皮质激素与长效β_2肾上腺素受体激动剂联合制剂，可增加运动耐量、减少急性加重发作频率、提高生活质量，甚至有些患者的肺功能得到改善。目前常用沙美特罗加氟替卡松、福莫特罗加布地奈德。

5. 长期家庭氧疗（LTOT）可提高生活质量和生存率。使用LTOT的指征为：①$PaO_2 \leq$ 55mmHg或$SaO_2 \leq 88\%$，有或没有高碳酸血症。②PaO_2为55～60mmHg，或$SaO_2 < 89\%$，并有肺动脉高压、心力衰竭所致水肿或红细胞增多症。一般用鼻导管吸氧，氧流量为1.0～2.0L/min，吸氧时间为10～15h/d。目的是使患者在静息状态下，达到$PaO_2 \geq$ 60mmHg和（或）SaO_2升至90%以上。

（二）急性加重期治疗

急性加重是指咳嗽、咳痰、呼吸困难比平时加重或痰量增多或咳黄痰，或者是需要改变用药方案。

1. 确定急性加重期的原因（最多见的急性加重原因是细菌或病毒感染）及病情严重程度，根据病情严重程度决定门诊或住院治疗。

2. 支气管舒张剂同稳定期治疗。

3. 低流量吸氧。发生低氧血症者可鼻导管吸氧，或通过文丘里面罩吸氧。一般吸入氧浓度为28%～30%，应避免吸入氧浓度过高而引起二氧化碳潴留。

4. 抗生素。患者呼吸困难加重、咳嗽伴痰量增加、有脓性痰时，根据病原菌类型及药物敏感情况选用抗生素。门诊可用阿莫西林、克拉维酸、头孢唑肟、头孢呋辛、左氧氟沙星、莫西沙星，较重者可用第三代头孢菌素，如头孢曲松钠。

5. 糖皮质激素。对急性加重期患者可考虑口服泼尼松龙30～40mg/d，也可静脉给予甲泼尼龙40～80mg，每日1次。连续5～7天。延长糖皮质激素用药疗程并不能增加疗效，反而会使副作用风险增加。

八、中医辨证论治

（一）实喘

1. 风寒壅肺证

证候：喘息咳逆，呼吸急促，胸部胀闷，痰多稀薄而带泡沫，色白质黏，常有头痛，恶寒，或有发热，口不渴，无汗，苔薄白而滑，脉浮紧。

治法：宣肺散寒。

方药：麻黄汤合华盖散加减。

2. 表寒肺热证

证候：喘逆上气，胸胀或痛，息粗，鼻扇，咳而不爽，吐痰稠黏，伴形寒，身热，烦闷，身痛，有汗或无汗，口渴，苔薄白或薄黄，舌边红，脉浮数或滑。

治法：解表清里，化痰平喘。

方药：麻杏石甘汤加减。

3. 痰热郁肺证

证候：喘咳气涌，胸部胀痛，痰多质黏色黄，或夹有血色，伴胸中烦闷，身热，有汗，口渴而喜冷饮，面赤，咽干，小便赤涩，大便或秘，舌质红，舌苔薄黄或腻，脉滑数。

治法：清热化痰，宣肺平喘。

方药：桑白皮汤加减。

4. 痰浊阻肺证

证候：喘而胸满闷塞，甚则胸盈仰息，咳

嗽，痰多黏腻色白，咳吐不利，兼有呕恶，食少，口黏不渴，舌苔白腻，脉象滑或濡。

治法：祛痰降逆，宣肺平喘。

方药：二陈汤合三子养亲汤加减。

5. 肝气乘肺证

证候：每遇情志刺激而诱发，发时突然呼吸短促，息粗气憋，胸闷胸痛，咽中如窒，但喉中痰鸣不著，或无痰声。平素常多忧思抑郁，失眠，心悸，苔薄，脉弦。

治法：开郁降气平喘。

方药：五磨饮子加减。

（二）虚喘

1. 肺气虚耗证

证候：喘促短气，气怯声低，喉有鼾声，咳声低弱，痰吐稀薄，自汗畏风，或见咳呛，痰少质黏，烦热而渴，咽喉不利，面颧潮红，舌质淡红或有剥苔，脉软弱或细数。

治法：补肺益气养阴。

方药：生脉散合补肺汤加减。

2. 肾虚不纳证

证候：喘促日久，动则喘甚，呼多吸少，气不得续，形瘦神惫，跗肿，汗出肢冷，面青唇紫，舌淡苔白或黑而润滑，脉微细或沉弱；或见喘咳，面红烦躁，口咽干燥，足冷，汗出如油，舌红少津，脉细数。

治法：补肾纳气。

方药：金匮肾气丸合参蛤散加减。

3. 正虚喘脱证

证候：喘逆剧甚，张口抬肩，鼻扇气促，端坐不能平卧，稍动则咳喘欲绝，或有痰鸣，心慌动悸，烦躁不安，面青唇紫，汗出如珠，肢冷，脉浮大无根，或见歇止，或模糊不清。

治法：扶阳固脱，镇摄肾气。

方药：参附汤送服黑锡丹，配合蛤蚧粉。

第三节 慢性肺源性心脏病

慢性肺源性心脏病简称慢性肺心病，是指由肺部、胸廓或肺动脉的慢性病变引起的肺循环阻力增高，导致肺动脉高压和右心室肥大，甚至发生右心功能衰竭的心脏病。临床上除原发胸、肺疾患的各种症状外，主要为呼吸和心脏功能衰竭和其他脏器受累的表现，如呼吸困难、唇甲发绀、水肿、肝脾肿大及颈静脉怒张等。

本病归属于中医学"心悸""肺胀""喘证""水肿"等范畴。

一、西医病因与发病机制

（一）病因

1. 支气管、肺疾病

慢性阻塞性肺疾病最为多见，占80%~90%，其次为支气管哮喘、支气管扩张、重症肺结核、肺尘埃沉着症、结节病、间质性肺炎、过敏性肺泡炎、嗜酸性肉芽肿、药物相关性肺疾病等。

2. 胸廓运动障碍性疾病

较少见，严重的脊椎后凸、侧凸、脊椎结核、类风湿关节炎、胸膜广泛粘连及胸廓成形术后造成的严重胸廓或脊椎畸形，以及神经肌肉疾患，如脊髓灰质炎，均可引起胸廓活动受限、肺受压、支气管扭曲或变形，导致肺功能受损，气道引流不畅，肺部反复感染，并发肺气肿或纤维化。

3. 肺血管疾病

慢性血栓栓塞性肺动脉高压、肺小动脉炎、累及肺动脉的过敏性肉芽肿病，以及原发性肺动脉高压，均可使肺动脉狭窄、阻塞，引起肺血管阻力增加、肺动脉高压和右心室负荷加重，发展成肺心病。

4. 其他

原发性肺泡通气不足及先天性口咽畸形、睡眠呼吸暂停低通气综合征等均可产生低氧血症，引起肺血管收缩，导致肺动脉高压，发展成慢性肺心病。

（二）发病机制

引起右心室扩大、肥厚的因素很多，但先决条件是肺功能和结构的不可逆性改变，发生反复的气道感染和低氧血症，导致一系列体液因子和肺血管的变化，使肺血管阻力增加，肺动脉血管的结构重塑，产生肺动脉高压。

1. 肺动脉高压的形成

（1）肺血管阻力增加的功能性因素　缺氧、高碳酸血症和呼吸性酸中毒使肺血管收缩、痉挛，其中缺氧是肺动脉高压形成最重要的因素。

（2）肺血管阻力增加的解剖学因素　解剖学因素系指肺血管解剖结构的变化，形成肺循环血流动力学障碍。

（3）血液黏稠度增加和血容量增多　慢性缺氧产生继发性红细胞增多，血液黏稠度增加。缺氧可使醛固酮增加，使水、钠潴留。缺氧使肾小动脉收缩，肾血流减少也加重水、钠潴留，血容量增多。血液黏稠度增加和血容量增多，更使肺动脉压升高。

此外，肺血管性疾病、肺间质疾病、神经肌肉疾病等皆可引起肺血管的病理改变，使血管腔狭窄、闭塞，肺血管阻力增加，发展成肺动脉高压。

在慢性肺心病肺动脉高压的发生机制中，功能性因素较解剖学因素更为重要。在急性加重期经过治疗，缺氧和高碳酸血症得到纠正后，肺动脉压可明显降低，部分患者甚至可恢复到正常范围。

2. 心脏病变和心力衰竭

肺循环阻力增加时，右心发挥代偿功能，以克服肺动脉压升高带来的压力负荷增加而发生右心室肥厚。肺动脉高压早期，右心室舒张末期压仍可维持正常。随着病情的进展，特别是急性加重期，肺动脉压持续升高，超过右心室的代偿能力，右心失代偿，右心排出量下降，右心室收缩末期残留血量增加，舒张末压增高，导致右心室扩大和右心室功能衰竭。

慢性肺心病除右心室改变外，也有部分患者可发生左心室肥厚。由于缺氧、高碳酸血症、酸中毒、相对血流量增多等因素，使左心受损，可发生左心室肥厚，甚至导致左心衰竭。

3. 其他重要器官的损害

缺氧和高碳酸血症除影响心脏外，尚导致其他重要器官，如脑、肝、肾、胃、肠及内分泌系统、血液系统等发生病理改变，引起多器官的功能损害。

二、中医病因病机

本病发生的病因有外邪侵袭、肺脾肾虚、痰瘀互结等。在这些病因的作用和影响下，热毒、痰浊、瘀血、水停相互搏结，损伤肺脏；病久由肺及脾，累及于肾，终致肺、脾、肾三脏俱虚，使病情进一步恶化。

1. 痰浊壅肺

素有痰疾，感寒邪或因脾阳不足，寒从内生，聚湿成痰，上干于肺。痰浊壅肺，肺失宣降，则咳嗽痰多，短气喘息；寒饮停肺，肺气上逆，则痰多，色白黏腻或呈泡沫样；肺气不利，三焦气滞，故脘痞纳少，倦怠乏力。

2. 痰热郁肺

邪热犯肺，肺热炽盛，炼液成痰；或宿痰内盛，郁而化热，痰热互结，壅阻于肺。肺失清肃，故喘息气粗痰黄，黏稠难咳；壅塞肺气则胸满；里热炽盛故身热、烦躁、口渴、溲黄、便干。

3. 痰蒙神窍

肺脾肾水湿内停，湿浊酿痰，阻遏气机，致痰浊蒙蔽心神，神明失司，故神志恍惚，表情淡漠，嗜睡昏迷，或谵语烦躁。

4. 阳虚水泛

久病损伤肾阳，或素体阳气虚弱，气化无权，水湿泛溢肌肤，肢体浮肿；水湿趋下，故腰以下肿甚；水气犯脾，脾失健运，则脘痞纳差；水气凌心，抑遏心阳，则心悸；水寒射肺，肺失宣降，故咳喘痰稀；阳虚温煦失职，故面唇青紫。

5. 肺肾气虚

久病咳喘，耗伤肺气，病久及肾，肾气亏虚。肺气虚不能主气，肾气虚，摄纳失职，气不归原，呼吸浅短难续，声低气怯，甚则张口抬肩，倚息不能平卧。

6. 气虚血瘀

久病气虚血瘀，阻滞肺络，累及于心，心悸

胸闷、面色晦暗、唇甲紫绀。

本病病位在肺、脾、肾、心，属本虚标实之证。早期表现为肺、脾、肾三脏气虚，后期则心肾阳虚；外邪侵袭、热毒、痰浊、瘀血、水停为标。急性发作期以邪实为主，虚实错杂；缓解期以脏腑虚损为主。正气虚衰，气虚则血运无力而瘀滞，气化无权而津液停滞，痰瘀互结，阻滞肺络，累及于心。肺气虚衰，表虚不固，外邪乘虚入侵，导致本病发展恶化。

三、临床表现

本病除原有肺、胸疾病的各种症状和体征外，主要是肺、心功能不全以及其他器官受累的征象，往往表现为急性发作期（肺、心功能失代偿期）与缓解期（肺、心功能代偿期）的交替出现。

（一）肺、心功能代偿期（缓解期）

1. 症状

咳嗽、咳痰、气促，活动后可有心悸、呼吸困难、乏力和劳动耐力下降。少有胸痛或咯血。

2. 体征

可有不同程度的发绀和肺气肿体征。偶有干、湿性啰音，心音遥远，三尖瓣区收缩期杂音或剑突下心脏搏动增强（提示右心室肥厚）。

（二）肺、心功能失代偿期（急性发作期）

1. 呼吸衰竭

（1）症状　呼吸困难加重，夜间为甚，常有头痛、失眠、食欲下降，但白天嗜睡，甚至出现表情淡漠、神志恍惚、谵妄等肺性脑病的表现。

（2）体征　明显发绀、球结膜充血、水肿，严重时可有视网膜血管扩张、视乳头水肿等颅内压升高的表现。腱反射减弱或消失，出现病理反射。因高碳酸血症出现周围血管扩张的表现，如皮肤潮红、多汗。

2. 右心衰竭

（1）症状　心悸、食欲不振、腹胀、恶心等。

（2）体征　周围性发绀，颈静脉怒张，心率增快，可出现心律失常，可闻及三尖瓣区舒张期杂音。肝大且有压痛，肝-颈静脉回流征阳性，下肢水肿，重者可有腹水。少数患者可出现肺水肿及全心衰竭的体征。

四、并发症

1. 肺性脑病

本病是慢性肺、胸疾病伴有呼吸功能衰竭，出现缺氧、二氧化碳潴留而引起精神障碍、神经症状的一种综合征，为肺源性心脏病死亡的首要原因。

2. 酸碱平衡失调及电解质紊乱

呼吸衰竭时，由于动脉血二氧化碳分压升高，普遍存在呼吸性酸中毒。然而，常因体内代偿情况的不同或并存其他疾病的影响，还可出现各种不同类型的酸碱平衡失调及电解质紊乱，如慢性肺心病急性加重期，治疗前，往往是呼吸性酸中毒并发代谢性酸中毒及高钾血症。治疗后，又易迅速转为呼吸性酸中毒并发代谢性碱中毒及低钾、低氯血症而加重神经系统症状。

3. 心律失常

心律失常多表现为房性期前收缩及阵发性室上性心动过速，也可有心房扑动及心房颤动。少数病例由于急性严重心肌缺氧，可出现心室颤动甚至心脏骤停。

4. 休克

休克是慢性肺心病较常见的严重并发症及致死原因之一。其发生原因有：①由于严重呼吸道-肺感染、细菌毒素所致微循环障碍引起中毒性休克。②由严重心力衰竭、心律失常或心肌缺氧性损伤所致心排血量锐减，引起心源性休克。③由上消化道出血引起失血性休克。

5. 消化道出血

消化道出血是慢性肺心病心肺功能衰竭的晚期并发症之一，死亡率较高。其主要是无溃疡病症状，常有厌食、恶心、上腹闷胀疼痛，出血时呕吐物多为咖啡色，且有柏油样便，大量出血可诱发贫血及休克。

五、实验室及其他检查

1. 血液检查

红细胞计数和血红蛋白常增高，红细胞压积

正常或偏高，全血黏度和血浆黏度常增高，血沉偏慢。可有肝肾功能异常。电解质可有改变。血清中 IgA、IgG 常增高，血清总补体（CH_{50}、C_3、C_4）含量低于正常。

2. X 线检查

除肺、胸基础疾病的特征外，尚可有肺动脉高压征，如肺动脉段弧突出或其高度 $\geq 3mm$；右下肺动脉增宽（横径 $\geq 15mm$；横径与气管横径比值 ≥ 1.07）；肺动脉"残根征"（中央动脉扩张，外周血管纤细）；右心室增大，心脏呈垂直位（心力衰竭时可见全心扩大，但在心力衰竭控制后，心脏可恢复原来大小）。

3. 心电图检查

慢性肺心病的心电图阳性率为 30% 左右，可呈现右房、右室增大的变化，P 波高尖或肺型 P 波、电轴右偏，极度顺钟向转位、$RV_1 + SV_5 \geq 1.05mV$；有时在 V_1、V_2 甚至延至 V_3，可出现酷似陈旧性心肌梗死的 QS 波（乃膈肌降低及心脏极度顺钟向转位所致），应注意鉴别。

4. 血液气体分析

代偿期可有低氧血症（$PaO_2 < 60mmHg$），失代偿期可出现低氧血症合并高碳酸血症（$PaCO_2 > 50mmHg$），提示 II 型呼吸衰竭。

5. 超声心动图检查

可显示右肺动脉内径增大，右心室流出道内径增宽（$\geq 30mm$），右心室内径增大（$\geq 20mm$），右心室前壁及室间隔厚度增加，搏动幅度增强，左、右心室内径比 < 2.0。二维扇形超声心动图示肺总动脉舒张期内径明显增大。多普勒超声心动图中时现三尖瓣反流及右室收缩压增高。

6. 右心导管检查

经静脉送入漂浮导管至肺动脉，直接测定肺动脉和右心室压力，必要时可进行慢性肺心病的早期诊断。

7. 其他

肺功能检查对早期或缓解期慢性肺心病患者有意义。痰细菌学检查结果对急性加重期抗生素选用具有重要参考价值。

六、诊断与鉴别诊断

（一）诊断

1. X 线检查

除肺、胸基础疾病及急性肺部感染的特征外，尚有肺动脉高压和右心室增大的 X 线征象。

2. 心电图检查

右室肥大的心电图改变，肺型 P 波，右束支传导阻滞及 QRS 波低电压。在 V_1、V_2 甚至 V_3 出现 QS 波。

3. 超声心动图检查

可显示右室内径增大，右室流出道增宽及肺动脉内径增大、右室前壁厚度增加。多普勒超声心动图显示三尖瓣反流和右室收缩压增高。

4. 动脉血气分析

呼吸衰竭时，$PaO_2 < 60mmHg$，$PaCO_2 > 50mmHg$，根据患者有慢性支气管炎、肺气肿、其他胸肺疾病或肺血管病变，且已引起肺动脉高压及右心室增大或右心功能不全，如 $P_2 > A_2$、颈静脉怒张、肝大压痛、肝-颈静脉回流征阳性、下肢水肿及体静脉压升高等，心电图、X 线胸片、超声心动图有右心增大肥厚的征象，可以做出诊断。

慢性肺心病患者一旦出现心肺功能衰竭，诊断一般不难。对早期患者的诊断有时尚难肯定，应结合病史、症状、体征和各项实验室检查进行全面分析后做出综合判断。下列各项可作为诊断参考：

（1）有慢性胸肺疾病史，或具有明显的肺气肿、肺纤维化体征。

（2）出现肺动脉高压和右室增厚的客观征象，如剑突下明显的收缩期搏动，或三尖瓣区收缩期杂音，P_2 亢进，胸骨左缘第 2~3 肋间收缩期搏动。

（3）右心功能失代偿的表现，如肝肿大压痛，肝-颈静脉回流征阳性，踝以上水肿伴颈静脉怒张。

（二）鉴别诊断

主要应与冠状动脉粥样硬化性心脏病（冠心病）、风湿性心脏病、原发性扩张型心肌病、缩窄性心包炎等进行鉴别。

1. 冠心病

慢性肺心病无典型心绞痛或心肌梗死的临床表现，多有胸、肺疾病史，心电图中ST-T改变多不明显，类似陈旧性心肌梗死的图形多出现于慢性肺心病急性发作期和明显右心衰竭时，随着病情好转，异常程度可减轻，或加做第1、2肋的相关导联心电图，可发现异常Q波变小或消失，心电向量图有助鉴别。

2. 风湿性心脏病

慢性肺心病患者在三尖瓣区可闻及的吹风样收缩期杂音，有时可传到心尖部，有时出现肺动脉瓣关闭不全的舒张期杂音，加上右心室肥大、肺动脉高压等表现，易与风湿性心脏瓣膜病相混淆。一般通过详细询问有关慢性肺、胸疾病史，有肺气肿和右心室肥大的体征，尤其超声心动图发现瓣膜器质性狭窄或关闭不全是最重要的鉴别依据。此外，X线片、心电图、动脉血氧饱和度、二氧化碳分压等均可资鉴别。

3. 原发性扩张型心肌病、缩窄性心包炎

（1）原发性扩张型心肌病多见于中青年，无明显慢性呼吸道感染史及显著肺气肿体征，无突出的肺动脉高压征，心脏增大常呈球形，常伴心力衰竭、房室瓣膜相对关闭不全所致杂音，心电图无明显顺钟向转位及电轴右偏，心脏超声常提示心腔扩大，整体收缩活动减弱，左室射血分数（LVEF）降低。

（2）缩窄性心包炎有心悸、气促、发绀、颈静脉怒张、肝肿大、腹水、浮肿及心电图低电压等，需与慢性肺心病鉴别，相关病史和典型的心室舒张受限等表现，以及X线胸片（侧位常可发现心包钙化征象），可资鉴别。

七、西医治疗

（一）急性加重期

1. 控制感染

根据痰菌培养及药敏试验结果选择抗生素；如痰菌检验报告未至，可根据感染的环境、痰涂片革兰染色以及临床经验选用抗生素。

2. 氧疗

通畅呼吸道，鼻导管吸氧或面罩给氧，以纠正缺氧和二氧化碳潴留。

3. 控制心力衰竭

慢性肺心病心力衰竭的治疗与其他心脏病心力衰竭的治疗有不同之处，因为慢性肺心病患者一般在积极控制感染、改善呼吸功能后心力衰竭便能得到改善。但对部分重症患者，仍要予以相应抗心衰治疗。

（1）利尿药　原则上宜选用作用轻的利尿药，小剂量、短疗程、间歇给药、联合使用排钾和保钾利尿剂（如氢氯噻嗪和螺内酯合用）。严重水钠潴留而要迅速减轻容量负荷者可用呋塞米。

使用注意：①利尿药应用后可出现低钾、低氯性碱中毒，痰液黏稠不易排痰和血液浓缩，应注意预防。②长期大剂量使用利尿剂会出现水、电解质紊乱和容量不足（如体位性低血压）等，应引起重视并予以避免。

（2）正性肌力药　原则是选用小剂量（一般约为常规剂量的1/2或2/3）、作用快、排泄快、静脉使用的洋地黄类药物（如西地兰）。应用指征：①感染已被控制、呼吸功能已改善、用利尿药后有反复水肿的心力衰竭患者。②以右心衰竭为主要表现而无明显感染的患者。③合并急性左心衰竭的患者。

使用注意：①用药前应注意纠正缺氧，防治低钾血症，以免发生药物毒性反应。②不宜以心率作为衡量洋地黄类药物的应用和疗效考核指征，因低氧血症、感染等均可使心率增快。

（3）血管扩张药　血管扩张药在扩张肺动脉的同时也扩张体循环动脉，往往造成体循环血压下降，反射性产生心率增快、氧分压下降、二氧化碳分压上升等不良反应。因而限制了血管扩张药在慢性肺心病的临床应用。钙拮抗剂、一氧化氮、川芎嗪等有一定的降低肺动脉压效果，可考虑酌情使用。

4. 控制心律失常

慢性肺心病一般经过治疗，感染控制、缺氧纠正后，心律失常可自行消失。如果持续存在可根据心律失常的类型选用药物。但应避免使用β受体阻滞剂，以免引起支气管痉挛。

5. 抗凝治疗

应用普通肝素或低分子肝素防止肺微小动脉原位血栓形成并降低黏稠度，有利于减轻肺动脉高压。

6. 其他并发症治疗

（1）肺性脑病除上述治疗措施外，还应注意纠正酸碱平衡失调和电解质紊乱；发现脑水肿时，可快速静脉滴注20%甘露醇，常用量为1~2g/kg，必要时6~8小时重复一次；肺性脑病出现兴奋、躁动时慎用镇静剂。

（2）消化道出血、休克、肾衰竭、弥散性血管内凝血等应给予对症治疗。

（二）缓解期

1. 呼吸锻炼。
2. 增强机体抵抗力，预防呼吸道感染。
3. 家庭氧疗。

八、中医辨证论治

1. 急性期

（1）痰浊壅肺证

证候：咳嗽痰多，色白黏腻或呈泡沫样，短气喘息，稍劳即著，脘痞纳少，倦怠乏力，舌质偏淡，苔薄腻或浊腻，脉滑。

治法：健脾益肺，化痰降气。

方药：苏子降气汤加减。

（2）痰热郁肺证

证候：喘息气粗，烦躁，胸满，咳嗽，痰黄或白，黏稠难咳，或身热，微恶寒，有汗不多，溲黄便干，口渴，舌红，舌苔黄或黄腻，边尖红，脉数或滑数。

治法：清肺化痰，降逆平喘。

方药：越婢加半夏汤加减。

（3）痰蒙神窍证

证候：神志恍惚，谵语，烦躁不安，撮空理线，表情淡漠，嗜睡或神昏，或肢体瞤动，抽搐，咳逆，喘促，咳痰不爽，苔白腻或淡黄腻，舌质暗红或淡紫，脉细滑数。

治法：涤痰开窍，息风止痉。

方药：涤痰汤加减，另服安宫牛黄丸或至宝丹。

（4）阳虚水泛证

证候：面浮，下肢肿，甚则一身悉肿，腹部胀满有水，心悸，咳喘，咳痰清稀，脘痞，纳差，尿少，怕冷，面唇青紫，舌胖质暗，苔白滑，脉沉细。

治法：温肾健脾，化饮利水。

方药：真武汤合五苓散加减。若水肿势剧，上凌心肺，心悸喘满，倚息不得卧者，加沉香、黑白丑、川椒目、葶苈子、万年青根行气逐水；血瘀甚，紫绀明显，加泽兰、红花、丹参、益母草、北五加皮化瘀行水。待水饮消除后，可参照肺肾气虚证论治。

2. 缓解期

（1）肺肾气虚证

证候：呼吸浅短难续，声低气怯，甚则张口抬肩，倚息不能平卧，咳嗽，痰白清稀如沫，胸闷，心慌形寒，汗出，舌淡或暗紫，脉沉细微无力，或有结代。

治法：补肺纳肾，降气平喘。

方药：补肺汤加减。如见喘脱危象者，急用参附汤送服蛤蚧粉或黑锡丹补气纳肾，回阳固脱。

（2）气虚血瘀证

证候：喘咳无力，气短难续，痰吐不爽，心悸，胸闷，口干，面色晦暗，唇甲紫绀，神疲乏力，舌淡暗，脉细涩无力。

治法：益气活血，止咳化痰。

方药：生脉散合血府逐瘀汤加减。

第四节 支气管哮喘

支气管哮喘是由多种细胞（如嗜酸性粒细胞、肥大细胞、T淋巴细胞、中性粒细胞、气道上皮细胞等）和细胞组分参与的气道慢性炎症性疾病。这种慢性炎症与气道高反应性相关，通常出现广泛多变的可逆性气流受限，并引起反复发作性喘息、气急、胸闷或咳嗽等症状，常在夜间和（或）清晨发作、加剧，多数患者可自行缓解或经治疗后缓解。支气管哮喘如诊治不及时，随病程的延长可产生气道不可逆性缩窄和气道重塑。

本病归属于中医学"哮病"范畴。

一、西医病因与发病机制

（一）病因

1. 遗传因素（宿主因素）

本病与多基因遗传有关，如气道高反应性、IgE 调节基因和特异性反应相关的基因，在哮喘的发病中起着重要作用。

2. 激发因素（环境因素）

（1）吸入物包括特异性和非特异性两类，前者如花粉、尘螨、动物毛屑、真菌等，后者包括硫酸、氨气、氯气、工业粉尘、油烟、甲醛、甲酸、煤气、二氧化硫等。

（2）细菌、病毒、支原体、寄生虫、原虫等感染。

（3）鱼、虾、奶、蛋类等食物。

（4）药物，如阿司匹林、普萘洛尔等。

（5）其他，如剧烈运动、气候骤然变化、妊娠、月经、精神因素等。

（二）发病机制

哮喘的发病机制可概括为免疫-炎症反应、气道高反应性及神经机制等因素相互作用。气道炎症是目前公认的最重要的发病机制，被认为是哮喘的本质，是导致气道高反应性的重要机制之一。体液介导和细胞介导的免疫反应则参与了哮喘的发病，气道高反应性是哮喘发生发展的一个重要因素，神经因素主要表现在胆碱能神经功能亢进。

二、中医病因病机

本病多有宿痰内伏于肺，由于复感外邪、饮食、情志、劳倦等，诱动内伏之宿痰，致痰阻气道，痰因气升，气因痰阻，壅塞气道，壅遏肺气，引起肺气上逆、气机不利而发病。

1. 宿痰内伏

禀赋痰盛之体，痰浊恋肺；肺失宣肃，痰浊内生或肺虚气不布津，津阻为痰，内伏于肺；脏腑功能失调，气机升降出入异常，脾胃运化不及，聚湿生痰，痰浊上干于肺；长期吸烟，熏灼气道，灼液为痰。

2. 诱因触发

（1）外邪侵袭　邪气内蕴于肺，外邪引动伏痰而发病。

（2）饮食不当　寒饮内生，脾阳受困，或积聚痰液；或精微过多，输布不及，停积体内，引动宿痰而发病。

（3）情志内伤　肝气郁结，疏泄失职；或郁怒伤肝，肝气横逆侮脾，而致脾失健运，饮食不化，聚湿生痰，上干于肺，壅阻肺气而发病。

（4）过劳或病后体虚　肺气虚损，肺不布津，宣肃失司，气机阻滞，引动宿痰而发病。

本病病位在肺，与脾、肾、肝、心密切相关。其病性属本虚标实，病理因素以痰为主。痰主要由于肺不布津，脾失转输，肝不散精，肾失蒸腾气化，以致津液凝聚而成，伏藏于肺，成为发病的夙根，遇各种诱因而发。哮病反复发作，寒痰伤及脾肾之阳，痰热耗灼肺肾之阴，从实转虚，严重者因肺不能主治节而调理心血的运行，致命门之火不能上济于心，心阳同时受累，则发生喘脱之危候。

三、临床表现

（一）症状

1. 发作性伴有哮鸣音的呼气性呼吸困难或发作性胸闷和咳嗽，严重者被迫采取坐位或呈端坐呼吸，甚至出现发绀、汗出、干咳等，缓解前常咳大量白色泡沫痰。

2. 哮喘症状可在数分钟内发作，经数小时至数天，经用支气管舒张剂治疗或自行缓解，某些患者在缓解数小时后可再次发作。

3. 有时顽固性咳嗽可为唯一的症状（咳嗽变异型哮喘），有些青少年，其哮喘症状表现为运动时出现胸闷、咳嗽和呼吸困难（运动性哮喘）。

4. 在夜间及凌晨发作和加重常是哮喘的特征之一。

5. 发作前有鼻痒、喷嚏、流涕、胸闷。

（二）体征

发作时胸部呈过度充气状态，有"三凹征"，肺部有广泛的哮鸣音，呼气音延长。但在轻度哮喘或哮喘严重发作时，哮鸣音可不出现。心率增快、奇脉、胸腹反常运动和发绀常出现在严重哮喘患者中。

四、实验室及其他检查

1. 痰液检查
痰液涂片在显微镜下可见较多嗜酸性粒细胞。

2. 血液检查
发作时可有嗜酸性粒细胞增高。如合并呼吸道感染时，可有白细胞及中性粒细胞增高。

3. 呼吸功能检查
（1）通气功能检测　哮喘发作时1秒钟用力呼气量（FEV_1）、1秒钟用力呼气量与肺活量比值（$FEV_1/FVC\%$）、最大呼气中期流速（MMEF）以及呼气峰值流速（PEF）等均降低。肺活量减少，残气量、功能残气量和肺总量增加，残气量与肺总量比值增大。

（2）支气管激发试验（BPT）　激发试验适用于FEV_1在预计值70%以上的患者。吸入激发剂（如组织胺、乙酰甲胆碱）后通气功能下降，气道阻力增加。FEV_1下降＞20%（指在设定的激发剂量范围内），为激发实验阳性。

（3）支气管舒张试验（BDT）　常用吸入型的支气管舒张剂如沙丁胺醇、特布他林及异丙托溴铵等。舒张试验阳性诊断标准：①FEV_1较用药前增加15%或以上，且其绝对值增加200mL或以上。②PEF较治疗前增加60L/min或增加≥20%。

（4）PEF及其变异率的测定　哮喘发作时PEF下降。若昼夜PEF变异率≥20%，符合气道气流受限可逆性改变的特点。

4. 动脉血气分析
哮喘发作严重时可有缺氧，动脉血氧分压（PaO_2）降低，二氧化碳分压（$PaCO_2$）下降，pH上升而呈呼吸性碱中毒。哮喘持续状态，气道严重阻塞，不仅缺氧，动脉氧分压下降，还可伴二氧化碳潴留，出现呼吸性酸中毒。如缺氧明显，可合并代谢性酸中毒。

5. 胸部X线检查
早期发作时可见两肺透亮度增加，缓解期多无明显异常，反复发作或并发呼吸道感染，可见肺纹理增加及炎性浸润阴影，可并发肺不张、气胸或纵隔气肿。

6. 特异性变应原的检测
目前多使用皮肤变应原测试。

五、诊断与鉴别诊断

（一）诊断标准

1. 反复发作喘息、气急、胸闷或咳嗽，多与接触变应原、冷空气、物理、化学性刺激以及病毒性上呼吸道感染、运动等有关。

2. 发作时在双肺可闻及散在或弥漫性以呼气相为主的哮鸣音，呼气相延长。

3. 上述症状和体征可经治疗缓解或自行缓解。

4. 除外其他疾病所引起的喘息、气急、胸闷和咳嗽。

5. 临床表现不典型者（如无明显喘息或体征），应至少具备以下一项试验阳性：①支气管激发试验或运动激发试验阳性。②支气管舒张试验阳性，FEV_1增加≥12%，且FEV_1增加绝对值≥200mL。③呼气流量峰值（PEF）日内（或2周）变异率≥20%。

符合1～4条或4、5条者，可以诊断为哮喘。

（二）鉴别诊断

1. 心源性哮喘
多有高血压、冠状动脉粥样硬化性心脏病、风湿性心脏病和二尖瓣狭窄等病史和体征。阵发性咳嗽，常咳出粉红色泡沫痰，两肺可闻及广泛的湿啰音和哮鸣音，左心界扩大，心率增快，心尖部可闻及奔马律。胸部X线检查可见心脏增大，肺淤血征，有助于鉴别。若一时难以鉴别，可静脉缓慢注射氨茶碱，缓解症状后进一步检查，忌用肾上腺素或吗啡，以免造成危险。血浆脑钠肽（BNP）水平检测可用于心源性或肺源性呼吸困难的快速鉴别。

2. 喘息型慢性支气管炎
多见于中老年人，有慢性咳嗽史，喘息长年存在，有加重期。患者多有长期吸烟或接触有害气体的病史。有肺气肿体征，两肺或可闻及湿啰音。但有时临床上难以严格区分COPD和哮喘，用支气管舒张剂和口服或吸入激素作为治疗性试验可能有所帮助。COPD 也可与哮喘合并同时存在。

3. 上气道阻塞

可见于中央型支气管肺癌、气管支气管结核、复发性多软骨炎等气道疾病或异物气管吸入，导致支气管狭窄或伴发感染，可出现喘鸣或类似哮喘样呼吸困难、肺部可闻及哮鸣音。但根据临床病史，特别是出现吸气性呼吸困难，以及痰液细胞学或细菌学检查，胸部 X 线、CT 或 MRI 检查，或支气管镜检查等，常可明确诊断。

4. 变态反应性肺浸润

可见于热带嗜酸性粒细胞增多症、肺嗜酸性粒细胞增多性浸润、多源性变态反应性肺泡炎等。致病原为寄生虫、原虫、花粉、化学药品、职业粉尘等，多有接触史，症状较轻，患者常有发热，胸部 X 线检查可见多发性、此起彼伏的淡薄斑片浸润阴影，可自行消失或再发。肺组织活检也有助于鉴别。

六、西医治疗

（一）常用药物

1. 糖皮质激素

糖皮质激素是最有效的控制气道炎症的药物。给药途径包括吸入、口服和静脉应用等。吸入为首选途径。

（1）吸入给药　是长期治疗哮喘的首选药物。局部抗炎作用强，通过吸气过程给药，药物直接作用于呼吸道，所需剂量较小。严重哮喘患者可长期大剂量吸入激素。全身不良反应包括皮肤瘀斑、肾上腺功能抑制和骨密度降低等。

1）气雾剂给药：临床上常用的吸入激素有 4 种，见表 9-3。使用干粉吸入装置比普通定量气雾剂方便，吸入下呼吸道的药物量较多。

表 9-3　常用吸入型糖皮质激素的每天剂量

药物	低剂量（μg）	中剂量（μg）	高剂量（μg）
二丙酸倍氯米松	200~500	500~1000	>1000~2000
布地奈德	200~400	400~800	>800~1600
丙酸氟替卡松	100~250	250~500	>500~1000
环索奈德	80~160	160~320	>320~1280

2）溶液给药：布地奈德溶液经以压缩空气为动力的射流装置雾化吸入，对患者吸气配合的要求不高，起效较快，适用于轻中度哮喘急性发作时的治疗。

（2）口服给药　泼尼松龙 30~50mg/d，5~10 天。适用于中度哮喘发作、慢性持续哮喘吸入大剂量吸入激素联合治疗无效的患者和作为静脉应用激素治疗后的序贯治疗。

（3）静脉给药　严重急性哮喘发作时，琥珀酸氢化可的松（400~1000mg/d）或甲泼尼龙（80~160mg/d）静脉注射，3~5 天内停药。有激素依赖倾向者应延长给药时间，控制哮喘症状后改为口服给药，并逐步减少激素用量。

2. β_2 受体激动剂

通过对气道平滑肌和肥大细胞等细胞膜表面的 β_2 受体的作用，舒张气道平滑肌、减少肥大细胞和嗜碱性粒细胞脱颗粒和介质的释放、降低微血管的通透性、增加气道上皮纤毛的摆动等，缓解哮喘症状。可分为短效（作用维持 4~6 小时）和长效（作用维持 12 小时）β_2 受体激动剂。根据起效时间又可分为速效（数分钟起效）和缓慢起效（30 分钟起效）两种，见表 9-4。

（1）短效 β_2 受体激动剂（简称 SABA）　常用的药物如沙丁胺醇和特布他林等。

吸入给药：包括气雾剂、干粉剂和溶液等。这类药物松弛气道平滑肌作用强，通常在数分钟内起效，疗效可维持数小时，是缓解轻至中度急性哮喘症状的首选药物，也可用于运动性哮喘。压力型定量手控气雾剂（pMDI）和干粉吸入装置吸入短效 β_2 受体激动剂不适用于重度哮喘发作,其溶液(如沙丁胺醇、特布他林、非诺特罗及其复方制剂)经雾化泵吸入适用于轻至重度哮喘发作。

口服给药:沙丁胺醇、特布他林、丙卡特罗片等,通常在服药后15~30分钟起效,疗效维持4~6小时。长期、单一应用 β_2 受体激动剂可造成细胞膜 β_2 受体的向下调节,表现为临床耐药现象,故应予避免。

贴剂给药:为透皮吸收剂型。妥洛特罗分为0.5mg、1mg、2mg三种剂量。

(2) 长效 β_2 受体激动剂(LABA) 如沙美特罗、福莫特罗,这类 β_2 受体激动剂的分子结构中具有较长的侧链,舒张支气管平滑肌的作用可维持12小时以上,联合吸入激素和LABA治疗哮喘,两者具有协同的抗炎和平喘作用,其作用相当于(或优于)应用加倍剂量吸入激素的疗效,可减少较大剂量吸入激素引起的不良反应,尤其适合于中至重度持续哮喘患者的长期治疗。

表9-4 β_2 受体激动剂的分类

起效时间	作用维持时间	
	短效	长效
速效	沙丁胺醇吸入剂	福莫特罗吸入剂
	特布他林吸入剂	
	非诺特罗吸入剂	
慢效	沙丁胺醇口服剂	沙美特罗吸入剂
	特布他林口服剂	

3. 白三烯受体拮抗剂

如扎鲁司特、孟鲁司特。除吸入激素外,是唯一可单独应用的长效控制药,可作为轻度哮喘的替代治疗药物和中重度哮喘的联合治疗用药。

4. 茶碱类

具有舒张支气管平滑肌作用,并具有强心、利尿、扩张冠状动脉、兴奋呼吸中枢和呼吸肌等作用。

口服给药:包括氨茶碱和控(缓)释型茶碱。用于轻至中度哮喘发作和维持治疗。口服控(缓)释型茶碱后昼夜血药浓度平稳,平喘作用可维持12~24小时,尤适用于夜间哮喘症状的控制。

静脉给药:氨茶碱加入葡萄糖溶液中,缓慢静脉注射,注射速度不宜超过0.25mg/(kg·min)或静脉滴注,适用于哮喘急性发作且近24小时内未用过茶碱类药物的患者。负荷剂量为4~6mg/kg,维持剂量为0.6~0.8mg/(kg·min)。

5. 抗胆碱药物的应用

可阻断节后迷走神经传出支,通过降低迷走神经张力而舒张支气管。溴化异丙托品溶液的常用剂量为50~125μg,每天3~4次(经雾化泵吸入)或20~40μg,每天3~4次(经pMDI吸入)。

6. 抗IgE治疗

抗IgE单克隆抗体可应用于血清IgE水平增高的哮喘患者。目前它主要用于经过吸入糖皮质激素和LABA联合治疗后症状仍未控制的严重哮喘患者。

7. 变应原特异性免疫疗法(SIT)

通过皮下给予常见吸入变应原提取液(如尘螨、猫毛、豚草等),可减轻哮喘症状和降低气道高反应性,适用于变应原明确但难以避免的哮喘患者。

8. 其他治疗哮喘药物

(1) 抗组胺药物 口服第二代抗组胺药物(H_1 受体拮抗剂)如酮替芬、氯雷他定、阿司咪唑、氮䓬司丁、特非那丁等具有抗变态反应作用,在哮喘治疗中的作用较弱。可用于伴有变应性鼻炎哮喘患者的治疗。

(2) 其他口服抗变态反应药物 应用于轻至中度哮喘的治疗,如曲尼司特、瑞吡司特等。

(3) 可能减少口服糖皮质激素剂量的药物 包括口服免疫调节剂(甲氨蝶呤、环孢素、金制剂等)、某些大环内酯类抗生素和静脉应用免疫球蛋白等。

(二)治疗

1. 长期治疗方案

哮喘的治疗应以患者的病情严重程度为基础,根据其控制水平类别选择适当的治疗方案。哮喘患者长期治疗方案分为5级,见表9-5。

表9-5 根据哮喘病情控制分级制定治疗方案

治疗方案	第1级	第2级	第3级	第4级	第5级
哮喘教育、环境控制	哮喘教育、环境控制				
短效β₂受体激动剂	按需使用短效β₂受体激动剂				
控制性药物	不需使用	选用1种 低剂量ICS 白三烯调节剂	选用1种 低剂量ICS加LABA 中高剂量ICS 低剂量ICS加白三烯调节剂 低剂量ICS加缓释茶碱	加用1种或以上 中高剂量ICS加LABA 白三烯调节剂 缓释茶碱	加用1种或2种 最小剂量糖皮质激素 抗IgE治疗

注：ICS：吸入糖皮质激素

对以往未经规范治疗的初诊哮喘患者可选择第2级治疗方案，哮喘患者症状明显，应直接选择第3级治疗方案。

如果使用该分级治疗方案不能够使哮喘得到控制，治疗方案应该升级直至达到哮喘控制为止。当哮喘控制并维持至少3个月后，治疗方案可考虑降级。

2. 急性发作的处理

取决于发作的严重程度以及对治疗的反应。治疗目的在于尽快缓解症状、解除气流受限和低氧血症，同时还需要制定长期治疗方案以预防再次急性发作。

（1）识别高危患者

1）曾经有过气管插管和机械通气的濒于致死性哮喘的病史。

2）在过去1年中因为哮喘而住院或看急诊。

3）正在使用或最近刚刚停用口服激素。

4）目前未使用吸入激素。

5）过分依赖速效β₂受体激动剂，特别是每月使用沙丁胺醇（或等效药物）超过1支的患者。

6）有心理疾病或社会心理问题，包括使用镇静剂。

7）有对哮喘治疗计划不依从的历史。

（2）轻度和部分中度急性发作 可以在家庭中或社区中治疗。

1）主要治疗措施：重复吸入速效β₂受体激动剂，在第1小时每20分钟吸入2～4喷。随后根据治疗反应，轻度急性发作可调整为每3～4小时2～4喷，中度急性发作每1～2小时6～10喷。如果对吸入性β₂受体激动剂反应良好（呼吸困难显著缓解，PEF占预计值＞80%或个人最佳值，且疗效维持3～4小时），通常不需要使用其他药物。

2）糖皮质激素：在控制性治疗的基础上发生的急性发作，应尽早口服激素，如泼尼松龙0.5～1mg/kg或等效剂量的其他激素。

（3）部分中度和所有重度急性发作的治疗

1）氧疗。

2）速效β₂受体激动剂：初始治疗时连续雾化给药，随后根据需要间断给药（每4小时1次）。联合使用β₂受体激动剂和抗胆碱能制剂（如异丙托溴铵）能够取得更好的支气管舒张作用。

3）茶碱：其支气管舒张作用弱于SABA，不良反应较大，应谨慎使用。对规则服用茶碱缓释制剂的患者，静脉使用茶碱应尽可能监测茶碱血药浓度。

4）糖皮质激素：尽早使用全身激素，特别是对速效β₂受体激动剂初始治疗反应不完全或疗效不能维持，以及在口服激素基础上仍然出现急性发作的患者。

用法：泼尼松龙30～50mg或等效的其他激素，每日单次给药。严重的急性发作或口服激素不能耐受时，可采用静脉注射或滴注，如甲基泼尼松龙80～160mg，或氢化可的松400～1000mg分次给药。静脉使用激素2～3天，继之口服激素3～5天。

5）机械通气：机械通气指征：意识改变、呼吸肌疲劳、$PaCO_2 \geq 45mmHg$（$1mmHg = 0.133kPa$）等。可先采用经鼻（面）罩无创机械通气，若无效应及早行气管插管机械通气。哮喘急性发作机械通气需要较高的吸气压，可使用适当水平的呼气末正压（PEEP）治疗。

大多数哮喘急性发作并非由细菌感染引起，应严格控制抗菌药物的使用指征，除非有细菌感染的证据，或属于重度或危重哮喘急性发作。

（三）控制水平的分级

表9-6 控制水平的分级表

	完全控制（满足以下所有条件）	部分控制（在任何1周内出现以下1～2项特征）	未控制（在任何1周内）
白天症状	无（或≤2次/周）	>2次/周	出现≥3项部分控制特征
活动受限	无	有	
夜间症状/憋醒	无	有	
需要使用缓解药的次数	无（或≤2次/周）	>2次/周	
肺功能（PEF或FEV_1）	正常（或≥正常预计值或本人最佳值的80%）	<正常预计值（或本人最佳值的80%）	
急性发作	无	≥每年1次	在任何1周内出现1次

七、中医辨证论治

（一）发作期

1. 寒哮证

证候：呼吸急促，喉中哮鸣有声，胸膈满闷如塞，咳不甚，咳痰不爽，痰稀薄色白，面色晦滞，口不渴或渴喜热饮，天冷或受寒易发，形寒畏冷，初起多兼恶寒、发热、头痛等表证，舌苔白滑，脉弦紧或浮紧。

治法：温肺散寒，化痰平喘。

方药：射干麻黄汤加减。

2. 热哮证

证候：气粗息涌，呛咳阵作，喉中哮鸣，胸高胁胀，烦闷不安，汗出，口渴喜饮，面赤口苦，咳痰色黄或色白，黏浊稠厚，咳吐不利，舌质红，苔黄腻，脉滑数或弦滑。

治法：清热宣肺，化痰定喘。

方药：麻杏石甘汤加减。

（二）缓解期

1. 肺虚证

证候：喘促气短，语声低微，面色㿠白，自汗畏风，咳痰清稀色白，多因气候变化而诱发，发前喷嚏频作，鼻塞流清涕，舌淡苔白，脉细弱。

治法：补肺固卫。

方药：玉屏风散加减。

2. 脾虚证

证候：倦怠无力，食少便溏，面色萎黄无华，痰多而黏，咳吐不爽，胸脘满闷，恶心纳呆，或食油腻易腹泻，每因饮食不当而诱发，舌质淡，苔白滑或腻，脉细弱。

治法：健脾化痰。

方药：六君子汤加减。

3. 肾虚证

证候：平素息促气短，呼多吸少，动则为甚，形瘦神疲，心悸，腰酸腿软，劳累后哮喘易发，或面色苍白，畏寒肢冷，自汗，舌淡苔白，质胖嫩，脉沉细；或颧红，身热，汗出黏手，舌红少苔，脉细数。

治法：补肾纳气。

方药：金匮肾气丸或七味都气丸加减。

第五节 肺 炎

肺炎是由细菌、病毒、真菌、支原体、衣原体、立克次体、寄生虫等病原微生物或放射线、化学因素、免疫损伤、过敏源及药物等引起的终末气道、肺泡腔及肺间质的炎症。主要表现为寒战、高热、咳嗽、咳痰、胸痛、呼吸困难等。

本病归属于中医学"咳嗽""喘证""支饮"等范畴。

一、西医病因与发病机制

1. 细菌

（1）肺炎链球菌　当受寒、疲劳、醉酒或病毒感染后，由于呼吸道防御功能受损，大量肺炎链球菌被吸入下呼吸道，并在肺泡内繁殖而导致肺炎。

（2）葡萄球菌　有金黄色葡萄球菌（简称金葡菌）和表皮葡萄球菌两类。通过呼吸道感染引起肺炎，也可经血行播散感染。毒素与酶是其主要致病物质，具有溶血、坏死、杀伤白细胞及致血管痉挛的作用。金黄色葡萄球菌是化脓性感染的主要原因。

（3）肺炎克雷白杆菌　可引起社区获得性肺炎，亦为医院获得性肺炎的病原体，常与吸入有关。口咽部、肠道、感染的泌尿道是该细菌最重要的贮存场所。在医院获得性肺炎中，医务人员的手是最常见的传播途径。

（4）其他　甲型溶血性链球菌、流感嗜血杆菌、铜绿假单胞菌等。

2. 非典型病原体

（1）军团菌　军团菌存在于水及土壤中，多经空气传播，由呼吸道吸入而产生炎症反应，进入血循环则可引起全身感染。

（2）支原体和衣原体　由口、鼻分泌物在空气中传播引起呼吸道感染。感染以儿童及青年人居多，传染性不强，平均潜伏期 2~4 周，痊愈后带菌时间长，流行表现为间歇性发病，流行可持续数月至 1~2 年。病原体通常潜伏在纤毛上皮之间，不侵入肺实质。

3. 病毒

如冠状病毒、腺病毒、呼吸道合胞病毒、流感病毒、麻疹病毒、巨细胞病毒、单纯疱疹病毒等。这些病毒主要通过飞沫与直接接触传播，且传播迅速、传播面广，可两种以上病毒同时感染，常继发细菌感染，可累及肺间质及肺泡，也可经血行播散感染。

4. 真菌

如白色念珠菌、曲霉菌、隐球菌、肺孢子菌等都可能被吸入肺部引起肺真菌感染。当机体免疫力下降时，有些口腔寄生真菌可经呼吸道吸入引起肺部感染。另外，颈部、膈下病灶中的真菌感染亦可直接蔓延，或循淋巴、血液系统到达肺部，引起肺炎。

5. 其他病原体

如立克次体、弓形虫、寄生虫等。

6. 理化因素

放射性损伤，胃酸吸入，或吸入内源性脂类物质等。

二、中医病因病机

本病的病因包括劳倦过度，或寒温失调，起居不慎，卫外功能减弱，暴感外邪犯肺等。

1. 邪犯肺卫

邪犯肺卫，邪正相争，则发热、恶寒；肺失宣肃，则咳嗽、咳痰。

2. 痰热壅肺

热邪炽盛，灼津炼液成痰，痰热壅肺，肺络受损，清肃失司，则咳痰黄稠，或带锈色。

3. 热闭心神

热毒炽盛，内扰心神，则烦躁不安；热闭心神，则神昏谵语，或昏愦不知。

4. 阴竭阳脱

邪热内闭，阳郁不达；或因阳旺邪盛，邪正剧争，正气溃败，骤然外脱，则阴津失其内守，阳气不能外固，终成阴阳离决、阴竭阳脱之危候。

5. 正虚邪恋

邪气稽留，耗伤气血阴阳。气虚则温煦推动无力，故咳嗽声低，气短神疲；阴虚火旺，则身热，手足心热，自汗或盗汗；阳虚则胸阳不振，心胸烦闷。

本病属外感病，病位在肺，与心、肝、肾关系密切。病分虚、实两类，以实者居多。外邪内侵，邪郁于肺，化热、生痰、酿毒，三者互结于肺，发为本病。外邪或入里化热，或痰热壅盛，或热闭心神。治疗得当，邪退正复，可见热病恢复期阴虚内扰之低热、手足心热或口干舌燥之证候。若风温热邪，久郁不解，易深入下焦，下竭肝肾，导致真阴欲竭，气阴两伤。

三、临床表现

（一）细菌性肺炎

1. 肺炎链球菌肺炎

（1）症状 寒战、发热、胸痛、咳嗽、咳痰、呼吸困难。

（2）体征 ①早期肺部无明显异常体征，仅有呼吸幅度减小、叩诊轻度浊音、听诊呼吸音减低和胸膜摩擦音。②肺实变时叩诊呈浊音、听诊语颤增强和支气管呼吸音等典型体征。消散期可闻及湿啰音。③病变累及胸膜时可有胸膜摩擦音。

2. 葡萄球菌肺炎

（1）症状 ①院外感染起病较急，寒战、高热、胸痛、咳嗽、咳脓痰、痰带血丝或呈粉红色乳状，常有进行性呼吸困难、发绀。②院内感染起病稍缓慢，亦有高热、脓痰，老年人症状多不典型。

（2）体征 早期可无体征；病情发展可出现两肺散在湿啰音；病变较大或融合时可有肺实变体征。

3. 克雷白杆菌肺炎

（1）症状 起病突然，部分患者发病前有上呼吸道感染症状，临床表现类似重症肺炎球菌肺炎。痰液常呈砖红色胶冻状或灰绿色，为此类肺炎的特征性改变。

（2）体征 急性病容，发热，多数病人体温波动于39℃上下，常有呼吸困难甚至发绀。可有典型的肺实变体征。

4. 军团菌肺炎

（1）症状 轻者仅有全身不适、肌痛、头痛、多汗、倦怠、无力等流感样症状，可自愈，也有流感症状未消失即出现高热，体温可达39℃以上，稽留热型，寒战、咳嗽、少量黏痰，或脓痰、血痰。

（2）体征 急性病容，呼吸急促，重者发绀。体温上升与脉搏不成比例，心率相对缓慢。发病2～3天后，大部分病人肺内出现干湿啰音，有肺内实变体征，肝、脾及淋巴结可肿大。

（二）病毒性肺炎

1. 症状

多发于病毒性疾病流行季节。临床症状较轻，但起病较急，初起见上呼吸道感染症状，随即出现咳嗽，多为阵发性干咳，或有少量白色黏痰，伴胸痛、气喘、持续发热等。小儿或老年患者好发重症病毒性肺炎，表现为呼吸困难、发绀、嗜睡、精神萎靡等。

2. 体征

一般不明显，或有病变部位浊音，呼吸音减弱，散在干湿性啰音。

（三）肺炎支原体肺炎

1. 症状

持久的阵发性刺激性呛咳为本病的突出症状，无痰或偶有少量黏痰或少量脓性痰，可有痰中带血丝。常于秋季发病。多伴有咽炎、支气管炎等呼吸道感染，起病较缓，主要表现为上呼吸道感染症状。

2. 体征

咽部充血，耳鼓膜充血，有时颈淋巴结肿大，肺部一般无明显异常体征，呼吸音可减弱，偶可闻及干性或湿性啰音，有时全病程可无任何阳性体征。

（四）肺炎衣原体肺炎

1. 症状

起病隐袭，临床症状较轻或无症状，与肺炎支原体肺炎相似。

2. 体征

阳性体征少或无，也可听到受累肺叶啰音，随病情加重，肺部啰音可变得明显。

3. 其他

肺外表现，如鼻窦炎、中耳炎、关节炎、脑炎、甲状腺炎等。

（五）真菌性肺炎

常见念珠菌感染。

(1) 症状 ①支气管炎型：有类似慢性支气管炎症状，全身状况良好，一般无发热，阵发性刺激性咳嗽，咳多量似白色泡沫稀痰，口腔、咽部及支气管黏膜上被覆散在点状白膜。②肺炎型：类似急性细菌性肺炎，临床表现较重，可有高热、畏寒、咳嗽、憋气、咯血、乏力、胸痛。典型者咳白色粥样痰，也可呈乳酪块状，痰液有酵母臭味或口腔及痰中有甜酒样芳香味为其特征性表现。

(2) 体征 支气管炎型除偶闻肺部啰音外，可无特殊体征。肺炎型可闻及湿啰音。

(六) 非感染性肺炎

1. 放射性肺炎

(1) 症状 常见症状为刺激性干咳、气急和胸痛，呈进行性加重。严重者可因广泛肺纤维化而出现进行性呼吸困难、发绀，甚至呼吸衰竭。

(2) 体征 放射部位皮肤萎缩和硬结，出现色素沉着。继发感染时肺部可听到干、湿啰音和胸膜摩擦音。重症者可见端坐呼吸、发绀、呼吸音减低，亦可闻爆裂音。

2. 吸入性肺炎

(1) 症状 患者常有吸入诱因史，初期有呛咳、气急，逐渐出现呼吸困难、发绀、咳淡红色浆液性泡沫状痰，并发细菌感染时咳大量脓性痰。

(2) 体征 急性期双肺可闻及较多湿啰音，伴哮鸣音，有时可见局限性肺实变体征。

四、实验室及其他检查

1. 周围血象检查

(1) 大多数细菌性肺炎，血中白细胞总数可增高，以中性粒细胞增加为主，通常有核左移或细胞内出现毒性颗粒。军团菌、葡萄球菌肺炎可有贫血表现。

(2) 病毒性肺炎白细胞计数可正常、稍高或偏低，淋巴细胞增多，血沉通常正常。合并细菌性感染时白细胞计数、中性粒细胞增多。

(3) 肺炎支原体感染时，周围血白细胞总数正常或稍高，细胞分类正常。血沉常增快，常伴轻度贫血、网织红细胞增多。

(4) 霉菌性肺炎可有中性粒细胞偏高。

2. 病原体检查

(1) 痰涂片 在抗菌药物使用前方有临床意义。

(2) 培养 可进行痰、呼吸道分泌物及血培养，以鉴别和分离出致病菌株。

3. X线检查

(1) 肺炎球菌肺炎 早期仅见肺纹理增粗或受累的肺段、肺叶稍模糊，随病情进展可见大片炎症浸润阴影或实变影，沿大叶、肺段或亚肺段分布，实变阴影中可见支气管充气征。肋膈角可有少量胸腔积液。消散期可见散在的大小不一的片状阴影，继而变成索条状阴影，最后完全消散。

(2) 葡萄球菌肺炎 X线表现具有特征性，其一为肺段或肺叶实变，其内有空洞，或小叶状浸润中出现单个或多发的液气囊腔。另一特征为X线阴影的易变性，表现为某处炎性阴影消失而在另一部位出现新的病灶，或单一病灶融合成大片阴影。

(3) 克雷白杆菌肺炎 X线表现多种多样，肺大叶实变好发于右肺上叶、双肺下叶，有多发性蜂窝状肺脓肿形成、叶间裂弧形下坠等。

(4) 军团菌肺炎 早期为单侧斑片状肺泡内浸润，继而有肺叶实变，可迅速发展至多肺叶段，下叶多见，单侧或双侧，可伴少量胸腔积液。

(5) 病毒性肺炎 X线检查可见肺纹理增多，小片状或广泛浸润，病情严重者可见双肺下叶弥漫性密度均匀的小结节状浸润影，边缘模糊，大叶实变及胸腔积液少见。

(6) 支原体肺炎 肺部多种形态的浸润影，呈节段性分布，多见于肺下野，近肺门较深，逐渐向外带伸展。经3~4周病变基本可自行消散。

(7) 真菌性肺炎 X线表现多种多样，除曲菌球外均缺少特征性。

(8) 肺炎衣原体肺炎 X线表现以单侧下肺泡渗出为主，双侧病变可表现为间质性肺炎与肺泡渗出同时存在。相对症状、体征而言，X线表现异常明显。

(9) 非感染性肺炎　放射性肺炎急性期在照射的肺叶上出现弥漫性模糊阴影，边缘模糊，类似支气管炎或肺水肿。后期发展为纤维化，病变成条索状或团块状收缩或局限性肺不张。吸入性肺炎 X 线检查见两肺散在不规则片状模糊影，右肺多见。

五、诊断与鉴别诊断

（一）诊断

根据病史、症状和体征，结合 X 线检查和痰液、血液检查，不难做出明确诊断。病原菌检测是确诊各型肺炎的主要依据。

（二）鉴别诊断

肺炎的鉴别诊断包括不同病原菌引起的肺炎之间的鉴别诊断和肺炎与其他肺部疾病的鉴别诊断。

1. 各型肺炎

革兰阳性球菌引起的肺炎多发生于青壮年，院外感染多见。革兰阴性杆菌引起的肺炎常发生于体弱、患慢性病及免疫缺陷患者，院内感染较多见，多起病急骤，症状较重。病毒、支原体等引起的肺炎，临床表现较轻，白细胞计数增高不显著。痰液病原体分离和血清免疫学试验有助于鉴别诊断。

2. 肺结核

其临床表现与肺炎球菌肺炎相似，但肺结核有潮热、盗汗、消瘦、乏力等结核中毒症状，痰中可找到结核杆菌。X 线见病灶多在肺尖或锁骨上下，密度不均匀，久不消散，可形成空洞和肺内播散。一般抗炎治疗无效。而肺炎球菌肺炎经抗感染药物治疗后，体温多能很快恢复正常，肺内炎症吸收较快。

3. 急性肺脓肿

早期临床表现与肺炎球菌肺炎相似。随病程进展，以咳出大量脓臭痰为特征。X 线可见脓腔及液平，不难鉴别。

4. 肺癌

少数周围型肺癌的 X 线影像与肺炎相似，但肺癌通常无显著急性感染中毒症状，周围血中白细胞计数不高，若痰中发现癌细胞则可确诊。当肺癌伴发阻塞性肺炎时，经抗生素治疗炎症虽可消退，但肿瘤阴影反而明显，或可见肺门淋巴结肿大、肺不张。如某一肺段反复发生炎症且不易消散，要警惕肺癌的发生。X 线体层、CT 检查、纤维支气管镜、反复痰脱落细胞学检查等有辅助诊断意义。

5. 其他

肺炎伴剧烈胸痛时，应与渗出性胸膜炎、肺动脉栓塞相鉴别。肺动脉栓塞常有下肢深静脉血栓形成的基础，发病前无上呼吸道感染史，咯血较多见，甚者晕厥，呼吸困难明显。相关的体征和 X 线影像有助诊断。

另外，下叶肺炎可能出现腹部症状，应注意与急性胆囊炎、膈下脓肿、阑尾炎等相鉴别。

六、西医治疗

（一）一般治疗

注意休息，保持室内空气流通，注意隔离消毒，预防交叉感染。要保证病人有足够蛋白质、热量和维生素的摄入。鼓励饮水，轻症患者不需常规静脉输液。重症患者要积极治疗，监测神志、体温、呼吸、心率、血压及尿量等，防止可能发生的休克。

（二）病因治疗

尽早应用抗生素是治疗感染性肺炎的首选治疗手段。

1. 细菌性肺炎

（1）肺炎球菌肺炎　首选青霉素 G。对青霉素过敏者，可用大环内酯类，如红霉素或罗红霉素，亦可用喹诺酮类药物口服或静脉滴注。对耐药或重症患者可改用头孢噻肟钠、头孢唑啉钠等头孢菌素类。对多重耐药菌株感染者可用万古霉素。

（2）葡萄球菌肺炎　由于金黄色葡萄球菌对青霉素 G 耐药菌株的增多，现多选用耐青霉素酶的半合成青霉素或头孢菌素。

（3）克雷白杆菌肺炎　常选二、三代头孢菌素类与氨基糖苷类联合用药，如头孢噻肟钠或头孢他啶联合妥布霉素或阿米卡星。但要注意耳、肾毒性。

（4）军团菌肺炎 首选红霉素，但要注意消化系统的副作用。亦可与利福平联合应用，以减少细菌耐药。

2. 病毒性肺炎

主要是针对各种病毒选用有效化学药物来抑制，临床常用的如利巴韦林、阿昔洛韦、更昔洛韦、阿糖腺苷（阿糖腺嘌呤）、奥司他韦、金刚烷胺（金刚胺）等。

3. 肺炎支原体肺炎

本病具有自限性，多数患者不经治疗可自愈。病程早期可通过适当的抗生素治疗减轻症状、缩短病程。大环内酯类是治疗肺炎支原体感染的首选药物。

4. 肺炎衣原体肺炎

治疗与支原体肺炎相似，首选红霉素。

5. 真菌性肺炎

轻症患者通过消除诱因（如广谱抗生素、糖皮质激素、免疫抑制剂及体内留置导管），病情常能逐渐好转，病情严重者则应及时应用抗真菌药物，如氟康唑、两性霉素B等。

6. 非感染性肺炎

（1）放射性肺炎 一旦确诊，要立刻停止放射治疗。急性期可应用泼尼松口服，继发细菌性感染时应用抗生素。

（2）吸入性肺炎 首先要弄清并去除病因。继发感染时，要根据病原菌选择合适的抗生素。

（三）支持疗法

1. 咳嗽、咳痰

咳嗽剧烈时，可适当用止咳化痰药物，必要时可酌情给予小剂量可待因镇咳，但次数不宜过多。伴喘憋严重者可用异丙肾上腺素及α-糜蛋白酶雾化吸入，亦可用舒喘灵口服或雾化吸入，或口服氨茶碱，重者还可静滴氢化可的松。肺炎咳嗽有痰者，一般祛痰剂即可达到减轻咳嗽的作用，而不用镇咳剂。咳嗽无痰，特别是因咳嗽引起呕吐或严重影响睡眠者，可服用中枢性镇咳剂。

2. 发热

尽量少用阿司匹林或其他解热药，以免过度出汗、脱水及干扰热型观察。高热不退者可用物理降温，或服用阿司匹林、扑热息痛等解热镇痛药。鼓励患者多饮水，轻症患者不需常规静脉输液。确有失液者，如因发热使水分及盐类缺失较多，可适当输注糖盐水。

3. 其他

剧烈胸痛者，可酌用少量镇痛药，如可待因。中等或重症患者（$PaO_2 < 60mmHg$或有发绀）应给氧。腹胀、鼓肠可用腹部热敷及肛管排气。若有明显麻痹性肠梗阻或胃扩张，应暂时禁食、禁饮，予以胃肠减压，直至肠蠕动恢复。烦躁不安、谵妄、严重失眠者酌用地西泮（安定）5mg或水合氯醛1~1.5g等镇静剂，禁用抑制呼吸的镇静药。

（四）感染性休克的治疗

1. 控制感染

感染是休克的直接原因，只有有效地控制感染，才有可能逆转休克。抗生素使用要注意早期、足量、联合用药，最好按药物敏感试验结果选择抗生素。诊断明确者，可加大抗生素剂量或缩短给药时间。对病因不明的严重感染，首先选用广谱的强力抗菌药物，足量、联合用药，待病原菌明确以后再适当调整。

2. 补充血容量

扩容治疗是抗休克的基本方法。一般先给低分子右旋糖酐500~1000mL/d和生理盐水、葡萄糖盐水等以维持有效血容量。

3. 纠正酸中毒

休克时常伴有代谢性酸中毒，使心肌收缩力减弱，心输出量下降，毛细血管通透性增加而促使液体外渗，加重有效循环量的不足，同时降低机体对血管活性药物的效应，需要及时纠正。轻症常选用5%碳酸氢钠100~250mL静滴。

4. 血管活性药物的应用

在输液的同时，加用诸如多巴胺、异丙肾上腺素、间羟胺（阿拉明）等血管活性药物，能够帮助恢复血压，使收缩压维持在90~100mmHg，以保证重要器官的血液供应。血管活性药物必须在补充血容量的情况下应用，避免因小血管强烈收缩引起的组织灌流减少。

5. 糖皮质激素的应用

对病情危重、全身毒血症严重的患者，在强大的抗生素支持下，可短期（3～5天）静脉滴注氢化可的松100～200mg或地塞米松5～10mg，以促使休克好转。

6. 纠正水、电解质和酸碱紊乱

休克状态下患者容易出现钾、钠、氯紊乱，以及酸、碱中毒，需要及时纠正。

（五）局部治疗

1. 雾化吸入

将抗菌药物和液体混合，通过超声雾化器吸入雾化微粒，直接到达气管-支气管-肺泡，以控制炎症和感染。

2. 局部灌注

通常采用支气管肺泡灌洗术（BAL）治疗难治性肺炎、重症肺炎合并呼吸衰竭的患者。

七、中医辨证论治

1. 邪犯肺卫证

证候：发病初期，咳嗽咳痰不爽，痰色白或黏稠色黄，发热重，恶寒轻，无汗或少汗，口微渴，头痛，鼻塞，舌边尖红，苔薄白或微黄，脉浮数。

治法：疏风清热，宣肺止咳。

方药：三拗汤或桑菊饮加减。

2. 痰热壅肺证

证候：咳嗽，咳痰黄稠或咳铁锈色痰，呼吸气促，高热不退，胸膈痞满，按之疼痛，口渴烦躁，小便黄赤，大便干燥，舌红苔黄，脉洪数或滑数。

治法：清热化痰，宽胸止咳。

方药：麻杏石甘汤合千金苇茎汤加减。

3. 热闭心神证

证候：咳嗽气促，痰声辘辘，烦躁，神昏谵语，高热不退，甚则四肢厥冷，舌红绛，苔黄而干，脉细滑数。

治法：清热解毒，化痰开窍。

方药：清营汤加减。

4. 阴竭阳脱证

证候：高热骤降，大汗肢冷，颜面苍白，呼吸急迫，四肢厥冷，唇甲青紫，神志恍惚，舌淡青紫，脉微欲绝。

治法：益气养阴，回阳固脱。

方药：生脉散合四逆汤加减。

5. 正虚邪恋证

证候：干咳少痰，咳嗽声低，气短神疲，身热，手足心热，自汗或盗汗，心胸烦闷，口渴欲饮或虚烦不眠，舌红，苔薄黄，脉细数。

治法：益气养阴，润肺化痰。

方药：竹叶石膏汤加减。

第六节 肺结核

肺结核是由结核分枝杆菌引起的肺部感染，本病多为慢性过程，以低热、盗汗、消瘦、乏力、食欲不振等全身中毒症状及咳嗽、咯血、呼吸困难、胸痛等呼吸系统症状为主要表现。

本病归属于中医学"肺痨"范畴。

一、西医病因病理

1. 病因

（1）病原学 由结核分枝杆菌引起。

（2）传播途径 主要通过呼吸道传染。

（3）人群的易感性 影响易感性的因素有遗传因素、居住环境、营养状况等。

2. 基本病理变化

结核病的基本病理变化是炎性渗出、增生和干酪样坏死。结核病的病理过程特点是破坏与修复常同时进行，故上述三种病理变化多同时存在，也可以某一种变化为主，而且可相互转化。病理转归主要取决于结核分枝杆菌的感染量、毒力大小，以及机体的抵抗力和变态反应状态。

二、中医病因病机

本病的中医病因为外因感染，"痨虫"袭肺；内伤体虚，气血不足，阴精耗损。"痨虫"袭肺是本病发病不可缺少的外因；正虚则是引起发病的主要内因。正气虚弱，"痨虫"乘虚袭肺，肺体受损，肺阴耗伤，肺失清肃而发生肺痨咳嗽，伤阴动血，则见咯血、潮热、盗汗。

本病病位在肺，与脾、肾两脏的关系最为密

切，同时也可涉及心、肝。基本病机以阴虚为主，并可导致气阴两虚，甚则阴损及阳。一般来说，初起肺体受损，肺阴耗伤，肺失滋润，表现肺阴亏损之候；继则肺肾同病，兼及心肝，而致阴虚火旺；或因肺脾同病，导致气阴两伤。后期肺脾肾三脏交亏，阴损及阳，可出现阴阳俱损的严重局面。

三、临床表现

（一）症状

1. 全身症状

发热为肺结核最常见的全身性中毒症状，表现为长期低热，多见于午后，可伴乏力、盗汗、食欲减退、体重减轻、面颊潮红、妇女月经失调等。当肺部病灶急剧进展播散时，可有高热，多呈稽留热或弛张热。

2. 呼吸系统症状

（1）咳嗽、咳痰　早期可有干咳或有少量黏液痰，如继发感染则痰呈脓性。

（2）咯血　可见于半数患者。痰中带血是因病灶炎性反应使毛细血管扩张所致。若小血管破损或空洞的血管瘤破裂可引起中到大量咯血。咯血易引起结核病灶播散，如伴有持续高热则为有力佐证。

（3）胸痛　炎症波及壁层胸膜时可引起相应部位的刺痛，随呼吸和咳嗽加重。

（4）呼吸困难　慢性重症肺结核时，肺功能受损或胸膜广泛粘连，胸廓活动受限，可出现渐进性呼吸困难。并发气胸或大量胸腔积液时，则呼吸困难可急骤加重。

（二）体征

1. 早期病灶小，多无异常体征。若病变范围较大，叩诊呈浊音，听诊可闻及病理性支气管呼吸音（管状呼吸音）和细湿啰音。因肺结核好发于上叶尖后段和下叶背段，故锁骨上下、肩胛间区可闻及湿啰音对诊断有极大帮助。

2. 空洞性病变位置表浅而引流支气管通畅时有支气管呼吸音或伴湿啰音；巨大空洞可出现带有金属调的空瓮音。

3. 当病变广泛纤维化或胸膜增厚粘连时有患侧胸廓下陷、肋间变窄、气管移位与叩浊，而对侧可有代偿性肺气肿体征。

（三）特殊表现

1. 过敏反应

如结核性风湿症，表现为多发性关节炎、结节性红斑等，与结核引起的全身过敏反应有关。其他过敏反应表现为类白塞病、滤泡性结膜角膜炎等。

2. 无反应肺结核（亦称结核败血症）

呈急性暴发起病，有高热、食欲不振、腹痛、腹泻、腹水、黄疸、脑膜刺激征等，而缺乏呼吸系统表现。

（四）常见并发症

气胸、支气管扩张症、脓胸和慢性肺源性心脏病。

四、实验室及其他检查

1. 结核分枝杆菌检查

结核分枝杆菌检查是确诊肺结核病的主要方法，也是制定化疗方案和考核治疗效果的主要依据。每一个有肺结核可疑症状或肺部有异常阴影的患者都必须查痰。

（1）痰标本的收集　肺结核患者的排菌具有间断性和不均匀性的特点，传染性患者查一次痰也许查不出，所以要多次查痰。

（2）痰涂片检查　是简单、快速、易行和可靠的方法，但欠敏感。每毫升痰中至少含5000～10000个细菌时可呈阳性结果。常采用的是齐-尼（Ziehl-Neelsen）染色法。

（3）培养法　结核分枝杆菌培养为痰结核分枝杆菌检查提供准确可靠的结果，常作为结核病诊断的金标准。同时也为药物敏感性测定和菌种鉴定提供菌株。

（4）药物敏感性测定　主要为临床耐药病例的诊断、制定合理的化疗方案以及流行病学监测提供依据。

（5）其他检测技术　如PCR、核酸探针检测特异性DNA片段、色谱技术检测结核硬脂酸和分枝菌酸等菌体特异成分，以及采用免疫学方法检测特异性抗原和抗体等。

2. 影像学检查

胸部 X 线检查是早期诊断肺结核的主要方法。胸部 CT 有助于发现微小或隐蔽区病变及孤立性结节的鉴别诊断。

（1）原发型肺结核 X 线典型特征有原发灶、淋巴管炎和肺门或纵隔肿大的淋巴结组成哑铃状病灶。

（2）急性血行播散型肺结核在胸片上呈现分布均匀、大小密度相近的粟粒状阴影。

（3）继发型肺结核的常见 X 线表现包括：①浸润性病灶。②干酪样病灶。③空洞。④纤维钙化的硬结病灶。

（4）胸部 CT 检查可发现微小或隐蔽病灶，且对如下情况有补充性诊断价值：①发现胸内隐匿部位病变，包括气管、支气管内的病变。②早期发现肺内粟粒阴影。③诊断有困难的肿块阴影、空洞、孤立结节和浸润阴影的鉴别诊断。④了解肺门、纵隔淋巴结肿大情况，鉴别纵隔淋巴结结核与肿瘤。⑤少量胸腔积液、包裹积液、叶间积液和其他胸膜病变的检出。⑥囊肿与实体肿块的鉴别。而 MRI 在肺结核诊断中价值不大。

3. 结核菌素（简称结素）试验

结核菌素试验是诊断有无结核感染的参考指标。

广泛应用于检出结核分枝杆菌的感染，而非检出结核病。结核菌素试验对儿童、少年和青年的结核病诊断有参考意义。目前推荐使用的结素为纯蛋白衍生物（PPD），常用 0.1mL（5U）在左前臂屈侧中上 1/3 处进行皮内注射，经 48～72 小时测量皮肤硬结直径，如 ≤4mm 为阴性，5～9mm 为弱阳性，10～19mm 为阳性反应，≥20mm 或虽然 <20mm 但局部出现水疱和淋巴管炎为强阳性反应。呈强阳性反应，常表示为活动性结核病。结素试验阳性反应不一定代表现在患有结核病，仅表示曾有结核感染。

4. 纤维支气管镜检查

纤维支气管镜检查常应用于支气管结核和淋巴结-支气管瘘的诊断，支气管结核表现为黏膜充血、溃疡、糜烂、组织增生、形成瘢痕和支气管狭窄，可以在病灶部位钳取活体组织进行病理学检查、结核分枝杆菌培养。对于肺内结核病灶，可以采集分泌物或冲洗液标本进行病原体检查，也可以经支气管肺活检获取标本检查。

5. γ-干扰素释放实验

结核感染者体内存在特异性效应 T 淋巴细胞，当其再次受到结核菌抗原刺激时会释放 γ-干扰素。现行检测方法是采用酶联免疫斑点技术，即 T-SPOT.TB，以结核特异性抗原早期分泌靶向抗原（ESAT-6）和 10kDa 培养滤过蛋白（CFP-10）肽段库为刺激原，检测外周血中特异性释放 γ-干扰素的 T 淋巴细胞，从而用来检测结核感染。该方法的优点是特异性高，不受卡介苗和环境分枝杆菌的影响；敏感性高，患者免疫状态对其影响甚微。特异性、敏感性、阳性预测值和阴性预测值都达到 95% 左右。

五、诊断与鉴别诊断

（一）诊断

具有以下几种情况时，应考虑有肺结核的可能，并进一步检查以确诊：

1. 有与排菌肺结核患者密切接触史。

2. 起病隐匿、病程迁延，或呼吸道感染抗炎治疗无效或效果不显著。

3. 长期低热。

4. 咯血或痰中带血。

5. 肺部听诊锁骨上下及肩胛间区闻及湿啰音或局限性哮鸣音。

6. 存在结核病好发危险因素。

7. 出现结节性红斑、疱疹性角膜炎、"风湿性"关节炎等过敏反应表现。

8. 既往有淋巴结结核等肺外结核病史。

（二）鉴别诊断

1. 肺癌

肺癌多见于中老年嗜烟男性，常无明显毒性症状，多有刺激性咳嗽、痰中带血、胸痛及进行性消瘦。X 线胸片示癌肿呈分叶状，病灶边缘常有切迹、毛刺。结合胸部 CT 扫描、痰结核菌、脱落细胞检查及通过纤维支气管镜检查及活检等，常能及时鉴别。肺癌与肺结核并存时应注意发现。

2. 肺炎

干酪样肺炎易被误诊为肺炎球菌肺炎。典型肺炎球菌肺炎起病急骤、高热、寒战、胸痛伴气急，咳铁锈色痰，X线征象病变常局限于一叶，抗生素治疗有效，干酪样肺炎则多有结核中毒症状，起病较慢，咳黄色黏液痰，X线征象病变多位于右上叶，可波及右上叶尖、后段，呈云絮状、密度不均，可出现虫蚀样空洞，抗结核治疗有效，痰中易找到结核菌。

3. 肺脓肿

肺脓肿空洞与肺结核空洞易混淆，需鉴别。肺脓肿起病较急，高热，大量脓痰，痰中无结核菌，但有多种其他细菌，血白细胞总数及嗜中性粒细胞增多，抗生素治疗有效。空洞多见于肺下叶，洞内常有液平面，周围有炎性浸润。而肺结核空洞则多发生在肺上叶，空洞壁较薄，洞内很少有液平面。此外，纤维空洞性肺结核合并感染时易与慢性肺脓肿混淆，但后者痰结核菌阴性。

4. 支气管扩张症

支气管扩张症有慢性咳嗽、咳痰及反复咯血史，但痰结核菌阴性，X线胸片多无异常发现，或仅见局部肺纹理增粗或卷发状阴影，CT有助确诊。

5. 慢性支气管炎

老年慢性支气管炎患者症状酷似继发型肺结核，需认真鉴别。慢性支气管炎常有慢性咳嗽、咳痰，有时少量咯血，反复发作，但无明显的全身症状。X线检查仅有肺纹理增粗和肺气肿征象。

6. 尘肺

二氧化矽、石棉、氧化铁以及某些有机物质的吸入，可使肺X线片出现浸润阴影，其中矽肺的聚合性团块中甚至出现空洞，与结核病相似，但上述疾病为职业性，有粉尘接触史，诊断不难。

7. 其他发热性疾病

肺结核常有不同类型的发热，临床上需要与其他发热性疾病相鉴别。

（1）伤寒 有高热、血中白细胞计数减少及肝脾大等临床表现，易与急性血行播散型肺结核混淆。但伤寒热型常呈稽留热，有相对缓脉、皮肤玫瑰疹，血清伤寒凝集试验阳性，血、粪便伤寒杆菌培养阳性。

（2）败血症 起病急、寒战及弛张热型，白细胞及中性粒细胞增多，常有近期皮肤感染，疮疖挤压史或尿路、胆道等感染史，皮肤常见瘀点，病程中出现迁徙病灶或感染性休克，血或骨髓培养可发现致病菌。

（3）白血病 急性血行播散型肺结核有发热、肝脾大，起病数周后出现特异性X线表现，偶见血象呈类白血病反应或单核细胞异常增多，应与白血病鉴别。后者多有明显出血倾向，骨髓涂片及动态X线胸片随访有助确立诊断。

（4）其他 成人支气管淋巴结核常表现为发热及肺门淋巴结肿大，应与纵隔淋巴瘤、结节病等鉴别。结核病患者结核菌素试验阳性，抗结核治疗有效，而淋巴瘤发展迅速，常有肝脾及浅表淋巴结无痛性肿大，确诊常依赖活检。结节病通常不发热，肺门淋巴结肿大多为双侧，结核菌素试验阴性，糖皮质激素治疗有效，活检可明确诊断。

六、西医治疗

（一）抗结核化学药物治疗

1. 基本原则

治疗原则是：早期、联合、适量、规律和全程使用敏感药物，其中以联合和规律用药最为重要。

2. 常用化疗药物

包括第一线杀菌药物异烟肼、利福平、链霉素和吡嗪酰胺，以及第二线抑菌药物乙胺丁醇和对氨基水杨酸钠。

（1）异烟肼（H或INH） 是最重要的治疗结核病的药物之一，具有杀菌作用强、价格低廉、副作用少、口服等优点。杀菌力强，不受周围环境pH值的影响，且相对低毒，能迅速穿透组织与病变部位，能通过血脑屏障，杀灭细胞内外代谢旺盛或代谢缓慢的结核菌。其抗菌机制是抑制结核杆菌细胞壁的主要成分（分枝菌酸）的合成。可予气管内或胸腔内给药。不良反应偶见周围神经炎、中枢神经系统中毒、肝脏损害等。

（2）利福平（R或RFP）　其杀灭结核菌的机制在于抑制菌体的RNA聚合酶，从而阻碍mRNA的合成。对结核菌A、B、C三种菌群均有作用，常与INH联合应用。

（3）链霉素（S或SM）　为广谱氨基糖苷类抗生素，对结核菌有杀菌作用，能干扰结核菌的酶活性，阻碍蛋白质合成。此药对细胞内的结核菌作用较小。

（4）吡嗪酰胺（Z或PZA）　能进入细胞内特别是巨噬细胞内酸性环境中杀灭结核菌，对减少远期复发率起重要作用。

（5）乙胺丁醇（E或EMB）　为抑菌药，可延缓结核菌对其他抗结核药物耐药性的出现。成人每日0.75~1.0g（15~20mg/kg），儿童每日15mg/kg，可与异烟肼、利福平同时顿服。隔日用药：成人为1.0g（体重＜50kg）或1.25g（体重≥50kg）。不良反应很少。剂量过大时引起球后视神经炎、视力减退等，停药后能恢复。

（6）对氨基水杨酸钠（P或PAS）　为抑菌药，可以延缓对其他抗结核药物的耐药性。不良反应有胃肠道反应，严重者应停药。

3. 化疗方法

（1）初治痰涂片阳性肺结核治疗方案（含初治痰涂片阴性有空洞形成或粟粒型肺结核）

1）每日用药方案：2HRZE/4HR，包括强化期2个月（异烟肼、利福平、吡嗪酰胺和乙胺丁醇，每日1次）和巩固期4个月（异烟肼、利福平，每日1次）。

2）间歇用药方案：$2H_3R_3Z_3E_3/4H_3R_3$，包括强化期2个月（异烟肼、利福平、吡嗪酰胺和乙胺丁醇，隔日1次或每周3次）和巩固期4个月（异烟肼、利福平，隔日1次或每周3次）。

（2）复治痰涂片阳性肺结核治疗方案

1）每日用药方案：2HRZSE/6~10HRE，包括强化期2个月（异烟肼、利福平、吡嗪酰胺、链霉素和乙胺丁醇，每日1次）和巩固期6~10个月（异烟肼、利福平和乙胺丁醇，每日1次）。巩固期治疗4个月时，痰菌未转阴，可继续延长治疗期6~10个月。

2）间歇用药方案：$2H_3R_3Z_3S_3E_3/6H_3R_3E_3$，包括强化期2个月（异烟肼、利福平、吡嗪酰胺、链霉素和乙胺丁醇，隔日1次或每周3次）和巩固期6个月（异烟肼、利福平和乙胺丁醇，隔日1次或每周3次）。

（3）初治痰涂片阴性肺结核治疗方案

1）每日用药方案：2HRZ/4HR，包括强化期2个月（异烟肼、利福平、吡嗪酰胺，每日1次）和巩固期4个月（异烟肼、利福平，每日1次）。

2）间歇用药方案：$2H_3R_3Z_3/4H_3R_3$，包括强化期2个月（异烟肼、利福平、吡嗪酰胺，隔日1次或每周3次）和巩固期4个月（异烟肼、利福平，隔日1次或每周3次）。

上述间歇方案为我国结核病防治规划所采用，但必须采用全程督导化疗管理，以保证患者不间断地规律用药。

4. 疗效判定

以痰结核菌持续3个月转阴为主要指标。X线检查病灶吸收、硬结为第2指标。临床症状在系统治疗数周后即可消失，因此不能作为判定疗效的决定指标。

5. 化疗失败原因与对策

治疗结束时痰菌未能阴转，或在疗程中转阴，X线显示的病灶未能吸收，稳定或恶化，说明化疗失败。其重要原因多为化疗方案不合理，未规律用药或停药过早，或者细菌耐药，机体免疫力低下等。为了避免失败，化疗方案必须正确拟订，患者在督导下坚持早期、适量、规律、全程联用敏感药物。只有在严重不良反应或证实细菌已耐药的情况下，才能由医生停药，改换新的化疗方案。新方案应包含两种以上敏感药物。

（二）糖皮质激素的应用

在一般情况下不用糖皮质激素治疗，因其并无抑菌作用，而能抑制机体免疫力，单独应用可促使结核病变扩散。若毒性症状过于严重，可在使用有效抗结核药物的同时，加用糖皮质激素，以减轻炎症和变态反应，促使渗液吸收，减少纤维组织形成和胸膜粘连的发生。毒性症状减退后，激素剂量递减，至 6~8 周停药。适应证为：急性粟粒型肺结核、干酪性肺炎、急性结核性渗出性胸膜炎等。

（三）对症治疗

1. 发热、盗汗等毒性症状

在有效抗结核治疗 1~2 周内多可消失，通常不必特殊处理；但高热时可给小量退热药口服或物理降温等；盗汗甚者可于睡前服阿托品 0.3mg。

2. 咳嗽、咳痰

可不必用药，但剧烈干咳时可服喷托维林 25mg 或可待因 15~30mg；痰多黏稠者可用稀化痰液的药物。

3. 痰中带血或小量咯血

以对症治疗为主，常用止血药物有维生素K、卡巴克络（安络血）、氨基己酸、氨甲苯酸、肾上腺素等。

4. 大咯血的紧急处理

（1）一般处理 应采取患侧卧位，轻轻将气管内存留的积血咳出。患者安静休息，消除紧张情绪，必要时可用小量镇静剂、止咳剂。年老体弱、肺功能不全者，慎用强镇咳药，以免抑制咳嗽反射和呼吸中枢，使血块不能咳出，导致其发生窒息。在抢救大咯血时，应特别注意保持呼吸道的通畅。若有窒息征象，应立即取头低脚高体位，轻拍背部，以便血块排出，并尽快挖出口、咽、喉、鼻部血块。

（2）止血药物的应用 垂体后叶素 5~10U 加入 25% 葡萄糖 40mL 中，缓慢静脉注射，一般为 15~20 分钟，然后将垂体后叶素加入 5% 葡萄糖液，按 0.1U/(kg·h) 速度静脉滴注。但禁用于高血压、冠状动脉粥样硬化性心脏病、心力衰竭患者及孕妇。

（3）输血 咯血过多者，根据血红蛋白和血压测定酌情给予少量输血。

（4）局部止血 大量咯血不止者，可经纤维支气管镜确定出血部位，用浸有稀释的肾上腺素海绵压迫或填塞于出血部位止血。亦可用冷生理盐水灌洗，或在局部应用凝血酶或气囊压迫控制止血等。必要时可在明确出血部位的情况下考虑肺叶、肺段切除术。

（四）手术治疗

主要针对大于 3cm 的结核球与肺癌难以鉴别时、复治的单侧纤维厚壁空洞、长期内科治疗未能使痰菌阴转者，或单侧的毁损肺伴支气管扩张、已丧失功能并有反复咯血或继发感染者。

七、中医辨证论治

1. 肺阴亏损证

证候：干咳，咳声短促，咳少量白黏痰，或痰中有血丝或血点，色鲜红，胸部隐隐闷痛，低热，午后手足心热，皮肤干灼，口咽干燥，少量盗汗，舌边尖红，无苔或少苔，脉细数。

治法：滋阴润肺。

方药：月华丸加减。

2. 阴虚火旺证

证候：咳呛气急，痰少黏稠或吐少量黄痰，时时咳血，血色鲜红，午后潮热，五心烦热，骨蒸颧红，盗汗量多，心烦失眠，性急善怒，胁肋掣痛，男子梦遗失精，女子月经不调，形体日渐消瘦，舌红绛而干，苔黄或剥，脉细数。

治法：滋阴降火。

方药：百合固金汤合秦艽鳖甲散加减。

3. 气阴耗伤证

证候：咳嗽无力，气短声低，咳痰清稀色白，量较多，偶或带血，或咯血，血色淡红，午后潮热，伴有畏风怕冷，自汗与盗汗并见，纳少神疲，便溏，面色㿠白，舌质光淡，边有齿印，苔薄，脉细弱而数。

治法：益气养阴。

方药：保真汤加减。

4. 阴阳两虚证

证候：咳逆喘息少气，喘促气短，动则尤甚，咳痰色白，或夹血丝，血色暗淡，潮热，自汗，盗汗，声嘶或失音，面浮肢肿，心慌，唇紫肢冷，形寒或见五更泄泻，口舌生糜，大肉尽脱，男子滑精，阳痿，女子经少，经闭，舌质光淡隐紫少津，脉微细而数，或虚大无力。

治法：滋阴补阳。

方药：补天大造丸加减。

八、预防

主要是控制传染源，通过预防接种等措施保护易感人群，早期发现、隔离具有传染性患者以切断传播途径。

（一）DOTS战略

DOTS，含义为"全程监督短程化疗"，是当今降低和防止结核菌感染、结核病死亡、控制耐多药结核病最有效、最可能实施的战略。其核心是规律、全程治疗。主要包括：①政府的支持和承诺。②通过对因症就诊进行痰涂片镜检发现患者。③对痰涂片阳性患者给予标准短程化疗（6~8个月）并至少初治2个月再直接督视服药。④保证抗结核药供应。⑤可以用来评估治疗效果和全部规划实施的标准化病例登记和报告系统。

（二）卡介苗接种

卡介苗（BCG）是一种无毒牛型结核菌的活菌疫苗，接种后人体获得一定的免疫力，对结核病有一定的特异性抵抗力。BCG在预防儿童结核病，特别是那些可能危及儿童生命的严重类型，如结核性脑膜炎、血行播散型结核等方面具有相当的效果，但对成人的保护有限，不足以预防感染和发病。BCG接种已纳入计划免疫之中，在结核病发病率高的地区，仍属结核病控制工作的一项内容。

（三）治疗潜伏结核感染（化学预防）

针对感染结核菌并存在发病高危因素的人群进行药物预防，主要对象包括：HIV感染者；与新诊断为传染性肺结核有密切接触史且结素试验阳性的幼儿；未接种BCG的5岁以下结素试验阳性的儿童；结素试验强阳性且伴有糖尿病或矽肺者；与传染性肺结核有密切接触的长期使用肾上腺皮质激素和免疫抑制剂的患者。

第七节 原发性支气管肺癌

原发性支气管肺癌简称肺癌，是最常见的肺部原发性恶性肿瘤，绝大多数起源于支气管黏膜或腺体，常有淋巴结和血行转移。肺癌早期多表现为刺激性干咳、咳痰、痰中带血等呼吸道症状，随病情进展，瘤体在胸腔内蔓延，侵犯周围组织、器官，可出现胸痛、呼吸困难、声音嘶哑、上腔静脉阻塞综合征等局部压迫症状，还可通过淋巴道、血道远处转移，晚期出现恶病质。

本病归属于中医学"肺癌""肺积""息贲"等范畴。

一、西医病因病理

（一）病因

吸烟、空气污染、职业危害、电离辐射、遗传因素、营养状况，其他疾病，如肺结核、慢性支气管炎、间质性肺纤维化等疾病及免疫功能低下、内分泌功能失调可能与肺癌的发生有一定关系。

（二）病理

1. 按解剖学分类

（1）中央型肺癌 发生在段支气管至主支气管的癌肿称为中央型肺癌，约占3/4，以鳞状上皮细胞癌和小细胞未分化癌较多见。

（2）周围型肺癌 发生在段支气管以下的癌肿称为周围型肺癌，约占1/4，以腺癌较多见。

2. 按组织学分类

（1）小细胞肺癌（SCLC） 又称小细胞未分化癌。恶性程度最高，较早出现肺外转移，对放疗和化疗较敏感。

（2）非小细胞肺癌（NSCLC） ①鳞状上皮细胞癌（简称鳞癌）：为最常见的类型，多见于老年男性，多有吸烟史，以中央型肺癌多见。②腺癌：女性多见，与吸烟关系不大，主要与肺组织炎性瘢痕关系密切。③大细胞未分化癌（简称大细胞癌）：高度恶性的上皮肿瘤，可发生在肺门附近或肺边缘的亚段支气管，常有大片出血、坏死和空洞形成；较小细胞癌转移晚，手术切除机会较大。④其他：鳞腺癌、支气管腺体癌等。

二、中医病因病机

本病的中医病因包括正气虚损、痰浊聚肺、情志失调、烟毒内蕴、邪毒侵肺等。在这些病因的作用和影响下，肺气失宣，郁滞不行，气不布津，聚液生痰或血瘀于内，毒聚、痰湿、血瘀、气郁交结于肺，日久成积。

肺癌病位在肺，其发生发展关乎五脏，晚期更致五脏受累，气血阴阳失调。其基本病机是正气虚弱，毒恋肺脏，瘀阻络脉，久成癥积。后期以正虚为根本，因虚致实。其虚以阴虚、气阴两虚多见，实则不外乎气滞、血瘀、痰凝、毒聚。

三、临床表现

（一）原发肿瘤引起的症状

1. 咳嗽，咳痰

早期出现的症状。瘤细胞生长在较大气道时，为阵发性刺激性呛咳、无痰或少许泡沫痰。细支气管肺泡癌可有大量浆液痰，当有继发感染时，痰量增多呈黏液脓性。

2. 咯血

咯血以中央型肺癌多见，多为痰中带血或间断血痰，偶有大咯血。

3. 喘鸣

肿瘤引起支气管狭窄，造成部分阻塞，产生局限性喘鸣音。

4. 胸闷、气急

肿瘤引起支气管狭窄，或压迫大气管，或转移至胸膜引起大量胸腔积液，或转移至心包发生心包积液，或者膈麻痹、上腔静脉阻塞以及肺部广泛侵犯时，均可以引起胸闷、气急。

5. 发热

肿瘤压迫气道、阻塞支气管，引起肺炎、肺不张时，常伴有发热及相应体征，抗生素治疗可暂时有效；如由肿瘤坏死引起的发热，抗菌治疗无效。

（二）肿瘤局部扩展引起的症状

1. 肿瘤侵犯胸膜、肋骨和胸壁时，可引起胸痛。肿瘤位于胸膜附近时，可表现为隐痛、钝痛，随呼吸、咳嗽时加重。肩部或胸背部持续疼痛常提示上肺内侧近纵隔有肺癌外侵可能。

2. 肿瘤压迫邻近器官时，可引起相应症状。

（1）呼吸困难　肿瘤压迫大气道，可出现吸气性呼吸困难。

（2）吞咽困难　为肿瘤侵犯或压迫食道所致，如出现支气管－食管瘘，可引起肺部感染。

（3）声音嘶哑　肿瘤直接压迫或转移至纵隔淋巴结致肿大后压迫喉返神经（多见于左侧），可引起声带麻痹，导致声音嘶哑。

（4）上腔静脉阻塞综合征　肿瘤直接侵犯或纵隔转移致淋巴结肿大压迫上腔静脉，可使上静脉回流受阻，产生胸壁静脉曲张和上肢、颈面部水肿，严重者皮肤呈暗紫色，眼结膜充血，视力模糊，头晕头痛。

（5）Horner综合征　肺上沟瘤是一种位于肺尖部的肺癌，癌肿侵犯或压迫颈交感神经，引起同侧眼睑下垂、瞳孔缩小、眼球内陷，同侧额部与胸壁无汗或少汗，感觉异常。

（6）臂丛神经压迫征　肿瘤压迫臂丛神经可致同侧自腋下向上肢内侧放射的烧灼样疼痛。

（三）由肿瘤远处转移引起的症状

1. 脑、中枢神经系统转移，常有颅内压增高的征象，如头痛、呕吐等，还可表现出眩晕、共济失调、复视、性格改变或一侧肢体无力甚至半身不遂等神经系统症状。

2. 肝转移时，可表现为食欲减退，肝区疼痛、肝肿大、黄疸和腹水等。

3. 骨转移时，表现为局部疼痛及压痛。常见骨转移部位有肋骨、脊椎骨、骨盆及四肢长骨。

此外，皮下可出现转移性结节，多位于躯干或头部。肺癌在浅表部主要是颈部淋巴结的转移，多见于锁骨上窝及胸锁乳突肌附着处的后下方，可以逐渐增大、增多，融合（患者可以毫无症状），淋巴结大小不一定反映病程的早晚。

（四）肺癌的肺外表现

1. 副癌综合征

包括内分泌、神经肌肉、结缔组织、血液系统和血管的异常改变，有下列几种表现：①杵状指（趾）和肥大性骨关节病。②高钙血症。③分泌促性腺激素引起男性乳房发育。④异位促肾上腺皮质激素样分泌引起库欣（Cushing）综合征。⑤分泌抗利尿激素引起稀释性低钠血症。⑥神经肌肉综合征，包括小脑皮质变性、脊髓小脑变性、周围神经病变、重症肌无力和肌病等。

2. 类癌综合征

表现为哮鸣样支气管痉挛、阵发性心动过速、水样腹泻、皮肤潮红等。

四、实验室及其他检查

1. 胸部 X 线检查是发现肺癌的最基本方法。

（1）中央型肺癌　多为一侧肺门类圆形阴影，边缘毛糙，可有分叶或切迹。肿块与肺不张、阻塞性肺炎并存时，可呈现"S"型 X 线征象。

（2）周围型肺癌　早期常有局限性小斑片状阴影，肿块周边可有毛刺、切迹和分叶，可见偏心性癌性空洞。

（3）细支气管-肺泡癌　有结节型和弥漫型两种表现。

2. 电子计算机体层扫描可发现普通 X 线难以发现的病变，还能辨认有无肺门和纵隔淋巴结肿大，以及有无侵犯邻近器官。

3. 核磁共振在明确肿瘤与大血管之间关系，以及分辨肺门淋巴结或血管阴影方面优于 CT，但它对肺门病灶分辨率不如 CT 高，也不容易发现较小的病灶。

4. 痰脱落细胞检查是诊断肺癌的重要方法之一。

5. 纤维支气管镜检查是诊断肺癌的主要方法，对确定病变性质、范围，明确手术指征与方式有一定帮助。

6. 取得病变部位组织，进行病理学检查，对肺癌的诊断具有决定性意义。

7. 放射性核素扫描检查，利用肿瘤细胞摄取放射性核素的数量与正常组织之间的差异，对肿瘤进行定位、定性诊断。

8. 开胸手术探查，若经上述多项检查仍未能明确诊断，而又高度怀疑肺癌时，可考虑行开胸手术探查。

9. 其他，肿瘤标志物检测及基因诊断，后者有助于早期诊断肺癌。

五、诊断与鉴别诊断

（一）诊断

对于下列情况之一的人群（特别是 40 岁以上男性长期或重度吸烟者）应提高警惕，及时进行排癌检查。

1. 刺激性咳嗽 2~3 周而抗感染、镇咳治疗无效。

2. 原有慢性呼吸道疾病，近来咳嗽性质改变者。

3. 近 2~3 个月持续痰中带血而无其他原因可以解释者。

4. 同一部位、反复发作的肺炎。

5. 原因不明的肺脓肿，无毒性症状，无大量脓痰，无异物吸入史，且抗感染治疗疗效不佳者。

6. 原因不明的四肢关节疼痛及杵状指（趾）。

7. X 线显示局限性肺气肿或段、叶性肺不张。

8. 肺部孤立性圆形病灶和单侧性肺门阴影增大者。

9. 原有肺结核病灶已稳定，而其他部位又出现新增大的病灶者。

10. 无中毒症状的、血性、进行性增多的胸腔积液者等。

（二）鉴别诊断

1. 肺结核

（1）结核球　需与周围型肺癌相鉴别。结核球多见于年轻患者，可有反复血痰史，病灶多位于上叶后段和下叶背段的结核好发部位。边界清楚，边缘光滑无毛刺，偶见分叶，可有包膜，密度高，可有钙化点，周围有结核病灶。如有空洞形成，多为中心性薄壁空洞，洞壁规则，直径很少超过 3cm。

（2）肺门淋巴结结核　易与中央型肺癌相混淆。肺门淋巴结结核多见于儿童或老年，有结核中毒症状，结核菌素试验多呈强阳性，抗结核治疗有效。影像学检查有助于鉴别诊断。

（3）急性粟粒型肺结核　应与弥漫性细支气管-肺泡癌相鉴别。粟粒型肺结核表现为病灶大小相等、分布均匀的粟粒样结节，常伴有全身中毒症状，抗结核治疗有效。肺泡癌多为大小不等、分布不均的结节状播散病灶，一般无发热，可从痰中查找癌细胞，也可以进行结核菌素试验加以鉴别。

2. 肺炎

肺癌阻塞性肺炎表现常与肺炎相似。肺炎起病急骤，先有寒战、高热等毒血症状，然后出现呼吸道症状，X线为云絮影，不呈段叶分布，无支气管阻塞，少见肺不张，经抗感染治疗病灶吸收迅速而完全。癌性阻塞性肺炎呈段或叶分布，常有肺不张，吸收缓慢，炎症吸收后可见块状影，可通过纤维支气管镜检查和痰脱落细胞学等检查加以鉴别。

3. 肺脓肿

应与癌性空洞继发感染相鉴别。原发性肺脓肿起病急，伴高热，咳大量脓痰，中毒症状明显，胸片上表现为薄壁空洞，内有液平，周围有炎症改变。癌性空洞常先有咳嗽、咯血等肿瘤症状，后出现咳脓痰、发热等继发感染症状。胸片可见癌肿块影有偏心空洞，壁厚，内壁凸凹不平。

4. 炎性假瘤

一般认为本病是肺部炎症吸收不全而遗留下的圆形病灶。多有呼吸道感染史，也可有痰中带血。X线呈单发圆形、椭圆形或哑铃形，轮廓不清，密度淡而均匀，边无分叶，有长毛样改变。

六、西医治疗

1. 手术治疗

对非小细胞肺癌Ⅰ期和Ⅱ期患者应行以治愈为目标的手术切除治疗。对以同侧纵隔淋巴结受累为特征的Ⅲ期患者行原发病灶及受累淋巴结手术切除治疗。小细胞肺癌90%以上在就诊时已有胸内或远处转移，尚有潜在性血道、淋巴道转移。因此，国内主张化疗后手术，可提高患者5年生存率。

2. 化学药物治疗

小细胞肺癌对于化疗非常敏感，很多化疗药物可提高小细胞肺癌的缓解率。较大病灶经化疗后缩小，以利手术治疗及放疗。非小细胞癌对化疗反应不敏感，主张对Ⅰ、Ⅱ期病人手术后进行化疗，以防术后局部复发或远处转移。ⅢA期病人应于术前、术后进行全身化疗，ⅢB期及Ⅳ期病人已不宜手术或放疗，可通过化疗延长生存期。

3. 放射治疗

常规放疗适用于Ⅰ期病人年老体弱，有伴发病，已不宜手术或拒绝手术者。还常用于$N_{1\sim2}$的手术病人，或手术切除边缘残存肿瘤细胞。术前放疗还能缩小病灶，以便全部切除肿瘤，减少复发。放射线对癌细胞有杀伤作用，可分为根治性和姑息性两种。

4. 其他治疗方法

如支气管动脉灌注化疗（BAI）、经纤维支气管镜介导或经皮肺穿刺，将抗癌药物直接注入肿瘤及腔内放疗、激光切除等。

5. 生物缓解调节剂

如干扰素、白细胞介素2、肿瘤坏死因子、集落刺激因子等。

6. 分子靶向治疗

为21世纪治疗恶性肿瘤的热点和方向。治疗肺癌用易瑞沙（吉非替尼，Iressa）、厄勒替尼（Tarceva）、贝伐单抗（Avastin）等药物。

七、中医辨证论治

1. 气滞血瘀证

证候：咳嗽不畅，咳痰不爽，胸胁胀痛或刺痛，面青唇暗，大便秘结，舌质暗紫或有瘀斑，脉弦或涩。

治法：活血散瘀，行气化滞。

方药：血府逐瘀汤加减。

2. 痰湿毒蕴证

证候：咳嗽，痰多，气憋胸闷，或胸胁疼痛，纳差便溏，身热尿黄，舌质暗或有瘀斑，苔厚腻，脉滑数。

治法：祛湿化痰，清热解毒。

方药：导痰汤加减。

3. 阴虚毒热证

证候：咳嗽，无痰或少痰，或有痰中带血，甚则咯血不止，心烦，少寐，手足心热，或低热盗汗，或邪热炽盛，稽留不退，口渴，大便秘结，舌质红，苔薄黄，脉细数或数大。

治法：养阴清热，解毒散结。

方药：沙参麦冬汤合五味消毒饮加减。

4. 气阴两虚证

证候：咳嗽无力，有痰或无痰，痰中带血，神疲乏力，时有心悸，汗出气短，口干，发热或午后潮热，手足心热，纳呆脘胀，便干或稀，舌质红苔薄，或舌质胖嫩有齿痕，脉细数无力。

治法：益气养阴，化痰散结。

方药：沙参麦冬汤加减。

第八节 慢性呼吸衰竭

呼吸衰竭是指各种原因引起的肺通气和（或）换气功能严重障碍，以致在静息状态下亦不能维持足够的气体交换，导致低氧血症伴（或不伴）高碳酸血症，进而引起一系列病理生理改变和相应临床表现的综合征。

本病归属于中医学"肺衰""喘证""喘脱""闭证""厥证"等范畴。

一、西医病因与发病机制

1. 病因

（1）支气管-肺疾病，如COPD、重症肺结核、肺间质纤维化、尘肺等。

（2）胸廓和神经-肌肉病变，如胸部手术、外伤、胸廓畸形、广泛胸膜增厚等。

2. 发病机制

发生缺氧和二氧化碳潴留的主要机制有：通气不足、弥散障碍、通气/血流比例失调及氧耗量增加。

二、中医病因病机

本病是由于肺气虚衰，感受邪毒所致。肺失主气之功，一则不能行气血上助心脉，二则脏腑气机升降失调，久病及脾、肾、心，肺失通调、脾失运化、肾失开阖，则三焦决渎失司，水泛溢肌肤，凌心射肺，最终可致阳微欲脱。

1. 痰浊阻肺

素有痰疾，外感寒邪，寒痰阻肺，或因脾阳不足，聚湿成痰，上干于肺。痰浊阻肺，肺失宣降，肺气上逆，呼吸急促，痰涎黏稠，不易咳出；痰气搏结，上涌气道，喉中痰鸣；痰浊或寒饮凝闭于肺，肺气不利，胸中窒闷。

2. 肺肾气虚

久病咳喘，耗伤肺气，病久及肾；或劳伤太过，先天不足，老年体弱，肾气亏虚，纳气无权。肺气虚损，呼吸低微，则咳嗽痰白，咳吐不利；卫表不固，则形寒汗出；肾气虚，纳气不归，则呼吸短浅难续，甚则张口抬肩，不能平卧。

3. 脾肾阳虚

脾阳不足，虚寒内生，温化无权，水谷不化，见咳喘，心悸，腹胀；脾肾阳虚，浮肿尿少而肢冷。

4. 痰蒙神窍

湿浊酿痰，阻遏气机；或痰浊内盛，夹肝风内扰，致痰浊蒙蔽心神。痰浊内阻，清阳不升，浊阴不降，气血不畅，呼吸急促，或伴痰鸣；痰浊上蒙心神，神明失司，神志恍惚，谵语，烦躁不安，嗜睡。

5. 阳微欲脱

在阳气由虚而衰基础上进一步发展，亦可因阴寒之邪极盛而致阳气暴伤，或瘀痰阻心等使阳气暴脱，喘逆剧甚，张口抬肩，鼻翼扇动，面色苍白，冷汗淋漓，四肢厥冷。

本病病位在肺，发生发展与脾、肾、心密切相关。病机总属本虚标实，本虚为肺、脾、肾、心虚，标实为痰浊、瘀血、水饮。肺、脾、肾、心虚损为发生本病的主要内因，感受外邪是本病的主要诱因，痰浊壅肺、血瘀水阻是产生变证的主要根源。

三、临床表现

除导致慢性呼吸衰竭原发疾病的症状体征外，主要临床表现是呼吸困难和多脏器功能紊乱。

1. 呼吸困难

呼吸困难是临床最早出现的症状，轻者仅感呼吸费力，重者呼吸劳累窘迫、大汗淋漓，甚至窒息。呼吸可浅速或深缓，节律呈潮式、间歇或抽泣样等。中枢性呼吸衰竭的呼吸困难主要表现在节律和频率方面的改变。呼吸器官病变引起的呼吸困难，呼吸辅助肌多参与活动，表现为点头或抬肩呼吸。呼吸衰竭并不一定都有呼吸困难，如中枢神经药物中毒时，呼吸匀缓，表情淡漠或昏睡。严重肺气肿并发呼吸衰竭或肺性脑病，进入二氧化碳麻醉阶段，也可能没有呼吸困难表现。

2. 发绀

发绀是缺氧的典型临床表现。其发生与局部血流情况有关，当血氧饱和度低于90%时，可在唇甲出现发绀。发绀的程度与还原型血红蛋白含量有关，如红细胞增多，发绀更明显，而贫血者则发绀不明显或不出现，因此，发绀和缺氧的含义并非等同。严重休克等原因引起的末梢循环障碍，血氧饱和度正常而导致的发绀称为周围性发绀，因动脉血氧饱和度降低引起的发绀，称为中心性发绀。

3. 神经精神症状

轻度缺氧可有注意力不集中、定向障碍。严重缺氧者，特别是伴有二氧化碳潴留时，可出现头痛、兴奋、抑制、嗜睡、抽搐、意识丧失，甚至昏迷等。慢性胸肺疾患引起的呼吸衰竭急性加剧，低氧血症和二氧化碳潴留发生迅速，可出现肺性脑病的临床表现。

4. 心血管功能障碍

缺氧和二氧化碳潴留早期，心率增快，心搏出量增加，血压上升，肺循环小血管收缩，产生肺动脉高压。急性严重心肌缺氧，可出现心律失常，甚至心跳骤停。严重或长期缺氧，心肌收缩力减弱，心搏出量减少，血压下降，最后导致循环衰竭。长期肺动脉高压将诱发右心衰竭。

5. 消化道和泌尿道症状

肝细胞缺氧发生变性坏死或肝脏淤血，可见血清丙氨酸转移酶升高。严重缺氧和二氧化碳潴留，常有消化道出血，可能是由胃肠道黏膜充血、水肿、糜烂渗血或应激性溃疡所引起。部分患者发生肾功能障碍，出现少尿、蛋白尿、管型或氮质血症。

6. 酸碱失衡与电解质紊乱

缺氧和二氧化碳潴留及长期应用糖皮质激素、利尿剂等可造成酸碱失衡与电解质紊乱。如严重缺氧伴有呼吸性酸中毒、严重缺氧伴呼吸性酸中毒并代谢性碱中毒、严重缺氧伴呼吸性酸中毒并代谢性酸中毒、缺氧伴呼吸性碱中毒、缺氧伴代谢性碱中毒并呼吸性碱中毒、缺氧伴三重酸碱失衡。

四、实验室及其他检查

1. 动脉血气分析（ABG）

（1）氧分压（PaO_2）和二氧化碳分压（$PaCO_2$），Ⅰ型呼吸衰竭的血气特点为$PaO_2 < 60mmHg$，$PaCO_2 \leq 40mmHg$。Ⅱ型呼吸衰竭的血气特点为$PaO_2 < 60mmHg$，$PaCO_2 > 50mmHg$。

（2）二氧化碳分压（$PaCO_2$），当$PaCO_2$升高、pH正常时，称为代偿性呼吸性酸中毒，若$PaCO_2$升高，pH < 7.35，则称为失代偿性呼吸性酸中毒。

（3）pH值和H^+浓度的测定，正常动脉血H^+浓度为（40±5）mmol/L，相当于pH低于正常或H^+浓度高于正常范围为酸血症，pH高于正常或H^+浓度低于正常值范围为碱血症。

（4）剩余碱（BE），代谢性酸中毒时，BE负值增大；代谢性碱中毒时，BE正值增大。

2. 其他辅助检查

根据原发疾病进行相应的辅助检查，如X线胸片，脑或肺CT，痰培养，肝、肾功能检查及血电解质测定等。

五、诊断与鉴别诊断

（一）诊断

1. 病史

有慢性支气管、肺部疾病或其他导致呼吸功能障碍的原发疾病，近期内有促使肺功能恶化的诱因。

2. 临床表现

有缺氧和二氧化碳潴留的症状和体征。

3. 血气分析

（1）Ⅰ型呼吸衰竭为海平面平静呼吸空气的条件下$PaCO_2$正常或下降，$PaO_2 < 60mmHg$。

（2）Ⅱ型呼吸衰竭为海平面平静呼吸空气的条件下$PaCO_2 > 50mmHg$，$PaO_2 < 60mmHg$。

（二）鉴别诊断

本病应与肺不张、自发性气胸、哮喘持续状态、上呼吸气道阻塞、急性肺栓塞、脑血管意外和心源性肺水肿鉴别。通过询问病史、体检和胸部X线检查等可做出鉴别，心源性肺水肿患者卧床时呼吸困难加重，咳粉红色泡沫样痰，双肺底有湿啰音，强心、利尿等药物治疗效果较好，若有困难，可通过测定PAWP、超声心动图检查来鉴别。

六、西医治疗

1. 保持呼吸道通畅

（1）清除呼吸道分泌物　可用祛痰剂，如氯化铵、碘化钾、溴己新或沐舒坦，亦可用蒸汽吸入或α-糜蛋白酶5mg加生理盐水10mL雾化吸入等措施促进痰液咳出。咳痰无力的患者，可采用翻身、拍背、体位引流的措施帮助排痰。咽喉部和气管内痰液可用吸痰器抽吸。痰液干结、有脱水表现者，应适当补液，稀释痰液，以利排痰。

（2）解除支气管痉挛　对于慢性阻塞性肺病或有支气管痉挛者，应使用支气管解痉剂解除支气管痉挛，减少气道阻力，改善通气功能。常用0.5%沙丁胺醇溶液1~5mg或特布他林2.5~10mg雾化吸入治疗；氨茶碱0.25~0.5g加入生理盐水250mL静脉滴注。

2. 氧疗

（1）适应证　理论上只要PaO_2低于正常就可给予氧疗，慢性呼吸衰竭患者$PaO_2<60mmHg$则是氧疗的绝对适应证。

（2）氧疗方法　Ⅰ型呼衰应给予较高浓度（>35%，但一般不超过40%）吸氧，使氧分压提高到7.98kPa（60mmHg），或动脉血氧饱和度在90%以上；Ⅱ型呼衰的患者应给予持续低浓度（<35%）给氧。

3. 控制感染

呼吸道或肺部感染是诱发呼吸衰竭急性加重的最常见诱因，控制感染对改善通气和换气功能、减轻心脏负担意义重大。

（1）应根据痰培养和药物敏感试验结果，结合病史和临床综合分析，有助于明确致病菌和选用敏感有效的抗生素。

（2）慢性呼吸衰竭患者病原菌大多为革兰阴性杆菌、耐甲氧西林金黄色葡萄球菌（MRSA）和厌氧菌，并且细菌的耐药性明显增高。参照《临床抗菌药物应用指导原则》经验选药，可首选喹诺酮类或氨基糖苷类联合下列药物之一：①抗假单胞菌β内酰胺类，如头孢他啶、哌拉西林等。②广谱β内酰胺类/β内酰胺酶抑制剂，如哌拉西林/他唑巴坦。③碳青霉烯类，如亚胺培南。④如为MRSA感染，可联合使用万古霉素。⑤真菌感染时，选用有效的抗真菌药物。

4. 增加通气量、减少二氧化碳潴留

（1）呼吸兴奋剂的应用　缺氧伴有二氧化碳潴留患者若出现神经精神症状，即肺性脑病时，可以使用呼吸中枢兴奋剂。Ⅱ型呼吸衰竭患者当$PaCO_2>75mmHg$时，即使无意识障碍也可酌情使用呼吸中枢兴奋剂。呼吸兴奋剂应与氧疗、抗感染、解痉和排痰等措施配合应用，方能更好地发挥作用，常用洛贝林或尼可刹米静脉滴注。呼吸兴奋剂可刺激呼吸中枢或主动脉体、颈动脉窦化学感受器，在气道通畅的前提下提高通气量，从而纠正缺氧并促进二氧化碳的排出。此外，尚能使患者清醒，有利于咳嗽、排痰。

（2）建立人工气道　应用上述治疗及呼吸兴奋剂12小时仍无效，痰液壅塞，患者陷入昏迷或半昏迷状态，应考虑进行气管插管或气管切开，建立人工气道。

（3）机械辅助通气　机械通气是治疗急性呼吸衰竭和慢性呼吸衰竭急性加重期的最有效的治疗方法，能够十分有效地解决患者缺氧和二氧化碳潴留的问题，并为原发性肺部疾病的治疗赢得时间。

适应证：①呼吸频率超过35次/分。②并发肺性脑病。③$PaCO_2$进行性升高，超过70~80mmHg。④严重的低氧血症，经合理治疗，仍然有$PaO_2<40mmHg$。

呼吸模式和呼吸功能选择：通常在开始时用"间歇正压通气"或"辅助-控制通气"模式，在撤机时改用"同步间歇指令通气"或"压力支持通气"模式。目前，双水平气道正压通气（BiPAP）模式在临床上得到广泛运用。

5. 纠正酸碱平衡失调和电解质紊乱

（1）呼吸性酸中毒　积极改善肺泡通气，排出体内潴留的二氧化碳。

（2）呼吸性酸中毒并发代谢性酸中毒　除充分供氧及改善通气外，可考虑静脉滴注少量碱性药物（常用碳酸氢钠溶液），宜与呼吸兴奋剂和支气管解痉药物同时使用。

（3）呼吸性碱中毒　发生于应用人工呼吸器通气量过大，二氧化碳排出过多时，应调节机械呼吸通气量。

（4）呼吸性酸中毒并发代谢性碱中毒　常发生于使用利尿剂或糖皮质激素不当，进食减少、呕吐频发之后。患者低钾、低氯，应补钾盐和氯离子，同时继续改善通气，并除去低钾原因。酌情补钾，低氯严重者，可用氯化铵，或精氨酸稀释静滴。纠正低钾一般要经1~2周，不可操之过急，要牢记"见尿补钾，多尿多补，少尿少补，无尿不补"的原则。如经上述处理不见好转，则应考虑低血镁存在的可能。

6. 糖皮质激素的应用

适应证：有显著支气管痉挛表现、毒血症症状严重、脑水肿或并发休克。

用法：短疗程，小剂量。常选用氢化可的松100~300mg，或甲基强的松龙40~80mg，或地塞米松10~20mg，每天1次，静脉滴注，3~5天即可。

7. 防治消化道出血

严重缺氧和二氧化碳潴留患者，应常规给予西咪替丁或雷尼替丁口服，预防消化道出血，出血时采用静脉注入。若出现大量呕血或柏油样便，应输新鲜血。防治消化道出血的关键在于纠正缺氧和二氧化碳潴留。

8. 防治休克

应针对病因（酸碱平衡失调和电解质紊乱、血容量不足、严重感染、消化道出血、心力衰竭以及机械通气使用压力过高等）采取相应措施，经治疗未见好转，应给予升压药，如多巴胺、间羟胺等以维持血压。

9. 其他

（1）精神症状明显时，可给予小剂量地西泮肌肉注射，或水合氯醛保留灌肠。禁用对呼吸中枢有抑制作用的吗啡、哌替啶、巴比妥类、氯丙嗪等药物。

（2）心力衰竭和水肿者，可酌情使用利尿剂和强心剂，以及营养支持疗法。

七、中医辨证论治

1. 痰浊阻肺证

证候：呼吸急促，喉中痰鸣，痰涎黏稠，不易咳出，胸中窒闷，面色暗红或青紫，唇舌紫暗，苔白或白腻，脉滑数。

治法：化痰降气，活血化瘀。

方药：二陈汤合三子养亲汤加减。

2. 肺肾气虚证

证候：呼吸短浅难续，甚则张口抬肩，不能平卧，胸满气短，心悸，咳嗽，痰白如沫，咳吐不利，形寒汗出，舌淡或暗紫，苔白润，脉沉细无力或结代。

治法：补益肺肾，纳气平喘。

方药：补肺汤合参蛤散加减。

3. 脾肾阳虚证

证候：咳喘，心悸怔忡，不能平卧，动则尤甚，腹部胀满，浮肿，肢冷尿少，面青唇绀，舌胖紫暗，苔白滑，脉沉细或结代。

治法：温肾健脾，化湿利水。

方药：真武汤合五苓散加减。

4. 痰蒙神窍证

证候：呼吸急促，或伴痰鸣，神志恍惚，谵语，烦躁不安，嗜睡，甚则抽搐、昏迷，面紫绀，舌暗紫，苔白腻，脉滑数。

治法：涤痰开窍，息风止痉。

方药：涤痰汤、安宫牛黄丸、至宝丹。若痰热内盛，身热，烦躁，谵语，神昏，苔黄舌红者，加葶苈子、天竺黄、竹沥；肝风内动，抽搐，加钩藤、全蝎，另服羚羊角粉；血瘀明显，唇甲紫绀，加丹参、红花、桃仁活血通脉；如皮肤黏膜出血，咯血，便血色鲜者，配清热凉血止血药，如水牛角、生地黄、丹皮、紫珠草等。

5. 阳微欲脱证

证候：喘逆剧甚，张口抬肩，鼻翼扇动，面色苍白，冷汗淋漓，四肢厥冷，烦躁不安，面色紫暗，舌紫暗，脉沉细无力或脉微欲绝。

治法：益气温阳，固脱救逆。

方药：独参汤灌服，同时用参麦注射液或参附注射液静脉滴注。

第九节 心力衰竭

心力衰竭，简称心衰，是指在适量静脉回心血量的情况下，由于心脏收缩或（和）舒张功能异常，使心排血量降低而不能满足机体生理代谢的需要，出现以脏器、组织灌注不足，以及肺循环或（和）体循环静脉淤血为主要表现的临床综合征。

一、病因

（一）基本病因

1. 原发性心肌损害

（1）缺血性心肌损害 冠心病心肌缺血和（或）心肌梗死是引起心力衰竭的最常见原因之一。

（2）心肌炎和心肌病 各种类型的心肌炎及心肌病均可导致心力衰竭，以病毒性心肌炎及原发性扩张型心肌病最为常见。

（3）心肌代谢障碍性疾病 以糖尿病心肌病最为常见，其他，如继发于甲状腺功能亢进或减低的心肌病、心肌淀粉样变性等。

2. 心脏负荷过重

（1）压力负荷（后负荷）过重 见于高血压、主动脉瓣狭窄、肺动脉高压、肺动脉瓣狭窄等左右心室收缩期射血阻力增加的疾病。

（2）容量负荷（前负荷）过重 见于以下两种情况：①心脏瓣膜关闭不全，血液反流，如主动脉瓣关闭不全、二尖瓣关闭不全等。②左右心或动静脉分流性先天性心血管病，如间隔缺损、动脉导管未闭等。

（二）诱因

有基础心脏病的患者，其心力衰竭症状往往由一些增加心脏负荷的因素所诱发。常见的诱发心力衰竭原因有：

1. 感染

呼吸道感染是最常见、最重要的诱因。感染性心内膜炎作为心力衰竭的诱因也不少见，常因其发病隐袭而易漏诊。

2. 心律失常

快速性心律失常因舒张期过短而心室充盈不足，使心排血量降低，缓慢性心律失常因严重心动过缓而心排血量明显减少。

3. 过度劳累与情绪激动

心率加快，心肌耗氧量增加，加重心脏负担。

4. 妊娠与分娩

妊娠分娩导致心脏负荷过重，易诱发心力衰竭。

5. 血容量增加

输液过多、过快及钠盐摄入过多，致血容量急剧增加，心脏前负荷增加。

二、病理生理

当心肌收缩力减弱时，为了保证正常的心排血量，机体通过以下的机制进行代偿：

1. Frank-Starling 机制

即增加心脏的前负荷，使回心血量增多，心室舒张末期容积增加，从而增加心排血量及提高心脏做功量。心室舒张末期容积增加，意味着心室扩张，舒张末压力也增高，相应的心房压、静脉压也随之升高。待后者达到一定高度时即出现肺或腔静脉系统淤血。

2. 心肌肥厚

当心脏后负荷增高时常以心肌肥厚作为主要的代偿机制，心肌肥厚心肌细胞数并不增多，以心肌纤维增多为主。细胞核及作为供给能源的物质线粒体也增大和增多，但程度和速度均落后于心肌纤维的增多。心肌从整体上显得能源不足，继续发展终至心肌细胞死亡。心肌肥厚心肌收缩力增强，克服后负荷阻力，使心排血量在相当长时间内维持正常，患者可无心力衰竭症状，但这并不意味心功能正常。心肌肥厚者，心肌顺应性差，舒张功能降低，心室舒张末压升高，客观上已存在心功能障碍。

3. 神经体液的代偿机制

当心脏排血量不足，心腔压力升高时，机体全面启动神经体液机制进行代偿，包括：

（1）交感神经兴奋性增强　心力衰竭患者血中去甲肾上腺素（NE）水平升高，作用于心肌 β_1 肾上腺素能受体，增强心肌收缩力并提高心率，以提高心排血量。但与此同时周围血管收缩，增加心脏后负荷，心率加快，均使心肌耗氧量增加。

（2）肾素-血管紧张素-醛固酮系统（RAAS）激活　由于心排血量降低，肾血流量随之减低，RAAS被激活。其有利的一面是心肌收缩力增强，周围血管收缩维持血压，调节血液的再分配，保证心、脑等重要脏器的血液供应。同时促进醛固酮分泌，使水、钠潴留，增加总体液量及心脏前负荷，对心力衰竭起到代偿作用。

（3）各种体液因子的改变　心钠肽和脑钠肽（ANP and BNP）正常情况下，ANP主要储存于心房，心室肌内也有少量表达。当心房压力增高，房壁受牵引时，ANP分泌增加，其生理作用为扩张血管，增加排钠，对抗肾上腺素、肾素-血管紧张素等的水、钠潴留效应。正常人BNP主要储存于心室肌内，其分泌量亦随心室充盈压的高低变化，BNP的生理作用与ANP相似。

三、临床分型

1. 根据心力衰竭发生的缓急分为急性心力衰竭和慢性心力衰竭。
2. 根据心力衰竭的主要部位分为左心衰竭、右心衰竭和全心衰竭。
3. 根据心室舒缩功能障碍不同分为收缩性心力衰竭和舒张性心力衰竭。
4. 根据心排血量的量分为低排血量性心力衰竭和高排血量性心力衰竭。

四、心力衰竭分期及心功能分级

NYHA分级是按诱发心力衰竭症状的活动程度将心功能的受损状况分为四级。这一分级方案于1928年由美国纽约心脏病学会（NYHA）提出。

Ⅰ级：患者患有心脏病，但日常活动量不受限制，一般活动不引起疲乏、心悸、呼吸困难或心绞痛。

Ⅱ级：心脏病患者的体力活动受到轻度限制，休息时无自觉症状，但平时一般活动下可出现疲乏、心悸、呼吸困难或心绞痛。

Ⅲ级：心脏病患者体力活动明显受限，小于平时一般活动即引起上述症状。

Ⅳ级：心脏病患者不能从事任何体力活动。休息状态下也出现心衰的症状，体力活动后加重。

Ⅰ　急性心力衰竭

急性心力衰竭（AHF）指急性的心脏病变引起心肌收缩力明显降低，或心室负荷急性加重而导致心排量显著、急剧降低，体循环、肺循环压力突然增高，导致组织灌注不足和（或）急性体、肺循环淤血的临床综合征。

临床上以急性左心衰竭最为常见，急性右心衰竭则较少见。急性左心衰竭急性发作时心肌收缩力明显降低、心脏负荷加重，造成急性心排血量骤降、肺循环压力突然升高，周围循环阻力增加，引起肺循环充血而出现急性肺淤血、肺水肿并可伴组织器官灌注不足和心源性休克的临床综合征。急性右心衰竭是指某些原因（如急性右室心肌梗死和大块肺栓塞）使右心室心肌收缩力急剧下降或右心室的前后负荷突然加重，从而引起右心排血量急剧减低的临床综合征。

本病属中医学"喘脱""心水""水肿""亡阳""厥脱"等范畴。

一、西医病因与发病机制

急性心衰可以突然起病或在原有慢性心衰基础上急性加重，大多数表现为收缩性心衰，也可以表现为舒张性心衰，发病前患者多数合并有器质性心血管疾病。对于在慢性心衰基础上发生的急性心衰，经治疗后病情稳定，不应再称为急性心衰。

(一)病因

1. 急性左心室功能障碍

见于急性心肌梗死、急性心肌炎、肥厚型心肌病或感染性心内膜炎致瓣膜穿孔及腱索断裂等。

2. 急性心脏负荷过重

(1) 前负荷过重 见于急性主动脉瓣关闭不全、二尖瓣关闭不全、感染性心内膜炎致瓣膜穿孔或断裂、室间隔缺损、动脉导管未闭等。

(2) 后负荷过重 见于高血压、主动脉瓣狭窄等。

(3) 心脏机械性障碍 见于限制性心肌病、缩窄性心包炎、大量心包积液等。

3. 严重心律失常

可发生于室性心动过速、完全性房室传导阻滞、室颤等严重心律失常患者。

4. 急性血流动力学障碍

(二)发病机制

1. 急性弥漫性心肌损害

缺血时部分心肌处在顿抑和冬眠状态,以及心肌坏死,使心脏的收缩单位减少。缺血性心脏病合并急性心衰主要有下列3种情况:①急性心肌梗死(AMI),主要见于大面积的心肌梗死(MI),部分老年患者和糖尿病患者可以急性左心衰竭为AMI首发症状;右心室AMI所致的右心室充盈压和右心房压升高;右心室排血量减少导致左心室舒张末容量下降,产生心源性低排。②急性心肌缺血,缺血面积大、缺血严重也可诱发急性心衰。③缺血性心脏病慢性心功能不全基础上因缺血发作或其他诱因可出现急性心衰。

2. 急性机械性阻塞

如严重的瓣膜狭窄、心室流出道梗阻、心房内球瓣样血栓,或黏液瘤嵌顿二尖瓣口、肺动脉总干或大分支栓塞等。

3. 心脏负荷突然加重

(1) 急性心肌梗死或感染性心内膜炎引起的瓣膜穿孔、腱索断裂所致的瓣膜性急性反流,室间隔破裂穿孔而使心室容量负荷突然剧增。

(2) 输液、输血过多或过快等,使心脏容量负荷突然加重。

(3) 高血压心脏病因血压急剧升高使左心室后负荷急剧增加。

4. 神经内分泌激活

交感神经系统和RAAS的过度兴奋是机体在急性心衰时的一种保护性代偿机制,但长期过度兴奋就会产生不良影响,使多种内源性神经内分泌与细胞因子激活,加重心肌损伤、心功能下降和血流动力学紊乱,这又反过来刺激交感神经系统和RAAS的兴奋,形成恶性循环。

5. 心肾综合征

心衰和肾功能衰竭常并存,并互为因果。分为5型,其中3型是原发、急速的肾功能恶化导致急性心功能不全,可造成急性心衰。

6. 慢性心衰的急性失代偿

稳定的慢性心衰可以在短时间内急剧恶化,心功能失代偿,表现为急性心衰。其促发因素中较多见为药物治疗缺乏依从性、严重心肌缺血、重症感染、严重的影响血流动力学的各种心律失常、肺栓塞以及肾功能损伤等。主要的病理生理基础为心脏收缩力突然严重减弱,心排血量急剧减少,左室舒张末压迅速升高,肺静脉回流受阻,肺静脉压快速升高,肺毛细血管压随之升高,使血管内液体渗入到肺间质和肺泡内,形成急性肺水肿。

二、中医病因病机

形成心力衰竭的主要病因有外邪侵袭、过度劳倦或久病伤肺、情志失调、饮食不节等。

1. 外邪侵袭

外邪侵袭,郁于气道,导致肺气宣降不利,升降失常,肺气壅塞。心主血,肺主气,气血互根互用,肺气受损,心气不足,鼓动无力,导致心衰。

2. 情志失调

忧思伤脾,使中阳失运,或郁怒伤肝,肝疏泄失常,均可致气滞或痰阻,升降失常,治节无力,血行不畅;或痰郁化热成火,煎熬血液,可导致瘀血内生,血行失畅,心脉痹阻,则引起心衰。

3. 饮食不节

饮食不当,损伤脾胃,运化失健,积湿成

痰，痰湿上阻心肺，脉道不利，心气鼓动无力，发为本病。

4. 劳欲所伤

因年迈体虚或久病体虚，日久导致心阳不振，气血运行失畅，心脉因之瘀滞，心失营运；或各种疾病迁延日久，耗气伤津，耗阳损阴，加之外感六淫、内伤情志、体劳过度、药物失宜等，耗损阴阳，致使阴阳并损，均可出现心衰。

三、临床表现

（一）早期表现

原来心功能正常的患者出现原因不明的疲乏或运动耐力明显减低，以及心率增加15~20次/分，可能是左心功能降低的最早期征兆。继续发展可出现劳力性呼吸困难、夜间阵发性呼吸困难、睡觉需用枕头抬高头部等。检查可发现左心室增大、闻及舒张早期或中期奔马律、P_2亢进、两肺尤其肺底部有湿啰音，还可有干湿啰音和哮鸣音，提示已有左心功能障碍。

（二）急性肺水肿

起病急骤，病情可迅速发展至危重状态。

1. 突发的严重呼吸困难、端坐呼吸、喘息不止、烦躁不安并有恐惧感，呼吸频率可达30~50次/分。频繁咳嗽并咳出大量粉红色泡沫样血痰。极重者可因脑缺氧而神志模糊。

2. 急性肺水肿早期可因交感神经激活，血压一过性升高。随病情持续，血管反应减弱，血压下降。急性肺水肿如不能及时纠正，严重者可出现心源性休克。

3. 体征表现为心率增快，心尖区第一心音减弱，心尖部常可闻及舒张早期奔马律，肺动脉瓣区第二心音亢进，两肺满布湿性啰音和哮鸣音。

（三）心源性休克

1. 持续低血压

收缩压降至90mmHg以下，或高血压患者收缩压降低60mmHg，且持续30分钟以上。

2. 组织低灌注状态

（1）皮肤湿冷、苍白和发绀，出现紫色条纹。

（2）心动过速（心率>110次/分）。

（3）尿量显著减少（<20mL/h），甚至无尿。

（4）意识障碍，常有烦躁不安、激动焦虑、恐惧和濒死感。收缩压<70mmHg，可出现抑制症状，如神志恍惚、表情淡漠、反应迟钝，逐渐发展至意识模糊，甚至昏迷。

3. 血流动力学障碍

肺小动脉楔压（PCWP）≥18mmHg，心脏排血指数（CI）≤36.7mL/(s·m^2)[≤2.2L/(min·m^2)]。

4. 低氧血症和代谢性酸中毒

（四）其他

1. 昏厥

心脏排血功能减退，心排血量减少引起脑部缺血，发生短暂的意识丧失，称为心源性昏厥（阿-斯综合征）。发作持续数秒时可有四肢抽搐、呼吸暂停、发绀等表现，主要见于急性心排血量受阻或严重心律失常患者。

2. 心脏骤停

心脏骤停为严重心功能不全的表现，临床表现为突然意识丧失，颈动脉搏动消失，瞳孔散大，发绀，抽搐，呼吸停止等。

四、实验室及其他检查

1. 心电图

主要了解有无急性心肌缺血、心肌梗死和心律失常，可提供急性心衰病因诊断依据。

2. 胸部X线检查

急性心衰患者可显示肺门血管影模糊、蝶形肺门，甚至弥漫性肺内大片阴影等。

3. 超声心动图

有助于评价急性心肌梗死的机械并发症、室壁运动失调、心脏的结构与功能、心脏收缩及舒张功能的相关数据，了解心包填塞。

4. 脑钠肽检测

检查血浆BNP、NT-proBNP，有助于急性心衰快速诊断与鉴别，阴性预测值可排除AHF。

5. 心肌标志物检测

心肌肌钙蛋白和CK-MB异常有助于诊断急性冠状动脉综合征。

五、诊断与鉴别诊断

根据基础心血管疾病、诱因、典型临床表现（病史、症状和体征）以及各种检查（心电图、胸部X线检查、超声心动图和BNP、NT-proBNP）做出急性心衰的诊断，并进行临床评估，包括病情的分级、严重程度和预后等。

（一）急性心衰诊断

1. 急性左心衰竭

常见临床表现是急性左心衰竭所致的呼吸困难，系由肺淤血所致，严重患者可出现急性肺水肿和心源性休克。BNP、NT-proBNP作为心衰的生物标志物，对急性左心衰竭诊断和鉴别诊断有肯定价值，对患者的危险分层和预后评估有一定的临床价值。

2. 急性右心衰竭

主要常见病因为右心室梗死和急性大块肺栓塞。根据病史、临床表现，如突发的呼吸困难、低血压、颈静脉怒张等，结合心电图和超声心动图检查，可以做出诊断。

（二）急性左心衰竭严重程度分级

有不同的分级方法。Killip法适用于基础病因为AMI的患者；Forrester法多用于心脏监护室、重症监护室及有血流动力学监测条件的场合；临床程度分级则可用于一般的门诊和住院患者。

1. Killip法

根据临床和血流动力学状态来分级：①Ⅰ级：无心衰。②Ⅱ级：有心衰，两肺中下部有湿啰音，占肺野下1/2，可闻及奔马律，X线胸片有肺淤血。③Ⅲ级：严重心衰，有肺水肿，细湿啰音遍布两肺（超过肺野下1/2）。④Ⅳ级：心源性休克、低血压（收缩压90mmHg）、发绀、出汗、少尿。

2. Forrester法

可用于心肌梗死或其他原因所致的急性心衰，其分级的依据为血流动力学指标如，PCWP、CI及外周组织低灌注状态，故适用于心脏监护室、重症监护室和有血流动力学监测条件的病房、手术室内。

3. 临床程度分级

根据Forrester法修改而来，个别可以与Forrester法一一对应，由此可以推测患者的血流动力学状态。由于分级的标准主要根据末梢循环的望诊观察和肺部听诊，无须特殊的检测条件，适合用于一般的门诊和住院患者（表9-7）。

表9-7 急性左心衰的临床程度分级

分级	皮肤	肺部啰音
Ⅰ级	干、暖	无
Ⅱ级	湿、暖	有
Ⅲ级	干、冷	无或有
Ⅳ级	湿、冷	有

这3种分级法均以Ⅰ级病情最轻，逐渐加重，Ⅳ级为最重。

（三）急性心衰诊断和评估要点（中华医学会心血管分会：急性心力衰竭诊断和治疗指南，2010）

1. 应根据基础心血管疾病、诱因、临床表现（病史、症状和体征）以及各种检查（心电图、胸部X线检查、超声心动图和BNP、NT-proBNP）做出急性心衰的诊断，并做临床评估，包括病情的分级、严重程度和预后。

2. 常见的临床表现是急性左心衰竭所致的呼吸困难，系由肺淤血所致，严重患者可出现急性肺水肿和心源性休克。

3. BNP、NT-proBNP作为心衰的生物标志物，对急性左心衰竭诊断和鉴别诊断有肯定的价值，对患者的危险分层和预后评估有一定的临床价值。

4. 急性左心衰竭病情严重程度分级有不同的方法。Killip法适用于基础病因为急性心肌梗死的患者；Forrester法多用于心脏监护室、重症监护室及有血流动力学监测条件的场合；临床程度分级则可用于一般的门诊和住院患者。

5. 急性右心衰竭主要常见病因为右心室梗死和急性大块肺栓塞。根据病史、临床表现，如突发的呼吸困难、低血压、颈静脉怒张等，结合心电图和超声心动图检查，可以做出诊断。

六、西医治疗

急性左心衰是急危重症，应积极迅速抢救，主要治疗急性肺水肿。

（一）治疗原则和治疗目标

1. 治疗原则

降低左房压和（或）左室充盈压；增加左室心搏量；减少循环血量；减少肺泡内液体渗入，保证气体交换。

2. 治疗目标

（1）控制基础病因和矫治引起心衰的诱因，控制高血压、控制感染；积极治疗各种影响血流动力学的心律失常；改善心肌缺血；有效控制血糖水平，并防止低血糖；纠正严重贫血。

（2）缓解各种严重症状，低氧血症和呼吸困难（不同方式吸氧）；胸痛和焦虑（吗啡）；呼吸道痉挛（支气管解痉药物）；淤血症状（利尿剂）。

（3）稳定血流动力学状态，维持收缩压90mmHg，纠正和防止低血压，选择血管扩张药物控制血压过高。

（4）纠正水、电解质紊乱和维持酸碱平衡。

（5）保护重要脏器，如肺、肾、肝和大脑，防止功能损害。

（6）降低死亡危险，改善近期和远期预后。

（二）急性左心衰竭的一般处理

1. 体位

静息时明显呼吸困难者应端坐位，双腿下垂以减少回心血量，降低心脏前负荷。

2. 四肢交换加压

以降低前负荷，减轻肺淤血和肺水肿。四肢轮流绑扎止血带或血压计袖带，通常同一时间只绑扎三肢，每15~20分钟轮流放松一肢（血压计袖带的充气压力应较舒张压低10mmHg，使动脉血流仍可顺利通过，而静脉血回流受阻）。

3. 吸氧

适用于低氧血症和呼吸困难明显（尤其指端血氧饱和度<90%）的患者。应尽早采用，使患者SaO_2达95%（伴COPD者SaO_2>90%）。可采用不同的方式：

（1）鼻导管吸氧 低氧流量（1~2L/min）开始，如仅为低氧血症，动脉血气分析未见二氧化碳潴留，可采用高流量给氧6~8L/min。肺水肿患者用酒精吸氧（在氧气通过的湿化瓶中加50%~70%酒精或有机硅消泡剂）。

（2）面罩吸氧 适用于伴呼吸性碱中毒患者。必要时还可采用无创性或气管插管呼吸机辅助通气治疗。

4. 做好救治的准备工作

至少开放2根静脉通道，并保持通畅。必要时可采用深静脉穿刺置管。

5. 饮食

进易消化食物，在总量控制下，可少量多餐（6~8次/日）。应用袢利尿剂情况下不要过分限制钠盐摄入量，以避免低钠血症，导致低血压。

6. 出入量管理

肺淤血、体循环淤血及水肿明显者应严格限制饮水量和静脉输液速度，无明显低血容量因素（大出血、严重脱水、大汗淋漓等）者的每天摄入液体量一般宜在1500mL以内，不要超过2000mL。保持每天水出入量负平衡约500mL，以减少水钠潴留和缓解症状。3~5天后，如淤血、水肿明显消退，应减少水负平衡，逐渐过渡到出入水量平衡。

（三）急性左心衰竭的药物治疗

1. 镇静剂

主要应用吗啡。用法为2.5~5.0mg静脉缓慢注射，亦可皮下或肌肉注射。伴二氧化碳潴留者则不宜应用，也不宜应用大剂量。伴明显和持续低血压、休克、意识障碍、COPD等患者禁忌使用。老年患者慎用或减量。亦可应用哌替啶50~100mg肌肉注射。

2. 支气管解痉剂

一般应用氨茶碱0.125~0.25g以葡萄糖水稀释后静脉推注（10分钟），4~6小时后可重复1次，或以0.25~0.5mg/（kg·h）静脉滴注。亦可应用二羟丙茶碱0.25~0.5g静脉缓慢滴注。此类药物不宜用于冠心病，如AMI或不稳定性心绞痛所致的急性心衰患者，不可用于伴心动过速或心律失常的患者。

3. 利尿剂

（1）应用指征和作用机制　适用于急性心衰伴肺循环和（或）体循环明显淤血及容量负荷过重的患者。作用于肾小管袢利尿剂（如呋塞米、托拉塞米、布美他尼）静脉应用应列为首选；噻嗪类利尿剂、保钾利尿剂（阿米洛利、螺内酯）等仅作为袢利尿剂的辅助或替代药物或联合用药。

（2）药物种类和用法　应采用静脉利尿制剂，首选呋塞米，先静脉注射 20～40mg，继以静脉滴注 5～40mg/h。利尿剂联合应用，其疗效优于单一利尿剂的大剂量，且不良反应也更少。

4. 血管扩张药物

（1）应用指征　此类药可应用于急性心衰早期阶段。收缩压水平是评估此类药是否适宜的重要指标。收缩压＞110mmHg 的急性心衰患者通常可以安全使用；收缩压在 90～110mmHg 的患者应谨慎使用；而收缩压＜90mmHg 的患者则禁忌使用。

（2）药物种类和用法　主要有硝酸酯类、硝普钠、重组人 BNP（rhBNP）、乌拉地尔、酚妥拉明，但钙拮抗剂不推荐用于急性心衰的治疗。①硝酸酯类药物：急性心衰时此类药在减少每搏心输出量和不增加心肌氧耗情况下能减轻肺淤血，特别适用于急性冠状动脉综合征伴心衰的患者。静脉应用硝酸酯类药物应十分小心滴定剂量。②硝普钠：适用于严重心衰、原有后负荷增加，以及伴心源性休克的患者。临时应用宜从小剂量 10μg/min 开始，可酌情逐渐增加剂量至 50～250μg/min，静脉滴注，疗程不要超过 72 小时。停药应逐渐减量，并加用口服血管扩张剂，以避免反跳现象。③rhBNP（Ⅱa 类，B 级）：该药近几年刚应用于临床，属内源性激素物质，与人体内产生的 BNP 完全相同。推荐应用于急性失代偿心衰。

5. 正性肌力药物

（1）应用指征和作用机制　此类药物适用于低心排血量综合征，如伴症状性低血压或心输出量降低伴有循环淤血的患者，血压较低和对血管扩张药物及利尿剂不耐受或反应不佳的患者尤其有效。

（2）药物种类和用法　①洋地黄类：毛花苷 C 0.2～0.4mg 缓慢静脉注射，2～4 小时后可以再用 0.2mg，伴快速心室率的房颤患者可酌情适当增加剂量。②多巴胺：一般从小剂量开始，逐渐增加剂量，短期应用。③多巴酚丁胺：短期应用可以缓解症状。④磷酸二酯酶抑制剂：米力农、氨力农。⑤左西孟旦：钙增敏剂。

表 9-8　急性左心衰竭血管活性药物的选择应用

收缩压	肺淤血	推荐的治疗方法
＞100mmHg	有	利尿剂（呋塞米）+血管扩张剂（硝酸酯类、硝普钠、重组人 B 型利钠肽、乌拉地尔）、左西孟旦
90～100mmHg	有	血管扩张剂和（或）正性肌力药物（多巴胺、多巴酚丁胺、磷酸二酯酶抑制剂、左西孟旦）
＜90mmHg	有	此情况为心源性休克：①在血流动力学监测（主要采用床边漂浮导管法）下进行治疗。②适当补充血容量。③应用正性肌力药物，如多巴胺，必要时加用去甲肾上腺素。④如效果仍不佳，应考虑肺动脉插管监测血流动力学和使用主动脉内球囊反搏及心室机械辅助装置。肺毛细血管楔压高者可在严密监测下考虑多巴胺基础上加用少量硝普钠、乌拉地尔

（四）急性右心衰竭的治疗

1. 右心室梗死伴急性右心衰竭

（1）扩容治疗，如存在心源性休克，在检测中心静脉压的基础上首要治疗是大量补液，可应用"706 代血浆"、低分子右旋糖酐或生理盐水 20mL/min 静脉滴注，直至 PCWP 上升至 15～18mmHg，血压回升和低灌注症状改善。

（2）禁用利尿剂、吗啡和硝酸甘油等血管扩张剂，以避免进一步降低右心室充盈压。

（3）如右心室梗死同时合并广泛左心室梗死，则不宜盲目扩容，防止造成急性肺水肿。如存在严重左心室功能障碍和 PCWP 升高，不宜使用硝普钠，应考虑主动脉内球囊反搏治疗。

2. 急性大块肺栓塞所致急性右心衰竭

(1) 止痛　吗啡或哌替啶。

(2) 吸氧　鼻导管或面罩给氧6~8L/min。

(3) 溶栓治疗　常用尿激酶或人重组组织型纤溶酶原激活剂（rt-PA）。停药后应继续肝素治疗，停药后改用华法林口服数月。

(4) 其他　经内科治疗无效的危重患者（如休克），介入治疗，必要时可在体外循环下紧急早期切开肺动脉摘除栓子。

（五）非药物治疗

1. 主动脉内球囊反搏（IABP）

有效改善心肌灌注，同时又降低心肌耗氧量和增加心输出量的治疗手段。

(1) 适应证　①急性心肌梗死或严重心肌缺血并发心源性休克，且不能由药物治疗纠正。②伴血流动力学障碍的严重冠心病（如急性心肌梗死伴机械并发症）。③心肌缺血伴顽固性肺水肿。

(2) 禁忌证　①存在严重的外周血管疾病。②主动脉瘤。③主动脉瓣关闭不全。④活动性出血或其他抗凝禁忌证。⑤严重血小板缺乏。

(3) 撤除指征　急性心衰患者的血流动力学稳定后：①心脏指数＞2.5L/（min·m²）。②尿量＞1mL/（kg·h）。③血管活性药物用量逐渐减少，而同时血压恢复较好。④呼吸稳定，动脉血气分析各项指标正常。⑤降低反搏频率时血流动力学参数仍然稳定。

2. 机械通气

(1) 急性心衰患者行机械通气的指征　①出现心跳、呼吸骤停而进行心肺复苏时。②合并Ⅰ型或Ⅱ型呼吸衰竭。

(2) 机械通气的方式　①无创呼吸机辅助通气：适用于Ⅰ型或Ⅱ型呼吸衰竭患者经常规吸氧和药物治疗仍不能纠正时，应及早应用。②气管插管和人工机械通气：应用指征为心肺复苏时、严重呼吸衰竭经常规治疗不能改善者，尤其是出现明显呼吸性和代谢性酸中毒并影响到意识状态的患者。

3. 其他

(1) 血液净化治疗　本法对急性心衰有益，但并非常规应用的手段。出现下列情况之一可以考虑采用：①高容量负荷，如肺水肿或严重的外周组织水肿，且对袢利尿剂和噻嗪类利尿剂抵抗。②低钠血症（血钠＜110mmol/L）且有相应的临床症状，如神志障碍、肌张力减退、腱反射减弱或消失、呕吐及肺水肿等，在上述两种情况应用单纯血液滤过即可。③肾功能进行性减退，血肌酐＞500μmol/L或符合急性血液透析指征的其他情况。

(2) 其他　心室机械辅助装置、ECMO、外科手术等（略）。

（六）急性心衰处理要点（中华医学会心血管分会：急性心力衰竭诊断和治疗指南，2010）

1. 确诊后即应采用规范的处理流程。先进行初始治疗，继以进一步治疗。

2. 初始治疗包括经鼻导管或面罩吸氧，静脉给予吗啡、袢利尿剂（如呋塞米）、毛花苷C、氨茶碱（或二羟丙茶碱）等。

3. 初始治疗仍不能缓解病情的严重患者应行进一步治疗，可根据收缩压和肺淤血状况选择应用血管活性药物，包括正性肌力药、血管扩张药和缩血管药。

4. 病情严重或有血压持续降低（收缩压＜90mmHg）甚至心源性休克者，应在血流动力学监测下进行治疗，并酌情采用各种非药物治疗方法，包括IABP、机械通气支持、血液净化、心室机械辅助装置及外科手术。

5. BNP、NT-proBNP的动态测定有助于指导急性心衰的治疗，其水平在治疗后仍高居不下者，提示预后差，应进一步加强治疗。治疗后其水平降低且降幅＞30%，提示治疗有效，预后较好。

6. 要及时矫正基础心血管疾病，控制和消除各种诱因。

七、中医辨证论治

1. 血瘀水阻证

证候：心悸气短，活动后加重，下肢水肿，

口唇青紫，胁下痞块，舌紫暗，苔薄腻，脉沉涩或结代。

治法：化瘀利水。

方药：血府逐瘀汤合五苓散加减。

2. 阳气虚脱证

证候：心悸喘促，不能平卧，甚则张口抬肩，烦躁不安，面色青灰，四肢厥冷，昏厥谵妄，舌质紫暗，脉沉细欲绝。

治法：回阳救逆，益气固脱。

方药：参附汤加减。

3. 气阴两虚证

证候：心悸喘促，动则加重，甚则倚息不得卧，疲乏无力，头晕，自汗盗汗，五心烦热，失眠多梦，口燥咽干，舌红，脉细数。

治法：益气养阴。

方药：生脉散合炙甘草汤加减。

4. 水饮凌心证

证候：心悸气短，咳嗽而喘，咳白痰或泡沫样痰，尿少浮肿，舌质暗，苔白滑，脉滑数。

治法：利水化饮。

方药：苓桂术甘汤加减。

II 慢性心力衰竭

慢性心力衰竭（CHF）是由于任何原因的初始心肌损伤（如心肌梗死、心肌病、血流动力学负荷过重、炎症等），引起心肌结构和功能的变化，最后导致心室泵血和（或）充盈功能低下的临床综合征。主要表现是呼吸困难和疲乏引起的活动耐力降低和（或）液体潴留导致的肺淤血与外周性水肿。CHF 是一种症状性疾病，它的特点是病史中有特殊的症状（呼吸困难和疲乏），体检有特殊体征（水肿和肺部啰音）。CHF 是一种进展性病变，呈慢性病程，即使在没有新的损害的情况下疾病自身仍然不断发展和恶化。

本病在中医学中主要归于"心悸""怔忡""喘证""水肿""心水"等范畴，部分左心衰夜咳和咯血、右心衰瘀血性肝硬化和胸腹腔积液，则当分属中医学"咳嗽""血证""积聚""悬饮""支饮""鼓胀"等范畴。

一、中医病因病机

心衰的病因外有风、寒、湿、热，以及疫毒之邪，内舍于心；内因有情志失调、饮食不节、劳逸失度和脏腑病变。因心阳式微，不能藏归、温养于肾，致肾阳失助，主水无权，饮邪内停，外溢肌肤、上凌心肺，而肿、喘、悸三者并见。另一方面，肾阳虚则无以温煦心阳，使之鼓动无力而加重血行瘀滞和瘀血内积，并进一步导致"血不利则为水"而加重饮邪内停。

1. 外邪侵袭，内舍于心

外邪上受，内舍于心，痹阻心脉，阻遏心阳，使心脏气血阴阳受损而发为心衰。

2. 心肺气虚，瘀血内阻

气虚则心主血脉、肺朝百脉功能失常，血行失畅，瘀阻肺络，内积胁下；血不利为水则水停心下，饮瘀交阻而发为心衰。

3. 心肾阳虚，饮邪内停

心阳亏虚，不能藏归、温养于肾，致肾阳失助，主水无权，饮邪内停，外溢肌肤，上凌心肺，而肿、喘、悸三者并见。

4. 痰饮阻肺，通调失职

痰浊壅肺，肺失宣肃，通调水道无能，则水停饮聚，宗气难以灌心脉而心气鼓动无力，血脉不畅，渐至心衰。

5. 脏腑病传，五脏虚损

他脏疾病传变累及心脏而致心衰。

心衰病位在心，但其发生发展与肾、肺、脾、肝密切相关。基本病机是心肾阳气虚衰，饮停血瘀。在心衰的发病中，心气虚是基础，心阳虚是病情发展的标志，心肾阳虚则是病证的重笃阶段，而瘀、水内停等则是心衰病程中的必然病理产物，并因之而进一步阻碍心肾阳气互资。在心衰病机发展中，气虚阳衰、瘀血与水停三者是密不可分的：瘀从气虚来，水由阳虚生；血瘀气益虚，水泛阳更损。这在心衰的病机发展过程中形成了恶性循环。

二、临床表现

（一）左心衰竭

以肺淤血及心排血量降低致器官低灌注表现

为主。

1. 症状

（1）呼吸困难　劳力性呼吸困难是左心衰竭最早出现的症状。患者卧位呼吸困难加重，坐位减轻。夜间阵发性呼吸困难时患者常在熟睡后突然憋醒，可伴阵咳，呼吸急促，咳泡沫样痰或呈哮喘状态，又称为"心源性哮喘"（轻者坐起数分钟即缓解，重者发生急性肺水肿）。其发生机制包括睡眠平卧回心血量增加、膈肌上升致肺活量减少、夜间迷走神经张力增加而支气管易痉挛影响呼吸等。

（2）咳嗽、咳痰、咯血　因肺泡和支气管黏膜淤血和（或）支气管黏膜下扩张的血管破裂所致，痰常呈白色浆液性泡沫样，有时痰中带血丝，重症出现大咯血。

（3）其他　因心排血量减少，器官、组织灌注不足，可见乏力、疲倦、头昏、心慌等症状。

2. 体征

（1）肺部体征　两肺底湿性啰音与体位变化有关，心源性哮喘时两肺可闻及哮鸣音，胸腔积液时有相应体征。

（2）心脏体征　除原有心脏病体征外，一般均心脏扩大、心率加快，并有 P_2 亢进、心尖区舒张期奔马律和（或）收缩期杂音、交替脉等。

（二）右心衰竭

以体循环静脉淤血的表现为主。

1. 症状

由于内脏淤血可有腹胀、食欲不振、恶心、呕吐、肝区胀痛、少尿等。

2. 体征

（1）静脉淤血体征　颈静脉怒张和（或）肝-颈静脉回流征阳性；黄疸、肝肿大伴压痛；周围性发绀；下垂部位凹陷性水肿；胸水和或腹水。

（2）心脏体征　除原有心脏病体征外，还有右心室显著扩大，有三尖瓣收缩期杂音。

（三）全心衰竭

左、右心衰竭均存在，有肺淤血、心排血量降低和体循环淤血的相关症状和体征。当由左心衰发展为全心衰时，因右心排血量减少，呼吸困难可因肺淤血改善而有不同程度的减轻。

三、实验室及其他检查

1. 心电图

（1）心肌肥厚、心房扩大（肺型P波、二尖瓣P波，$ptfV_1 \leq -0.04mm \cdot s$ 等）、心室扩大、束支传导阻滞、心律失常的类型及其严重程度（如房颤、房扑伴快速性心室率及室速、QT间期延长等）。

（2）心率、心脏节律、传导状况，可作为某些病因依据（如心肌缺血性改变、S-T段抬高或非S-T段抬高的心肌梗死、陈旧性心肌梗死病理性Q波等）。

2. X线胸片

（1）心脏增大、肺淤血、肺水肿及原有肺部疾病；肺淤血程度和肺水肿、上肺血管影增强；肺间质水肿时可见 Kerley B 线；肺动脉高压时，肺动脉影增宽，部分可见胸腔积液；肺泡性肺水肿时，出现肺门血管影模糊、肺门影呈蝴蝶状等，甚至弥漫性肺内大片阴影等。

（2）可根据心影增大及其形态改变，评估基础的或伴发的心脏和（或）肺部疾病以及气胸等。

3. 超声心动图

一般采用经胸超声心动图。如疑为感染性心内膜炎，尤为人工瓣膜心内膜炎，在病情稳定后还可采用经食道的超声心动图，能够更清晰地显示赘生物和瓣膜周围脓肿等。

（1）了解心脏结构和功能、心瓣膜状况、是否存在心包病变、AMI的机械并发症及室壁运动失调；测定左室射血分数（LVEF），LVEF＜45%为射血分数降低的心力衰竭，LVEF≥45%~50%而有CHF表现者，应考虑为射血分数正常的心力衰竭。

（2）监测急性心衰时心脏收缩、舒张功能相关数据；超声多普勒成像可间接测量肺动脉压、心室充盈压等；有助于快速诊断和评价AHF，并监测患者病情动态变化，是AHF不可或缺的监测方法。

4. 常用生化检查

（1）血浆脑钠肽（BNP） 当室壁张力增加时，血浆 BNP>400pg/mL，NT-proBNP>2000pg/mL，而室壁张力正常则血浆 BNP<100pg/mL，NT-proBNP<400pg/mL。①BNP：有助于 CHF 的诊断和预后判断：症状性和无症状性左室功能障碍患者血浆 BNP 水平均升高；大多数因心衰而呼吸困难的患者 BNP>400pg/mL，BNP<100pg/mL 时不支持心衰诊断，BNP 在 100～400pg/mL 还应考虑其他原因，如肺栓塞、慢性阻塞性肺疾病、心衰代偿期等。②NT-proBNP：是 BNP 激素原分裂后没有活性的 N 末端片段，与 BNP 相比，半衰期更长，更稳定，其浓度可反映短暂时间内新合成的而不是贮存的 BNP 释放，故更能反映 BNP 通路的激活。

有研究表明，50 岁以下的成人血浆 NT-proBNP 浓度≥450pg/mL 诊断 AHF 的敏感性和特异性分别为 93% 和 95%；50 岁以上的人血浆浓度≥900pg/mL 诊断 CHF 的敏感性和特异性分别为 91% 和 80%；NT-proBNP<300pg/mL 为正常，可排除 CHF，其阴性预测值为 99%；CHF 治疗后 NT-proBNP<200pg/mL 提示预后良好。

（2）电解质 因利尿剂使用等可产生低钠血症（钠<135mmol/L）、低钾血症（钾<3.5mmol/L），而因使用血管紧张素转换酶抑制剂（ACEI）、血管紧张素受体拮抗剂（ARB）等抗 RAAS 治疗可产生高钾血症（钾>5.5mmol/L）等。

（3）肝、肾功能 长期右心衰或心衰急性加重，因肝淤血可产生转氨酶和胆红素升高。因伴有肾功能损伤，使用 ACEI、ARB 或醛固酮拮抗剂等可导致血肌酐升高（>150μmol/L）；高尿酸血症（尿酸>500μmol/L）则常因 CHF 时利尿剂的使用、肾功能受损等而发生。

（4）血浆白蛋白 由于肾淤血和（或）低灌而发生蛋白丢失，以及营养不良导致低白蛋白血症（白蛋白<30g/L）；严重右心衰时极高的静脉压偶可导致"失蛋白肠病"（可见于未能及时手术纠治的法洛征），出现难以纠正的严重低蛋白血症；"高白蛋白血症"（白蛋白>45g/L）则可见于因过度利尿导致血液浓缩时。

四、诊断与鉴别诊断

（一）诊断

1. Framingham 标准（1971）

（1）主要标准 阵发性夜间呼吸困难、颈静脉怒张、肺部啰音、心脏扩大、急性肺水肿、第 3 心音奔马律、肝-颈静脉回流征阳性等。

（2）次要标准 踝部水肿、夜间咳嗽、活动后呼吸困难、肝肿大、胸腔积液、肺活量降低至最大肺活量的 1/3、心动过速（>120 次/分）等。

同时存在两个主项或 1 个主项加 2 个次项即可诊断。

2. ESC 心力衰竭工作定义（2008）

（1）CHF 的症状 静息或活动时气急和（或）乏力。

（2）水液潴留的体征 包括肺底湿啰音、胸腔积液、颈静脉怒张、踝部水肿、肝脏肿大等。

（3）静息时心脏结构或功能异常的客观证据 包括心脏增大、第 3 心音、心脏杂音、超声心动图异常、BNP 增高等。

以上 3 项每项同时存在 1 种或 1 种以上证据。

3. 射血分数正常的心力衰竭（HFNEF）的诊断（中国专家共识，2009）

符合下列条件可做出诊断：

（1）有充血性心力衰竭的体征或症状，并排除心脏瓣膜病、缩窄性心包炎和其他非心脏疾病。

（2）左心室收缩功能正常或轻度异常（LVEF>45% 和左心室舒张末期容积指数<97mL/m²）。

（3）左心室舒张功能异常即左室充盈压升高的证据。

4. 诊断 CHF 的主要根据

详细病史和体格检查；胸片、心电图和超声心动图是关键的辅助检查；当患者发生呼吸困难，不能排除 CHF 时，应测定 BNP 或 NT-proBNP，但最终诊断须结合所有临床资料。（2009，ACCF/AHA）

（二）液体潴留及其严重程度判断

短时间内体重增加是液体潴留的可靠指标。

主要根据体重、颈静脉充盈程度、肝-颈静脉回流征、肺和肝充血的程度（肺部啰音、肝脏肿大）、下肢和骶部水肿、腹部移动性浊音等来判断液体潴留及其严重程度。

（三）心力衰竭的发展阶段（AHA，1994）

这是一种新的心衰分级方法，该方法同时强调心衰的发生与进展，因此它将心衰综合征的发生发展分为4个阶段：

1. 阶段A

患有冠心病、高血压病或糖尿病但仍没有左室功能受损、心肌肥厚或心腔几何形态变形的患者。

2. 阶段B

已经有左心室肥厚和（或）左室功能受损，但仍无症状的患者。

3. 阶段C

有心脏结构改变，目前或既往曾有CHF症状的患者（大多数CHF患者属于此类）。

4. 阶段D

顽固性心力衰竭需要专科治疗、高级治疗，如应用机械循环支持、促进液体排出、持续静脉正性肌力药物或心脏移植，或其他新发明的及正在研究的外科方法、临终关怀等。

NYHA心功能分级主要是对该分级中阶段C与阶段D的患者症状严重性的分级。多年来已经认识到NYHA心功能分级反映的是医生的主观判断，而且短时间内可以有很大变化，而且NYHA心功能分级不同级别的病情治疗差异不大。因此，需要一种阶段分级系统来客观地可靠地评估患者的病情进展情况，针对不同阶段进行相应的适当的治疗。根据新的分阶段方法，患者的病情可能不进展或只能向更高一级进展，除非疾病可通过治疗减慢或停止进展，但一般不会发生自发的逆转。

（四）预后的评定（中华医学会心血管病学分会：2007慢性心力衰竭诊断治疗指南）

多变量分析表明，以下临床参数有助于判断心衰的预后和存活：LVEF下降、NYHA分级恶化、低钠血症的程度、运动峰耗氧量减少、血球压积容积降低、心电图12导联QRS增宽、慢性低血压、静息心动过速、肾功能不全（血肌酐升高、GFR降低）、不能耐受常规治疗，以及难治性容量超负荷，均是公认的关键性预后参数。

（五）鉴别诊断

1. 左心衰鉴别诊断

主要针对呼吸困难和咳嗽、咯血进行病因鉴别。

（1）呼吸困难

1）肺源性呼吸困难：呼吸困难因左心衰者多有左心功能受损的基础疾病（如高血压、慢性心瓣膜病、冠心病或心肌病等），而肺源性呼吸困难则多有肺、支气管等基础病变；左心衰呼吸困难常因体位抬高而改善，而大部分肺源性呼吸困难常因静息平卧而减轻。

2）支气管哮喘：除基础疾病不同外，后者多见于青少年有过敏史，气道阻力反应性增高；心源性哮喘者发作时必须坐起，重症者肺部有干湿啰音，甚至咳粉红色泡沫痰，而后者发作时双肺可闻及典型哮鸣音，咳出白色黏痰后呼吸困难常可缓解；测定血浆BNP水平对鉴别心源性和支气管性哮喘有较重要的参考价值。

3）急性肺源性心脏病（肺动脉栓塞）、急性呼吸窘迫综合征、主动脉夹层、心包压塞、心包缩窄等：其中，急性大块肺栓塞表现为突发呼吸困难、剧烈胸痛、有濒死感，还有咳嗽、咳血痰、明显发绀、皮肤湿冷、休克和晕厥，伴颈静脉怒张、肝肿大、肺梗死区呼吸音减弱、肺动脉瓣区杂音等，血气分析、D-D二聚体、胸部螺旋CT等检查有助鉴别。

（2）咳嗽、咯血

主要和肺结核、肺癌、支气管扩张等慢性咳嗽、咯血性疾病进行鉴别，鉴别点包括基础疾病、体征和相关实验室检查。

2. 右心衰鉴别诊断

主要针对水肿、肝肿大等进行病因鉴别诊断。

（1）水肿 水肿可见于心脏病、肾脏病、肝脏病及营养不良等多种疾病。除基础病因不同外，水肿也各有特点。心源性水肿常始于身体的低垂部位，称为"下垂性水肿"，并伴有颈静脉怒张、肝-颈静脉回流征阳性等上腔静脉回流受阻的体征；肾性水肿则首先出现于皮下的疏松组织，如眼睑等处；肝病性水肿突出的表现为腹水，营养不良性水肿则常伴有低白蛋白血症等。

（2）肝肿大、肝硬化

1）肝脏本身病变引起的肝肿大：后者主要见于胆汁淤积、血吸虫肝病、肝癌等，而肝炎后肝硬化常伴有肝脏缩小，均有相应病史和相关体征，并且无肝-颈静脉回流征阳性。

2）肝病性肝硬化：除基础心脏病病史和体征有助于鉴别外，非心源性肝硬化不会出现颈静脉怒张等上腔静脉回流受阻的体征。

3）心包积液、缩窄性心包炎：由于上腔静脉回流受阻同样可以引起静脉怒张、肝大、下肢水肿等表现，应根据病史、心脏及其他心血管体征进行鉴别；超声心动图检查可助鉴别。

五、西医治疗

CHF 的治疗目标是改善症状，提高生活质量，改变衰竭心脏的生物学性质（防止或延缓心肌重塑的发展），降低心力衰竭的住院率和死亡率。

（一）一般治疗

去除或缓解基本病因；去除诱发因素；改善生活方式；干预心血管损害的危险因素；密切观察病情演变及定期随访。

（二）药物治疗

1. 抑制神经内分泌激活

（1）血管紧张素转换酶抑制剂（ACEI）

适应证：所有慢性收缩性心衰患者（LVEF <40%）。

禁忌证：对 ACEI 曾有致命性不良反应（绝对禁用）。

慎用：双侧肾动脉狭窄、血肌酐 >265.2μmol/L、血钾 >5.5mmol/L、症状性低血压（SP <90mmHg）、左室流出道梗阻的患者。

使用方法：极小剂量开始，个体化滴定，达到最大耐受量可长期应用。

不良反应：低血压、肾功能恶化、钾潴留、咳嗽和血管性水肿。

（2）β 受体阻滞剂

适应证：所有慢性收缩性心衰，包括 NYHA Ⅱ 及 NYHA Ⅲ 级病情稳定患者、无症状性心力衰竭或 NYHA Ⅰ 级的患者（LVEF <40%），均应尽早开始使用（除非有禁忌证或不能耐受），NYHA Ⅳ 级 CHF 患者，需待病情稳定后，在严密监护下由专科医师指导应用。

禁忌证：支气管痉挛性疾病、心动过缓（心率 <60 次/分）、二度及以上房室传导阻滞（除非已安装起搏器）；明显液体潴留，需大量利尿剂的 CHF 患者（达干体重后再开始应用）。

使用方法：①目标剂量确定：心率是国际公认的 β 受体有效阻滞的指标（清晨静息 HR 55~60 次/分，不低于 55 次/分，即为达到目标剂量或最大耐受量）。②起始和维持：体重恒定（干体重）状况下，极低剂量开始，如能耐受则每隔 2~4 周将剂量加倍，达目标剂量则长期使用。

不良反应：低血压、液体潴留和 CHF 恶化、心动过缓和房室传导阻滞。

2. 改善血流动力学

（1）利尿剂

适应证：所有 CHF 患者有液体潴留的证据或原先有过液体潴留者，均应给予利尿剂，且应在出现水钠潴留的早期应用。

使用方法：从小剂量开始；袢利尿剂应作为首选（噻嗪类仅适用于轻度液体潴留、伴高血压和肾功能正常的 CHF 患者）；利尿剂应与 ACEI 和 β 受体阻滞剂联合应用；一旦病情控制即以最小有效量长期维持，并应据液体潴留情况随时调整剂量；在利尿剂治疗的同时，应适当限制钠盐的摄入量。

不良反应：长期服用利尿剂可发生电解质紊乱、症状性低血压以及肾功能不全，特别在服用剂量大和联合用药时。

（2）地高辛

适应证：已在应用 ACEI（或 ARB）、β 受体阻滞剂和利尿剂治疗，而仍持续有症状的慢性收缩性心衰患者；有房颤伴快速心室率的 CHF 患者。

禁忌或慎用：伴窦房传导阻滞、二度或高度房室传导阻滞患者（除非已安置永久性心脏起搏器）、急性心肌梗死（AMI）患者，与抑制窦房结或房室结功能的药物合用时必须谨慎，不推荐用于HFNEF患者缓解症状。

使用方法：多用维持量疗法（0.125～0.25mg/d）。

不良反应：心律失常、胃肠道症状、神经精神症状（视觉异常、定向力障碍等）；特别在低血钾、低血镁、甲状腺功能低下时易发生。

3. 其他药物

（1）醛固酮受体拮抗剂 有独立于AngⅡ和相加于AngⅡ的对心肌重构的不良作用，特别是对心肌细胞外基质，衰竭心脏中心室醛固酮生成及活化增加与CHF严重程度成正比，以及长期应用ACEI或ARB均可出现"醛固酮逃逸现象"，均是CHF治疗中使用醛固酮受体拮抗剂的理论依据。

适应证：中、重度CHF，NYHA Ⅲ、Ⅳ级患者；AMI后并发HF，且LVEF＜40%的患者。

禁忌或慎用：高钾血症和肾功能异常列为禁忌；有发生这两种状况潜在危险的应慎用。

（2）血管紧张素Ⅱ受体拮抗剂（ARB） 阻断AngⅡ与AT_1结合，从而阻断或改善因AT_1过度兴奋导致的诸多不良作用；一般不引起咳嗽，但也不能通过提高血清缓激肽浓度发挥可能的有利作用。

适应证：合并高血压伴有心肌肥厚的HF患者、LVEF下降不能耐受ACEI的CHF患者、常规治疗后CHF症状持续存在且LVEF低下者。

（3）环腺苷酸（cAMP）依赖性正性肌力药 包括β肾上腺素能激动剂，如多巴胺、多巴酚丁胺，以及磷酸二酯酶抑制剂，如米力农等。

应用建议：对CHF患者即使在进行性加重阶段也不主张长期间歇静脉滴注正性肌力药；对难治性终末期CHF患者，可作为姑息疗法应用；对心脏移植前终末期HF、心脏手术后心肌抑制所致的急性心衰，可短期应用3～5天。

（三）非药物治疗

1. 心脏再同步化治疗（CRT）

适应证：CHF患者符合以下条件（除非有禁忌证）均应该接受CRT：①LVEF≤35%，窦性节律，左心室舒张末期内径（LVEDD）≥55mm。②尽管使用了优化药物治疗，NHYA心功能仍为Ⅲ级或Ⅳ级，心脏收缩不同步（QRS＞120ms）。

2. 埋藏式心律转复除颤器（ICD）

适应证：①CHF伴低LVEF者、曾有心脏停搏、心室颤动（VF）或伴有血流动力学不稳定的室性心动过速（VT）者。②缺血性心脏病患者，AMI后至少40天，LVEF≤30%，长期优化药物治疗后NYHA心功能Ⅱ级或Ⅲ级，合理预期生存期超过1年且功能良好。③非缺血性心肌病患者，LVEF≤30%，长期最佳药物治疗后NYHA心功能Ⅱ级或Ⅲ级，合理预期生存期超过1年且功能良好。④NYHA Ⅲ～Ⅳ级、LVEF≤35%且QRS＞120ms的症状性心衰。

3. 手术治疗

（1）外科手术 因瓣膜病变、室壁瘤等致HF的患者需及时进行瓣膜置换术、心肌成形术等。

（2）心脏移植 可作为终末期心衰的一种治疗方式，主要适用于无其他可选治疗方法的重度心衰患者。

六、中医辨证论治

（一）治疗原则

本病病机为本虚标实，应重在补虚，在补虚的基础上兼以活血化瘀、利水蠲饮，绝不可专事攻逐，更伤其正。心衰是肾阳肾气俱损的病证，心主血脉和肾主水液的功能严重受损，在整个病程中均有血瘀、水停发生，从而形成CHF"因虚致实，实而益虚"的恶性病机演变，故在不同阶段、不同证型CHF的治疗中均需不同程度地给予活血利水方药。CHF发展过程中，常见心与肺、脾、肝、肾二脏或数脏同病，气、血、水交互为患现象，治疗上当标本兼治，以心为主，并调他脏。

（二）辨证论治

1. 心肺气虚证

证候：心悸，气短，肢倦乏力，动则加剧，神疲咳喘，面色苍白，舌淡或边有齿痕，脉沉细或虚数。

治法：补益心肺。

方药：养心汤合补肺汤加减。若寒痰内盛，可加款冬花、苏子温化寒痰；肺阴虚较重，可加沙参、玉竹、百合养阴润肺等。

2. 气阴亏虚证

证候：心悸，气短，倦怠乏力，面色苍白，动辄汗出，自汗或盗汗，头晕，面颧暗红，夜寐不安，口干，舌质红或淡红，苔薄白，脉细数无力，或结或代。

治法：益气养阴。

方药：生脉散合酸枣仁汤加味。

3. 气虚血瘀证

证候：心悸气短，胸胁满闷或作痛，胁下痞块或颈部青筋显露，面色晦暗，唇青甲紫，舌质紫暗或有瘀点，脉细涩或结、代。

治法：益气活血，疏肝通络。

方药：人参养荣汤合桃红四物汤加减。若有腹水鼓胀，可酌加己椒苈黄丸、葫芦瓢，或牵牛子、舟车丸等，中病得下即止。

4. 阳虚饮停证

证候：心悸，喘息不能卧，颜面及肢体浮肿，或伴胸水、腹水，脘痞腹胀，形寒肢冷，大便溏泄，小便短少，舌淡胖或暗淡，苔白滑，脉沉细无力或结、代。

治法：益气温阳，蠲饮平喘。

方药：真武汤加减。如喘促明显，加参蛤散。

5. 心肾阳虚证

证候：心悸，气短乏力，动则气喘，身寒肢冷，尿少浮肿，腹胀便溏，面颧暗红，舌质红少苔，脉细数无力或结代。

治法：温补心肾。

方药：桂枝甘草龙骨牡蛎汤合金匮肾气丸加减。如腰膝酸软，头晕耳鸣，步履无力，为肾精亏损，可选右归丸加减；兼阴虚较甚，口干咽燥，午后升火，则选左归丸化裁。

6. 痰饮阻肺证

证候：咳喘痰多，或发热形寒，倚息不得平卧；心悸气短，胸闷，动则尤甚，尿少肢肿，或静脉显露。舌淡或略青，舌苔白腻或黄腻，脉弦滑或滑数。

治法：宣肺化痰，蠲饮平喘。

方药：三子养亲汤合真武汤加减。若痰黄便秘者，用麻杏石甘汤合真武汤加减，可加礞石滚痰丸等涤痰畅中；若痰涎稀白，用小青龙汤合真武汤加减；阴虚痰饮，外邪引动者，用千金苇茎汤合真武汤加减。

第十节　心律失常

心律失常是指心脏激动的频率、节律、起源部位、传导速度与激动次序的异常。引起心律失常的病因有冠状动脉粥样硬化性心脏病、心肌病、心肌炎和风湿性心脏病等。另外，还包括植物神经功能失调、电解质紊乱、内分泌失调、麻醉、低温、药物及中枢神经疾病等。

本病归属于中医学"心悸""怔忡"等范畴，部分可归于中医学的"胸痹""喘证""眩晕""厥证"等范畴。

一、常见心律失常的分类

（一）按心律失常发生机制分类

1. 激动形成异常

（1）窦房结心律失常　窦性心动过缓、窦性心动过速、窦性停搏、窦性心律不齐。

（2）异位心律　①主动性异位心律：期前收缩、阵发性心动过速、心房扑动、心房颤动、心室扑动、心室颤动。②被动性异位心律：逸搏、逸搏心律。

2. 激动传导异常

（1）生理性干扰及房室分离。

（2）病理性传导异常：①传导阻滞（窦房传导阻滞、房内传导阻滞、房室传导阻滞、室内传导阻滞）。②房室间传导途径异常（预激综合征）。

(二)按心律失常发生时心率的快慢分类

1. 快速性心律失常

主要包括期前收缩、心动过速、扑动和颤动等。

2. 缓慢性心律失常

常见有窦性心动过缓、窦房传导阻滞、窦性停搏、房室传导阻滞、病态窦房结综合征等。

二、心律失常发生的机制

心律失常的发生有多种不同机制,主要包括激动形成异常、激动传导异常或二者兼有之。

1. 异常激动形成

自律性增高、异常自律性与触发活动致冲动形成的异常,包括:①源自窦房结、结间束、冠状窦口附近、房室结的远端和希氏束-浦肯野系统等处具有自律性的心肌细胞。②原来无自律性的心肌细胞,如心房、心室肌细胞,亦可在病理状态下出现异常自律性。

2. 激动传导的异常

折返是所有快速性心律失常中最常见的发生机制。形成折返的基本条件是:①必须具备两条或多条传导性与不应期各不相同,或者解剖上相互分离的传导径路,作为折返回路的顺传支和逆传支,相互连接形成一个闭合环。②其中一条通道必须发生单向传导阻滞。③另一通道传导缓慢,使原先发生阻滞的通道有足够时间脱离不应期,并使原先已兴奋过的通道再次激动,从而完成一次折返激动。如激动在环内反复循环不已,则产生持续快速性心律失常。

Ⅰ 快速心律失常

快速性心律失常是临床上常见的心血管病证,包括一组临床表现、起源部位、传导径路、电生理和预后意义很不相同的心律失常,临床上主要包括各种原因引起的期前收缩、心动过速、扑动和颤动等。

一、西医病因

快速性心律失常可见于无器质性心脏病者(如室上性心动过速、期前收缩),以及各种器质性心脏病,如室性心动过速(扩张型心肌病、冠心病心肌梗死、梗死后心功能不全)、房颤和房扑(心瓣膜病、冠心病、高心病、心肌病、肺心病、甲状腺功能亢进)等。

二、中医病因病机

本病中医病因主要包括感受外邪、情志失调、饮食不节、劳欲过度、久病失养、药物因素等。

1. 心神不宁

平素心虚胆怯,突遇惊恐,忤犯心神,心神动摇,不能自主而心悸。

2. 气血不足

饮食不节,损伤脾胃;或素体脾气不足,或忧思伤脾。脾气亏虚则生血不足,导致气血两虚;心气不足,心血亏虚,血脉空虚,心失所养而发病。

3. 阴虚火旺

年老体衰,肾阴不足,不能上承滋润心阴;或感受外邪,内耗心阴,导致心阴不能制约心阳,使虚火内生。虚火内扰,心神不安而发为心悸。

4. 气阴两虚

感受风、寒、湿、热等外邪,内侵于心,耗伤心气心阴;或情志过极,火邪内生,耗气伤阴。气阴两虚,心神失养而发为心悸。

5. 痰火扰心

饮食不节,损伤脾胃,运化失司,湿聚成痰,日久痰浊阻滞心脉,痰浊郁而化火;或情志失调,思虑动怒,气郁化火,炼液为痰,痰火内盛。痰火内扰,心神不安,而发为心悸。

6. 心脉瘀阻

情志失调,肝气郁滞,气滞则行血不畅,久则血瘀;或寒凝心脉,瘀血内生;或饮食失宜,损伤脾胃,脾气虚弱,运血无力成瘀。心脉瘀阻,心失所养而发为本病。

7. 心阳不振

心病日久,损伤心阳;或劳欲所伤、年迈体虚,肾精亏损,命门火衰而心阳失助。心阳亏虚则温运、鼓动无力而发心悸。

其病位在心,与肝、胆、脾、胃、肾、肺诸脏腑密切相关。基本病机是气血阴阳亏虚,心失所养;或邪扰心神,心神不宁。本病病性主要有虚实两方面：虚者为气、血、阴、阳亏损，使心失濡养，而致心悸；实者多由痰火扰心或心血瘀阻，或感受外邪内舍于心，气血运行不畅所致。虚实之间可以相互夹杂或转化。

三、临床表现

1. 期前收缩

可无症状，频发者可有心悸、胸闷、头晕、乏力等。听诊有心脏提前搏动。

2. 阵发性室上性心动过速

呈阵发性，心率在 160 次/分以上，感心悸、胸闷、头晕、乏力、胸痛或紧压感。持续时间长者，可发生血流动力学障碍，表现为面色苍白、四肢厥冷、血压降低，偶可晕厥等。可使原有器质性心脏病者病情加重，如患者原有冠心病者，可加重心肌缺血诱发心绞痛，甚至心肌梗死；原有脑动脉硬化者，可加重脑缺血，引起一过性失语、偏瘫，甚至脑血栓形成。

3. 室性心动过速

室速的临床症状轻重视发作时心室率、持续时间、基础心脏病变和心功能状况不同而异。非持续性室速（发作时间短于 30 秒，能自行终止）的患者通常无症状。持续性室速（发作时间超过 30 秒，需药物或电复律始能终止）常伴有明显血流动力学障碍与心肌缺血。临床症状包括低血压、少尿、晕厥、气促、心绞痛等。

4. 心房纤颤

阵发性房颤或房颤心室率快者有心悸、胸闷、头晕、乏力等。听诊心音强弱不等、心律绝对不规则、脉搏短绌，也可发生血流动力学障碍及使原有器质性心脏病患者病情加重。

四、心电图辅助检查诊断

1. 期前收缩

（1）房性期前收缩 ①提早出现的 P′ 波，形态与窦性 P 波不同。②P′-R 间期 >0.12 秒。③QRS 形态正常，亦可增宽（室内差异性传导）或未下传。④代偿间歇不完全。

（2）房室交界性期前收缩 ①提前出现的 QRS 波，而其前无相关 P 波，如有逆行 P 波，可出现在 QRS 之前、之中或之后。②QRS 形态正常，也可因发生差异性传导而增宽。③代偿间歇多完全。

（3）室性期前收缩 ①QRS 提早出现，宽大、畸形或有切迹，时间达 0.12 秒。②T 波亦宽大，其方向与 QRS 主波方向相反。③代偿间歇完全。

2. 室上性心动过速

①心率快而规则，阵发性室上性心动过速心率多在 160~220 次/分，非阵发性室上性心动过速心率在 70~130 次/分。②P 波形态与窦性不同，出现在 QRS 波群之后则为房室交界性心动过速；当心率过快时，P 波往往与前面的 T 波重叠，无法辨认，故统称为室上性心动过速。③QRS 波群形态通常为室上型，亦可增宽、畸形（室内差异性传导、束支阻滞或预激综合征）。④ST-T 波无变化，发作中也可以倒置（频率过快而引起的相对性心肌供血不足）。

3. 室性心动过速

①3 个或以上的室早连发。②常没有 P 波或 P 波与 QRS 波群无固定关系，且 P 波频率比 QRS 波群频率缓慢。③频率多数为每分钟 150~220 次，室律略有不齐。④偶有心室夺获或室性融合波。

4. 房颤

①P 波消失，代之以大小不等、形态不同、间隔不等的 f 波，频率为 350~600 次/分。②QRS 波群、T 波形态为室上性，但 QRS 波群可增宽畸形（室内差异传导）。③大多数病例，心室率快而不规则，多在每分钟 160~180 次。④当心室率极快而无法辨别 f 波时，主要根据心室率完全不规则及 QRS 波群与 T 波形状变异诊断。

五、西医治疗

心律失常的治疗方法主要有抗心律失常药物、射频消融、起搏及植入式自动复律除颤器、手术治疗等。

（一）心律失常的药物治疗

1. 房性期前收缩

对于无器质性心脏病且单纯房性期前收缩者，一般不需治疗；症状十分明显者可考虑使用 β 受体阻滞剂；对于可诱发诸如室上速、房颤的房性期前收缩应给予维拉帕米、普罗帕酮及胺碘酮等治疗。

2. 室性期前收缩

（1）无器质性心脏病亦无明显症状的室性期前收缩，不必使用抗心律失常药物治疗。

（2）无器质性心脏病，但室性期前收缩频发引起明显心悸症状影响工作及生活，可酌情选用美西律、普罗帕酮，心率偏快、血压偏高者可用β受体阻滞剂，如阿替洛尔或美托洛尔。

（3）以下情况均需治疗，急性心肌梗死发病早期出现频发室性期前收缩、室性期前收缩落在前一个心搏的T波上（R-on-T）、多源性室性期前收缩、成对的室性期前收缩，均宜静脉使用利多卡因（利多卡因无效者，可用胺碘酮）；心力衰竭、心肌梗死后或心肌病变患者并发室性期前收缩，应用胺碘酮能有效减少心脏性猝死。

（4）β受体阻滞剂虽对室性期前收缩疗效不显著，但能降低心肌梗死后猝死的发生率。

3. 阵发性室上速

（1）急性发作的处理　终止发作药物治疗可选以下药物：维拉帕米静脉注入，普罗帕酮缓慢静脉推注（如室上速终止则立即停止给药）。以上两种药物都有负性肌力作用，也都有抑制传导系统功能的副作用，故对有器质性心脏病、心功能不全、基本心律有缓慢型心律失常的患者应慎用。腺苷或三磷酸腺苷静脉快速推注，往往在10~40秒内能终止心动过速。在用药过程中，要进行心电监护，当室上速终止或出现明显的心动过缓及（或）传导阻滞时应立即停止给药。胺碘酮缓慢静脉推注，适用于室上速伴器质性心脏病、心功能不全者。

（2）防止发作　发作频繁者，应首选经导管射频消融术以根除治疗；药物有普罗帕酮，必要时伴以阿替洛尔或美托洛尔；发作不频繁者不必长年服药。

4. 室性心动过速

有器质性心脏病或有明确诱因，应首先给予针对性治疗；无器质性心脏病患者发生非持续性短暂室速，如无症状或血流动力学影响，处理的原则与室性期前收缩相同；持续性室速发作，无论有无器质性心脏病，应给予治疗。

（1）终止室速发作　①有血流动力学障碍的持续性室性心动过速，如患者已发生低血压、休克、心绞痛、充血性心力衰竭或脑血流灌注不足，无论是否有器质性心脏病，应迅速施行直流电复律。②无血流动力学障碍的持续性室性心动过速，首先给予利多卡因50~100mg静脉注射，有效后以每分钟1~4mg的速度继续静脉滴注，也可选用静脉注射索他洛尔或普罗帕酮，无效时可选胺碘酮静脉注射。持续性室速伴心功能不全者，首选胺碘酮静脉注射。

（2）预防复发　①药物预防，可选用终止发作有效的相同药物预防复发。②埋藏式心脏复律除颤器预防复发。

5. 房颤

一般将房颤分为3种类型：能够自行终止者为阵发性房颤；不能自行终止但经过治疗可以终止者为持续性房颤；经治疗也不能终止的房颤为永久性房颤。

（1）控制心室率　永久性房颤一般需用药物控制心室率。常用药物是地高辛和β受体阻滞剂，必要时二药可以合用。上述药物控制不满意者可以换用地尔硫䓬或维拉帕米，个别难治者也可选用胺碘酮或行射频消融改良房室结，慢-快综合征患者应安置起搏器后用药。

（2）心律转复及窦性心律（窦律）维持　房颤心律转复有药物复律和电复律两种方法。电复律见效快、成功率高。药物转复常用Ⅰa、Ⅰc及Ⅲ类抗心律失常药，包括胺碘酮、普罗帕酮、索他洛尔等，一般用分次口服的方法；静脉给普罗帕酮、胺碘酮终止房颤也有效。有器质性心脏病、心功能不全的患者首选胺碘酮；没有器质性心脏病者可首选Ⅰ类药。对于预激综合征经旁路前传的房颤或任何引起血压下降的房颤，立即施行电复律。无电复律条件者可静脉应用胺碘酮。无预激综合征的患者也可以静注毛花苷C，效果不佳者可以静脉使用地尔硫䓬。

（二）心律失常的非药物治疗

1. 心脏电复律

急性快速异位心律失常及持续性心房颤动或心

房扑动如药物无效，应早进行同步电复律。阵发性室上性心动过速经药物治疗无效时可用同步电复律。

2. 埋藏式心脏复律除颤器（ICD）

ICD的明确适应证包括：①非一过性或可逆性原因引起的室性心动过速或心室颤动所致的心脏骤停，自发的持续性室速。②原因不明的晕厥，在电生理检查时能诱发有血流动力学显著临床表现的持续性室速或室颤，药物治疗无效、不能耐受或不可取。③伴发于冠心病、陈旧性心肌梗死和左心室功能不良的非持续性室速，在电生理检查时可诱发持续性室速或室颤，不能被Ⅰ类抗心律失常药物所抑制。

3. 导管射频消融术（RFCA）

根据我国RFCA治疗快速性心律失常指南，RFCA的明确适应证为：①预激综合征合并阵发性心房颤动和快速心室率。②房室折返性心动过速、房室结折返性心动过速、房速和无器质性心脏病证据的室性心动过速（特发性室速）呈反复发作性，或合并有心动过速心肌病，或者血流动力学不稳定者。③发作频繁、心室率不易控制的典型房扑。④发作频繁、心室率不易控制的非典型房扑。⑤发作频繁、症状明显的心房颤动。⑥不适当窦速合并心动过速心肌病。⑦发作频繁和（或）症状重、药物预防发作效果差的心肌梗死后室速。

4. 外科治疗

外科治疗快速性心律失常的目的在于切除、隔置、离断参与心动过速生成、维持与传播的组织，保存或改善心脏功能。外科治疗方法包括直接针对心律失常本身以及各种间接的手术方法，后者包括室壁瘤切除术、冠状动脉旁路移植术和矫正瓣膜关闭不全或狭窄的手术，以及左颈胸交感神经切断术等。

六、中医辨证论治

1. 心神不宁证

证候：心悸不宁，善惊易恐，坐卧不安，恶闻声响，失眠多梦，舌苔薄白，脉虚数或结代。

治法：镇惊定志，养心安神。

方药：安神定志丸加减。

2. 气血不足证

证候：心悸气短，活动尤甚，眩晕乏力，失眠健忘，面色无华，纳呆食少，舌质淡，苔薄白，脉细弱。

治法：补血养心，益气安神。

方药：归脾汤加减。

3. 阴虚火旺证

证候：心悸不宁，心烦少寐，头晕目眩，手足心热，盗汗，耳鸣，舌质红，少苔，脉细数。

治法：滋阴清火，养心安神。

方药：天王补心丹加减。

4. 气阴两虚证

证候：心悸短气，头晕乏力，胸痛胸闷，少气懒言，自汗盗汗，五心烦热，失眠多梦，舌质红，少苔，脉虚数。

治法：益气养阴，养心安神。

方药：生脉散加减。

5. 痰火扰心证

证候：心悸时发时止，胸闷烦躁，失眠多梦，口干口苦，大便秘结，小便黄赤，舌质红，舌苔黄腻，脉弦滑。

治法：清热化痰，宁心安神。

方药：黄连温胆汤加减。

6. 心脉瘀阻证

证候：心悸不安，胸闷不舒，心痛时作，或见唇甲青紫，舌质紫暗或有瘀斑，脉涩或结代。

治法：活血化瘀，理气通络。

方药：桃仁红花煎加减。

7. 心阳不振证

证候：心悸不安，胸闷气短，神疲乏力，面色苍白，形寒肢冷，舌质淡白，脉虚弱。

治法：温补心阳，安神定悸。

方药：参附汤合桂枝甘草龙骨牡蛎汤加减。

Ⅱ 房室传导阻滞

房室传导阻滞是指房室交界区脱离了生理不应期后，心房冲动传导延迟或不能传导至心室的一种缓慢性心律失常。其发生多与迷走神经张力过高、心肌病变、某些药物影响、高血钾等有关。其主要表现为心悸、疲劳虚弱、体力活动后气短、胸闷等,严重者可引起昏厥,甚至危及生命。

一、西医病因

心肌炎、急性下壁及前壁心肌梗死、原因不明的希-浦系统纤维化、冠心病、高血钾、应用洋地黄类药物以及缺氧等。

二、中医病因病机

本病中医病因主要包括饮食失宜,七情内伤,劳倦内伤,久病失养,药物影响等。

1. 心阳不足

素体虚弱,或久病失养,或年高气衰,均可致心气不足,气虚日久,累及心阳,致心阳亏虚。心阳不足,温运、鼓动无力,则见心悸。

2. 心肾阳虚

心脏久病或先天禀赋异常,损伤心脏阳气,心阳式微而不能下归于肾;或劳欲所伤、年迈体虚,肾精亏损,命门火衰而心阳失助。心肾阳虚则温运、鼓动无力,轻则心悸,重则怔忡。

3. 气阴两虚

素体虚弱,或久病失养,或劳倦过度,或年高气衰,心气不足,气虚日久,累及心阴,致心气阴两虚。心神失养,则心悸不宁。

4. 痰浊阻滞

脾胃损伤,脾气虚弱,运化功能减弱,聚湿而为痰;或情志不遂,气郁生痰。痰阻胸阳,胸阳不展而发为本病。

5. 心脉痹阻

情志失调,恼怒伤肝,肝气郁滞,气滞则行血不畅;或寒凝心脉,瘀血内生;或脾气虚弱,运血无力成瘀。心脉瘀阻,心失所养,可见心悸。

缓慢性心律失常病位在心,发生发展与肝、脾、肾、肺密切相关。本病的病理性质主要有虚实两方面。虚者为气、血、阴、阳亏损,使心失濡养,而致心动过缓;实者多由痰浊瘀阻或心血瘀阻,气血运行不畅所致。

三、临床表现

1. 一度房室传导阻滞,病人多无自觉症状。
2. 二度Ⅰ型房室传导阻滞偶可出现心悸、乏力。二度Ⅱ型房室传导阻滞,如被阻滞的心房波所占比例较大时(如3∶2传导),特别是高度房室传导阻滞时,可出现头晕、乏力、胸闷、气短、晕厥及心功能下降等症状。
3. 三度房室传导阻滞的症状较明显,希氏束分叉以上部位的三度房室传导阻滞由于逸搏点位置高,逸搏频率较快,而且心室除极顺序也正常,病人可出现乏力、活动时头晕等症状,但多不发生晕厥;发生于希氏束分叉以下的低位三度房室传导阻滞,病人可出现晕厥,甚至猝死。

四、心电图辅助检查诊断

1. 一度房室传导阻滞

①窦性P波,每个P波后都有相应的QRS波群。②P-R间期延长至0.20秒以上。

2. 二度房室传导阻滞

①二度Ⅰ型:P-R间期逐渐延长;R-R间期相应地逐渐缩短,直到P波后无QRS波群出现,如此周而复始。②二度Ⅱ型:P-R间期固定(正常或延长);P波突然不能下传而QRS波群脱漏。

3. 三度房室传导阻滞

①窦性P波,P-P间隔一般规则。②P波与QRS波群无固定关系。③心房速率快于心室率。④心室率由交界区或心室自主起搏点维持。

五、西医治疗

1. 一度房室传导阻滞与二度Ⅰ型房室传导阻滞心室率不太慢者,无须接受治疗。
2. 二度Ⅱ型与三度房室传导阻滞,如心室率显著缓慢,伴有血流动力学障碍,甚至阿-斯综合征发作,应给予治疗。阿托品0.5~1mg静脉注射,异丙肾上腺素1~4μg/min静脉点滴,将心室率控制在50~70次/分。
3. 人工心脏起搏适应证:①伴有临床症状的任何水平的完全或高度房室传导阻滞。②束支-分支水平阻滞,间歇发生二度Ⅱ型房室阻滞,有症状者;在观察过程中虽无症状,但阻滞程度进展、H-V间期>100毫秒者。③房室传导阻滞,心室率经常低于50次/分,有明确的临床症状,或间歇发生心室率<40次/分,或虽无症状,但有长达3秒的R-R间隔。④由于颈动脉窦过敏引起的心率减慢,心率或R-R间隔达到上述标准,

伴有明确症状者。⑤有窦房结功能障碍和（或）房室传导阻滞的患者，因其他情况必须采用具有减慢心率的药物治疗时，为保证适当的心室率，应植入起搏器。

六、中医辨证论治

1. 心阳不足证

证候：心悸气短，动则加剧，汗出倦怠，面色苍白，形寒肢冷，舌淡苔白，脉虚弱或沉细而数。

治法：温补心阳，通脉定悸。

方药：人参四逆汤合桂枝甘草龙骨牡蛎汤加减。

2. 心肾阳虚证

证候：心悸气短，动则加剧，面色苍白，形寒肢冷，腰膝酸软，小便清长，下肢浮肿，舌质淡胖，脉沉迟。

治法：温补心肾，温阳利水。

方药：参附汤合真武汤加减。

3. 气阴两虚证

证候：心悸气短，乏力，失眠多梦，自汗盗汗，五心烦热，舌质淡红少津，脉虚弱或结代。

治法：益气养阴，养心通脉。

方药：炙甘草汤加减。

4. 痰浊阻滞证

证候：心悸气短，心胸痞闷胀满，痰多，食少腹胀，或有恶心，舌苔白腻或滑腻，脉弦滑。

治法：理气化痰，宁心通脉。

方药：涤痰汤加减。

5. 心脉瘀阻证

证候：心悸，胸闷憋气，心痛时作，舌质暗或有瘀点、瘀斑，脉结代。

治法：活血化瘀，理气通络。

方药：血府逐瘀汤加减。

第十一节　冠状动脉粥样硬化性心脏病

冠状动脉粥样硬化性心脏病是指冠状动脉粥样硬化使管腔狭窄或阻塞导致心肌缺血缺氧而引起的心脏病，它与冠状动脉痉挛一起统称为冠状动脉性心脏病，简称冠心病，亦称缺血性心脏病。

一、危险因素

冠心病的病因是冠状动脉粥样硬化，与下列因素有关：①血脂异常。②高血压。③吸烟。④糖尿病或糖耐量异常。⑤性别。⑥年龄。⑦肥胖。⑧长期精神紧张。⑨遗传因素等。

二、西医分型

1. 急性冠脉综合征

①不稳定型心绞痛。②非S-T段抬高性心梗。③S-T段抬高性心梗。

2. 慢性冠脉病变

①稳定型心绞痛。②冠脉正常的心绞痛（如X综合征）。③无症状型心肌缺血。④缺血性心肌病型。

三、冠心病一级与二级预防

1. 一级预防

防控冠心病危险因素，预防冠状动脉粥样硬化及冠心病。

2. 二级预防

已有冠心病病史者，应预防或降低严重心血管事件的发生。二级预防措施包括非药物干预（即治疗性生活方式改善）与药物治疗，以及心血管危险因素的综合防控。为便于记忆归纳为A、B、C、D、E五个方面。

A. 抗血小板聚集，阿司匹林或氯吡格雷；抗心绞痛治疗，硝酸酯类制剂。

B. β受体阻滞剂，预防心律失常，减轻心脏负荷，控制血压。

C. 控制血脂水平和戒烟。

D. 控制饮食和治疗糖尿病。

E. 向患者与家属普及有关冠心病的教育和鼓励有计划地进行有氧运动锻炼。

Ⅰ 心绞痛

心绞痛是冠状动脉供血不足，心肌急剧的、暂时的缺血与缺氧所致的临床综合征。

本病与中医学"胸痹""心痛"相类似，可归属于"卒心痛""厥心痛"等范畴。

一、西医病因病机、病理

（一）病因病机

冠状动脉粥样硬化使血管腔狭窄或阻塞，与冠状动脉功能性改变（痉挛）一起导致冠状动脉的供血与心肌的需血之间发生矛盾，冠状动脉血流量不能满足心肌代谢的需要，引起心肌急剧的、暂时的缺血缺氧时，即可发生心绞痛。

（二）病理

至少一支冠状动脉主支管腔显著狭窄＞70%，或冠状动脉痉挛、冠状循环的小动脉病变、交感神经过度活动或心肌代谢异常等。冠脉内不稳定的粥样斑块继发病理改变［斑块内出血、斑块纤维帽破裂、血小板聚集形成血栓和（或）刺激冠状动脉痉挛］，见于不稳定性心绞痛。

二、中医病因病机

本病中医病因主要为寒邪内侵、饮食失调、情志失节、劳倦内伤、年迈体虚等，在这些病因的作用和影响下，发生脏腑功能失常、心脉痹阻、胸阳失旷而发胸痹。

1. 心血瘀阻

情志内伤，气郁化火，灼津成痰，气滞痰阻，血行不畅，心脉痹阻。

2. 痰浊内阻

脾虚气结，津液不得输布，聚成痰浊，阻滞气机而发病。

3. 阴寒凝滞

素体阳虚，胸阳不足，阴寒内盛，痹阻心脉而发病。

4. 气虚血瘀

素体虚弱或年老久病，气虚无以行血，血脉痹阻，不通而痛。

5. 气阴两虚

年老久病，肾气不足，肾阴亏虚，气阴两虚，心脉失于濡养。

6. 心肾阴虚

年老久病，肾阴亏虚，心阴内耗，心阳不振，气血运行失畅而发病。

7. 心肾阳虚

年老久病，肾阳虚衰，不能鼓舞五脏之阳，致心气不足或心阳不振而发病。

本病病位在心，涉及肝、肺、脾、肾等脏。本病是以气虚、气阴两虚及阳气虚衰为本，血瘀、寒凝、痰浊、气滞为标的本虚标实病证，若病情进一步发展，可发为真心痛，若心肾阳虚，水邪泛滥，可出现喘咳、水肿。

三、临床表现

（一）症状

心绞痛以发作性胸痛为主要临床表现，典型心绞痛的5大症状特点如下：

1. 部位

主要在胸骨体中段或上段之后可波及心前区，常放射至左肩、左臂内侧达无名指和小指，或至颈、咽或下颌部。

2. 性质

胸痛常为压迫、发闷或紧缩性，也可有烧灼感。

3. 诱因

发作常由体力劳动或情绪激动（如愤怒、焦急、过度兴奋等）所诱发，饱食、寒冷、吸烟、心动过速、休克等亦可诱发。

4. 持续时间

疼痛出现后常逐步加重，然后在3~5分钟内渐消失，很少超过15分钟。

5. 缓解方式

休息或舌下含用硝酸甘油能在几分钟内使之缓解。

（二）体征

平时一般无异常体征。心绞痛发作时常见心率增快、血压升高、表情焦虑、皮肤冷或出汗，有时出现第四或第三心音奔马律。可有暂时性心尖部收缩期杂音，是由于乳头肌缺血使其功能失调引起二尖瓣关闭不全所致。

四、实验室及其他检查

（一）心电图

可发现心肌缺血，是诊断心绞痛最常用的检

查方法。

1. 静息时心电图

约半数患者在正常范围，也可能有陈旧性心肌梗死的改变或非特异性S-T段和T波异常，有时出现房室传导阻滞、束支传导阻滞或室性、房性期前收缩等心律失常。

2. 心绞痛发作时心电图

绝大多数患者可出现暂时性心内膜下心肌缺血引起的S-T段压低≥0.1mV，发作缓解后恢复。

3. 心电图运动负荷试验

运动方式主要为分级活动平板或踏车。运动中出现典型心绞痛，心电图改变主要以S-T段水平型或下斜型压低≥0.1mV（J点后60～80毫秒）持续2分钟为运动试验阳性标准。

4. 心电图连续动态监测

胸痛发作时相应时间的缺血性ST-T段改变有助心绞痛的诊断。

（二）CT造影

CT造影为显示冠状动脉病变及形态的无创检查方法。有较高阴性预测价值，若CT冠状动脉造影未见狭窄病变，一般可不进行有创检查。

（三）冠状动脉造影（对冠心病具有确诊价值）

主要指征为：①可疑心绞痛而无创检查不能确诊者。②积极药物治疗时心绞痛仍较重。③中危、高危组的不稳定型心绞痛拟行血管重建治疗者。

一般认为，管腔直径减少70%～75%以上会严重影响血供，对减少50%～70%者也有一定意义。

（四）超声

可显示心绞痛发作时有节段性室壁收缩活动减弱。

五、诊断与鉴别诊断

（一）诊断

1. 诊断要点

根据典型的发作特点和体征，结合存在的冠心病危险因素，除外其他原因所致的心绞痛，一般即可确立诊断。

2. 分型

（1）稳定型心绞痛（稳定型劳力性心绞痛）

（2）不稳定型心绞痛　主要包括：①初发劳力型心绞痛：病程在2个月内新发生的心绞痛（从无心绞痛或有心绞痛病史，但在近半年内未发作过心绞痛）。②恶化劳力型心绞痛：病情突然加重，表现为胸痛发作次数增加，持续时间延长，诱发心绞痛的活动阈值明显减低，硝酸甘油缓解症状的作用减弱，病程在2个月之内。③静息心绞痛：心绞痛发生在休息或安静状态，发作持续时间相对较长，含硝酸甘油效果欠佳，病程在1个月内。④梗死后心绞痛：指AMI发病24小时后至1个月内发生的心绞痛。⑤变异型心绞痛：休息或一般活动时发生的心绞痛，发作时心电图显示S-T段暂时性抬高。

（二）鉴别诊断

1. 急性心肌梗死

疼痛部位与心绞痛相仿，但性质更剧烈，持续时间多超过30分钟，可长达数小时，可伴有心律失常、心力衰竭或（和）休克，含用硝酸甘油多不能使之缓解。心电图中面向梗死部位的导联S-T段抬高和（或）同时有异常Q波，非S-T段抬高性心肌梗死则多表现为S-T段下移和（或）T波改变。实验室检查示白细胞计数增高、红细胞沉降率增快、心肌坏死标记物（肌红蛋白、肌钙蛋白I或T、CK-MB等）增高。

2. 心脏神经症

隐痛或短暂刺痛、部位多变、胸痛多在活动后或劳累后出现，而非运动当时发生。多数做轻微体力活动可有所缓解、硝酸甘油治疗无效或10分钟后起效、常伴有其他神经衰弱症状、心脏检查均为阴性。

3. 肋间神经痛和肋软骨炎

常累及1～2个肋间、为刺痛或灼痛、多为持续性而非发作性、体位改变或牵扯可加重疼痛、沿神经走向有压痛。

4. 不典型疼痛

不典型疼痛还需与反流性食管炎等食管疾病、膈疝、消化性溃疡、肠道疾病、颈椎病等相鉴别。

六、西医治疗

（一）发作时的治疗

1. 休息

发作时立刻休息，一般患者在停止活动后症

状即可消除。

2. 药物治疗

较重的发作,可使用作用较快的硝酸酯制剂。

(1) 硝酸甘油 可用0.3~0.6mg,置于舌下含化,迅速为唾液所溶解而吸收,1~2分钟即开始起作用,约半小时后作用消失。对92%的患者有效,其中76%在3分钟内见效。

(2) 硝酸异山梨酯 可用5~10mg,舌下含化,2~5分钟见效,作用维持2~3小时,还有供喷雾吸入用的制剂。

(二) 缓解期的治疗

使用作用持久的抗心绞痛药物,以防心绞痛发作,可单独选用、交替应用或联合应用下列药物。

1. β受体阻滞剂

目前常用对心脏有选择性的制剂是美托洛尔、比索洛尔,或选用兼有α受体阻滞作用的卡维地洛。

本药使用注意:①本药与硝酸酯类合用有协同作用,因而用量应偏小,开始剂量尤其要注意减小,以免引起直立性低血压等副作用。②停用本药时应逐步减量,如突然停用有诱发心肌梗死的可能。③低血压、支气管哮喘及心动过缓、二度或以上房室传导阻滞者不宜应用。

2. 硝酸酯制剂

(1) 硝酸异山梨酯。

(2) 5-单硝酸异山梨酯是长效硝酸酯类药物,无肝脏首过效应,生物利用度几乎100%。

3. 钙通道阻滞剂

常用维拉帕米、硝苯地平、地尔硫䓬。治疗变异性心绞痛首选钙通道阻滞剂。

4. 曲美他嗪

通过抑制脂肪酸氧化和增加葡萄糖代谢,改善心肌氧的供需平衡而治疗心肌缺血。

5. 调脂药和抗血小板药的应用

可阻止或逆转病情进展。

(三) 不稳定型心绞痛的处理

1. 一般处理,急性期卧床休息1~3天;吸氧、持续心电监测。

2. 抗血小板(阿司匹林、氯吡格雷)和抗凝药(低分子肝素)。

3. 缓解症状,用硝酸酯类、β受体阻滞剂、钙通道阻滞剂(严重的不稳定型心绞痛患者,常需三联用药)。

4. 介入和外科手术治疗。

七、中医辨证论治

1. 心血瘀阻证

证候:胸痛较剧,如刺如绞,痛有定处,入夜加重,伴有胸闷,日久不愈,或因暴怒而致心胸剧痛,舌质紫暗,或有瘀斑,舌下络脉青紫迂曲,脉弦涩或结代。

治法:活血化瘀,通脉止痛。

方药:血府逐瘀汤加减。

2. 痰浊闭阻证

证候:胸闷痛如窒,气短痰多,肢体沉重,形体肥胖,纳呆恶心,舌苔浊腻,脉滑。

治法:通阳泄浊,豁痰开痹。

方药:瓜蒌薤白半夏汤合涤痰汤。

3. 阴寒凝滞证

证候:猝然胸痛如绞,感寒痛甚,形寒,冷汗自出,心悸短气,舌质淡红,苔白,脉沉细或沉紧。

治法:辛温通阳,开痹散寒。

方药:枳实薤白桂枝汤合当归四逆汤加减。

4. 气虚血瘀证

证候:胸痛隐隐,遇劳则发,神疲乏力,气短懒言,心悸自汗,舌质淡暗,舌胖有齿痕,苔薄白,脉缓弱或结代。

治法:益气活血,通脉止痛。

方药:补阳还五汤加减。

5. 气阴两虚证

证候:胸闷隐痛,时作时止,心悸气短,倦怠懒言,头晕目眩,心烦多梦,或手足心热,舌红少津,脉细弱或结代。

治法:益气养阴,活血通络。

方药:生脉散合炙甘草汤加减。

6. 心肾阴虚证

证候:胸闷痛,心悸盗汗,虚烦不寐,腰膝

酸软，头晕耳鸣，舌红少苔，脉沉细数。

治法：滋阴益肾，养心安神。

方药：左归丸加减。

7. 心肾阳虚证

证候：心悸而痛，胸闷气短，甚则胸痛彻背，心悸汗出，畏寒，肢冷，下肢浮肿，腰酸无力，面色苍白，唇甲淡白或青紫，舌淡白或紫暗，脉沉细或沉微欲绝。

治法：益气壮阳，温络止痛。

方药：参附汤合右归丸加减。

Ⅱ 心肌梗死

心肌梗死是在冠状动脉病变的基础上，发生冠状动脉血供急剧减少或中断，使相应的心肌严重而持久地急性缺血导致心肌坏死。

本病与中医学中的"真心痛"相类似，可归属于"胸痹""心痛""心悸""喘证""脱证"等范畴。

一、西医病因病机、病理

（一）病因病机

基本病因为冠状动脉粥样硬化（偶为冠状动脉栓塞、炎症、先天性畸形、痉挛和冠状动脉口阻塞所致），造成一支或多支血管管腔狭窄和心肌血供不足，而侧支循环未充分建立。在此基础上，一旦血供急剧减少或中断，使心肌严重而持久地急性缺血达20～30分钟以上，即可发生AMI。

（二）病理

1. 冠状动脉病变

（1）左冠状动脉前降支闭塞，引起左心室前壁、心尖部、下侧壁、前间隔和二尖瓣前乳头肌梗死。

（2）右冠状动脉闭塞，引起左心室膈面（右冠状动脉占优势时）、后间隔和右心室梗死，并可累及窦房结和房室结。

（3）左冠状动脉回旋支闭塞，引起左心室高侧壁、膈面（左冠状动脉占优势时）和左心房梗死，可能累及房室结。

（4）左冠状动脉主干闭塞，引起左心室广泛梗死。

2. 心肌病变

冠状动脉闭塞后20～30分钟，受其供血的心肌即有少数坏死，开始了AMI的病理过程。1～2小时绝大部分心肌呈凝固性坏死，心肌间质充血、水肿，伴大量炎症细胞浸润。以后，坏死的心肌纤维逐渐溶解，形成肌溶灶，随后渐有肉芽组织形成。大块的梗死累及心室壁的全层或大部分者常见。

二、中医病因病机

本病的病因与年老体衰、情志内伤、饮食不节、寒邪内侵等有关。

1. 气滞血瘀

情志内伤，气郁化火，灼津成痰，气滞痰阻，血行不畅，心脉痹阻。

2. 寒凝心脉

素体阳虚，胸阳不足，阴寒内盛，痹阻心脉而发病。

3. 痰瘀互结

脾虚气结，津液不布，聚成痰浊，阻滞气机，血行不畅，痰瘀交阻。

4. 气虚血瘀

素体虚弱或年老久病，气虚无以行血，血脉痹阻，不通则痛。

5. 气阴两虚

年老久病，肾气不足，肾阴亏虚，气阴两虚，心脉失于濡养。

6. 阳虚水泛

年老久病，脾肾阳虚，水湿不得运化，上凌心胸，泛溢肌肤。

7. 心阳欲脱

年老久病，肾阳虚衰，可致心气不足或心阳不振，病久心阳衰微，甚成欲脱之势。

基本病机为心脉痹阻不通，心失所养。病性为本虚标实，本虚是气虚、阳虚、阴虚，以心气虚为主；标实为寒凝、气滞、血瘀、痰阻，以血瘀为主。疼痛剧烈者，多以实证为主，疼痛不典型或疼痛缓解后则多以虚证为主。病位在心，且与肝、脾、肾相关。本病病情凶险，易生他证。若心气心阳耗损至极，可出现心阳暴脱、阴阳离决之危证。

三、临床表现

（一）先兆

患者在发病前数日有乏力、胸部不适、活动时心悸、气急、烦躁、心绞痛等前驱症状，其中以新发生心绞痛（初发型心绞痛）或原有心绞痛加重（恶化型心绞痛）为最突出。心绞痛发作较以往频繁、程度较剧、持续较久、硝酸甘油疗效差、诱发因素不明显。

（二）症状

1. 疼痛

疼痛是最先出现的症状，疼痛部位和性质与心绞痛相同，但诱因多不明显，且常发生于安静时，程度较重，持续时间较长，可达数小时或更长，休息和含用硝酸甘油片多不能缓解。少数患者无疼痛，一开始即表现为休克或急性心力衰竭。

2. 全身症状

有发热、心动过速、白细胞增高和红细胞沉降率增快等，由坏死物质被吸收所引起。

3. 胃肠道症状

疼痛剧烈时常伴有频繁的恶心、呕吐和上腹胀痛，重症者可发生呃逆。

4. 心律失常

以24小时内最多见，以室性心律失常最多，尤其是室性期前收缩。室颤是AMI早期，特别是入院前主要的死因。

5. 低血压和休克

主要是心源性，为心肌广泛（40%以上）坏死，心排血量急剧下降所致，神经反射引起的周围血管扩张属次要，有些患者尚有血容量不足的因素参与。

6. 心力衰竭

主要是急性左心衰竭，为梗死后心脏舒缩力显著减弱或不协调所致。

（三）体征

几乎所有患者都有血压降低。部分患者可出现心脏浊音界轻度至中度增大，心尖区第一心音减弱，可出现第四心音（心房性）奔马律，少数有第三心音（心室性）奔马律，可有与心律失常、休克或心力衰竭相关的其他体征。

（四）并发症

1. 乳头肌功能不全或断裂

发生率达50%，不同程度的二尖瓣脱垂并关闭不全，心尖区出现收缩中、晚期喀喇音和吹风样收缩期杂音，不同程度心力衰竭。

2. 心室壁瘤

心电图S-T段持续抬高，影像学见局部心缘突出、搏动减弱或有反常搏动。

3. 心肌梗死后综合征

发生率约10%。于MI后数周至数月内出现，可反复发生，表现为心包炎、胸膜炎或肺炎，有发热、胸痛等症状，可能为机体对坏死物质的过敏反应。

4. 栓塞

发生率1%~6%，见于起病后1~2周。

5. 心脏破裂

少见，常在起病一周内出现，因急性心包填塞而猝死。

四、实验室及其他检查

（一）心电图

1. 特征性改变

S-T段抬高性MI者其心电图表现特点为：

（1）S-T段抬高呈弓背向上型，在面向坏死区周围心肌损伤区的导联上出现。

（2）宽而深的Q波（病理性Q波），在面向透壁心肌坏死区的导联上出现。

（3）T波倒置，在面向损伤区周围心肌缺血区的导联上出现。

2. 非S-T段抬高性MI者心电图

（1）无病理性Q波，有普遍性S-T段压低≥0.1mV，但aVR导联（有时还有V_1导联）S-T段抬高，或有对称性T波倒置。

（2）无病理性Q波，也无S-T段变化，仅有T波倒置改变。

3. 定位和定范围

S-T段抬高性MI的定位和范围可根据出现特征性改变的导联数来判断（表9-9）。

表 9-9 心肌梗死心电图定位诊断

部位	特征性心电图改变导联
前间壁	$V_1 \sim V_3$
前壁	$V_3 \sim V_5$
广泛前壁	$V_1 \sim V_6$
下壁	Ⅱ、Ⅲ、aVF
高侧壁	Ⅰ、aVL
正后壁	$V_7 \sim V_8$
右心室	$V_{3R} \sim V_{5R}$

（二）血清心肌坏死标志物

肌红蛋白测定有助于早期诊断。肌钙蛋白 I（cTnI）或 T（cTnT）是诊断心肌坏死最特异和敏感的首选标志物。肌酸激酶同工酶（CK-MB）其增高的程度能较准确地反映梗死的范围，其高峰出现时间是否提前有助于判断溶栓治疗是否成功。

（三）超声心动图

有助于了解心室壁的运动和左心室功能，诊断室壁瘤和乳头肌功能失调等。

五、诊断与鉴别诊断

（一）诊断

具备下列 3 条标准中的 2 条：①缺血性胸痛的临床病史。②心电图的动态演变。③血清心肌坏死标记物浓度的动态改变。

（二）鉴别诊断

1. 心绞痛

发作持续时间一般在 15 分钟以内，不伴恶心、呕吐、休克、心衰和严重心律失常，不伴血清酶增高，心电图无变化或有 S-T 段暂时性压低或抬高。

2. 急性肺动脉栓塞

可发生胸痛、咯血、呼吸困难和休克。心电图示Ⅰ导联 S 波加深，Ⅲ导联 Q 波显著、T 波倒置。肺动脉造影可确诊。

3. 急腹症

急性胰腺炎、消化性溃疡穿孔、急性胆囊炎、胆石症等，均有上腹部疼痛，可能伴休克。仔细询问病史，进行体格检查、心电图检查、血清心肌酶和肌钙蛋白测定可协助鉴别。

4. 急性心包炎

可有较剧烈而持久的心前区疼痛。但心包炎的疼痛与发热同时出现，呼吸和咳嗽时加重，早期即有心包摩擦音，后者和疼痛在心包腔出现渗液时均消失。心电图除 aVR 外，其余导联均有 S-T 段弓背向下的抬高，T 波倒置，无异常 Q 波出现。

六、西医治疗

（一）监护和一般治疗

1. 立即给予吸氧和心电图、血压和血氧饱和度监测，及时发现和处理心律失常。

2. 对血流动力学稳定且无并发症的患者可根据病情卧床休息 1~3 天，病情不稳定及高危患者卧床时间可适当延长。

3. 缓解疼痛，应迅速给予有效镇痛剂。

（二）心肌再灌注治疗

1. 溶栓疗法

（1）溶栓疗法的适应证和禁忌证 见表 9-10。

表 9-10 溶栓疗法的适应证和禁忌证

适应证	禁忌证
1. 心前区疼痛持续 30 分钟以上，硝酸甘油不能缓解	1. 半月内有活动性出血、手术、活体组织检查、心肺复苏等病史
2. 心电图相邻两个或以上导联 S-T 段抬高，肢导联≥0.1mV，胸导联≥0.2mV	2. 高血压控制不满意，>180/110mmHg
3. 起病时间≤6 小时	3. 高度怀疑主动脉夹层者
4. 年龄≤75 岁	4. 既往有出血性脑血管病史或半年内有缺血性脑血管病史（包括 TIA）
	5. 各种血液病、出血性疾病或出血倾向者
	6. 糖尿病视网膜病变者
	7. 严重肝、肾疾病或其他恶性疾病者

(2) 溶栓药物 尿激酶（UK）、链激酶（SK）、重组组织型纤维蛋白溶酶原激活剂（rt-PA）、瑞替普酶。

(3) 冠状动脉再通的判断指标 见表9-11。

表9-11 冠状动脉再通的判断指标

直接指标	间接指标
冠状动脉造影显示再通	1. 心电图抬高的S-T段于2小时内回降≥50% 2. 胸痛2小时内基本消失 3. 2小时内出现再灌注性心律失常 4. 血清CK-MB峰值提前出现（14小时内）

2. 介入治疗（PCI）

介入治疗可直接再灌注心肌，取得良好的再通效果。

（1）直接PCI 对症状发病12小时内的S-T段抬高性心梗（STEMI，包括正后壁心梗）或伴有新出现左束支传导阻滞的患者行直接PCI。

（2）转运PCI 高危STEMI患者就诊于无直接PCI条件的医院，尤其是有溶栓禁忌证但已发病超过3小时的患者，可在抗栓（抗血小板或抗凝）治疗同时，尽快转运患者至可行PCI的医院。

（3）溶栓后紧急PCI（补救性PCI） 接受溶栓治疗，但溶栓未成功者应立即施行。

（4）择期PCI 溶栓成功者可在7~10日后施行。

3. 消除心律失常

（1）室性早搏或室性心动过速 利多卡因、胺碘酮，情况稳定后改口服美西律或普罗帕酮，室速药物疗效不满意时应及早同步电复律。

（2）室颤 电复律。

（3）缓慢心律失常 阿托品肌内或静脉注射。

（4）二、三度房室传导阻滞伴有血流动力学障碍 人工心脏起搏器行临时起搏治疗，待阻滞消失后撤除。

（5）室上性快速心律失常 应用药物无效时可考虑电复律或起搏治疗。

4. 控制休克

（1）补充血容量。

（2）升压药，多巴胺、间羟胺、去甲肾上腺素静脉滴注。

（3）血管扩张剂，硝普钠、硝酸甘油、酚妥拉明。

5. 治疗心力衰竭

（1）主要是治疗急性左心衰竭，以应用吗啡和利尿剂为主。

（2）在梗死发生24小时内宜尽量避免使用洋地黄制剂。

（3）有右心室梗死者慎用利尿剂。

6. 其他

（1）β受体阻滞剂、钙拮抗剂和ACEI的应用。

（2）极化液疗法。

（3）抗血小板，目前推荐氯吡格雷加阿司匹林联合应用。

（4）抗凝疗法，目前多采用低分子肝素皮下应用。

7. 非S-T段抬高心肌梗死处理

不宜溶栓治疗，以积极抗凝、抗血小板治疗和PCI为主。

七、中医辨证论治

1. 气滞血瘀证

证候：胸中痛甚，胸闷气促，烦躁易怒，心悸不宁，脘腹胀满，唇甲青暗，舌质紫暗或有瘀斑，脉沉弦涩或结代。

治法：活血化瘀，通络止痛。

方药：血府逐瘀汤加减。

2. 寒凝心脉证

证候：胸痛彻背，心痛如绞，胸闷憋气，形寒畏冷，四肢不温，冷汗自出，心悸短气，舌质紫暗，苔薄白，脉沉细或沉紧。

治法：散寒宣痹，芳香温通。

方药：当归四逆汤合苏合香丸加减。

3. 痰瘀互结证

证候：胸痛剧烈，如割如刺，胸闷如窒，气短痰多，心悸不宁，腹胀纳呆，恶心呕吐，舌苔浊腻，脉滑。

治法：豁痰活血，理气止痛。

方药：瓜蒌薤白半夏汤合桃红四物汤加减。

4. 气虚血瘀证

证候：胸闷心痛，动则加重，神疲乏力，气短懒言，心悸自汗，舌体胖大有齿痕，舌质暗淡，苔薄白，脉细弱无力或结代。

治法：益气活血，祛瘀止痛。

方药：补阳还五汤加减。

5. 气阴两虚证

证候：胸闷心痛，心悸不宁，气短乏力，心烦少寐，自汗盗汗，口干耳鸣，腰膝酸软，舌红，苔少或剥脱，脉细数或结代。

治法：益气滋阴，通脉止痛。

方药：生脉散合左归饮加减。

6. 阳虚水泛证

证候：胸痛胸闷，喘促心悸，气短乏力，畏寒肢冷，腰部、下肢浮肿，面色苍白，唇甲淡白或青紫，舌淡胖或紫暗，苔水滑，脉沉细。

治法：温阳利水，通脉止痛。

方药：真武汤合葶苈大枣泻肺汤加减。

7. 心阳欲脱证

证候：胸闷憋气，心痛频发，四肢厥逆，大汗淋漓，面色苍白，口唇发绀，手足青至节，虚烦不安，甚至神志淡漠或突然昏厥，舌质青紫，脉微欲绝。

治法：回阳救逆，益气固脱。

方药：参附龙牡汤加减。

八、预防

已有冠心病及心肌梗死病史者应预防再次梗死及其他心血管事件，为冠心病二级预防。二级预防应全面综合考虑，抗血小板聚集应用阿司匹林或氯吡格雷；控制好血压、血脂、血糖水平；普及有关冠心病的教育，鼓励有计划的、适当的运动锻炼。

第十二节 高血压病

原发性高血压是以体循环动脉血压升高为主要特点的心血管综合征，通常简称为高血压。

临床上将高血压定义为：在未使用降压药物的情况下，非同日3次测量血压，收缩压≥140mmHg和（或）舒张压≥90mmHg。如果收缩压≥140mmHg和舒张压＜90mmHg则为单纯性收缩期高血压。如果患者既往有高血压史，目前正在使用降压药物，血压虽然低于140/90mmHg，也诊断为高血压。该病是多种心、脑血管疾病的重要病因和危险因素，影响重要脏器，如心、脑、肾的结构与功能，最终导致这些器官的功能衰竭，迄今仍是心血管疾病死亡的主要原因之一。

高血压在中医学中分属于"眩晕""头痛"等范畴。

一、西医病因与发病机制

（一）病因

原发性高血压的病因可分为遗传和环境因素两个方面，遗传因素约占40%，环境因素约占60%。原发性高血压是遗传易感性和环境因素相互作用的结果。

1. 遗传因素

高血压具有明显的家族聚集性，约60%的高血压患者可询问到高血压家族史。

2. 环境因素

（1）高钠、低钾膳食　高钠、低钾膳食是我国大多数高血压患者发病的主要危险因素之一。

（2）超重和肥胖　腰围男性≥90cm或女性≥85cm，发生高血压的风险是腰围正常者的4倍以上。

（3）饮酒　饮酒量与血压水平相关，尤其与收缩压的相关性更强。

（4）精神紧张　城市脑力劳动者高血压患病率超过体力劳动者，长期从事高度精神紧张工作的人群高血压患病率增加。

（5）吸烟　吸烟可使交感神经末梢释放去甲

肾上腺素增加，导致血压升高，同时可以通过氧化应激损害一氧化氮（NO）介导的血管舒张引起血压升高。

（6）其他危险因素　高血压发病的其他危险因素包括年龄、高血压家族史、缺乏体力活动、口服避孕药、睡眠呼吸暂停低通气综合征等。

（二）发病机制

高血压的血流动力学特征主要是总外周血管阻力相对或绝对增高。从总外周血管阻力增高出发，目前高血压的发病机制集中在以下几个环节：

1. 交感神经系统活性亢进

各种病因使大脑皮层下神经中枢功能发生变化，各种神经递质浓度与活性异常，包括去甲肾上腺素、肾上腺素、多巴胺、神经肽Y、5-羟色胺、血管加压素、脑啡肽、脑钠肽和中枢肾素-血管紧张素系统，导致交感神经系统活性亢进，血浆儿茶酚胺浓度升高，阻力小动脉收缩增强。

2. 肾性水钠潴留

有较多因素可引起肾性水钠潴留，例如亢进的交感活性使肾血管阻力增加；肾小球有微小结构病变；肾脏排钠激素（前列腺素、激肽酶、肾髓质素）分泌减少，或者肾外排钠激素（内源性类洋地黄物质、心房肽）分泌异常，或者潴钠激素（18-羟去氧皮质酮、醛固酮）释放增多。

3. 肾素-血管紧张素-醛固酮系统（RAAS）激活

经典的RAAS包括：肾小球入球动脉的球旁细胞分泌肾素，激活从肝脏产生的血管紧张素原（AGT），生成血管紧张素Ⅰ（ATⅠ），然后经肺循环的转换酶（ACE）生成血管紧张素Ⅱ（ATⅡ）。ATⅡ是RAAS的主要效应物质，作用于血管紧张素Ⅱ受体（AT_1），使小动脉平滑肌收缩，刺激肾上腺皮质球状带分泌醛固酮，通过交感神经末梢突触前膜的正反馈使去甲肾上腺素分泌增加。这些作用均可使血压升高，参与高血压发病并维持。近年来发现很多组织，例如血管壁、心脏、中枢神经、肾脏及肾上腺，也有RAAS的各种组成成分。RAAS组织对心脏、血管的功能和结构的作用，可能在高血压发生和维持中有更大影响。

4. 细胞膜离子转运异常

遗传性或获得性细胞膜离子转运异常，包括钠泵活性降低，钠-钾离子协同转运缺陷，细胞膜通透性增强，钙泵活性降低，可导致细胞内钠、钙离子浓度升高，膜电位降低，激活平滑肌细胞兴奋-收缩耦联，使血管收缩反应性增强和平滑肌细胞增生与肥大，血管阻力增高。

5. 胰岛素抵抗

胰岛素抵抗（IR）是指必须以高于正常的血胰岛素释放水平来维持正常的糖耐量，表示机体组织对胰岛素处理葡萄糖的能力减退。胰岛素通过下列因素使血压升高：①肾小管对钠的重吸收增加。②增强交感神经活动。③使细胞内的钠和钙增加。④刺激血管壁增生。约50%原发性高血压患者存在不同程度的IR，在肥胖、血甘油三酯升高、高血压与糖耐量减退同时并存的四联征患者中最为明显。

二、中医病因病机

本病形成的主要原因有情志失调、饮食不节、久病过劳及先天禀赋不足等。

1. 肝阳上亢

素体阳盛，肝阳偏亢，日久化火生风，或长期忧郁恼怒，肝气郁结，气郁化火，肝阴暗耗，阴虚阳亢，均可导致风阳升动，上扰清窍，发为眩晕。

2. 痰湿中阻

若嗜酒及肥甘，饥饱无常，或思虑劳倦，伤及于脾，脾失健运，水谷不能化生精微，聚湿生痰，痰浊上扰，蒙蔽清窍，发为眩晕。

3. 瘀血阻络

久病入络，随着病情的迁延不愈，日久波及血分，血行不畅，瘀血内停，滞于脑窍，清窍失养，发为眩晕。

4. 肝肾阴虚

肝阴不足可导致肾阴不足，肾水不足亦可引起肝阴亏乏。水不涵木，阳亢于上，清窍被扰而作眩晕。

5. 肾阳虚衰

久病体虚，累及肾阳，肾阳受损或阴虚日久，阴损及阳，导致肾阳虚衰，髓海失于涵养，而见眩晕等。

综上所述，高血压病发病主要与肝、脾、肾等脏腑关系密切；病因为情志失调、饮食不节、久病劳伤、先天禀赋不足等；主要病理环节为风、火、痰、瘀、虚；病机性质为本虚标实，肝肾阴虚为本，肝阳上亢、痰浊内蕴为标。

三、临床表现

1. 一般症状、体征

大多数起病缓慢、渐进，一般缺乏特殊的临床表现。约1/5患者无症状。一般症状有头晕、头痛、颈项板紧、疲劳、心悸。

体检时可有下列体征：主动脉瓣区第二心音亢进，主动脉瓣收缩期杂音。长期持续高血压可见心尖搏动向左下移位、心界向左下扩大等左心室肥大体征，还可闻及第四心音。

有些体征常提示继发性高血压可能，例如腰部肿块提示多囊肾或嗜铬细胞瘤；股动脉搏动延迟出现或缺如，并且下肢血压明显低于上肢，提示主动脉缩窄；向心性肥胖、紫纹与多毛，提示库欣综合征的可能。

2. 并发症血压持续升高，可有心、脑、肾等靶器官损害

（1）心　血压持续升高致左心室肥厚、扩大，形成高血压性心脏病，最终可导致充血性心力衰竭。高血压是冠状动脉粥样硬化的重要危险因素之一。

（2）脑　长期高血压，由于小动脉微动脉瘤形成及脑动脉粥样硬化，可并发急性脑血管病，包括脑出血、短暂性脑缺血、脑血栓形成等。

（3）肾　高血压病有肾动脉硬化等，引起肾脏病变。病情发展可出现肾功能损害。

3. 高血压危重症

（1）恶性高血压　多见于中青年。发病急骤，血压显著升高，舒张压常≥130mmHg，头痛、视物模糊、视网膜出血、渗出和视神经乳头水肿。肾功能损害明显，出现蛋白尿、血尿、管型尿，迅速发生肾功能不全。如不及时治疗，可因肾功能衰竭、心力衰竭或急性脑血管病而死亡。

（2）高血压危象　因紧张、疲劳、寒冷、嗜铬细胞瘤发作、突然停服降压药等诱因，小动脉发生强烈痉挛，血压急剧上升，影响重要脏器血液供应而产生危急症状。在高血压早期与晚期均可发生。危象发生时，出现头痛、烦躁、眩晕、恶心、呕吐、心悸、气急及视力模糊等严重症状，以及伴有痉挛动脉（椎基底动脉、颈内动脉、视网膜动脉、冠状动脉等）累及相应的靶器官缺血症状。

（3）高血压脑病　发生在重症高血压患者，由于过高的血压突破了脑血流自动调节范围，脑组织血流灌注过多引起脑水肿。临床表现以脑病的症状与体征为特点，表现为弥漫性严重头痛、呕吐、意识障碍、精神错乱，甚至昏迷、局部或全身抽搐。

四、实验室及其他检查

1. 基本项目

①血生化（钾、空腹血糖、血清总胆固醇、甘油三酯、高密度脂蛋白胆固醇、低密度脂蛋白胆固醇、尿酸、肌酐）。②全血细胞计数、血红蛋白和血细胞比容。③尿液分析（尿蛋白、糖和尿沉渣镜检）。④心电图。

2. 推荐项目

24小时动态血压监测（ABPM）、超声心动图、颈动脉超声、餐后2小时血糖、尿白蛋白定量（糖尿病患者必查项目）、尿蛋白定量（用于尿常规检查蛋白阳性者）、眼底检查、胸片、脉搏波传导速度（PWV）以及踝臂血压指数（ABI）等。

五、诊断

1. 按血压水平分类

表9-12 血压水平分类

分类	收缩压（mmHg）		舒张压（mmHg）
正常血压	<120	和	<80
正常高值	120~139	和（或）	80~89
高血压	≥140	和（或）	≥90
1级高血压（轻度）	140~159	和（或）	90~99
2级高血压（中度）	160~179	和（或）	100~109
3级高血压（重度）	≥180	和（或）	≥110
单纯收缩期高血压	≥140	和	<90

注：根据血压升高水平，可将高血压分为1级、2级和3级（见表9-12）。当收缩压和舒张压分属于不同级别时，以较高的分级为准

2. 按心血管风险分层

心血管风险分层，根据血压水平、心血管危险因素、靶器官损害、临床并发症和糖尿病情况，分为低危、中危、高危和很高危四个层次。3级高血压伴1项及以上危险因素，合并糖尿病，临床心脑血管病或慢性肾脏疾病等并发症，属于心血管风险很高危人群（表9-13）。

表9-13 高血压患者心血管风险水平分层

其他危险因素和病史	血压（mmHg）		
	1级高血压	2级高血压	3级高血压
无	低危	中危	高危
1~2个其他危险因素	中危	中危	很高危
≥3个其他危险因素或靶器官损害	高危	高危	很高危
临床并发症或合并糖尿病	很高危	很高危	很高危

六、鉴别诊断

（一）肾性高血压

1. 肾实质病变

（1）急性肾小球肾炎 起病急骤，发病前1~3周多有链球菌感染史，有发热、水肿、血尿等表现。尿常规检查可见蛋白、红细胞和管型，血压为一过性升高。青少年多见。

（2）慢性肾小球肾炎 由急性肾小球肾炎转变而来，或无明显急性肾炎史，而有反复浮肿、明显贫血、血浆蛋白低、氮质血症，蛋白尿出现早而持久，血压持续升高。

2. 肾动脉狭窄

有类似恶性高血压的表现，药物治疗无效。一般可见舒张压中、重度升高，可在上腹部或背部肋脊角处闻及血管杂音。大剂量断层肾盂造影、放射性核素肾图及B超有助于诊断。肾动脉造影可明确诊断。

（二）内分泌疾病继发的高血压

1. 嗜铬细胞瘤

可出现阵发性或持续性血压升高，阵发性血压升高时还可伴心动过速、出汗、头痛、面色苍白等症状，历时数分钟或数天，一般降压药无效，发作间隙血压正常。血压升高时测血或尿中儿茶酚胺及其代谢产物香草基杏仁酸（VMA）有助于诊断，超声、放射性核素及CT、MRI对肾脏部位检查可显示肿瘤部位而确诊。

2. 原发性醛固酮增多症

女性多见。以长期高血压伴顽固性低血钾为特征，可有多饮、多尿、肌无力、周期性麻痹等。实验室检查有低血钾、高血钠、血浆肾素活性降低。血尿醛固酮增多。安体舒通试验阳性具有诊断价值。

3. 库欣综合征

库欣综合征又称皮质醇增多症。患者除有高血压之外还有满月脸、水牛背、向心性肥胖、毛发增多、血糖升高等，诊断一般不难。24小时尿中17-羟类固醇、17-酮类固醇增多，地塞米松抑制试验或肾上腺素兴奋试验有助于诊断。

七、西医治疗

（一）治疗原则

1. 改善生活行为

①减轻体重：尽量将体重指数（BMI）控制在<25。②减少钠盐摄入，每人每日食盐量以不超过6g为宜。③补充钙和钾盐。④减少脂肪摄入，膳食中脂肪量应控制在总热量的25%以下。⑤戒烟、限制饮酒，饮酒量每日不可超过相当于50g乙醇的量。⑥增加运动，较好的运动方式是低或中等强度的等张运动，可根据年龄及身体状况选择慢跑或步行，一般每周3~5次，每次20~60分钟。

2. 降压药物治疗的时机

高危、很高危或3级高血压患者，应立即开始降压药物治疗。确诊的2级高血压患者，应考虑开始药物治疗。1级高血压患者，可在生活方式干预数周后，血压仍≥140/90mmHg时，再开始降压药物治疗。

3. 血压控制目标值

在患者能耐受的情况下，逐步降压达标。一般高血压患者，应将血压降至140/90mmHg以下；65岁及以上老年人的收缩压应控制在150mmHg以下，如能耐受还可进一步降低；伴有肾脏疾病、糖尿病或病情稳定的冠心病合并高血压患者治疗更宜个体化，一般可以将血压降至130/80mmHg以下，脑卒中后的高血压患者一般血压目标为<140/90mmHg。

（二）降压药物的应用

1. 降压药物种类及作用特点

根据2014年美国成人高血压指南（JNC8）修订要点，将高血压一线降压药物归纳为四大类，即利尿剂、钙通道阻滞剂（CCB）、血管紧张素转换酶抑制剂（ACEI）和血管紧张素Ⅱ受体阻滞剂（ARB）。

（1）利尿剂 有噻嗪类、袢利尿剂和保钾利尿剂三类。各种利尿剂的降压疗效相仿，噻嗪类使用最多，常用的有氢氯噻嗪和氯噻酮。

适应证：适用于老年高血压、单独收缩期高血压或伴心力衰竭患者，也是难治性高血压的基础药物之一。

不良反应：噻嗪类利尿剂可引起低血钾，痛风者禁用；对高尿酸血症，以及明显肾功能不全者慎用。保钾利尿剂可引起高血钾，不宜与ACEI、ARB合用，肾功能不全者禁用。袢利尿剂主要用于肾功能不全时。

（2）钙通道阻滞剂 钙拮抗剂分为二氢吡啶类和非二氢吡啶类，前者以硝苯地平为代表，后者有维拉帕米和地尔硫䓬。根据药物作用持续时间，钙拮抗剂又可分为短效和长效。长效钙拮抗剂包括长半衰期药物，例如氨氯地平；脂溶性膜控型药物，例如拉西地平和乐卡地平；缓释或控释制剂，例如非洛地平缓释片、硝苯地平控释片。

适应证：适用于各种不同程度的高血压；尤其适用于老年高血压、单纯收缩期高血压、伴稳定性心绞痛、冠状动脉或颈动脉粥样硬化及周围血管病患者。

不良反应：开始治疗阶段有反射性交感活性增强，引起心率增快、面部潮红、头痛、下肢水肿等，尤其在使用短效制剂时。非二氢吡啶类抑制心肌收缩及自律性和传导性，不宜在心力衰竭、窦房结功能低下或心脏传导阻滞患者中应用。

（3）血管紧张素转换酶抑制剂 常用的有卡托普利、依那普利、贝那普利、赖诺普利、西拉普利、培哚普利、雷米普利和福辛普利等。

适应证：尤其适用于伴有慢性心力衰竭、心肌梗死后、非糖尿病肾病、糖尿病肾病、代谢综合征、蛋白尿或微量白蛋白尿的高血压患者。

不良反应：主要是刺激性干咳和血管性水肿。高钾血症患者、妊娠妇女和双侧肾动脉狭窄患者禁用。血肌酐超过3mg/dL患者使用时应谨慎。

（4）血管紧张素Ⅱ受体拮抗剂 常用的有氯沙坦、缬沙坦、伊贝沙坦、替米沙坦、坎地沙坦和奥美沙坦。

适应证：尤其适用于伴左室肥厚、心力衰竭、心房颤动预防、糖尿病肾病、代谢综合征、微量白蛋白尿或蛋白尿患者，以及不能耐受ACEI的患者。

不良反应：偶有腹泻，长期应用可升高血钾，应注意监测血钾及肌酐水平变化。双侧肾动脉狭窄者、妊娠妇女、高钾血症者禁用。

除上述药物之外，高血压治疗药物还有β受体阻滞剂和α受体阻滞剂。

β受体阻滞剂：通过肾素释放的抑制、神经递质释放的减少、心排出量降低等达到降低血压的目的。比较适用于1、2级高血压患者，尤其是心率较快的中青年患者，或合并有心绞痛、心肌梗死的患者。但是本类药物有抑制心肌收缩力，使房室传导时间延长、心动过缓、支气管痉挛等副作用，可能有影响糖、脂肪代谢等不良反应。因此，不宜用于支气管哮喘、病态窦房结综合征、房室传导阻滞、外周动脉疾病等。慎用于充血性心力衰竭，酌情用于糖尿病及高脂血症患者。不宜与维拉帕米同用，冠状动脉粥样硬化性心脏病患者用药后不宜突然停用，可诱发心绞痛，切忌突然停药，以免引起反跳。

α受体阻滞剂：不作为一般高血压治疗的首选药，适用于高血压伴前列腺增生患者，也用于难治性高血压患者的治疗，开始用药应在入睡前，以防体位性低血压发生，使用中注意测量坐立位血压，最好使用控释制剂。体位性低血压者禁用。心力衰竭者慎用。

2. 降压药的联合应用

联合应用降压药物已成为降压治疗的基本方法。许多高血压患者，为了达到目标血压水平需要应用≥2种的降压药物。联合用药方案（表9-14）：

表9-14 联合治疗方案推荐参考

优先推荐	一般推荐	不常规推荐
（D-CCB）+ARB	利尿剂+β受体阻滞剂	ACEI+β受体阻滞剂
（D-CCB）+ACEI	α受体阻滞剂+β受体阻滞剂	ARB+β受体阻滞剂
ARB+噻嗪类利尿剂	（D-CCB）+保钾利尿剂	ACEI+ARB
ACEI+噻嗪类利尿剂	噻嗪类利尿剂+保钾利尿剂	中枢作用药+β受体阻滞剂
（D-CCB）+噻嗪类利尿剂		
（D-CCB）+β受体阻滞剂		

（1）ACEI或ARB加噻嗪类利尿剂 利尿剂的不良反应是激活RAAS，而与ACEI或ARB合用则抵消此不利因素。此外，ACEI和ARB由于可使血钾水平略有上升，从而能防止噻嗪类利尿剂长期应用所致的低血钾等不良反应。

（2）二氢吡啶类钙通道阻滞剂加ACEI或ARB 前者具有直接扩张动脉的作用，后者通过阻断RAAS，既扩张动脉，又扩张静脉，故两药有协同降压作用。二氢吡啶类钙通道阻滞剂造成的踝部水肿，可被ACEI或ARB消除。此外，ACEI或ARB也可部分阻断钙通道阻滞剂所致反射性交感神经张力增加和心率加快的不良反应。

（3）钙通道阻滞剂加噻嗪类利尿剂 我国FEVER研究证实，二氢吡啶类钙通道阻滞剂加噻嗪类利尿剂治疗，可降低高血压患者脑卒中发生的风险。

（4）二氢吡啶类钙通道阻滞剂（D-CCB）加β受体阻滞剂 前者具有的扩张血管和轻度增

加心率的作用，正好抵消β受体阻滞剂的缩血管及减慢心率的作用。

（三）并发症和并发症的降压治疗

1. 脑血管病

降压过程应该缓慢、平稳，最好不减少脑血流量。可选择ARB、长效钙拮抗剂、ACEI或利尿剂。注意从单种药物小剂量开始，再缓慢递增剂量或联合治疗。

2. 冠心病

高血压合并稳定性心绞痛的降压治疗，应选择β受体阻滞剂、ACEI和长效钙拮抗剂。发生过心肌梗死患者应选择ACEI和β受体阻滞剂，预防心室重构。

3. 心力衰竭

高血压合并无症状左心室功能不全的降压治疗，应选择ACEI和β受体阻滞剂，注意从小剂量开始。有心力衰竭症状的患者，应采用利尿剂、ACEI或ARB和β受体阻滞剂联合治疗。

4. 慢性肾衰竭

常选用ACEI或ARB。要注意在低血容量或病情晚期（肌酐清除率<30mL/min或血肌酐超过265μmol/L，即3.0mg/dL）有可能使肾功能恶化。

5. 糖尿病

ARB或ACEI、长效钙拮抗剂是较合理的选择。ACEI或ARB能有效减轻和延缓糖尿病肾病的进展，改善血糖控制。

（四）顽固性高血压的治疗

约10%的高血压患者，尽管使用了3种以上合适剂量降压药联合治疗，血压仍未能达到目标水平，称为顽固性高血压或难治性高血压。对顽固性高血压的处理，首先要寻找原因，然后针对具体原因进行治疗，常见有以下一些原因：

1. 血压测量错误

2. 降压治疗方案不合理

在3种降压药的联合治疗方案中无利尿剂。

3. 药物干扰降压作用

同时服用干扰降压作用的药物是血压难以控制的一个较隐蔽的原因。

4. 容量超负荷

钠摄入过多抵消降压药作用。肥胖、糖尿病、肾脏损害和慢性肾功能不全时通常有容量超负荷。

5. 胰岛素抵抗

胰岛素抵抗是肥胖和糖尿病患者发生顽固性高血压的主要原因。在降压药治疗基础上联合使用胰岛素增敏剂，可以明显改善血压控制情况。肥胖者减轻体重5kg就能显著降低血压或减少所使用降压药的数量。

（五）高血压急症的处理

在高血压发展过程的任何阶段和其他疾病急症时，可以出现严重危及生命的血压升高，要进行紧急处理。高血压急症是指短时期内（数小时或数天）血压重度升高，舒张压>130mmHg和（或）收缩压>200mmHg，伴有重要器官组织，如心脏、脑、肾脏、眼底、大动脉的严重功能障碍或不可逆性损害。

1. 治疗原则

（1）迅速降低血压　选择适宜有效的降压药物，放置静脉输液管，静脉滴注给药，同时应经常不断地测量血压或进行无创性血压监测。静脉滴注给药的优点是便于调整给药的剂量。

（2）控制性降压　高血压急症时短时间内血压急骤下降，有可能使重要器官的血流灌注明显减少，应采取逐步控制性降压，即开始的24小时内将血压降低20%~25%，48小时内血压不低于160/100mmHg。如果降压后发现有重要器官的缺血表现，血压降低幅度应更小些。在随后的1~2周内，再将血压逐步降到正常水平。

（3）合理选择降压药　高血压急症处理对降压药的选择，要求起效迅速，短时间内达到最大作用；作用持续时间短，停药后作用消失较快；不良反应较小。硝普钠、硝酸甘油、尼卡地平和地尔硫䓬注射液相对比较理想。在大多数情况下，硝普钠往往是首选的药物。

2. 降压药的选择与应用

（1）硝普钠　能同时直接扩张动脉和静脉，降低前、后负荷。开始时以每分钟10μg静滴，逐渐增加剂量以达到降压作用。使用硝普钠必须密切观察血压，根据血压水平仔细调节滴注速率，稍有改变就可引起血压较大波动。停止滴注后，作用仅维持3~5分钟。硝普钠可用于各种高血压急症。在通常剂量下不良反应轻微，有恶心、呕吐、肌肉颤动。滴注部位如药物外渗可引起局部皮肤和组织反应。硝普钠在体内红细胞中代谢产生氰化物，长期或大剂量使用应注意可能发生硫氰酸中毒，尤其在肾功能损害者中比较明显。

（2）硝酸甘油　扩张静脉和选择性扩张冠状动脉与大动脉。开始时以每分钟5~10μg速率静滴，然后每5~10分钟增加滴注速率，至每分钟20~50μg。降压起效迅速，停药后数分钟作用消失。硝酸甘油主要用于急性心力衰竭或急性冠脉综合征时的高血压急症。不良反应有心动过速、面部潮红、头痛和呕吐等。

（3）尼卡地平　二氢吡啶类钙通道阻滞剂，作用迅速，持续时间较短，降压的同时改善脑血流量。开始时从每分钟0.5μg/kg静脉滴注，逐步增加剂量到每分钟10μg/kg。尼卡地平主要用于高血压危象或急性脑血管病时高血压急症。不良作用有心动过速、面部潮红等。

（4）地尔硫䓬　非二氢吡啶类钙通道阻滞剂，降压同时具有改善冠状动脉血流量和控制快速性室上性心律失常作用。配制成50mg/500mL浓度，以每小时5~15mg速率静滴，根据血压变化调整速率。地尔硫䓬主要用于高血压危象或急性冠脉综合征。不良作用有头痛、面部潮红等。

（5）拉贝洛尔　兼有α受体阻滞作用的β受体阻滞剂，起效较迅速（5~10分钟），但持续时间较长（3~6小时）。开始时缓慢静脉注射50mg，以后可以每隔15分钟重复注射，总剂量不超过300mg，也可以每分钟0.5~2mg的速率静脉滴注。拉贝洛尔主要用于妊娠或肾衰竭时的高血压急症。不良反应有头晕、体位性低血压、心脏传导阻滞等。

八、中医辨证论治

1. 肝阳上亢证

证候：头晕头痛，口干口苦，面红目赤，烦躁易怒，大便秘结，小便黄赤，舌质红，苔薄黄，脉弦细有力。

治法：平肝潜阳。

方药：天麻钩藤饮加减。

2. 痰湿内盛证

证候：头晕头痛，头重如裹，困倦乏力，胸闷，腹胀痞满，少食多寐，呕吐痰涎，肢体沉重，舌胖苔腻，脉濡滑。

治法：祛痰降浊。

方药：半夏白术天麻汤加减。

3. 瘀血内停证

证候：头痛经久不愈，固定不移，头晕阵作，偏身麻木，胸闷，时有心前区痛，口唇发绀，舌紫，脉弦细涩。

治法：活血化瘀。

方药：血府逐瘀汤加减。

4. 肝肾阴虚证

证候：头晕耳鸣，目涩，咽干，五心烦热，盗汗，不寐多梦，腰膝酸软，大便干涩，小便热赤，舌质红少苔，脉细数或弦细。

治法：滋补肝肾，平潜肝阳。

方药：杞菊地黄丸加减。

5. 肾阳虚衰证

证候：头晕眼花，头痛耳鸣，形寒肢冷，心悸气短，腰膝酸软，夜尿频多，大便溏薄，舌淡胖，脉沉弱。

治法：温补肾阳。

方药：济生肾气丸加减。

九、预防

高血压及其引起的心脑血管疾病是目前疾病死亡的主要原因之一。因此必须及早发现、及时治疗、终生服药，尽量防止及逆转靶器官的损害，减少其严重后果。

根据不同的情况进行针对性预防。高血压的预防一般分为三级：一级预防是针对高危人群和整个人群，以社区为主，注重使高血压易感人群通过减轻体重、改善饮食结构、戒烟、限酒、增加体育活动等，预防高血压病的发生。二级预防是针对高血压患者，包括一切预防内容，并采用简便、有效、安全、价廉的药物进行治疗。三级预防是针对高血压重症的抢救，预防其并发症的产生和死亡。

预防高血压应做好健康教育，保持健康的生活方式；注意劳逸结合，精神乐观，睡眠充足，保持大便通畅，多吃低热量、高营养的食物，少盐、少糖、少油。

第十三节 胃 炎

I 急性胃炎

急性胃炎是指由不同病因引起的急性胃黏膜炎症。主要表现为腹胀、腹痛等上腹部症状。

本病与中医学的"胃瘅"相类似，可归属于"胃痛""血证""呕吐"等范畴。

一、西医病因

1. 急性应激

急性应激是最主要病因。包括严重创伤、大手术、严重感染、大面积烧伤、脑血管意外、休克和过度紧张等。

2. 化学性损伤

最常见的药物主要是非甾体类抗炎药，可通过抑制环氧合酶导致前列腺素的产生减少而削弱其对胃黏膜的保护作用。

3. 细菌感染

包括幽门螺杆菌、沙门菌、大肠杆菌等，因进食细菌或毒素污染的食物所致。

二、中医病因病机

本病中医病因主要为饮食伤胃、七情内伤，以及寒邪犯胃等，引起胃受纳腐熟之功能失常，中焦气机不利，脾胃升降失职。

1. 寒邪客胃

寒凝胃脘，阳气被遏，气机阻滞，不通则痛。

2. 脾胃湿热

肝气郁结，日久化热，邪热犯胃，熏蒸湿土，故胃脘灼热胀痛，肝热可夹胆火上乘而见口苦口干。

3. 食积气滞

饮食不节，损伤脾胃，胃气壅滞，致胃失和降，不通则痛。

4. 肝气犯胃

情志不舒，肝气郁结，不得疏泄，横逆犯胃而作痛。

5. 胃络瘀阻

气滞日久，导致血瘀内停，脉络壅滞，不通而痛。

6. 脾胃虚寒

饥饱失常，或劳倦过度，或久病脾胃受伤等，引起脾阳不足，中焦虚寒，发生胃脘疼痛。

7. 胃阴不足

胃痛日久，郁热伤阴，胃失濡养，故见胃痛隐隐。阴虚液耗津少，无以上承下溉，则口燥咽干，大便干结。

本病病位在胃，与肝、脾关系密切。病机是胃失和降，胃络受损。病性多属实证。

三、临床表现

本病的临床特点为多数急性起病，症状轻重不一。

1. 症状

上腹饱胀、隐痛、食欲减退、恶心、呕吐、嗳气，重者可有呕血和黑便，细菌感染者常伴有腹泻。

2. 体征

上腹部压痛。

四、实验室及其他检查

内镜检查可见胃黏膜弥漫性充血、水肿、渗出、出血和糜烂（腐蚀性胃炎急性期禁行内镜检查）。

五、诊断与鉴别诊断

（一）诊断

确诊有赖于内镜检查（内镜检查宜在出血发生后 24~48 小时内进行）。有近期服用 NSAID 史、严重疾病状态或大量饮酒患者，如发生呕血或黑便，应考虑急性糜烂出血性胃炎的可能。

（二）鉴别诊断

1. 急性胆囊炎

突发右上腹阵发性绞痛，常在饱餐、进油腻食物后或夜间发作，右上腹压痛、反跳痛及肌紧张，墨菲征阳性，轻度白细胞升高，血清转氨酶、胆红素等升高。

2. 急性胰腺炎

剧烈而持续的上腹痛、恶心、呕吐，腹部压痛、肌紧张、肠鸣音减弱或消失，血清淀粉酶活性增高。

六、西医治疗

1. 治疗原则是祛除病因，保护胃黏膜和对症处理。

2. 对严重疾病有可能引起胃黏膜损伤，在积极治疗原发病的同时，可预防性使用 H_2 受体拮抗剂或质子泵抑制剂或胃黏膜保护剂。

3. 以呕吐、恶心或腹痛为主者可对症使用胃复安、东莨菪碱。

4. 脱水者补充水和纠正电解质紊乱。

5. 细菌感染引起者可根据病情选用敏感抗生素。

七、中医辨证论治

1. 寒邪客胃证

证候：胃脘暴痛，遇冷痛剧，得热痛减，喜热饮食，脘腹胀满，舌淡苔白，脉弦紧迟。

治法：温中散寒，和胃止痛。

方药：香苏散合良附丸加减。

2. 脾胃湿热证

证候：胃痛灼热，胸腹痞满，头身重着，口苦口黏，饮食呆满，肛门灼热，大便不爽，舌苔厚腻，脉象弦滑。

治法：清化湿热，理气止痛。

方药：清中汤加减。

3. 食积气滞证

证候：伤食胃痛，饱胀拒按，嗳腐酸臭，厌恶饮食，恶心欲吐，吐后症轻，舌苔厚腻，脉象弦滑。

治法：消食导滞，调理气机。

方药：保和丸加减。

4. 肝气犯胃证

证候：胃脘痞闷，胃部胀痛，痛窜胁背，气怒痛重，嗳气呕吐，嘈杂吐酸，舌苔薄白，脉弦。

治法：疏肝和胃，理气止痛。

方药：柴胡疏肝散加减。

5. 胃络瘀阻证

证候：胃脘疼痛如针刺，痛有定处，拒按，入夜尤甚，舌暗红或有瘀斑，脉弦涩。

治法：活血通络，理气止痛。

方药：失笑散合丹参饮加减。

6. 脾胃虚寒证

证候：胃脘隐痛，喜按喜暖，纳少便溏，倦怠乏力，遇冷痛重，得暖痛减，口淡流涎，舌淡苔白，脉细弦紧。

治法：温补脾胃，散寒止痛。

方药：黄芪建中汤加减。

7. 胃阴不足证

证候：胃热隐痛，口舌干燥，五心烦热，渴欲冷漱，嘈杂干呕，大便干燥，舌红无苔，舌有裂纹、少津，脉细数。

治法：养阴益胃，和中止痛。

方药：一贯煎合芍药甘草汤加减。

Ⅱ 慢性胃炎

慢性胃炎是指由各种病因引起的胃黏膜慢性炎症。主要表现为上腹痛或不适、上腹胀、早饱、嗳气、恶心等消化不良症状。

本病可归属于中医学"胃痛""痞满""嘈杂"等范畴。

一、西医病因病理

1. 病因

（1）幽门螺杆菌感染　最主要病因。

（2）自身免疫　以富含壁细胞的胃体黏膜萎缩为主，可伴有其他自身免疫病。

（3）其他　幽门括约肌功能不全、酗酒、非甾体抗炎药、高盐、刺激性食物等。

2. 病理

慢性胃炎病理变化是胃黏膜损伤与修复的慢

性过程，主要病理学特征是炎症、萎缩和肠化生。

（1）**炎症**　是一种慢性非特异性炎症，表现以黏膜固有层淋巴细胞和浆细胞浸润为主，可有少数嗜酸性粒细胞存在。较多的中性粒细胞浸润在表层上皮及小凹皮细胞之间，提示活动性炎症存在。

（2）**萎缩**　固有腺体数目减少，黏膜层变薄，胃镜下黏膜血管网显露，常伴有化生和纤维组织、淋巴滤泡等的增生。A型萎缩性胃炎胃体黏膜萎缩，与自身免疫有关，B型萎缩性胃炎胃窦黏膜萎缩，而胃体无明显萎缩。

（3）**化生**　胃黏膜产生了不完全性再生，包括肠化生和假幽门腺化生。

（4）**其他**　细胞异型性和腺体结构的紊乱为异常增生，是胃癌的癌前病变。

二、中医病因病机

本病中医病因主要为寒邪客胃、饮食伤胃、肝气犯胃，以及脾胃虚弱等，这些病因均能引起胃受纳腐熟之功能失常，中焦气机不利，脾胃升降失职。

1. 肝胃不和

情志不舒，肝气郁结，不得疏泄，横逆犯胃而作痛。

2. 脾胃虚弱

饥饱失常，或劳倦过度，或久病脾胃受伤等，引起脾阳不足，中焦虚寒而发生胃脘疼痛。

3. 脾胃湿热

肝气郁结，日久化热，邪热犯胃，熏蒸湿土，故胃脘灼热胀痛，肝热可夹胆火上乘而见口苦口干。

4. 胃阴不足

胃痛日久，郁热伤阴，胃失濡养，故见胃痛隐隐。阴虚液耗津少，无以上承下溉，则口燥咽干，大便干结。

5. 胃络瘀阻

气滞日久，导致血瘀内停，脉络壅滞，不通而痛。

本病病位在胃，与肝、脾关系密切。病机有"不通则痛"和"不荣则痛"之分。初起多实，久病以虚为主，或虚实相兼，寒热错杂。

三、临床表现

临床特点为起病隐匿，病程迁延，慢性病程；大多没有明显症状，无特异性；症状与病理改变分级无明显相关。

1. 症状

幽门螺杆菌引起的慢性胃炎多数病人常无任何症状，部分病人表现为上腹胀满不适、隐痛、嗳气、反酸、食欲不佳等消化不良症状，自身免疫性胃炎患者可伴有贫血及维生素B_{12}缺乏。

2. 体征

本病体征多不明显，有时上腹部可出现轻度压痛。

四、实验室及其他检查

1. 胃镜及组织学检查

胃镜及组织学检查是慢性胃炎诊断的最可靠方法。

浅表性胃炎（非萎缩性胃炎）胃镜下可见黏膜充血、色泽较红、边缘模糊，多为局限性，水肿与充血区共存，形成红白相间征象，黏膜粗糙不平，有出血点，可有小的糜烂。

萎缩性胃炎则见黏膜失去正常颜色，呈淡红、灰色，弥散性，黏膜变薄，皱襞变细平坦，黏膜血管暴露，有上皮细胞增生或明显的肠化生。

组织学检查非萎缩性胃炎以慢性炎症改变为主，萎缩性胃炎则在此基础上有不同程度的萎缩与化生，常用取材部位为胃窦、小弯、大弯、胃角及胃体下部小弯。

2. 幽门螺杆菌检测

见消化性溃疡。

3. 自身免疫性胃炎的相关检查

血PCA和IFA，血清维生素B_{12}浓度及吸收试验，A型萎缩性胃炎PCA和IFA阳性，维生素B_{12}水平低下。

4. 胃液分析和血清胃泌素测定

判断萎缩是否存在及分布部位和程度。A型萎缩性胃炎胃酸降低，胃泌素明显升高；B型萎缩性胃炎胃酸正常或降低，胃泌素水平下降。

五、诊断与鉴别诊断

(一) 诊断

确诊必须依靠胃镜检查及胃黏膜活组织病理学检查。幽门螺杆菌检测有助于病因诊断。怀疑自身免疫性胃炎应检测相关自身抗体及血清胃泌素。

(二) 鉴别诊断

1. 消化性溃疡

一般表现为发作性上腹疼痛,有周期性和节律性,好发于秋冬和冬春之交。钡餐造影可发现龛影或间接征象。胃镜检查可见黏膜溃疡。

2. 慢性胆囊炎

表现为反复发作右上腹隐痛,进食油脂食物常加重。B超可见胆囊炎性改变,静脉胆道造影时胆囊显影淡薄或不显影,多合并胆囊结石。

3. 功能性消化不良

表现多样,可有上腹胀满、疼痛、食欲不佳等,胃镜检查无明显胃黏膜病变或仅有轻度炎症,吞钡试验可见胃排空减慢。

4. 胃神经症

多见于年轻妇女,常伴有神经官能症的全身症状。上腹胀痛症状使用一般对症药物多不能缓解,予以心理治疗或服用镇静剂有时可获疗效。胃镜检查多无阳性发现。

六、西医治疗

1. 根除幽门螺杆菌

可改善胃黏膜组织学、预防消化性溃疡、降低胃癌发生的危险性及减轻消化不良症状。特别适用于:①伴有胃黏膜糜烂、萎缩及肠化生、异常增生。②有明显症状,常规治疗疗效差,有胃癌家族史。③伴有糜烂性十二指肠炎。方法见"消化性溃疡"。

2. 不良症状的治疗

①饱胀为主要症状者予胃动力药:如胃复安、吗丁啉、西沙必利。②有恶性贫血时,给予维生素 B_{12} 肌注。③胃痛明显可用抑酸分泌药物(H_2受体拮抗剂,如H_2RA;质子泵抑制剂,如PPI)或碱性抗酸药(氢氧化铝等)。

3. 胃黏膜保护药

适用于胃黏膜糜烂、出血或症状明显者。药物有胶态次枸橼酸铋、硫糖铝等。

4. 异型增生的治疗

定期随访,预防性手术(内镜下胃黏膜切除术)。

5. 手术适应证

①并发大量出血,经内科紧急处理无效。②急性穿孔。③瘢痕性幽门梗阻。④内科治疗无效的难治性溃疡。⑤胃溃疡疑有癌变。

七、中医辨证论治

1. 肝胃不和证

证候:胃脘胀痛或痛窜两胁,每因情志不舒而病情加重,得嗳气或矢气后稍缓,嗳气频频,嘈杂泛酸。舌质淡红,苔薄白,脉弦。

治法:疏肝理气,和胃止痛。

方药:柴胡疏肝散加减。

2. 脾胃虚弱证

证候:胃脘隐痛,喜温喜按,食后胀满痞闷,纳呆,便溏,神疲乏力,舌质淡红,苔薄白,脉沉细。

治法:健脾益气,温中和胃。

方药:四君子汤加减。

3. 脾胃湿热证

证候:胃脘灼热胀痛,嘈杂,腹脘痞闷,口干口苦,渴不欲饮,身重肢倦,尿黄,舌质红,苔黄腻,脉滑。

治法:清利湿热,醒脾化浊。

方药:三仁汤加减。

4. 胃阴不足证

证候:胃脘隐隐作痛,嘈杂,口干咽燥,五心烦热,大便干结,舌红少津,脉细。

治法:养阴益胃,和中止痛。

方药:益胃汤加减。

5. 胃络瘀阻证

证候:胃脘疼痛如针刺,痛有定处,拒按,入夜尤甚,或有便血,舌暗红或紫暗,脉弦涩。

治法:化瘀通络,和胃止痛。

方药:失笑散合丹参饮加减。

第十四节 消化性溃疡

消化性溃疡是一种以胃酸增多及胃肠道黏膜被胃酸和胃蛋白酶消化为基本因素的慢性溃疡，溃疡的黏膜坏死缺损超过黏膜肌层而有别于糜烂，分为胃溃疡与十二指肠溃疡两大类。主要表现为节律性上腹痛，周期性发作，伴有中上腹饱胀、嗳气、反酸等。

本病可归属于中医学"胃脘痛""反酸"等范畴。

一、西医病因病理

（一）病因

幽门螺杆菌感染和服用非甾体抗炎药是最常见的病因。

1. 幽门螺杆菌

①消化性溃疡患者中 Hp 感染率高。②根除 Hp 可促进溃疡愈合和显著降低溃疡复发率。③Hp 感染改变黏膜侵袭因素与防御因素之间的平衡。

2. 非甾体抗炎药

削弱黏膜的防御和修复功能。

3. 胃酸和胃蛋白酶

胃酸和胃蛋白酶对黏膜自身消化，胃酸是溃疡形成的直接原因。

4. 其他因素

①吸烟影响溃疡愈合和促进溃疡复发。②遗传。③急性应激可引起急性应激性溃疡，使已有溃疡发作或加重。④胃、十二指肠运动异常可加重对黏膜的损害。

（二）病理

十二指肠溃疡多发生于十二指肠球部，前壁较常见，偶有发于球部以下者，称为球后溃疡。胃溃疡以胃角和胃窦小弯常见。溃疡一般为单发，也可多发，在胃或十二指肠发生 2 个或 2 个以上溃疡称为多发性溃疡。溃疡直径一般小于 10mm，胃溃疡稍大于十二指肠溃疡，偶可见到 > 20mm 的巨大溃疡。

溃疡典型形状为圆形或椭圆形，边缘光整，底部洁净，覆有灰白色或灰黄色纤维渗出物。活动性溃疡周围黏膜常有炎症水肿。溃疡浅者累及黏膜肌层，深者达肌层甚至穿透浆膜层而引起穿孔，溃破血管时引起出血。愈合时炎症水肿消退，边缘上皮细胞增生，其下肉芽组织纤维化，形成瘢痕收缩，使周围黏膜皱襞向其集中而引起局部畸形。显微镜下慢性溃疡基底部可分急性炎性渗出物、嗜酸性坏死层、肉芽组织和瘢痕组织 4 层。

二、中医病因病机

本病中医病因为外邪犯胃、饮食伤胃、情志不畅，以及脾胃素虚等，在这些病因的作用和影响下，发生胃受纳腐熟之功能失常，以致和降失司，胃气郁滞，不通则痛。

1. 肝胃不和

情志不舒，肝气郁结，不得疏泄，横逆犯胃而作痛。

2. 脾胃虚寒

饥饱失常，或劳倦过度，或久病脾胃受伤等，引起脾阳不足，中焦虚寒，或胃阴受损，失其濡养而发生疼痛。

3. 胃阴不足

胃痛日久，郁热伤阴，胃失濡润而脘痛绵绵不已。

4. 肝胃郁热

肝气郁结，日久化热，邪热犯胃而痛。肝热可夹胆火上乘，故口苦口干。

5. 胃络瘀阻

气滞日久，导致血瘀内停，脉络壅滞，不通则痛。

本病病位在胃，与肝、脾关系密切。是以脾胃虚弱为本，气滞、寒凝、热郁、湿阻、血瘀为标的虚实夹杂之证。基本病机为胃气阻滞，胃失和降，不通则痛。

三、临床表现

典型消化性溃疡的临床特点：慢性反复发作过程、周期性发作和节律性发作。

（一）症状

周期性、节律性上腹痛为主要症状。

1. 性质多为灼痛，或钝痛、胀痛、剧痛及（或）饥饿样不适感。
2. 多位于上腹，可偏左或偏右。
3. 十二指肠溃疡患者空腹痛或（及）午夜痛，腹痛多于进食或服用抗酸药后缓解；胃溃疡患者也可发生规律性疼痛，但多为餐后痛，偶有夜间痛。

（二）体征

溃疡活动时上腹部可有局限性压痛，缓解期无明显体征。

（三）特殊类型的消化性溃疡

1. 复合性溃疡

指胃和十二指肠同时发生的溃疡。

2. 幽门管溃疡

常伴胃酸过多，缺乏典型溃疡的周期性和节律性疼痛，餐后即出现剧烈疼痛，制酸剂疗效差，易出现呕吐或幽门梗阻，易穿孔或出血。

3. 球后溃疡

多发于十二指肠乳头的近端。夜间疼痛和背部放射痛更为多见，内科治疗效果差，易并发出血。

4. 巨大溃疡

直径大于2cm的溃疡称巨大溃疡。对药物治疗反应较差，愈合时间较慢，易发生慢性穿孔。需要与恶性病变鉴别。

5. 老年人消化性溃疡

多表现为无症状性溃疡，或症状不典型，如食欲不振、贫血、体重减轻较突出。胃溃疡等于或多于十二指肠溃疡，溃疡多发生于胃体上部或小弯，以巨大溃疡多见，易并发大出血。

6. 无症状性溃疡

15%~30%消化性溃疡患者无任何症状，一般因其他疾病进行胃镜或X线钡餐造影检查，或并发穿孔、出血时发现，多见于老年人。

四、并发症

1. 出血

出血是消化性溃疡最常见的并发症，十二指肠溃疡较胃溃疡更多并发出血，尤以十二指肠球部后壁更多见。出血常因溃疡侵蚀周围血管所致，是上消化道大出血最常见的病因。临床表现取决于出血量的多少，轻者只表现为黑便，重者出现呕血和循环衰竭表现，如休克等。出血前常有上腹疼痛加重现象，出血后疼痛反减轻，少数病人（尤其是老年病人）并发出血前可无症状。

2. 穿孔

溃疡病灶向深部发展穿透浆膜层即为穿孔。临床可分为急性、亚急性和慢性穿孔三类，以急性常见。

（1）游离壁穿孔 溃疡常位于十二指肠前壁或胃前壁，胃肠内容物漏入腹腔引起急性腹膜炎，可见突发剧烈腹痛，持续加剧，先出现于上腹，逐步延及全腹，查体见急腹症、气腹征。

（2）后壁穿孔 又称为穿透性溃疡，也称之为慢性穿孔。腹痛规律改变，顽固而持续，疼痛常放射至背部，血清淀粉酶升高。

3. 幽门梗阻

（1）原因 十二指肠溃疡或幽门管溃疡引起。炎症水肿和幽门平滑肌痉挛导致暂时性梗阻，瘢痕收缩导致持久性梗阻。

（2）症状 ①胃排空延迟，上腹胀满，餐后加重。②恶心、呕吐宿食，吐后缓解。③严重呕吐可造成失水和低氯低钾性碱中毒。④营养不良和体重减轻。

（3）查体 蠕动波，空腹检查胃内有震水声。

4. 癌变

少数胃溃疡发生癌变（十二指肠溃疡一般不发生癌变），发生于溃疡边缘，癌变率在1%左右。长期慢性胃溃疡病史、年龄大于45岁、溃疡顽固不愈者应提高警惕。

五、实验室及其他检查

1. 胃镜检查

内镜检查是消化性溃疡最直接的诊断方法。可观察溃疡部位、大小、数目与形态，还可取材进行病理学和幽门螺杆菌检查，对良性与恶性溃疡的鉴别诊断有很高价值。

溃疡镜下所见通常呈圆形、椭圆形或线形，边缘光整，底部覆有灰黄色或灰白色渗出物，周围黏膜充血、水肿，可见皱襞向溃疡集中。根据镜下所见分为活动期、愈合期和瘢痕期。

2. X线钡餐检查

X线发现龛影是消化性溃疡的直接征象，有确诊价值。局部压痛、十二指肠球部激惹和畸形、胃大弯侧痉挛性切迹是溃疡的间接征象，仅提示可能有溃疡。

3. 幽门螺杆菌检测

常规检查项目，决定治疗方案的选择。方法分为侵入性和非侵入性。前者要通过胃镜取材，包括快速尿素酶试验、组织学检查和幽门螺杆菌培养；后者有^{13}C或^{14}C尿素呼气试验、粪便幽门螺杆菌抗原检测及血清检查。快速尿素酶试验操作简单，费用低，为首选方法。^{13}C或^{14}C尿素呼气试验敏感且特异性高，无须胃镜检查，可用于根除治疗后复查的首选。

4. 胃液分析和血清胃泌素测定

胃液分析和血清胃泌素测定有助于胃泌素瘤的鉴别诊断。

六、诊断与鉴别诊断

（一）诊断

1. 长期反复发生的周期性、节律性、慢性上腹部疼痛，应用制酸药物可缓解。
2. 上腹部可有局限深压痛。
3. X线钡餐造影见溃疡龛影，有确诊价值。
4. 内镜检查可见到活动期溃疡可确诊。

（二）鉴别诊断

1. 胃癌

一般多为持续疼痛，制酸药效果不佳。大便潜血试验持续阳性。X线、内镜和病理组织学检查对鉴别两者意义大。

2. 胃泌素瘤

其特点为多发性溃疡、不典型部位溃疡、难治、易穿孔、出血。血清胃泌素常 >500pg/mL。超声、CT等检查有助于病位诊断。

3. 功能性消化不良

多发于年轻女性。X线和胃镜检查正常或只有轻度胃炎。胃排空试验可见胃蠕动下降。

4. 慢性胆囊炎和胆石症

疼痛位于右上腹，多在进食油腻后加重，并放射至背部，可伴发热、黄疸、墨菲征阳性。胆囊B超和逆行胆道造影有助于鉴别。

七、西医治疗

1. 一般治疗

生活有规律，避免过度劳累，精神放松，定时定量进餐，忌辛辣食物，戒烟，避免服用对胃肠黏膜有损害药物。

2. 根除幽门螺杆菌

多主张联合用药，目前推荐方案有三联疗法（表9-15）和四联疗法。四联疗法为质子泵抑制剂与铋剂合用，再加上任两种抗生素。

表9-15 根除幽门螺杆菌的常用三联疗法

PPI 或胶体铋剂（选择一种）	抗菌药物（选择两种）
奥美拉唑 40mg/d	克拉霉素 1000mg/d
兰索拉唑 60mg/d	阿莫西林 2000mg/d
枸橼酸铋钾（胶体次枸橼酸）480mg/d	甲硝唑 800mg/d
上述剂量分2次服，疗程7天	

3. 抗酸药物治疗

（1）H$_2$受体拮抗剂 西咪替丁、雷尼替丁、法莫替丁等，常用剂量分别为400mg，每日2次；150mg，每日2次；20mg，每日2次。

（2）质子泵抑制剂 奥美拉唑、兰索拉唑、泮托拉唑等，常用剂量分别为 20mg、30mg、40mg，均为每日1次。

4. 保护胃黏膜

硫糖铝、胶体次枸橼酸铋和前列腺素类药物，其抗溃疡效能与H$_2$受体拮抗剂相当。

5. 非甾体类抗炎药相关溃疡

暂停或减少非甾体类抗炎药的剂量，然后按

上述方案治疗。若病情需要继续服用非甾体类抗炎药，尽可能选用对胃肠黏膜损害较少的药物，或合用质子泵抑制剂或米索前列醇，有较好防治效果。

6. 难治性溃疡

明确原因，对因治疗，严格用药。对非幽门螺杆菌感染、非甾体类抗炎药相关溃疡，多数应用质子泵抑制剂可治愈。

7. 外科手术指征

①大出血经内科紧急处理无效。②急性穿孔。③器质性幽门梗阻。④胃溃疡癌变。⑤严格内科治疗无效的顽固性溃疡。

八、中医辨证论治

1. 肝胃不和证

证候：胃脘胀痛，痛引两胁，情志不遂而诱发或加重，嗳气，泛酸，口苦，舌淡红，苔薄白，脉弦。

治法：疏肝理气，健脾和胃。

方药：柴胡疏肝散合五磨饮子加减。

2. 脾胃虚寒证

证候：胃痛隐隐，喜温喜按，畏寒肢冷，泛吐清水，腹胀便溏，舌淡胖边有齿痕，苔白，脉迟缓。

治法：温中散寒，健脾和胃。

方药：黄芪建中汤加减。

3. 胃阴不足证

证候：胃脘隐痛，似饥而不欲食，口干而不欲饮，纳差，干呕，手足心热，大便干，舌红少津、少苔，脉细数。

治法：健脾养阴，益胃止痛。

方药：一贯煎合芍药甘草汤加减。

4. 肝胃郁热证

证候：胃脘灼热疼痛，胸胁胀满，泛酸，口苦口干，烦躁易怒，大便秘结，舌红，苔黄，脉弦数。

治法：清胃泄热，疏肝理气。

方药：化肝煎合左金丸加减。

5. 胃络瘀阻证

证候：胃痛如刺，痛处固定，肢冷，汗出，有呕血或黑便，舌质紫暗，或有瘀斑，脉涩。

治法：活血化瘀，通络和胃。

方药：活络效灵丹合丹参饮加减。

第十五节 上消化道出血

上消化道出血是指屈氏韧带以上的食管、胃、十二指肠和胰胆等病变引起的出血，以及胃-肠吻合术和空肠病变引起的出血。在短时间内失血超出1000mL或循环血容量的20%则称为大出血，主要表现为急性大量出血，呕血、黑粪、血便等，并伴有血容量减少引起的急性周围循环障碍。

本病可归属于中医学"呕血""黑便""便血"等范畴。

一、西医病因

1. 上消化道疾病

食管疾病、胃及十二指肠疾病等。消化性溃疡是上消化道出血的主要原因。

2. 门脉高压

门脉高压引起食管、胃底静脉曲张破裂或门脉高压性胃病。

3. 上消化道邻近器官或组织的疾病

①胆道出血。②胰腺疾病累及十二指肠。③主动脉瘤破入食管、胃、十二指肠。④纵隔肿瘤或脓肿破入食管。

4. 全身性疾病

①血管性疾病。②血液病。③尿毒症。④结缔组织病。

5. 应激相关胃黏膜损伤

各种严重疾病引起的应激状态下产生的急性糜烂出血性胃炎乃至溃疡形成。

二、中医病因病机

本病病因主要为饮食不节、情志内伤、素体脾虚等，在这些病因的作用和影响下，发生热伤胃络或气不统血而血溢胃肠。

1. 胃中积热

平素嗜食辛辣之品，燥热蕴结，胃热内盛，热伤胃络，迫血妄行而吐血。

2. 肝火犯胃

情志内伤，肝气郁而化火，肝火横逆犯胃，胃络损伤则吐血。

3. 脾不统血

脾气亏虚，统摄无能，血液外溢而吐血。

4. 气随血脱

大量失血，气随血去，中气亏虚，气不摄血，血溢胃肠而吐血。

本病病位在胃，与大肠、肝、脾关系密切。本病是以瘀热互结为标，以脾胃虚弱，气血两虚为本的本虚标实病证。初起多由火热之邪作祟，以标实为主。若呕血便血不止，气随血脱，可致亡阴、亡阳之脱证。

三、临床表现

上消化道出血的临床表现取决于出血量与速度。

1. 呕血与黑便

呕血与黑便是上消化道出血的特征性表现。

2. 失血性周围循环衰竭

表现为头昏、心悸、乏力，突然起立时发生晕厥，肢体冷感，心率加快，血压偏低等，严重者呈休克状态。

3. 贫血和血象变化

贫血程度除取决于失血量外，还和出血前有无贫血基础、出血后液体平衡状况等因素有关。急性出血患者为正细胞正色素性贫血，可暂时出现大细胞性贫血，慢性失血则呈小细胞低色素性贫血。骨髓象有明显代偿性增生。

4. 发热

出血24小时内出现低热，多在38.5℃以下，持续3～5天后恢复正常。

5. 氮质血症

大量血液蛋白质的消化产物在肠道被吸收，血中尿素氮浓度可暂时升高，称为肠源性氮质血症。

四、实验室及其他检查

1. 血常规

出血早期，血象无明显改变，3～4小时后可出现不同程度的正细胞正色素性贫血，白细胞计数轻至中度升高。

2. 肾功能

氮质血症，一次性出血后可引起BUN上升，24小时左右达高峰，4天左右恢复正常。

3. 胃镜检查

胃镜检查为目前诊断上消化道出血病因的首选方法。一般主张在出血后24～48小时内检查，称为急诊胃镜检查。

4. 其他检查

选择性腹腔动脉造影、放射性核素检查、胶囊内镜及小肠镜检查适用于不明原因的小肠出血和不适宜胃镜检查的大出血。

五、诊断与鉴别诊断

1. 上消化道出血诊断的确立

根据呕血、黑便和失血性周围循环衰竭的典型临床表现，呕吐物或黑粪潜血试验呈强阳性，血红蛋白浓度、红细胞计数及血细胞比容下降的实验室证据，排除消化道以外的出血因素，即可确立诊断。单纯便血者要判断上消化道还是下消化道出血。

2. 出血严重程度的估计和周围循环状态的判断

成人每日消化道出血>5mL即可出现粪便潜血试验阳性，每日出血量50～100mL可出现黑便，胃内蓄积血量在250～300mL可引起呕血。一次出血量<400mL时，一般不出现全身症状；出血量超过400～500mL，可出现乏力、心慌等全身症状；短时间内出血量超过1000mL，可出现周围循环衰竭表现。

3. 出血是否停止的判断

临床上出现下列情况应考虑继续出血或再出血：①反复呕血，或黑便次数增多，粪质稀薄，伴肠鸣音亢进。②周围循环衰竭表现经充分补液、输血而未见明显改善，或暂时好转而又恶化。③血红蛋白浓度、红细胞计数与血细胞比容持续下降，网织红细胞计数持续升高。④补液与尿量足够的情况下，血尿素氮持续或再次升高。

4. 出血病因鉴别诊断

①慢性、周期性、节律性上腹痛多提示消化

性溃疡，特别是出血前疼痛加重，出血后减轻或缓解。②服用非甾体抗炎药等损伤胃黏膜的药物或应激状态，可能为急性糜烂出血性胃炎。③有病毒性肝炎、血吸虫病史或酗酒史，并有肝病与门静脉高压的临床表现者，可能是食管、胃底静脉曲张破裂出血。④中年以上患者近期出现上腹痛，伴有厌食、消瘦者，警惕胃癌。⑤肝功能试验结果异常、血常规白细胞及血小板减少等有助于肝硬化的诊断。

六、西医治疗

1. 一般急救措施

卧床休息，保持呼吸道通畅，必要时给氧。活动性出血期间禁食。

2. 积极补充血容量

改善急性失血性周围循环衰竭的关键是要输血，一般输浓缩红细胞，严重活动性大出血考虑输全血。

紧急输血指征：①改变体位出现晕厥、血压下降和心率加快，或心率大于120次/分或收缩压低于90mmHg，或较基础血压下降25%。②失血性休克。③血红蛋白低于70g/L或血细胞比容低于25%。

3. 止血措施

（1）食管、胃底静脉曲张破裂出血 出血量大，再出血率高，死亡率高。①药物止血，血管加压素静脉注射，奥曲肽对本病具有肯定止血疗效，且副作用少。②气囊压迫止血，三腔二囊管。③内镜治疗，可止血且有效防止早期再出血，是目前治疗食管、胃底静脉曲张破裂出血的重要手段。④外科手术或经颈静脉肝内门体静脉分流术。

（2）非曲张静脉上消化道大出血 ①抑制胃酸分泌，静脉用H_2受体拮抗剂和质子泵抑制剂，以质子泵抑制剂效果好。②内镜治疗。③手术治疗。④介入治疗。

七、中医辨证论治

1. 胃中积热证

证候：吐血紫暗或咖啡色，甚则鲜红，常混有食物残渣，大便黑如漆，口干喜冷饮，胃脘胀闷灼痛，舌红苔黄，脉滑数。

治法：清胃泻火，化瘀止血。

方药：泻心汤合十灰散加减。

2. 肝火犯胃证

证候：吐血鲜红或紫暗，口苦目赤，胸胁胀痛，心烦易怒，或有黄疸，舌红苔黄，脉弦数。

治法：泄肝清胃，降逆止血。

方药：龙胆泻肝汤加减。

3. 脾不统血证

证候：吐血暗淡，大便漆黑稀溏，面色苍白，头晕心悸，神疲乏力，纳少，舌淡红，苔薄白，脉细弱。

治法：益气健脾，养血止血。

方药：归脾汤加减。

4. 气随血脱证

证候：吐血倾盆盈碗，大便溏黑甚则紫暗，面色苍白，大汗淋漓，四肢厥冷，眩晕心悸，烦躁口干，神志恍惚，昏迷，舌淡红，脉细数无力或微细。

治法：益气摄血，回阳固脱。

方药：独参汤或四味回阳饮加减。

第十六节 胃 癌

胃癌或胃腺癌，是指发生于胃黏膜上皮的恶性肿瘤。早期无特异性症状，进展期胃癌最早出现的症状是上腹痛，可伴有早饱、胃纳差和体重减轻。

本病归属于中医学"胃痛""反胃""积聚"等范畴。

一、西医病因、病理及转移途径

1. 病因

目前认为，胃癌是幽门螺杆菌感染、环境因素和遗传因素协同作用的结果。

2. 病理

（1）胃癌的发生部位 胃癌可发生于胃的任何部位，半数以上发生于胃窦部、胃小弯及前后壁，其次在贲门部，胃体区相对较少。

（2）大体形态分型 早期胃癌指病灶局限且

深度不超过黏膜下层的胃癌，而不论有无淋巴结转移。进展期胃癌指胃癌深度超过黏膜下层，侵及肌层者。侵及浆膜或浆膜外者称晚期胃癌。

（3）组织学分型　根据分化程度可分为高分化、中分化、低分化3种，根据腺体的形成及黏液分泌能力可分为管状腺癌、黏液腺癌、髓样癌和弥散型癌4种。胃癌以腺癌为主。

3. 转移途径

癌细胞主要通过4种途径转移，其中淋巴结转移最常见。

（1）直接蔓延　直接蔓延至食道、肝、脾、胰等相邻器官。

（2）淋巴结转移　是最早、最常见的转移方式，通过淋巴管转移到局部（胃旁）及远处淋巴结，如转移至左锁骨上时称为Virchow淋巴结。

（3）血行转移　最常转移到肝脏，其次是肺、腹膜及肾上腺，也可转移到肾、脑、骨髓等。

（4）腹腔内种植　侵及浆膜层脱落入腹腔，种植于肠壁和盆腔，如种植于卵巢，称为Krukenberg瘤，也可在直肠周围形成一明显的结节状板样肿块。

二、中医病因病机

中医认为，本病的发生多因饮食不节、情志失调、素体亏虚，致痰凝、气阻、血瘀于胃而发为本病。

1. 痰气交阻

忧思伤脾，脾伤气结，气结则津液不得输布，聚而为痰，痰气交阻于胸膈胃脘或食道而发病。

2. 肝胃不和

情志不舒，肝气郁结不得疏泄，横逆犯胃，胃失和降。

3. 脾胃虚寒

中焦虚寒，不能消化谷食，宿食停留不化。

4. 胃热伤阴

胃阴不足，热郁于胃，胃失和降。

5. 瘀毒内阻

郁怒伤肝，肝郁而气滞血瘀，或久病气虚，运血无力而血脉瘀滞。

6. 痰湿阻胃

脾胃损伤，纳运无力，食滞内停，痰湿中阻，气机不利。

本病发病一般较缓，病位在胃，与肝、脾、肾等脏关系密切，病机总属本虚标实。本虚以胃阴亏虚、脾胃虚寒和脾肾阳虚为主，标实为痰瘀互结。初期以痰气瘀滞互结为患，标实为主，久则以本虚标实，或本虚为主。

三、临床表现

（一）症状

1. 早期胃癌多无症状或有非特异性消化不良症状。

2. 进展期胃癌最早出现的症状是上腹痛，可伴早饱、纳差、腹胀、体重下降等。

3. 发生并发症或转移时可出现咽下困难、幽门梗阻、上消化道出血、转移受累器官（肝、肺）症状等。

（二）体征

1. 早期胃癌可无任何体征，中晚期癌的体征以上腹压痛最为常见。

2. 胃癌晚期或转移而产生肝脏肿大、质坚、表面不规则，黄疸，腹水，左锁骨上淋巴结肿大等。

3. 胃癌的伴癌综合征包括血栓性静脉炎、黑棘病和皮肌炎等。

（三）并发症

1. 出血

约5%的患者可发生大出血，表现为呕血和（或）黑便，偶为首发症状。

2. 梗阻

梗阻多见于起源于幽门和贲门的胃癌。

3. 穿孔

穿孔比良性溃疡少见，多发生于幽门前区的溃疡型癌。

四、实验室及其他检查

1. X线钡餐检查

局部胃壁僵硬、皱襞中断，蠕动波消失，凸入胃腔内的充盈缺损，恶性溃疡直径多大于

2.5cm，边缘不整齐，可示半月征、环堤征。

2. 内镜检查

3. 胃镜

胃镜结合黏膜活检是诊断胃癌最可靠的手段。

（1）早期胃癌内镜分类法包括 ①Ⅰ型（息肉样型）。②Ⅱ型（浅表型），本型最常见，又分三个亚型，包括Ⅱa型（浅表隆起型），Ⅱb型（浅表平坦型），Ⅱc型（浅表凹陷型）。③Ⅲ型（溃疡型），黏膜糜烂比Ⅱc型深，但不超过黏膜下层。

（2）进展期胃癌仍用Bormann分型法 ①隆起型（Ⅰ型）。②溃疡型（Ⅱ型）。③溃疡浸润型（Ⅲ型），最常见。④弥漫浸润型（Ⅳ型）。如累及全胃，则胃变成一固定而不能扩张的小胃，称为皮革胃。

五、诊断与鉴别诊断

（一）诊断

凡有下列情况者，应高度警惕并及时进行胃肠钡餐X线检查、胃镜和活组织病理检查，以明确诊断。

1. 40岁以后开始出现中上腹不适或疼痛，无明显节律性并伴明显食欲不振和消瘦者。

2. 胃溃疡患者，经严格内科治疗而症状仍无好转者。

3. 慢性萎缩性胃炎伴有肠上皮化生及轻度不典型增生，经内科治疗无效者。

4. X线检查显示胃息肉>2cm者。

5. 中年以上患者，出现不明原因贫血、消瘦和粪便潜血持续阳性者。

6. 胃大部切除术后10年以上者。

（二）鉴别诊断

1. 胃溃疡

长期反复发生的周期性、节律性慢性上腹部疼痛，应用制酸药物可缓解。X线钡餐造影见溃疡龛影，胃镜和活组织病理检查可鉴别。

2. 慢性萎缩性胃炎

患者有上腹饱胀不适、恶心、食欲不振等消化不良症状，但腹部无肿块，无淋巴结肿大，大便潜血试验阴性，依靠X线钡餐造影、胃镜和活组织病理检查可鉴别。

六、西医治疗

1. 内镜治疗

早期胃癌患者如有全身性疾病不宜做手术，可采用内镜治疗术，此外通过内镜应用激光、微波及注射无水酒精等亦可取得根治效果。进展期胃癌不能进行手术者亦可通过内镜局部注射免疫增强剂（如OK-432）及抗癌药物。

2. 手术治疗

手术治疗是目前能达到治愈的主要治疗方法。对不能做根治性切除的也应根据患者具体情况争取做原发灶的姑息切除术。

3. 化学治疗

（1）目的 ①使病灶局限，以提高手术切除率。②减少术中癌细胞播散、种植的机会。③根治术后辅助化疗，以消灭可能存在的残留病灶，防治转移和复发。④姑息性手术治疗后，可控制病情发展，延长生存期。

（2）常用药物 5-氟尿嘧啶（5-FU）、替加氟（FT-207）、丝裂霉素（MMC）、优福啶（UFT）、多柔比星（ADM）、顺铂（PDD）、鬼臼乙叉苷（VP-16）、卡莫司汀（BCNU）、洛莫司汀（CCNU）、司莫司汀（Me-CCNU）。要注意这些抗癌药物的毒性作用主要为消化道反应与造血系统抑制，还有肝脏损害、脱发与皮肤反应。

（3）联合化疗常用方案 ①FAM方案：5-FU 500~700mg + MMC 8~10mg，每周1次；ADM 40~50mg，第1、4周各1次。6~8周为一疗程。②EAP方案：依托泊苷第4、5、6天，每日120mg/m^2；ADM第1、7天，每日20mg/m^2；PDD第2、8天，每日40mg/m^2。

（4）术前化疗 术前化疗可增加癌细胞之间的亲和力，使病灶局限，有利于手术切除。通常主张在手术前一周进行。药物以丝裂霉素和5-氟尿嘧啶为多。

（5）术中化疗 术中化疗可减少血道和种植性播散。常用药物：MMC20mg静脉注射，次日再静脉注射MMC10mg。对于有腹膜播散危险者或 Borrmann Ⅲ、Ⅳ 及浸润浆膜的胃底腺区域癌，可手术中给予 MMC40mg 加生理盐水 200mL 溶解，浸渍腹腔 10 分钟，然后用大量的生理盐水冲洗后关腹，术后第 2、3 日各静脉注射 MMC40mg。

（6）术后化疗　术后辅助化疗是胃癌最常用的综合治疗方法，多采用联合治疗方案，其方案种类繁多，但一般均以 5-氟尿嘧啶及 MMC 为基础药，常用方案有 FAM 等。

4. 放射治疗

胃癌放疗不作为首选治疗方法，仅配合其他治疗方法。

（1）适应证　凡未分化癌、低分化癌、管状腺癌、乳头状腺癌对放疗有一定的敏感性。癌灶小而浅者、无溃疡者效果最好，可使肿瘤全部消失。

（2）禁忌证　黏液腺癌及印戒细胞癌对放疗无效，故为禁忌。

5. 免疫治疗

（1）适应证　①早期胃癌根治术后适合全身应用免疫刺激剂。②不能切除的或姑息切除的病例可在残留癌内直接注射免疫刺激剂。③晚期患者伴有腹水者适于腹腔内注射免疫增强药物。

（2）常用药物　卡介苗，OK-432，香菇多糖，LAK 细胞，干扰素或白介素-2。

七、中医辨证论治

1. 痰气交阻证

证候：胸膈或胃脘满闷作胀或痛，胃纳减退，厌食肉食，或有吞咽哽噎不顺，呕吐痰涎，苔白腻，脉弦滑。

治法：理气化痰，消食散结。

方药：海藻玉壶汤加减。

2. 肝胃不和证

证候：胃脘痞满，时时作痛，窜及两胁，嗳气频繁或进食发噎，舌质红，苔薄白或薄黄，脉弦。

治法：疏肝和胃，降逆止痛。

方药：柴胡疏肝散加减。

3. 脾胃虚寒证

证候：胃脘隐痛，绵绵不断，喜按喜暖，食生冷痛剧，进热食则舒，时吐清水，大便溏薄，或朝食暮吐，暮食朝吐，面色无华，神疲肢凉，舌淡而胖，有齿痕，苔白滑润，脉沉细或沉缓。

治法：温中散寒，健脾益气。

方药：理中汤合四君子汤加减。

4. 胃热伤阴证

证候：胃脘嘈杂灼热，痞满吞酸，食后痛胀，口干喜冷饮，五心烦热，便结尿赤，舌质红绛，舌苔黄糙或剥苔、无苔，脉细数。

治法：清热和胃，养阴润燥。

方药：玉女煎加减。

5. 瘀毒内阻证

证候：脘痛剧烈或向后背放射，痛处固定，拒按，上腹肿块，肌肤甲错，眼眶暗黑，舌质紫暗或瘀斑，舌下脉络紫胀，脉弦涩。

治法：理气活血，软坚消积。

方药：膈下逐瘀汤加减。

6. 痰湿阻胃证

证候：胸膈痞闷，呕吐痰涎，进食发噎不利，口淡纳呆，大便时结时溏，舌体胖大有齿痕，苔白厚腻，脉滑。

治法：燥湿健脾，消痰和胃。

方药：开郁二陈汤加减。

7. 气血两虚证

证候：神疲乏力，面色无华，少气懒言，动则气促、自汗，消瘦，舌苔薄白，舌质淡白，舌边有齿痕，脉沉细无力或虚大无力。

治法：益气养血，健脾和营。

方药：八珍汤加减。

第十七节　溃疡性结肠炎

溃疡性结肠炎是一种直肠和结肠慢性非特异性炎症性疾病，病变主要累及大肠黏膜和黏膜下层。主要表现为腹泻、腹痛和黏液脓血便。

本病与中医学中的"大瘕泻"相似，归属于中医学"泄泻""肠风"等范畴。

一、西医病因病理

1. 病因

尚未完全明确，大多数学者认为本病的发病

既有自身免疫机制的参与，又有遗传因素作为背景，感染和精神因素是诱发因素。

2. 病理

（1）病变主要累及大肠黏膜和黏膜下层。

（2）病变特点为弥漫性、连续性。

（3）镜检可见黏膜及黏膜下层有淋巴细胞、浆细胞、嗜酸性粒细胞及中性粒细胞浸润。

二、中医病因病机

本病中医病因主要为先天禀赋不足、素体脾胃虚弱、饮食不节、情志失调，以及感受外邪使脏腑功能失常，气机紊乱，湿热内蕴，肠络受损，久而由脾及肾，气滞血瘀，寒热错杂。

1. 湿热内蕴

饮食不节，湿热内生，壅滞肠中，气机不畅，传导失常；或湿热熏灼肠道，脂络受伤，气血瘀滞，化为脓血。

2. 脾胃虚弱

脾胃运化不健，致水反成湿、谷反成滞，湿滞不去，清浊不分，混杂而下，遂成泄泻。

3. 脾肾阳虚

先天禀赋不足，或年老体弱，命门火衰，或病久脾虚中寒，损及肾阳，致脾土失于温煦，运化失司，寒湿留滞。

4. 肝郁脾虚

七情内伤，肝失条达，横逆乘脾，失其健运。

5. 阴血亏虚

素体阴虚，感邪而病，病久伤阴，阴血不足，阴虚火旺。

6. 气滞血瘀

情志不畅，日久气机郁滞不通，肝气犯脾，气滞久而血瘀。

本病以脾胃虚弱为本，以湿热蕴结、瘀血阻滞、痰湿停滞为标的本虚标实病证。病初与脾、胃、肠有关，后期涉及肾脏。

三、临床表现

（一）症状

1. 消化系统表现

（1）腹泻和黏液脓血便 腹泻主要与炎症导致大肠黏膜对水钠吸收障碍以及结肠运动功能失常有关。黏液脓血便是本病活动期的重要表现。大便次数及便血的程度反映病情轻重，粪质亦与病情轻重有关。

（2）腹痛 有"疼痛-便意-便后缓解"的规律，可伴腹胀、食欲不振、恶心及呕吐。若并发中毒性巨结肠或炎症波及腹膜，有持续性剧烈腹痛。

2. 全身症状

中、重型患者活动期常有低度至中度发热，高热多提示有并发症或急性暴发型，重症或病情持续活动可出现衰弱、消瘦、贫血、低蛋白血症、水与电解质平衡紊乱等表现。

3. 肠外表现

（1）外周关节炎、结节性红斑、坏疽性脓皮病、巩膜外层炎、前葡萄膜炎、口腔复发性溃疡等，在结肠炎控制或结肠切除后可以缓解或恢复。

（2）强直性脊柱炎、原发性硬化性胆管炎及少见的淀粉样变性等与溃疡性结肠炎共存，但与溃疡性结肠炎病情变化无关。

（二）体征

1. 轻、中型

左下腹有轻压痛，部分病人可触及痉挛或肠壁增厚的乙状结肠或降结肠。

2. 重型和暴发型

可有明显鼓肠、腹肌紧张、腹部压痛及反跳痛。

3. 急性期或急性发作期

常有低度或中度发热，重者可有高热及心动过速。

4. 其他

可有关节、皮肤、眼、口及肝、胆等肠外表现。

（三）临床分型

按病程、程度、范围及病期进行综合分型。

1. 据病程经过分型

①初发型：指无既往史的首次发作。②慢性复发型：最多见，发作期与缓解期交替。③慢性持续型：症状持续，间以加重的急性发作。④急

性暴发型：起病急，病情重，毒血症明显，可伴中毒性结肠扩张、肠穿孔、败血症等。

2. 据病情程度分型

①轻型：腹泻每日4次以下，便血轻或无，无发热、脉快，贫血无或轻，血沉正常。②中型：介于轻型与重型之间，腹泻每日在4次及以上，仅有轻微全身表现。③重型：腹泻每日6次以上，有明显黏液血便，体温>37.7℃持续2天以上，脉搏>90次/分，血红蛋白≤75g/L，血沉>30mm/h，血清白蛋白<30g/L，体重短期内明显减轻。

3. 据病变范围分型

可分为直肠炎、直肠乙状结肠炎、左半结肠炎（结肠脾曲以远）、广泛性结肠炎或全结肠炎（扩展至结肠脾曲以近或全结肠）。

4. 据病期分型

可分为活动期和缓解期。

四、实验室及其他检查

1. 血液检查

可有轻、中度贫血。重症患者白细胞计数增高及红细胞沉降率加速。严重者血清白蛋白及钠、钾、氯降低。缓解期如有血清α_2球蛋白增加、γ球蛋白降低，常是病情复发的先兆。

2. 粪便检查

活动期有黏液脓血便，反复检查包括常规、培养、孵化等均无特异病原体发现。

3. 纤维结肠镜检查

纤维结肠镜检查是最有价值的诊断方法，通过结肠黏膜活检，可明确病变的性质。病变多从直肠开始，呈连续性、弥漫性分布。表现为：①黏膜血管纹理模糊、紊乱，黏膜充血、水肿、易脆、出血及脓性分泌物附着，亦常见黏膜粗糙，呈细颗粒状。②病变明显处可见弥漫性多发糜烂或溃疡。③慢性病变者可见结肠袋囊变浅、变钝或消失，假息肉及桥形黏膜等。

4. 钡剂灌肠检查

钡剂灌肠检查为重要的诊断方法。主要改变为：①黏膜粗乱和（或）颗粒样改变。②肠管边缘呈锯齿状或毛刺样，肠壁有多发性小充盈缺损。③肠管短缩，袋囊消失呈铅管样。重型或暴发型病例一般不宜进行本检查，以免加重病情或诱发中毒性巨结肠。

5. 黏膜组织学检查

有活动期和缓解期的不同表现。

（1）活动期　①固有膜内有弥漫性慢性炎症细胞及中性粒细胞、嗜酸性粒细胞浸润。②隐窝有急性炎症细胞浸润，尤其是上皮细胞间有中性粒细胞浸润及隐窝炎，甚至形成隐窝脓肿，可有脓肿溃入固有膜。③隐窝上皮增生，杯状细胞减少。④可见黏膜表层糜烂、溃疡形成和肉芽组织增生。

（2）缓解期　①中性粒细胞消失，慢性炎症细胞减少。②隐窝大小、形态不规则，排列紊乱。③腺上皮与黏膜肌层间隙增大。④有潘氏细胞化生。

6. 免疫学检查

IgG、IgM可稍有增加，抗结肠黏膜抗体阳性，T淋巴细胞与B淋巴细胞比率降低，血清总补体活性增高。

五、诊断与鉴别诊断

（一）诊断

符合以下3条，可诊断为溃疡性结肠炎：

1. 具有持续或反复发作腹泻和黏液脓血便及腹痛，伴有（或不伴）不同程度全身症状。

2. 排除细菌性痢疾、阿米巴痢疾、慢性血吸虫病、肠结核等感染性肠炎及克罗恩病、缺血性肠炎、放射性肠炎等。

3. 具有结肠镜检查特征性改变中至少1项，以及黏膜活检，或具有X线钡剂灌肠检查征象中至少1项：

（1）结肠镜检查特征　①黏膜血管纹理模糊、紊乱或消失，黏膜充血、水肿、易脆、出血和脓性分泌物附着，亦常见黏膜粗糙，呈细颗粒状。②病变明显处可见弥漫性、多发性糜烂或溃疡。③缓解期患者可见结肠袋囊变浅、变钝或消失，以及假息肉和桥形黏膜等。

（2）钡剂灌肠检查征象　①黏膜粗乱和（或）颗粒样改变。②肠管边缘呈锯齿状或毛刺样，肠壁有多发性小充盈缺损。③肠管短缩，袋囊消失呈铅管样。

（二）鉴别诊断

1. 慢性细菌性痢疾

有急性菌痢病史，粪便分离出痢疾杆菌，结肠镜检查取黏液脓性分泌物培养的阳性率较高，抗菌药物治疗有效。

2. 阿米巴肠炎

主要侵及右侧结肠，也可累及左侧。结肠溃疡较深，边缘潜行，溃疡间结肠黏膜正常。粪便或结肠镜溃疡处取活检，可发现阿米巴的包囊或滋养体。抗阿米巴治疗有效。

3. 大肠癌

多见于中年之后，肛门指检可触及包块，纤维结肠镜检、X线钡剂灌肠检查对鉴别有价值。

4. 克罗恩病

其与溃疡性结肠炎同属炎症性肠病，为一种慢性肉芽肿性炎症。病变可累及胃肠道各部位，而以末段回肠及其邻近结肠为主，多呈节段性、非对称性分布。临床主要表现为腹痛、腹泻、瘘管、肛门病变和不同程度的全身症状。

5. 血吸虫病

有疫水接触史，常有肝脾大，粪便检查可发现血吸虫卵，孵化毛蚴阳性。直肠镜检查在急性期可见黏膜黄褐色颗粒，活检黏膜压片或组织病理检查发现血吸虫虫卵。

6. 肠易激综合征

粪便可有大量黏液，但无脓血。X线钡剂灌肠及结肠镜检查无器质性病变。常伴有神经官能症。

六、西医治疗

（一）一般治疗

1. 休息

休息可减轻肠蠕动和症状，减少体力消耗。

2. 饮食和营养

给予流质或半流质饮食，待病情好转后改为富营养少渣饮食。病情严重应禁食，并予完全胃肠外营养治疗。避免食用可疑不耐受食物（如鱼、虾、牛奶、花生等）。忌食辣椒、冰冻或生冷食品。戒除烟酒嗜好。

3. 心理治疗

对长期反复发作或持续不稳定的病人应重视给予心理治疗，使保持心情舒畅安静，以减轻患者情绪变动对病情的影响。

（二）药物治疗

1. 活动期处理

（1）轻型溃疡性结肠炎 可选用柳氮磺胺吡啶制剂（简称SASP），或用相当剂量的5-氨基水杨酸制剂。

（2）中型溃疡性结肠炎 可用上述剂量水杨酸类制剂治疗，反应不佳者适当加量或改服糖皮质激素，常用泼尼松。

（3）重型溃疡性结肠炎 ①激素，如患者尚未用过口服类固醇激素，可口服泼尼龙；已使用类固醇激素者，应静脉滴注氢化可的松或甲泼尼龙；未用过类固醇激素者亦可使用促肾上腺皮质激素静脉滴注。②抗生素，肠外应用广谱抗生素控制肠道继发感染，如氨苄青霉素、硝基咪唑及喹诺酮类制剂。③静脉类固醇激素使用7～10天后无效者，可考虑环孢素静脉滴注。④便血量大、Hb＜90g/L和持续出血不止者应考虑输血。⑤应使患者卧床休息，适当输液，补充电解质，以防水、电解质平衡紊乱。

2. 缓解期处理

症状缓解后，应继续应用氨基水杨酸制剂维持治疗，一般至少3年。

（三）手术治疗

主要针对并发症，如完全性肠梗阻、瘘管与脓肿形成，急性穿孔或不能控制的大量出血等。

七、中医辨证论治

1. 湿热内蕴证

证候：腹泻，脓血便，里急后重，腹痛灼热，发热，肛门灼热，溲赤，舌红，苔黄腻，脉滑数或濡数。

治法：清热利湿。

方药：白头翁汤加味。

2. 脾胃虚弱证

证候：大便时溏时泻，迁延反复，粪便带有

黏液或脓血，食少，腹胀，肢体倦怠，神疲懒言，舌质淡胖或边有齿痕，苔薄白，脉细弱或濡缓。

治法：健脾渗湿。

方药：参苓白术散加减。

3. 脾肾阳虚证

证候：腹泻迁延日久，腹痛喜温喜按，腹胀，腰酸膝软，食少，形寒肢冷，神疲懒言，舌质淡，或有齿痕，苔白润，脉沉细或尺弱。

治法：健脾温肾止泻。

方药：四神丸加味。

4. 肝郁脾虚证

证候：腹泻前有情绪紧张或抑郁恼怒等诱因，腹痛即泻，泻后痛减，食少，胸胁胀痛，嗳气，神疲懒言，舌质淡，苔白，脉弦或弦细。

治法：疏肝健脾。

方药：痛泻要方加味。

5. 阴血亏虚证

证候：大便秘结或少量脓血便，腹痛隐隐，午后发热，盗汗，五心烦热，头晕眼花，舌红少苔，脉细数。

治法：滋阴养血，清热化湿。

方药：驻车丸。

6. 气滞血瘀证

证候：腹痛，腹泻，泻下不爽，便血色紫暗，胸胁胀满，腹内包块，面色晦暗，肌肤甲错，舌紫或有瘀点，脉弦涩。

治法：化瘀通络。

方药：膈下逐瘀汤加减。

第十八节 肝硬化

肝硬化是一种由多种病因引起的慢性肝病，以肝细胞广泛变性坏死、纤维组织弥漫性增生、再生结节形成导致肝小叶结构破坏和假小叶形成，使肝脏逐渐变形、变硬为特征的疾病。

本病与中医学中的"水鼓"相类似，可归属于中医学"单腹胀""鼓胀"等范畴。

一、西医病因

1. 病毒性肝炎

乙型、丙型和丁型肝炎病毒引起的肝炎均可进展为肝硬化，甲型和戊型病毒性肝炎除重症外，一般不发展为肝硬化。

2. 慢性酒精中毒

长期大量饮酒（一般为每日摄取酒精80g达10年以上），乙醇及其中间代谢产物乙醛的毒性作用，引起慢性酒精性肝炎，发展为酒精性肝硬化。

3. 非酒精性脂肪性肝病

约20%的非酒精性脂肪性肝炎可发展为肝硬化。

4. 长期胆汁淤积

慢性持续性肝内胆汁淤滞或肝外胆管阻塞，高浓度、高压力的胆酸和胆红素刺激，可引起肝细胞变性、坏死和肝纤维组织增生，形成肝硬化。

5. 肝脏血液循环障碍

慢性充血性心力衰竭、缩窄性心包炎、肝静脉阻塞综合征（布-加综合征）等，致肝脏长期淤血、缺氧，肝细胞坏死、纤维化，演变为肝硬化。

6. 其他

遗传代谢性疾病、工业毒物或药物中毒引起的肝硬化，自身免疫性慢性肝炎致肝硬化，血吸虫病性肝硬化，隐源性肝硬化。

二、中医病因病机

中医认为，本病的形成多由酒食不节、情志失调、感染血吸虫、黄疸积聚等病迁延日久，引起肝、脾、肾亏损，气滞、血瘀、湿阻腹中所致。

1. 气滞湿阻

由于情志不畅，肝气郁结，横逆乘脾，脾运不健，湿阻中焦，浊气充塞。

2. 寒湿困脾

过食生冷，寒湿停滞中焦，或冒雨涉水，久居潮湿，寒湿内侵伤中，脾阳不振，寒湿停聚，水蓄不行。

3. 湿热蕴脾

感受湿热之邪，或过食辛辣肥甘，或嗜酒无度，酿成湿热，内蕴脾胃，湿热互结，浊水停聚。

4. 肝脾血瘀

肝气郁结，日久气滞血瘀，或湿热、寒湿停聚中焦，久则肝脾俱伤，气血凝滞。瘀血阻于肝脾脉络，血不利则为水，致水气内聚。

5. 脾肾阳虚

脾肾久病，耗气伤阳，阳气不运，水寒之气不行。

6. 肝肾阴虚

久病失调，阴液亏虚；或情志内伤，阳亢耗阴；或房事不节，肾精耗损。肝肾阴虚，津液不能输布，水液停聚中焦，血瘀不行。

本病病变在肝，与脾、肾密切相关。初起在肝脾，久则及肾。基本病机为肝、脾、肾三脏功能失调，气滞、血瘀、水停腹中。病机特点为本虚标实。本病晚期水湿郁而化热，蒙蔽心神，引动肝风，迫血妄行，出现神昏、痉厥、出血等危象。

三、临床表现

（一）肝功能代偿期

临床症状较轻，且缺乏特异性，体征多不明显，可有肝肿大及质地改变，部分有脾肿大、肝掌和蜘蛛痣。肝功能正常或有轻度异常。

（二）肝功能失代偿期

1. 肝功能减退的临床表现

（1）全身症状　一般情况与营养状况较差，消瘦乏力，精神不振，严重者卧床不起，皮肤粗糙、面色晦暗、黝黑呈肝病面容，部分有不规则低热和黄疸。

（2）消化道症状　常见食欲减退、厌食，勉强进食后上腹饱胀不适，恶心呕吐，腹泻等。上述症状的产生与胃肠道淤血、水肿、炎症，消化吸收障碍和肠道菌群失调有关。

（3）出血倾向及贫血　出血是由于肝功能减退合成凝血因子减少，脾功能亢进和毛细血管脆性增加等原因造成的。2/3患者有轻到中度贫血，系营养缺乏、肠道吸收障碍、胃肠道出血和脾功能亢进等因素引起。

（4）内分泌紊乱　肝功能减退时，对内分泌激素灭活作用减弱，主要有雌激素、醛固酮及抗利尿激素增多。由于雄、雌激素平衡失调，男性患者常有性欲减退、睾丸萎缩、毛发脱落及乳房发育等；女性患者有月经不调、闭经、不孕等。蜘蛛痣及肝掌的出现一般认为与雌激素增多有关。醛固酮增多使远端肾小管对钠的重吸收增加，抗利尿激素增多使集合管对水分的吸收增加，钠、水潴留使尿量减少和浮肿，对腹水的形成和加重也起重要促进作用。

2. 门静脉高压症的临床表现

（1）脾肿大　主要由于门静脉压增高后脾脏慢性淤血，脾索纤维组织增生所致。

（2）侧支循环的建立和开放　临床上三大重要的侧支循环为：食管下段与胃底静脉曲张、腹壁静脉曲张、痔静脉曲张。

（3）腹水　是肝硬化代偿功能减退最突出的体征。其发生机制比较复杂，最基本因素是门静脉高压、肝功能障碍、血浆胶体渗透压降低等。

（三）并发症

1. 上消化道出血

上消化道出血是肝硬化最常见的并发症。多由食管下段、胃底静脉曲张破裂所致，多为突发的大量呕血或黑便，常引起失血性休克或诱发肝性脑病。

2. 肝性脑病

肝性脑病是肝硬化最严重的并发症，亦是最常见的死亡原因。主要临床表现为性格行为失常、意识障碍、昏迷。

3. 感染

自发性腹膜炎是常见且严重的并发症。肝硬化失代偿期由于免疫功能低下，以及门体静脉间侧支循环的建立，增加了病原微生物进入人体的机会，故易并发细菌感染。

4. 原发性肝癌

肝硬化易并发肝癌，10%～25%的肝癌是在肝硬化基础上发生的。当患者出现肝区疼痛、肝大、血性腹水、无法解释的发热时要考虑此病。

5. 肝肾综合征

指发生在严重肝病基础上的肾衰竭，但肾脏本身并无器质性损害，又称功能性肾衰竭。主要见于合并顽固腹水的晚期肝硬化或急性肝功能衰竭的患者。其临床特征为自发性少尿或无尿、氮质血症、稀释性低钠血症和低尿钠。

6. 电解质和酸碱平衡紊乱

常见的电解质紊乱有低钠血症、低钾低氯血症与代谢性碱中毒。

四、实验室及其他检查

1. 血常规

在代偿期多正常，失代偿期有不同程度的贫血。脾功能亢进时，白细胞及血小板计数均见减少，后者减少尤为明显。

2. 尿常规

代偿期一般无明显变化，失代偿期有时可有蛋白尿、管型尿和血尿。有黄疸时可出现胆红素，并有尿胆原增加。

3. 肝功能试验

（1）血清酶学 转氨酶升高与肝脏炎症、坏死相关。GGT及ALP也可有轻至中度升高。

（2）蛋白质代谢 肝功能受损时，白蛋白与球蛋白比值（A/G）降低或倒置。

（3）凝血酶原时间 肝功能代偿期多正常，失代偿期则有不同程度延长。

（4）胆红素代谢 失代偿期血清胆红素半数以上增高，有活动性肝炎或胆管阻塞时，直接胆红素可以增高。

4. 腹水检查

腹水呈淡黄色漏出液，外观透明。如并发腹膜炎时，其透明度降低，比重增高，利凡他试验阳性，白细胞数增多，腹水培养可有细菌生长。腹水呈血性应高度怀疑癌变，应进行细胞学检查。

5. 影像学检查

（1）X线检查 食管静脉曲张时，呈现虫蚀状或蚯蚓状充盈缺损以及纵行黏膜皱襞增宽。胃底静脉曲张时，可见菊花样缺损。

（2）CT和MRI检查 早期肝肿大，晚期肝缩小，肝左、右叶比例失调，右叶萎缩，左叶代偿性增大，肝表面不规则，脾肿大及腹水等。

（3）超声检查 B型超声检查可显示肝大小、外形改变和脾肿大，门静脉高压时门静脉主干内径增宽，有腹水时可在腹腔内见到液性暗区。彩色多普勒可显示肝内血流动力学改变。

6. 内镜检查

纤维胃镜可直接观察食管及胃底静脉曲张的程度与范围，其准确率较X线高。在并发上消化道出血时，急诊胃镜可查明出血部位并进行治疗。

7. 腹腔镜检查

可直接观察肝脏的表面、色泽、边缘及脾脏情况，并可在直视下有选择性地进行穿刺活检。

8. 肝活组织检查

有确诊价值，尤其适用于代偿期肝硬化的早期诊断、肝硬化结节与小肝癌鉴别，以及鉴别诊断有困难的其他情况者。

五、诊断与鉴别诊断

（一）诊断

1. 病毒性肝炎或长期大量饮酒等病史。
2. 肝功能减退，门脉高压表现。
3. 肝功能试验异常和上述其他相关检查异常。
4. B超或CT提示肝硬化，内镜发现食管静脉曲张。
5. 肝穿刺活检见假小叶形成是诊断本病的金标准。

（二）鉴别诊断

1. 肝、脾肿大的鉴别

应与血液病、代谢性疾病的肝脾肿大鉴别，必要时进行肝脏活检。

2. 腹腔积液的鉴别

如结核性腹膜炎、慢性肾小球肾炎、缩窄性心包炎、腹内肿瘤、卵巢癌等。肝硬化腹腔积液为漏出液，合并自发性腹膜炎为渗出液，以中性粒细胞增多为主。结核性腹膜炎为渗出液，半腺苷脱氨酶增高。肿瘤性腹腔积液比重介于渗出液和漏出液之间，腹腔积液LDH/血液LDH＞1，可找到肿瘤细胞。腹腔积液检查不能明确诊断时，可行腹腔镜检查，常有助鉴别。

3. 肝硬化并发症的鉴别诊断

应与上消化道出血、肝性脑病、肝肾综合征等鉴别。

六、西医治疗

1. 一般治疗

（1）休息　代偿期宜适当减少活动，可参加轻工作，失代偿期应卧床休息。

（2）饮食　食用高热量、高蛋白、富含维生素、易消化食物，禁酒，避免食用粗糙、坚硬食物。肝功能严重损坏或有肝性脑病先兆者应限制或禁食蛋白。慎用巴比妥类镇静药，禁用损害肝脏药物。腹水者应少盐或无盐饮食。

（3）支持治疗。

2. 药物治疗

（1）保护肝细胞的药物水飞蓟素等。

（2）维生素类药物。

（3）抗纤维化药物，可酌情使用 D-青霉胺、秋水仙碱。

3. 腹水的治疗

（1）一般治疗　限制钠、水的摄入。

（2）利尿剂　临床常用醛固酮拮抗剂螺内酯与呋塞米联合应用。用利尿剂以体重每天下降不超过0.5kg为宜。

（3）提高血浆胶体渗透压　每周定期、少量、多次静脉输注白蛋白、血浆或新鲜血液。

（4）放腹水同时补充白蛋白　对于难治性腹水患者，可采用放腹水加输注白蛋白疗法。

（5）腹水浓缩回输　适用于难治性腹水，特别是用于肝硬化腹水伴肾功能不全者。

（6）外科治疗　腹腔-颈静脉引流、经颈静脉肝内门体分流术、脾切除等。

4. 并发症的治疗

（1）上消化道出血　参见"上消化道出血"一节。

（2）肝性脑病　主要是减少氨的来源、减少氨的产生并增加排出，如导泻、使用降氨药，调节水、电解质平衡，应避免使用镇静剂等。

（3）肝肾综合征　①早期预防和消除诱发肝肾衰竭的因素。②避免使用损害肾脏的药物。③静脉输入右旋糖酐、白蛋白或浓缩腹水回输，提高有效循环血容量，改善肾血流量。④使用血管活性药物，能改善血流量，增加肾小球滤过率，降低肾小管阻力。

（4）自发性腹膜炎　一旦诊断成立，应优先选用针对革兰阴性杆菌并兼顾革兰阳性球菌的抗感染药物，并根据细菌培养结果调整药物，抗菌治疗要早期、联合、足量使用。

七、中医辨证论治

1. 气滞湿阻证

证候：腹大胀满，按之软而不坚，胁下胀痛，饮食减少，食后胀甚，得嗳气或矢气稍减，小便短少，舌苔薄白腻，脉弦。

治法：疏肝理气，健脾利湿。

方药：柴胡疏肝散合胃苓汤加减。

2. 寒湿困脾证

证候：腹大胀满，按之如囊裹水，甚则颜面微浮，下肢浮肿，怯寒懒动，精神困倦，脘腹痞胀，得热则舒，食少便溏，小便短少，舌苔白滑或白腻，脉缓或沉迟。

治法：温中散寒，行气利水。

方药：实脾饮加减。

3. 湿热蕴脾证

证候：腹大坚满，脘腹撑急，烦热口苦，渴不欲饮，或有面目肌肤发黄，小便短黄，大便秘结或溏滞不爽，舌红，苔黄腻或灰黑，脉弦滑数。

治法：清热利湿，攻下逐水。

方药：中满分消丸合茵陈蒿汤加减。

4. 肝脾血瘀证

证候：腹大胀满，脉络怒张，胁腹刺痛，面色晦暗黧黑，胁下结块，面、颈、胸壁等处可见红点赤缕，手掌赤痕，口干不欲饮，或大便色黑，舌质紫暗，或有瘀斑，脉细涩。

治法：活血化瘀，化气行水。

方药：调营饮加减。

5. 脾肾阳虚证

证候：腹大胀满，形如蛙腹，朝宽暮急，神

疲怯寒，面色苍黄或白，脘闷纳呆，下肢浮肿，小便短少不利，舌淡胖，苔白滑，脉沉迟无力。

治法：温肾补脾，化气利水。

方药：附子理中汤合五苓散加减。

6. 肝肾阴虚证

证候：腹大胀满，甚或青筋暴露，面色晦滞，口干舌燥，心烦失眠，牙龈出血，时或鼻衄，小便短少，舌红绛少津，少苔或无苔，脉弦细数。

治法：滋养肝肾，化气利水。

方药：一贯煎合膈下逐瘀汤加减。

第十九节 肝 癌

肝癌指肝细胞或肝内胆管细胞发生的癌肿，是我国常见的恶性肿瘤之一，其死亡率在消化系统恶性肿瘤中列第3位，仅次于胃癌和食管癌。

本病归属于中医学"肝积""肥气""鼓胀""癖黄"等范畴。

一、西医病因病理

（一）病因

1. 病毒性肝炎

在我国，慢性病毒性肝炎是原发性肝癌最主要的病因。原发性肝癌患者中约1/3有慢性肝炎史。

2. 肝硬化

原发性肝癌合并肝硬化者占50%~90%。

3. 黄曲霉素

粮油、食品受黄曲霉素 B_1 污染严重的地区，肝癌的发病率较高。

4. 饮用水污染

蓝绿藻产生藻类毒素污染水源，与肝癌发病可能有关。

5. 遗传因素

肝癌的家族聚集现象是否与遗传有关，还待进一步研究。

6. 其他

如接触化学致癌物、华支睾吸虫感染等。

（二）病理

1. 大体型态分型

①块状型，最多见。②结节型。③弥漫型，此型最少见。④小癌型。

2. 细胞分型

①肝细胞型。②胆管细胞型。③混合型。

3. 转移途径

（1）肝内转移　肝癌最早在肝内发生转移。

（2）肝外转移　①血行转移，最常见的转移部位是肺。②淋巴转移，最常转移到肝门淋巴结。③种植转移少见。

二、中医病因病机

中医认为，本病主要由情志郁结、饮食所伤、病后体虚、黄疸等经久不愈，以致肝脾受损，脏腑失和，气机阻滞，瘀血内停，凝聚日久，积而成块。

1. 气滞血瘀

情志不畅，肝气失于条达，阻于胁络，肝郁日久，气滞血瘀，脉络不和，积而成块。

2. 湿热瘀毒

外感湿热疫毒，或酒食所伤，湿热内生，蕴结肝胆，阻滞气机，气滞血瘀，积块乃成。

3. 肝肾阴虚

久病失调，阴液亏虚，或情志内伤，阳亢耗阴。肝肾阴虚，津液不能输布，水液停聚中焦，血瘀不行，积而成块。

本病病位主要在肝，易损及脾土。基本病机为正气亏虚，邪毒凝结于内。本病初起，气滞血瘀，邪气壅实，正气未虚，病理性质多属实；日久病势渐深，正气耗伤，可转为虚实夹杂之证；病至后期，气血衰少，体质羸弱，则往往转以正虚为主。

三、临床表现

1. 肝区疼痛

肝区疼痛是肝癌最常见的症状，多呈持续性胀痛或钝痛。

2. 肝大

肝呈进行性增大，质地坚硬，表面凹凸不平，有大小不等的结节或巨块，边缘钝而不整齐，常有不同程度压痛。

3. 黄疸
一般出现在晚期，可因肝细胞损害而引起，也可因癌块压迫或侵犯肝门附近的胆管，或癌组织和血块脱落引起胆道梗阻所致。

4. 肝硬化征象
可有脾大、腹水、门静脉侧支循环形成等表现。

5. 全身表现
有进行性消瘦、发热、食欲不振、乏力、营养不良和恶病质等。

6. 转移灶症状
胸腔转移以右侧多见，可有胸水征；骨骼或脊柱转移，可有局部压痛或神经受压症状；颅内转移癌可有神经定位体征。

7. 并发症
（1）肝性脑病 是最严重的并发症，见于肝癌终末期，约1/3的肝癌患者因此而死亡。

（2）上消化道出血 由肝癌并发肝硬化引起，有15%的肝癌患者因此而死亡。

（3）肝癌结节破裂出血 约有10%的肝癌患者因此而致死。

（4）继发性感染 因长期消耗或因放射、化学治疗而致白细胞减少，抵抗力下降，加之长期卧床等因素，易并发各种感染，如肺炎、败血症、肠道感染等。

四、实验室及其他检查

1. 肿瘤标记物检测
甲胎蛋白（AFP）目前仍是原发性肝癌特异性的标记物和主要诊断指标，现已广泛用于肝细胞癌的普查、诊断、疗效判断和预测复发。

2. 超声显像
B型超声显像是目前肝癌筛查的首选检查方法。

3. CT
CT是肝癌诊断的重要手段。可显示直径2cm以上的肿瘤，如结合肝动脉造影（CTA）或造影时肝动脉内注射碘油，对1cm以下肿瘤的检出率可达80%以上，因此是目前诊断小肝癌和微小肝癌的最佳方法。

4. MRI
MRI能清楚显示肝细胞癌内部结构特征，对显示子瘤和瘤栓有价值。

5. 肝动脉造影
常用诊断小肝癌，有一定创伤性，不列为首选。

6. 肝穿刺活检
在超声或CT引导下用细针穿刺病变部位，吸取病变组织进行病理学检查，阳性者即可确诊。

五、诊断与鉴别诊断

（一）诊断

1. 非侵入性诊断标准

（1）影像学标准 两种影像学检查均显示有>2cm的肝癌特征性占位病变。

（2）影像学结合AFP标准 一种影像学检查显示有>2cm的肝癌特征性占位病变，同时伴有AFP≥400μg/L（排除活动性肝炎、妊娠、生殖系胚胎源性肿瘤及转移性肝癌）。

2. 组织学诊断标准

肝组织学检查证实原发性肝癌。对影像学尚不能确定诊断的≤2cm的肝内结节应通过肝穿刺活检证实原发性肝癌的组织学特征。

（二）鉴别诊断

1. 继发性肝癌

肝外癌灶转移至肝者，一般病情发展较缓慢，症状较轻，AFP检测除少数原发癌在消化道的病例可呈阳性外，一般为阴性。但确诊的关键仍在于病理检查和找到肝外原发癌的证据。

2. 肝硬化

若肝硬化病例有明显的肝大、质硬的大结节，或肝萎缩变形而影像检查又发现占位性病变，肝癌的可能性很大。

3. 活动性肝病

肝病（急、慢性肝炎）活动时血清AFP往往呈短期升高，应定期多次测定血清AFP和ALT进行分析。

4. 肝脓肿

一般有明显的炎症表现，肿大的肝脏表面平

滑无结节，触痛明显，白细胞计数升高，超声检查可探得肝内液性暗区。

5. 肝非癌性占位性病变

肝血管瘤、多囊肝、包虫病等可用CT、放射性核素血池扫描、MRI、超声等检查帮助诊断。

六、西医治疗

1. 手术治疗

手术切除仍是目前根治原发性肝癌的最好方法。

2. 放射治疗

原发性肝癌对放射治疗不太敏感。

3. 化学抗肿瘤药物治疗

肝动脉栓塞化疗已成为肝癌非手术疗法中的首选方法，对肝癌有很好的疗效，可明显提高患者的3年生存率。

4. 生物和免疫治疗

在手术切除或化疗、放疗杀灭大量癌细胞后，应用生物和免疫治疗可巩固和增强疗效。

七、中医辨证论治

1. 气滞血瘀证

证候：两胁胀痛，腹部结块，推之不移，脘腹胀闷，纳呆乏力，嗳气泛酸，大便不实，舌质红或暗红，有瘀斑，苔薄白或薄黄，脉弦或涩。

治法：疏肝理气，活血化瘀。

方药：逍遥散合桃红四物汤加减。

2. 湿热瘀毒证

证候：胁下结块坚实，痛如锥刺，脘腹胀满，目肤黄染，日渐加深，面色晦暗，肌肤甲错，或高热烦渴，口苦咽干，小便黄赤，大便干黑，舌质红有瘀斑，苔黄腻，脉弦数或涩。

治法：清利湿热，化瘀解毒。

方药：茵陈蒿汤合鳖甲煎丸加减。

3. 肝肾阴虚证

证候：腹大胀满，积块膨隆，形体羸瘦，潮热盗汗，头晕耳鸣，腰膝酸软，两胁隐隐作痛，小便短赤，大便干结，舌红少苔或光剥有裂纹，脉弦细或细数。

治法：养阴柔肝，软坚散结。

方药：滋水清肝饮合鳖甲煎丸加减。

第二十节 急性胰腺炎

急性胰腺炎是多种病因导致胰酶在胰腺内被激活后引起胰腺组织自身消化、水肿、出血甚至坏死的炎症反应。临床表现以急性上腹痛、恶心、呕吐、发热和血胰酶高等为特点。急性胰腺炎一般分为轻型急性胰腺炎和重症急性胰腺炎两个类型。

本病归属于中医学"腹痛""胃脘痛""结胸""胁痛"等范畴。

一、西医病因病理

（一）病因

1. 胆道系统疾病

以胆管结石最为常见，胆道炎症时，细菌毒素释放出激肽，可通过胆胰间淋巴管交通支激活胰腺消化酶引起急性胰腺炎。此外，胆管蛔虫，Oddi括约肌水肿、痉挛，纤维狭窄，畸形，肿瘤等均可造成胆总管下端及胰管梗阻，从而导致慢性胰腺炎。

2. 大量饮酒和暴饮暴食

长期酗酒可刺激胰液内蛋白含量增加，形成蛋白"栓子"阻塞胰管。同时，酒精可刺激十二指肠黏膜使乳头发生水肿，妨碍胰液排出。暴饮暴食使短时间内大量食糜进入十二指肠，引起乳头水肿和Oddi括约肌痉挛，同时刺激大量胰液和胆汁分泌，由于其排泄不畅，引发急性胰腺炎。

3. 感染

很多传染病可并发胰腺炎，症状多不明显，原发病愈合后，胰腺炎自行消退，常见的有腮腺炎、病毒性肝炎、传染性单核细胞增多症、伤寒、败血症等。

4. 外伤与手术

外伤与手术是急性胰腺炎的常见原因，只有在创伤严重或损伤主胰管后方可能引起慢性胰腺炎。

5. 营养障碍

低蛋白饮食可导致慢性胰腺炎，多见于东南亚、非洲及拉丁美洲各国。近年发现高脂摄入与胰腺炎发病间存在相关性，动物实验亦证明，高脂摄入使胰腺敏感而易发生慢性胰腺炎。欧美、日本的病人常因高脂摄入而发病。

6. 遗传因素

遗传性胰腺炎较少见，属染色体显性遗传。精神、遗传、过敏和变态反应、糖尿病昏迷和尿毒症也是引起急性胰腺炎的因素。

7. 药物和毒物

有些药物和毒物可直接损伤胰腺组织，如硫唑嘌呤、肾上腺皮质激素、四环素、噻嗪类利尿药、L-天门冬酰胺酶、有机磷杀虫剂等。

8. 其他疾病

如药物过敏、血色沉着症等。

（二）病理

1. 急性水肿型

大体检查可见胰腺水肿、分叶模糊、质脆，胰腺周围有少量脂肪坏死，病变累及部分或整个胰腺。镜下可见间质水肿、充血、散在点状脂肪坏死和炎症细胞浸润，无明显胰实质坏死和出血。

2. 急性坏死型

大体检查可见胰腺红褐色或灰褐色，分叶结构消失，并有新鲜出血区。较大范围的脂肪坏死灶，散落在胰腺及胰腺周围组织，称为钙皂斑。病程较长者可并发假性囊肿、脓肿或瘘管形成。组织学检查胰腺组织的坏死主要为凝固性坏死，细胞结构消失。坏死灶被炎性细胞浸润。常见淋巴管炎、静脉炎、血栓形成及出血坏死。

由于胰液外溢和血管损害，部分病例可有心包积液、化学性腹水和胸水，易继发细菌感染。发生急性呼吸窘迫综合征时可见肺水肿、肺出血和肺透明膜形成，也可见肾小管坏死、肾小球病变、脂肪栓塞和弥散性血管内凝血等病理变化。

二、中医病因病机

本病病因主要为情志内伤、饮食不节、寄生虫或结石阻于胆道等，导致湿热瘀毒阻滞中焦，脾胃升降失常，肝胆疏泄不利，发为本病。

1. 肝郁气滞

情志不畅，肝失疏泄，肝气郁滞，日久化火化瘀。

2. 湿热瘀毒

暴饮暴食，嗜酒过度，伤及脾胃，运化失职，湿热内结。

急性胰腺炎病位在脾、胃、肝、胆，可涉及心、肺、肾、脑、肠，属里实热证。酒食不节，虫石内积，积滞生湿热；或情志不畅，肝气郁结，横犯脾胃，肝脾气滞；或外邪侵袭，内传中焦，邪热内结。继而热毒炽盛，气滞血瘀，气滞、湿热、瘀毒互结，可入营入血，侵扰心神，或热盛阴竭阳亡，产生厥脱危证。后期则正虚邪恋，出现气血阴阳之不足。

三、临床表现

急性胰腺炎常发生在饱食、脂餐或饮酒后，部分可无诱因。其临床表现和病情轻重取决于病因、病理类型和诊治是否及时。

（一）症状

1. 腹痛

腹痛为本病的主要表现和首发症状，突然起病，程度轻重不一，可为钝痛、刀割样痛、钻痛或绞痛，呈持续性，可有阵发性加剧，不能为一般胃肠解痉药缓解，进食可加剧。疼痛部位多在中上腹，可向腰背部呈带状放射，取弯腰抱膝位可减轻疼痛。水肿型腹痛3~5天即可缓解。坏死型病情变化较快，腹痛持续时间长，甚至全腹痛。极少数年老体弱患者可无腹痛或轻微腹痛。

2. 恶心、呕吐、腹胀

多在起病后出现，有时较频繁，吐出食物和胆汁，呕吐后腹痛不减轻。同时出现腹胀，甚至麻痹性肠梗阻。

3. 发热

多数患者有中度以上发热，持续3~5天。持续发热一周以上不退或逐日升高、白细胞升高者应怀疑有继发感染。

4. 低血压或休克

重度胰腺炎常发生。患者烦躁不安、皮肤苍白、湿冷等，有极少数休克可突然发生，甚至发生猝死。

5. 水、电解质、酸碱平衡及代谢紊乱

多有轻重不等的脱水、低血钾，呕吐频繁者

可有代谢性碱中毒。重症者尚有代谢性酸中毒、低钙血症,部分伴血糖升高,偶可发生糖尿病酮症酸中毒或高渗性昏迷。

(二)体征

1. 轻症急性胰腺炎

患者腹部体征较轻,往往与主诉腹痛程度不十分相符,可有腹胀和肠鸣音减少,无肌紧张和反跳痛。

2. 重症急性胰腺炎

患者上腹或全腹压痛明显,并有腹肌紧张、反跳痛,肠鸣音减弱或消失,可出现移动性浊音,并发脓肿时可扪及有明显压痛的腹部肿块,伴麻痹性肠梗阻且有明显腹胀,腹水多呈血性。少数患者两胁腹部呈暗灰蓝色,称 Grey–Turner 征,脐周围皮肤青紫,呈 Cullen 征。

(三)并发症

1. 局部并发症

(1)胰腺脓肿 常于起病 2~3 周后出现。此时患者高热伴中毒症状,腹痛加重,可扪及上腹部包块,白细胞计数明显升高。穿刺液为脓性,培养有细菌生长。

(2)胰腺假性囊肿 多在起病 3~4 周后形成。体检常可扪及上腹部包块,大的囊肿可压迫邻近组织产生相应症状。

2. 全身并发症

常有急性呼吸衰竭、急性肾衰竭、心力衰竭、消化道出血、胰性脑病、败血症及真菌感染、高血糖等并发症。

四、实验室及其他检查

1. 多有白细胞增多及中性粒细胞核左移。

2. 血清(胰)淀粉酶在起病后 6~12 小时开始升高,48 小时开始下降,持续 3~5 天,血清淀粉酶超过正常值 3 倍可确诊为本病。淀粉酶的高低不一定反应病情轻重。胰源性腹水和胸水中淀粉酶亦可升高。

3. 血清脂肪酶测定对病后就诊较晚的急性胰腺炎患者有诊断价值,且特异性较高。

4. CRP 有助于评估与检测急性胰腺炎的严重性,在胰腺坏死时 CRP 明显升高。

5. 常见暂时性血糖升高,持久的空腹血糖高于 10mmol/L 反映胰腺坏死,提示预后不良。暂时性低钙血症常见于重症急性胰腺炎,其程度与临床严重程度平行,其值低于 1.5mmol/L 提示预后不良。

6. 影像学检查显示:①X 线腹部平片可排除其他急腹症,如内脏穿孔等,"哨兵袢"和"结肠切割征"为胰腺炎的间接指征,弥漫性模糊影,腰大肌边缘不清提示存在腹腔积液,可发现肠麻痹或麻痹性肠梗阻。②腹部 B 超应作为常规初筛检查,急性胰腺炎 B 超可见胰腺肿大,胰内及胰周围回声异常,亦可了解胆囊和胆道情况,后期对脓肿及假性囊肿有诊断意义,但因患者腹胀常影响其观察。③CT 显像对急性胰腺炎的严重程度及附近器官是否受累提供帮助。

五、诊断与鉴别诊断

(一)诊断

1. 胆石症、大量饮酒和暴饮暴食等病史及典型的临床表现,如上腹痛或恶心呕吐,伴有上腹部压痛或腹膜刺激征。

2. 血清、尿液或腹腔穿刺液有淀粉酶含量增加。

3. 图像检查(超声、CT)显示有胰腺炎症或手术所见胰腺炎病变。

4. 能除外其他类似临床表现的病变。

(二)鉴别诊断

1. 胆石症和急性胰腺炎

常有胆绞痛病史,疼痛位于右上腹,多在进食油腻后加重,常反射到右肩部,可伴发热、黄疸、墨菲征阳性。B 超和 X 线胆道造影有助于鉴别。

2. 胃及十二指肠溃疡穿孔

有较典型溃疡病史,腹痛突然加剧,腹肌紧张,肝浊音消失,肠音消失,腹平片可见膈下游离气体可资鉴别。

3. 急性肾绞痛

肾绞痛为阵发性绞痛,间歇期可有胀痛,以腰部为重,并向腹股沟部与睾丸部放射,如有血尿、尿频、尿急,则更有助于鉴别。

4. 冠心病或心肌梗死

冠心病患者可有冠心病病史，胸前区有压迫感，腹部体征不明显等，心电图、血清心肌酶有助于鉴别。

5. 急性肠梗阻

腹痛为阵发性，腹胀，呕吐，肠鸣音亢进，有气过水声，无排气，可见肠型。腹部X线可见液气平面。

六、西医治疗

（一）轻症急性胰腺炎的治疗

1. 低脂流质食物

开始宜少量进食，如无不适可稍许逐渐增加。病情较重、腹痛胀甚者应禁食并可进行胃肠减压，以减少胰液分泌，腹痛等症状缓解后可试进少量低脂流食。

2. 止痛药物

腹痛较剧者可予哌替啶。

3. 静脉输液

积极补充血容量，维持水、电解质和酸碱平衡，注意维持热能供应。

4. 抗生素

我国急性胰腺炎发生多与胆道疾病有关，故临床上习惯应用抗生素，如疑合并感染，则必须应用。

5. 抑酸治疗

应用H_2受体拮抗剂或质子泵抑制剂静脉给药。

（二）重症胰腺炎的治疗

1. 内科治疗

（1）监护　如有条件应转入ICU。针对器官衰竭及代谢紊乱采取相应的措施。

（2）维持水、电解质平衡，保持血容量　应积极补充液体及电解质（如钠、钾、钙、镁等离子），维持有效血容量。重症者常伴休克，应予白蛋白、新鲜血浆或血浆代用品。

（3）营养支持　在禁食、胃肠减压的同时首先给予全胃肠外营养，如无肠梗阻，应尽早进行空肠插管，过渡到肠内营养。

（4）抗菌药物　应常规应用抗生素，应遵循"降阶梯"策略，选择针对革兰阴性菌和厌氧菌为主、脂溶性强、可有效通过血胰屏障的药物，以喹诺酮或亚胺培南为佳，并联合应用对厌氧菌有效的药物，病程后期应注意真菌感染，必要时行经验型抗真菌感染。

（5）抑制胰酶分泌　目前多选用生长抑素。

（6）抑制胰酶活性

2. 内镜下Oddi括约肌切除术

适应于胆源性胰腺炎合并胆道梗阻或胆道感染者。

3. 外科治疗

（1）腹膜灌洗　用以清除腹腔内的大量渗液，其中含有胰蛋白酶及多种有毒物质，以减少这些物质进入血循环。

（2）手术适应证　①胰腺坏死合并感染。②胰腺囊肿。③胰腺假性囊肿。④胆道梗阻或感染。⑤诊断未明确。

七、中医辨证论治

1. 肝郁气滞证

证候：上腹或近两胁处胀痛、窜痛持续不断，阵阵加剧，按之痛重，恶心呕吐，大便不畅，发热，口苦纳呆，舌质淡红或暗红，苔薄，脉弦。

治法：疏肝利胆解郁。

方药：柴胡疏肝散合清胰汤加减。

2. 肝胆湿热证

证候：上腹疼痛，绞痛、窜痛或牵引肩背，脘腹胀满拒按，常有口苦口干，恶心呕吐，不欲进食，身目发黄，尿色黄，大便秘结或不畅。舌质红润或红暗，苔黄腻，脉弦滑或弦数。

治法：清热化湿，疏肝利胆。

方药：大柴胡汤加减，或龙胆泻肝汤和茵陈蒿汤加减，或清胰汤加减。

3. 热毒内结证

证候：高热不退，神志昏迷，或谵妄狂躁。腹痛拒按，持续不解，腹肌强直，口干唇燥，面目红赤，或全身深黄，皮肤瘀斑，齿龈出血，大便秘结，小便黄赤，舌红，苔燥黄或灰黑，脉细数。

治法：清热泻火解毒。

方药：黄连解毒汤加减。

第二十一节 慢性肾小球肾炎

以蛋白尿、血尿、水肿及高血压为其基本临床表现，起病方式各异，病情迁延，病变缓慢进展，常伴有不同程度的肾功能损害。本病与中医学的"石水"相似，可归属于"水肿""虚劳""腰痛""尿血"等范畴。

一、西医病因病理

1. 病因

仅少数的慢性肾炎由急性肾炎发展而来，其他细菌及病毒（如乙型肝炎病毒等）感染均可引起慢性肾炎。慢性肾炎的病因、发病机制和病理类型不尽相同，发病机制主要是免疫介导肾脏损害，非免疫介导的肾脏损害在慢性肾炎的发生与发展中亦可能起很重要的作用，包括：肾小球病变可引起肾内动脉硬化，加重肾实质缺血性损害；肾血流动力学代偿性改变引起肾小球损害；肾性高血压可引起肾小球结构及功能的改变。

2. 病理

慢性肾炎的病理改变是双肾一致性的肾小球改变。由于病因、病程及发病机制不同，其病理改变也不同。常见的病理类型有系膜增生性肾小球肾炎（包括IgA和非IgA系膜增生性肾小球肾炎）、膜增生性肾小球肾炎、膜性肾病及局灶性节段性肾小球硬化。慢性肾炎进展至后期，上述不同病理类型改变均可转化为程度不等的肾小球硬化，相应肾单位的肾小管萎缩，肾间质纤维化。晚期肾体积缩小，肾皮质变薄，各病理类型均可转化为硬化性肾小球肾炎。

二、中医病因病机

慢性肾炎主因先天禀赋不足或劳倦太甚、饮食不节、情志不遂等引起肺、脾、肾虚损，气血阴阳不足所致，又常遇外感风、寒、湿、热之邪而发病。

1. 禀赋不足，肾元亏虚

先天禀赋不足，后天失养，房劳过度，生育不节等，均可导致肾气内伐，肾精亏耗。肾虚则封藏失职，精微下泄或气化失司，水液潴留，泛滥而成水肿。

2. 饮食劳倦，内伤脾胃

饮食不节，或思虑劳倦太过，日久伤及脾胃。脾失健运，水湿内停，泛滥肌肤而成水肿；脾虚不能升清，而致精微下泄；脾虚不能摄血，血溢脉外而成尿血；脾胃虚弱，气血化生不足，日久而成虚劳。

3. 情志不遂，气血不畅

情志不遂则肝失疏泄，气机失畅，日久引起血瘀水停。肝郁日久化热，耗气伤阴，导致肝肾阴虚或气阴两虚。若阴虚生热，热伤络脉，或瘀血阻络，血不归经，均可导致尿血。

4. 风邪外袭，肺失通调

风邪外袭，兼热或夹寒，内舍于肺，肺失宣降，水道不通，以致风遏水阻，风水相搏，泛溢肌肤，发为水肿。

5. 水湿浸渍，脾气受困

久居湿地，冒雨涉水，或水中劳作，或嗜食生冷，均可引起水湿内侵，脾气受困，脾失健运，水湿泛滥，发为水肿。

6. 湿热内盛，三焦壅滞

水湿内停，日久化热，湿热壅遏三焦，三焦气化不利，膀胱气化失司，水道不通，水液潴留而成水肿，或因热甚迫血妄行而成尿血。

本病病位在肾，其病理基础在于脏腑的虚损。常见有肺肾气虚、脾肾气虚、脾肾阳虚、肝肾阴虚和气阴两虚，但常因外感风、寒、湿、热之邪而发病。由此内外互因，以致气血运行失常，三焦水道受阻，继而形成瘀血、湿热、水湿、湿浊等内生之邪，其内生之邪（尤其是湿热和瘀血）又成为重要的致病因素，损及脏腑，如此虚虚实实形成恶性循环，使病情缠绵难愈。

三、临床表现

1. 发病年龄

发于任何年龄，但以中青年为主，男性多见。

2. 病史

多数起病隐匿，进展缓慢，病程较长，常有

水肿、高血压史1年以上。

3. 症状

临床表现呈多样性，但以蛋白尿、血尿、高血压、水肿为其基本临床表现，可有不同程度的肾功能减退。早期患者可有疲倦乏力、腰部酸痛、食欲缺乏等，多数患者有水肿，一般不严重，有的患者有不同程度的贫血，有的无明显临床症状。病情时轻时重，迁延难愈，渐进性发展为慢性肾衰竭。

4. 体征

水肿、高血压、贫血。

5. 实验室检查

尿化验异常（蛋白尿、血尿及管型尿），晚期可有肾功能减退、贫血、电解质紊乱等情况的出现。

四、实验室及其他检查

1. 尿液检查

多为轻度尿异常，尿蛋白一般在每天1~3g，尿沉渣可见颗粒管型和透明管型。

2. 血液检查

常见轻度贫血，血色素与红细胞成比例下降，可有低蛋白血症，一般血清电解质无明显异常。肾衰时则出现较严重的贫血。晚期血浆白蛋白降低，血脂可升高，血红蛋白下降。

3. 肾功能检查

正常或轻度损伤，出现肾功能不全时，主要表现为肾小球滤过率下降，肌酐清除率降低。

五、诊断与鉴别诊断

1. 诊断

（1）水肿、高血压史1年以上。

（2）尿化验异常（蛋白尿、血尿及管型尿）。

（3）晚期可有肾功能减退、贫血、电解质紊乱等情况的出现。

2. 鉴别诊断

（1）原发性高血压肾损害 多见于中老年患者，高血压在先，继而出现蛋白尿，镜下可见少量红细胞及管型，肾小管功能损害（尿浓缩功能减退、夜尿增多）早于肾小球功能损害，常伴有高血压的心脑并发症。

（2）慢性肾盂肾炎 慢性肾盂肾炎多见于女性患者，常有反复尿路感染病史，多次尿沉渣或尿细菌培养阳性，肾功能损害以肾小管为主。

（3）Alport综合征（遗传性肾炎） Alport综合征常起病于青少年（多在10岁以前），患者有肾（血尿、轻至中度蛋白尿及进行性肾功能损害）、眼（球形晶状体等）、耳（神经性耳聋）异常，并有阳性家族史（多为性连锁显性遗传）。

（4）继发性肾病 糖尿病肾病、狼疮性肾炎、紫癜性肾炎等继发性肾病均可表现为水肿、蛋白尿等症状，与慢性肾炎表现类似。但继发性肾病通常均存在原发性疾病的临床特征，如糖尿病肾病则有长期糖尿病病史，血糖升高，肾脏组织病理检查有助于鉴别；狼疮性肾炎多见于女性，常有发热、关节痛、皮疹、抗核抗体阳性等；紫癜性肾炎常有皮肤紫癜、关节痛、腹痛等症状。

六、西医治疗

1. 限制食物中蛋白及磷的入量

低蛋白及低磷饮食可减轻肾小球内高压、高灌注及高滤过状态，延缓肾小球硬化。

2. 控制高血压

治疗原则：力争把血压控制在理想水平，即蛋白尿≥1g/d，血压控制在125/75mmHg以下；蛋白尿<1g/d，血压控制可放宽到130/80mmHg以下。选择可延缓肾功能恶化、保护肾功能的降血压药物。有钠水潴留容量依赖性高血压患者可选用噻嗪类利尿药。对肾素依赖性高血压应首选血管紧张素转换酶抑制剂，或用血管紧张素Ⅱ受体拮抗剂，血管紧张素转换酶抑制剂不仅降低外周血管阻力，还可抑制组织中肾素-血管紧张素系统，降低肾小球出球小动脉张力，改善肾小球内血流动力学。另外，还常用钙离子拮抗剂和β受体阻滞剂，钙离子拮抗剂可以通过降低全身血压起到保护肾脏的作用。若高血压难以控制可以选用不同类型的降压药联合应用。

3. 应用血小板解聚药

如双嘧达莫（300~400mg/d）、阿司匹林

（40～80mg/d），对系膜毛细血管性肾小球肾炎有一定的降尿蛋白作用。

4. 糖皮质激素和细胞毒药物

此类药物一般不主张应用，当患者肾功能正常或仅轻度受损，肾脏体积正常，病理类型较轻（如轻度系膜增生性肾炎、早期膜性肾病等），尿蛋白较多，且无其他禁忌者可试用，如无效则应逐步撤去。

5. 避免对肾脏有害的因素

劳累、感染、妊娠和应用肾毒性药物（如氨基糖苷类抗生素等），均可能引起肾损伤，导致肾功能下降或进一步恶化，应尽量予以避免。

七、中医辨证治疗

1. 本虚证

（1）脾肾气虚证

证候：腰脊酸痛，神疲乏力，或浮肿，纳呆或脘胀，大便溏薄，尿频或夜尿多，舌质淡，舌有齿痕，苔薄白，脉细。

治法：补气健脾益肾。

方药：异功散。

（2）肺肾气虚证

证候：颜面浮肿或肢体肿胀，疲倦乏力，少语懒言，自汗出，易感冒，腰脊酸痛，面色萎黄，舌淡，苔白润，脉细弱。

治法：补益肺肾。

方药：玉屏风散合金匮肾气丸。

（3）脾肾阳虚证

证候：全身浮肿，面色苍白，畏寒肢冷，腰脊冷痛，神疲，纳少，便溏，遗精，阳痿，早泄，或月经失调，舌嫩淡胖，有齿痕，脉沉细或沉迟无力。

治法：温补脾肾。

方药：附子理中丸或济生肾气丸。

（4）肝肾阴虚证

证候：目睛干涩或视物模糊，头晕耳鸣，五心烦热或手足心热，口干咽燥，腰脊酸痛，遗精，或月经失调，舌红少苔，脉弦细或细数。

治法：滋养肝肾。

方药：杞菊地黄丸。

（5）气阴两虚证

证候：面色无华，少气乏力，或易感冒，午后低热，或手足心热，腰酸痛，或见浮肿，口干咽燥或咽部暗红，咽痛，舌质红，少苔，脉细或弱。

治法：益气养阴。

方药：参芪地黄汤。

2. 标实证

（1）水湿证

证候：颜面或肢体浮肿，舌苔白或白腻，脉细或沉细。

治法：利水消肿。

方药：五苓散合五皮饮。

（2）湿热证

证候：面浮肢肿，身热汗出，口干不欲饮，胸脘痞闷，腹部胀满，纳食不香，尿黄短少，便溏不爽，舌红，苔黄腻，脉滑数。

治法：清热利湿。

方药：三仁汤。

（3）血瘀证

证候：面色黧黑或晦暗，腰痛固定或呈刺痛，肌肤甲错，肢体麻木，舌色紫暗或有瘀斑，脉象细涩。

治法：活血化瘀。

方药：血府逐瘀汤。

（4）湿浊证

证候：纳呆，恶心或呕吐，口中黏腻，脘胀或腹胀，身重困倦，浮肿尿少，精神萎靡，舌苔腻，脉沉细或沉缓。

治法：健脾化湿泄浊。

方药：胃苓汤。

第二十二节 肾病综合征

因多种病理损害所致的，以大量蛋白尿、低白蛋白血症、水肿及高脂血症为主要临床表现的一组临床症候群。本病与中医学中的"肾水"相似，可归属于"水肿""腰痛""虚劳"等范畴。

一、西医病因病理

1. 病因

肾病综合征（NS）根据病因可分为原发性和继发性两大类，原发性NS的诊断主要依靠排除继发性NS。引起原发性NS的病理类型以微小病变型肾病、系膜增生性肾炎、膜性肾病、系膜毛细血管性肾炎及肾小球局灶节段性硬化5种临床病理类型最为常见。按照目前国内临床分型，原发性肾小球疾病中的急性肾炎、急进性肾炎、慢性肾炎等均可在疾病过程中出现NS。继发性NS的病因很多，常见有糖尿病性肾病、肾淀粉样变、系统性红斑狼疮性肾炎、肿瘤相关性肾病（实体瘤、白血病及淋巴瘤）、药物及感染等。

2. 病理

（1）病理生理

1）蛋白尿：NS时蛋白尿产生的基本原因包括电荷屏障和孔径屏障的变化，特别是电荷屏障受损时，肾小球滤过膜对血浆蛋白（多以白蛋白为主）的通透性增加，致使原尿中蛋白含量增多，当远超过近曲小管回吸收量时，形成大量蛋白尿。

2）低蛋白血症：NS时尿中丢失大量蛋白，原尿中部分白蛋白在近曲小管上皮细胞中被分解（每日可达10g），胃肠道水肿时，蛋白质的摄入及吸收能力下降，同时肝脏合成白蛋白的增加程度常不足以代偿尿蛋白的丢失而导致低蛋白血症。

3）水肿：NS时血浆蛋白浓度及胶体渗透压降低，血管内的水分进入组织间隙，导致了水肿的形成。

4）高脂血症：NS患者血浆胆固醇、甘油三酯、低密度脂蛋白和极低密度脂蛋白浓度增加，其发生与肝脏合成脂蛋白增加及脂蛋白分解和利用减少有关。

（2）病理类型 引起原发性NS的常见病理类型有以下几种：

1）微小病变型肾病：光镜下观察肾小球基本正常，可见近曲小管上皮细胞脂肪变性。电镜下有广泛的肾小球脏层上皮细胞足突融合。这也是本病病理类型的特征性改变和主要的诊断依据。微小病变型肾病占儿童原发性NS的80%~90%，占成人原发性NS的20%~25%。本型30%~40%的病例可能在发病后数月内自发缓解，90%对糖皮质激素敏感，但复发率高达60%。成人的治疗缓解率和缓解后复发率均较儿童低。

2）系膜增生性肾小球肾炎：光镜下见弥漫性肾小球系膜细胞增生及不同程度系膜基质增多，根据系膜增生的程度不同可分为轻、中、重度三种。根据其免疫病理检查又可将本组疾病分为IgA肾病和非IgA系膜增生性肾小球肾炎。该病理类型在我国发病率很高，在原发性NS中约占30%。其中男性多于女性，好发于青少年，约50%有前驱感染。对糖皮质激素及细胞毒药物的治疗反应与其病理改变轻重相关，轻者疗效好，重者疗效差。

3）系膜毛细血管性肾小球肾炎：该病理类型约占我国原发性NS的10%。男性多于女性，好发于青少年。几乎所有患者均伴有血尿。肾功能损伤、高血压及贫血出现早，病情多持续进展。50%~70%患者的血清C_3持续降低，对提示本病有重要意义。本型NS治疗困难，糖皮质激素及细胞毒药物治疗仅对部分儿童有效，成人疗效差，病变进展较快，发病10年后约50%的病例进展为慢性肾衰竭。

4）膜性肾病：本病病理类型占我国原发性NS的25%~30%。男性多于女性，好发于中老年。早期患者经糖皮质激素和细胞毒药物治疗可达临床缓解，但随疾病进展，病理损伤加重则疗效差，我国10年肾脏存活率为80%~90%。

5）局灶性节段性肾小球硬化：本病病理类型占我国原发性NS的5%~10%。好发于青少年男性。糖皮质激素对50%患者有效，但起效较慢，平均缓解期为4个月。

二、中医病因病机

本病以水肿为特征，是全身气化功能障碍的一种表现，为多种病因综合作用的结果。多种因素作用于人体，分别导致脏腑功能失调，特别是导致肺失通调，脾失转输，肾失开阖，终致膀胱气化无权，三焦水道失畅，水液停聚而成本病。

日久可致湿热、瘀血兼夹为病。

1. 风邪外袭

风寒或风热之邪外袭肌表，内舍于肺，肺失宣降，水液不能敷布，以致风遏水阻，风水相搏，流溢肌肤而成本病。

2. 疮毒浸淫

肌肤因痈疡疮毒，未能清解消透，疮毒内归脾肺，脾失运化，肺失宣降，三焦水道失畅，水液溢于肌肤而成本病。

3. 水湿浸渍

久居湿地，冒雨涉水等，致湿邪内侵，脾为湿困，运化失司，水湿不运，泛于肌肤而成本病，或长期居处寒湿，伤及元阳，以致肾失开阖，气化失常，水湿停聚而成本病。

4. 饮食不当

饮食不洁或不节，损伤脾胃，致运化失司，水湿壅盛而成本病。

5. 劳倦内伤

烦劳过度、纵欲等均能耗气伤精，累及脾肾，脾肾虚衰，则不能化气行水，致水湿内生而成本病。

6. 瘀血阻滞

久病入络导致瘀血内阻，水行不畅，水气停滞而成本病。

本病的发病机制，以肺、脾、肾三脏功能失调为中心，以阴阳气血不足，特别是阳气不足为病变之本，以水湿、湿热及瘀血等邪实阻滞为病变之标，临床多表现为虚实夹杂之证。若脾肾虚损日重，损及肝、心、胃、肠、脑等，则病情恶化。

三、临床表现

1. 病史

原发性 NS 常无明显病史，部分病人有上呼吸道感染等病史；继发性 NS 常有明显的原发性病史。

2. 典型表现

临床常见"三高一低"经典的 NS 症状：①大量蛋白尿（>3.5g/d）。②低蛋白血症（血浆白蛋白≤30g/L）。③明显水肿。④高脂血症。

3. 非经典表现

仅有大量蛋白尿，低蛋白血症，而无明显水肿，常伴高血压。此类患者病情较重，预后较差。

4. 并发症

可见感染、血栓及栓塞并发症、急性肾衰竭、脂肪代谢紊乱、蛋白质营养不良等。

四、实验室及其他检查

1. 尿常规及 24 小时尿蛋白定量

尿蛋白定性多为（＋＋＋）～（＋＋＋＋），定量＞3.5g/24h。

2. 血清蛋白测定

呈现低白蛋白血症（≤30g/L）。

3. 血脂测定

血清胆固醇、甘油三酯、低密度脂蛋白和极低密度脂蛋白浓度增加，高密度脂蛋白可以增加、正常或减少。

4. 肾功能测定

肾功能多数正常（肾前性氮质血症者例外）或肾小球滤过功能减退。

5. 肾 B 超、双肾 ECT

此项理化检查有助于本病的诊断。

6. 肾活检

肾活检是确定肾组织病理类型的唯一手段，可为治疗方案的选择和预后估计提供可靠的依据。

五、诊断与鉴别诊断

1. 诊断

（1）大量蛋白尿（＞3.5g/d）。

（2）低蛋白血症（血浆白蛋白≤30g/L）。

（3）明显水肿。

（4）高脂血症。

其中（1）、（2）两项为诊断所必需。同时必须首先除外继发性病因和遗传性疾病才能诊断为原发性 NS，最好能进行肾活检做出病理诊断，另外还要判定有无并发症。

2. 鉴别诊断

临床上确诊原发性 NS 时，应认真排除继发性 NS 的可能性，故应注意两者的鉴别。常见的继发性 NS 有：

(1) 系统性红斑狼疮性肾炎　好发于青中年女性，伴有发热、皮疹及关节痛，尤其是面部蝶形红斑最具诊断价值。免疫学检查可检测出多种自身抗体。

(2) 过敏性紫癜性肾炎　好发于青少年，有典型的皮肤紫癜，可伴有关节痛、腹痛及黑便，多在皮疹出现后1~4周出现血尿和（或）蛋白尿。

(3) 糖尿病肾病　多发生于糖尿病10年以上的病人，早期可发现尿微量白蛋白排出增加，以后逐渐发展成大量蛋白尿，眼底检查可见微动脉瘤。

(4) 肾淀粉样变性　好发于中老年，肾淀粉样变性是全身多器官受累的一部分，肾受累时体积增大，常呈NS表现，应行肾活检确诊。

(5) 乙型肝炎病毒相关性肾病　应有乙型肝炎病毒抗原阳性，肾活检证实乙型肝炎病毒或其抗原沉积才能确诊。

六、西医治疗

1. 一般治疗

(1) 休息　病人应以卧床休息为主，尤其是严重水肿、低蛋白血症者。病情缓解后可适当起床活动。

(2) 饮食治疗　应给予正常量优质蛋白（富含必需氨基酸的动物蛋白）饮食，宜少进富含饱和脂肪酸（动物油脂）的饮食，多食富含多聚不饱和脂肪酸（如植物油、鱼油）及富含可溶性纤维（如燕麦、米糠及豆类）的饮食，减轻高脂血症。水肿时应低盐（<3g/d）饮食。

2. 对症治疗

(1) 利尿消肿　对NS患者利尿治疗的原则是不宜过快、过猛，常用药物有：①噻嗪类利尿剂，常用氢氯噻嗪。②保钾利尿剂，可与噻嗪类利尿剂合用，常用氨苯蝶啶。③袢利尿剂，常用呋塞米（速尿）。④渗透性利尿剂，常应用不含钠的右旋糖酐40（低分子右旋糖酐）或淀粉代血浆（706代血浆）。⑤提高血浆胶体渗透压，采用血浆或血浆白蛋白等静脉输注。

(2) 减少尿蛋白　血管紧张素转换酶抑制剂、血管紧张素Ⅱ受体拮抗剂、长效二氢吡啶类钙拮抗药等，均可通过其有效控制高血压而显示出不同程度的减少尿蛋白的作用。此外，血管紧张素转换酶抑制剂、血管紧张素Ⅱ受体拮抗剂可有不依赖于降低全身血压的减少尿蛋白作用。

3. 免疫调节治疗

(1) 糖皮质激素　使用原则和方案：①起始足量：常用药物为泼尼松，每日1mg/kg，口服8周，必要时可延长至12周。②缓慢减药：足量治疗后每1~2周减原用量的10%，当减至20mg/d左右时症状易反复，应更加缓慢减量。③长期维持：最后以最小有效剂量（10mg/d）作为维持量，再服半年至一年或更长时间。激素可采取全日量顿服或在维持用药期间两日量隔日一次顿服，以减轻激素的副作用。长期应用应加强监测，防止并及时处理感染、药物性糖尿病、骨质疏松等不良反应，少数病例发生股骨头无菌性缺血坏死。

(2) 细胞毒药物　这类药物可用于"激素依赖型"或"激素抵抗型"的患者协同激素治疗。若无激素禁忌，一般不作为首选或单独治疗用药。临床常使用的细胞毒药物有环磷酰胺、氮芥。

(3) 环孢素　能选择性抑制T辅助细胞及T细胞毒效应细胞。作为二线药物用于治疗激素及细胞毒药物无效的难治性NS。

(4) 吗替麦考酚酯　广泛用于肾移植后排异反应，对部分难治性NS有效。

七、中医辨证论治

水肿的治疗，《素问·汤液醪醴论》提出"开鬼门""洁净府""去菀陈莝"三条基本原则，具体应用视阴阳虚实不同而异。阳水以祛邪为主，应予发汗、利水或攻逐，同时配合清热解毒、理气化湿等法；阴水当以扶正为主，健脾、温肾，同时配以利水、养阴、活血、祛瘀等法。对于虚实夹杂者，则当兼顾，或先攻后补，或攻补兼施。

1. 风水相搏证

证候：起始眼睑浮肿，继则四肢、全身亦肿，皮肤光泽，按之凹陷易恢复，伴发热、咽痛、咳嗽、小便不利等症，舌苔薄白，脉浮。

治法：疏风解表，宣肺利水。

方药：越婢加术汤加减。

2. 湿毒浸淫证

证候：眼睑浮肿，延及全身，身发痈疡，恶风发热，小便不利，舌质红，苔薄黄，脉浮数或滑数。

治法：宣肺解毒，利湿消肿。

方药：麻黄连翘赤小豆汤合五味消毒饮加减。

3. 水湿浸渍证

证候：全身水肿，按之没指，伴有胸闷腹胀，身重困倦，纳呆，泛恶，小便短少，舌苔白腻，脉象濡缓。

治法：健脾化湿，通阳利水。

方药：五皮饮合胃苓汤加减。

4. 湿热内蕴证

证候：浮肿明显，肌肤绷急，腹大胀满，胸闷烦热，口苦，口干，大便干结，小便短赤，舌红苔黄腻，脉沉数或濡数。

治法：清热利湿，利水消肿。

方药：疏凿饮子加减。

5. 脾虚湿困证

证候：浮肿，按之凹陷不易恢复，腹胀纳少，面色萎黄，神疲乏力，尿少色清，大便或溏，舌质淡，苔白腻或白滑，脉沉缓或沉弱。

治法：温运脾阳，利水消肿。

方药：实脾饮加减。

6. 肾阳衰微证

证候：面浮身肿，按之凹陷不起，心悸，气促，腰部冷痛酸重，小便量少或增多，形寒神疲，面色灰滞，舌质淡胖，苔白，脉沉细或沉迟无力。

治法：温肾助阳，化气行水。

方药：济生肾气丸合真武汤加减。

7. 肾阴亏虚证

证候：水肿反复发作，精神疲惫，腰酸遗精，口咽干燥，五心烦热，舌红，脉细弱。

治法：滋补肾阴，兼利水湿。

方药：左归丸加泽泻、茯苓、冬葵子。

第二十三节 尿路感染

尿路感染是各种病原微生物在尿路中生长、繁殖而引起的炎症性疾病。本病与中医学的"热淋""劳淋"等相似，可归属于"淋证""腰痛""虚劳"等范畴。分为上尿路感染（肾盂肾炎、输尿管炎）和下尿路感染（膀胱炎、尿道炎）。细菌是尿路感染中最多见的病原体，其他如病毒、支原体、真菌及寄生虫等也可以引起尿路感染。本节主要讨论由细菌感染引起的尿路炎症。本病可发生于所有人群，女多于男，女性病例约为男性的10倍，尤其以育龄期妇女最为常见。

一、西医病因病机、病理

1. 病因及发病机制

（1）病因 任何致病菌侵入尿路都可引起尿路感染，其中由革兰阴性菌属引起的泌尿系感染约占75%，阳性菌属约占25%。革兰阴性菌属中以大肠杆菌最为常见，约占80%。革兰阳性菌属中以葡萄球菌最为常见。尿路感染可由一种也可由多种细菌引起，偶可由真菌、病毒引起。

（2）易感因素 尿路梗阻、尿路损伤、尿路畸形、女性尿路解剖生理特点、机体抵抗力下降、遗传因素等都是易感因素。

（3）感染途径 ①上行感染：为尿路感染的主要途径。绝大多数尿路感染由粪源性病原体上行经尿道、膀胱、输尿管、肾盂而到达肾脏髓质，累及单侧或双侧而发病。②血行感染：体内局部感染灶的细菌入血，通过血液循环到达肾脏而引发感染，但并不多见。③淋巴道感染：右肾淋巴管与腹部、盆腔、升结肠的淋巴相连，这些部位有感染时，细菌可从淋巴道感染肾脏，此种情况极为罕见。④直接感染：细菌从邻近器官的病灶直接入侵肾脏导致的感染，此情况亦极少见。

（4）机体防御能力 正常情况下，进入膀胱的细菌很快被清除，是否发生尿路感染除与细菌的数量、毒力有关外，还取决于机体的防御功能。机体的防御机制包括：①排尿的冲刷作用。②尿道和膀胱黏膜的抗菌能力。③尿液中高浓度尿素、高渗透压和低pH值等。④前列腺分泌物中含有的抗菌成分。⑤感染出现后，白细胞很快进入膀胱上皮组织和尿液中，起清除细菌的作用。⑥输尿管膀胱连接处的活瓣具有防止尿液、细菌进入输尿管的功能。当体质虚弱、免疫机能低下，不能及时清除侵入的细菌，就容易发生尿路感染。女性尿道的解剖特点也使其容易发生尿路感染。

（5）细菌致病力　细菌进入膀胱后，是否发病，还与其致病力有关。细菌对上皮细胞的吸附能力，决定了该菌引起尿路感染的致病力。如大肠杆菌，能引起症状性尿路感染的仅是其少数菌株，如O、K和H血清型菌株，它们具有特殊的致病力。

2. 病理

尿路感染的部位不同，病理解剖改变的差异很大。急性肾盂肾炎病变可为单侧或双侧，肾盂、肾盏黏膜充血水肿，表面有脓性分泌物，黏膜下可散在细小的炎症病灶，严重者炎症可融合成小脓肿。镜下可见病灶内有肾小管上皮细胞肿胀、坏死、脱落，间质内有白细胞浸润和小脓肿形成。肾小球一般形态正常。下尿路感染没有发生解剖形态的变化，只有下尿路黏膜浅表的炎症、充血，可于短期内随菌尿的消失而消退。

二、中医病因病机

尿路感染主要与湿热毒邪蕴结膀胱及脏腑功能失调有关。外阴不洁，秽浊之邪入侵膀胱，酿生湿热；饮食不节，损伤脾胃，蕴湿生热；情志不遂，气郁化火或气滞血瘀；年老体弱、禀赋不足、房事失节及久淋不愈引起脾肾亏虚等，均可导致本病的发生。

1. 膀胱湿热

风寒湿邪外感，入里化热，下注膀胱，或过食肥甘辛辣厚味，脾胃健运失司，湿热内生，下注膀胱，或下阴不洁，秽浊之邪上犯膀胱，或病由他脏转入，湿热蕴结膀胱，邪气壅塞，气化失司，水道不利，故发为淋证。

2. 肝胆郁热

足厥阴肝经"环阴器，抵少腹"，若恼怒怫郁，肝失条达，气机郁结化火，疏泄不利，水道通调受阻，膀胱气化失司，或气郁化火，气火郁于下焦，均可引起小便滞涩，余沥不尽，发为淋证。

3. 脾肾亏虚，湿热屡犯

劳倦过度，房事不节，或久病体虚，年老体衰，或淋证日久失治，均可导致脾肾亏虚，正虚之后，复感外邪，即可发病，或遇劳即发，而成劳淋。

4. 肾阴不足，湿热留恋

湿热久稽，肾阴受损，膀胱气化不利，而呈虚实夹杂之肾虚膀胱湿热之候。

总之，本病以肾虚为本，膀胱湿热为标，且与肝脾密切相关，其病机以湿热蕴结下焦导致膀胱气化不利为主。早期以实为主，表现为膀胱湿热或肝胆郁热，日久则虚实夹杂，湿热与脾肾亏虚并见，迁延日久可进展为癃闭、关格。

三、临床表现

1. 膀胱炎

占尿路感染的60%以上。主要表现为尿频、尿急、尿痛、排尿困难、下腹部疼痛等，部分患者迅速出现排尿困难。尿液多混浊，并有异味，部分患者可出现血尿。一般无全身症状，少数患者可有腰痛、发热，体温多在38℃以下。本病多见于中青年妇女，常于性生活后发生，亦可见于妇科手术、月经后和老年妇女。原发性膀胱炎罕见，多继发于尿道炎、阴道炎、子宫颈炎或前列腺炎。

2. 肾盂肾炎

（1）急性肾盂肾炎　本病可见于任何年龄，育龄期妇女最多见，起病急骤，主要有下列症状。①全身症状：高热、寒战、头痛、周身酸痛、恶心、呕吐，体温多在38℃以上，热型多呈弛张热，亦可呈间歇热或稽留热。②泌尿系统症状：尿频、尿急、尿痛、排尿困难、下腹疼痛、腰痛等，患者多有腰酸痛或钝痛，少数还有剧烈的腹部阵发性绞痛，沿输尿管向膀胱方向放射。③体格检查：体检时在肋腰点（腰大肌外缘与第12肋交叉点）有压痛，肾区叩击痛。

（2）慢性肾盂肾炎　临床表现较为复杂，泌尿系统及全身表现均不太典型，半数以上患者有急性肾盂肾炎病史，可间断出现尿频、排尿不适、腰酸痛等，部分患者有不同程度的低热以及肾小管功能受损表现（夜尿增多、低比重尿等）。病情持续可进展为慢性肾衰竭。感染严重时可呈急性肾盂肾炎表现。

（3）尿道炎 患者自觉尿频、尿急、尿痛，可见脓尿，个别有血尿。尿道外口红肿，有尿道分泌物。

（4）并发症 肾乳头坏死和肾周围脓肿。①肾乳头坏死：本病为肾盂肾炎的严重并发症之一，多于严重的肾盂肾炎伴有糖尿病或尿路梗阻时发生，可并发革兰阴性杆菌败血症，或导致急性肾衰竭。其主要临床表现为高热、剧烈腰痛和血尿等，可有坏死组织脱落从尿中排出，发生肾绞痛。②肾周围脓肿：多因严重肾盂肾炎直接扩展而来，其致病菌多为革兰阴性杆菌，患者多有糖尿病、尿路结石等易感因素。除原有肾盂肾炎症状加剧外，多有明显的单侧腰痛，向健侧弯腰时疼痛加重。

四、实验室及其他检查

1. 尿常规检查

尿白细胞显著增加（>5个/高倍视野）。

2. 尿细菌培养

清洁中段尿培养，菌落计数 >10^5/mL。耻骨上膀胱穿刺尿细菌定性培养有细菌生长，为真性菌尿。

3. 尿涂片镜检细菌

观察10个视野，每个视野平均有1个以上细菌者为阳性，此时尿中含菌量常 >10^5/mL。

4. 亚硝酸盐试验

此法诊断尿路感染的敏感性为70.4%，特异性为99.5%。可作为尿路感染的筛选试验。

5. 12小时尿Addis计数

正常人12小时尿白细胞和上皮细胞计数不超过100万，红细胞不超过50万。

6. 血常规检查

急性肾盂肾炎患者，血中白细胞可出现轻中度增加，中性粒细胞增加或有核左移。

五、诊断与鉴别诊断

1. 诊断

临床症状和体征常不能诊断，应依靠实验室检查。泌尿系感染诊断标准为：

（1）清洁中段尿（要求尿停留在膀胱中4~6小时以上）细菌定量培养，菌落≥10^5/mL。

（2）参考清洁离心中段尿沉渣白细胞数≥10个/高倍视野，或有泌尿系感染症状者。

具备上述（1）、（2）可确诊。如无（2）则应再做尿菌计数复查，如仍≥10^5/mL，且两次的细菌相同者，可以确诊。

（3）进行膀胱穿刺尿培养，细菌阳性（不论菌数多少），亦可确诊。

（4）进行尿细菌培养计数有困难者，可用治疗前清晨清洁中段尿（尿停留于膀胱4~6小时以上）离心尿沉渣革兰染色找细菌，如细菌>1个/油镜视野，结合临床有尿路感染症状，亦可确诊。

具备（3）、（4）任意一项均可确诊。

（5）尿细菌数在10^4~10^5/mL者，应复查，如仍为10^4~10^5/mL，应结合临床表现来诊断或进行膀胱穿刺尿培养来确诊。

2. 鉴别诊断

（1）肾结核 肾结核多并发生殖道结核或有其他器官结核病史，血尿多与尿路刺激征同时发生，尿结核菌阳性或结核菌素试验和静脉肾盂造影等有助于诊断。

（2）慢性肾盂肾炎 泌尿系感染史在一年以上，经抗生素治疗效果不佳，多次尿细菌定量培养均阳性或频繁复发者，多为慢性肾盂肾炎；X线造影证实有肾盂肾盏变形，肾影不规则甚至缩小者为慢性肾盂肾炎。

（3）尿道综合征（尿频、排尿困难综合征）尿道综合征患者有明显的排尿困难、尿频，但无发热、白细胞增高等全身症状。多次尿细菌培养菌落数<10^5/mL。

六、西医治疗

1. 一般治疗

患病后，宜休息3~5天，多饮水，勤排尿。

2. 碱化尿液

可减轻膀胱刺激征,同时增强某些抗菌药物的疗效。可用碳酸氢钠1.0g,每日3次,口服。

3. 抗菌治疗

尿路感染时,应选用肾毒性小且在肾脏及尿中浓度高的抗菌药物。无病原学结果前,一般首选对革兰阴性杆菌有效的抗生素,治疗3天症状无改善,应按药敏结果调整用药。

(1) 初发者可选用磺胺类(如复方磺胺甲噁唑)或喹诺酮类(首选环丙沙星)。口服3日,可有效治疗急性膀胱炎。

(2) 如全身及泌尿道症状较重,可根据尿培养和药敏试验采用静脉给药。如大肠杆菌敏感且肾功能正常者,可选用氨基糖苷类抗生素,如庆大霉素8万~12万U肌注,每日2次,或8万~16万U静脉滴注,每日2次,或丁胺卡那霉素0.2g,肌注或静脉滴注,每日2次。

(3) 如病人有全身感染中毒症状,甚至出现低血压、呼吸性碱中毒,疑为革兰阴性杆菌败血症者,多为急性重症肾盂肾炎,应联合使用两种或两种以上抗生素静脉滴注治疗。可选用三代头孢菌素类中的头孢曲松钠、头孢三嗪(菌必治)、头孢哌酮等,半合成广谱青霉素中的羧苄青霉素、氧哌嗪青霉素、硫咪唑青霉素等,加用一种氨基糖苷类抗生素。

七、中医辨证论治

中医认为,尿路感染多属下焦湿热,实证居多,治宜清热解毒,利湿通淋;病情日久或年老体弱、正气不足者,还应兼以扶正祛邪。

1. 膀胱湿热证

证候:小便频数,灼热刺痛,色黄赤,小腹拘急胀痛,或腰痛拒按,或见恶寒发热,或见口苦,大便秘结,舌质红,苔薄黄腻,脉滑数。

治法:清热利湿通淋。

方药:八正散加减。

2. 气滞血瘀证

证候:小便不畅,少腹胀满疼痛,小便灼热刺痛,有时可见血尿,烦躁易怒,情绪不稳,口苦口黏,舌质暗红,可见瘀点,脉弦或弦细。

治法:活血化瘀,疏肝理气。

方药:丹栀逍遥散加减。

3. 脾肾亏虚,湿热屡犯证

证候:小便淋沥不已,时作时止,每于劳累后发作或加重,尿热,或有尿痛,面色无华,神疲乏力,少气懒言,腰膝酸软,食欲不振,口干不欲饮水,舌质淡,苔薄白,脉沉细。

治法:健脾补肾。

方药:无比山药丸加减。

4. 肾阴不足,湿热留恋证

证候:小便频数,滞涩疼痛,尿黄赤混浊,腰膝酸软,手足心热,头晕耳鸣,四肢乏力,口干口渴,舌质红少苔,脉细数。

治法:滋阴益肾,清热通淋。

方药:知柏地黄丸加减。

第二十四节 慢性肾衰竭

慢性肾衰竭(CRF)是常见的临床综合征。它发生在各种原发或继发性慢性肾脏病的基础上,缓慢地出现肾功能减退而致衰竭。临床以代谢产物和毒素潴留,水、电解质和酸碱平衡紊乱,以及某些内分泌功能异常等表现为特征。

本病归属于中医学"癃闭""关格""溺毒""肾劳"等范畴。

一、西医病因及发病机制

1. 病因

慢性肾衰竭的病因主要有糖尿病肾病、高血压、肾小动脉硬化、原发性与继发性肾小球肾炎、肾小管间质病变(慢性肾盂肾炎、慢性尿酸性肾病、梗阻性肾病、药物性肾病等)、肾血管病变、遗传性肾病(如多囊肾、遗传性肾炎)等。在发达国家,糖尿病肾病、高血压肾小动脉硬化、原发性肾小球肾炎是造成慢性肾衰竭前3位的疾病;发展中国家的病因排序是原发性肾小球肾炎、糖尿病肾病、高血压肾小动脉硬化。在我国发达地区及大城市,糖尿病肾病已经成为第一位致病因素。

2. 发病机制

（1）慢性肾衰竭进展的发病机制　①肾单位高滤过。②肾单位高代谢。③肾组织上皮细胞表型转化。④血管紧张素Ⅱ促进血压升高并诱导细胞增生等。⑤细胞因子（生长因子）促进细胞外基质增多。⑥蛋白尿可引起肾小管损害、间质炎症及纤维化。⑦细胞凋亡，肾脏固有细胞减少。

（2）尿毒症症状的发生机制　①尿毒症毒素的作用。②体液因子，如红细胞生成素（EPO）、骨化三醇的缺乏，可分别引起肾性贫血和肾性骨病。③营养素，如蛋白质和某些氨基酸的缺乏等可引起营养不良、消化道症状、免疫功能降低等。

二、中医病因病机

慢性肾衰竭属中医癃闭、关格范畴，是由于感受外邪、饮食不当、劳倦过度、药毒伤肾、劳伤久病等导致肾元虚衰，湿浊内蕴而发病。脾肾亏虚为本，湿浊内蕴为标，脾虚则运化无权，肾虚则开阖失司，日久气损及阳，阳损及阴，最后导致肾气衰败，不能分清泌浊，浊毒内停壅滞，瘀血阻滞。

本病病位主要在肾，涉及肺、脾（胃）、肝等脏腑，其基本病机是肾元虚衰，湿浊内蕴，为本虚标实之证。本虚以肾元亏虚为主；标实见水气、湿浊、湿热、血瘀、肝风之证。发病初期脾肾亏虚及湿浊并见，日久累及多脏。如水湿、浊毒之邪凌心射肺，则见胸闷、心悸、气促，甚则不能平卧；如肾病及肝，肝肾阴虚，虚风内生，则见手足搐动，甚则抽搐；若肾病及心，邪陷心包，则见神志昏迷；若正不胜邪，则见阴盛阳衰，阴阳离决等危证。

三、临床表现

在慢性肾衰竭的不同阶段，其临床表现也各不相同。在慢性肾衰竭的代偿期和失代偿早期，患者可以无任何症状，或仅有乏力、腰酸、夜尿增多等轻度不适，少数患者可有食欲减退、代谢性酸中毒及轻度贫血。慢性肾衰竭中期以后，上述症状更趋明显。在晚期尿毒症时，可出现急性心衰、严重高钾血症、消化道出血、中枢神经系统障碍等，甚至有生命危险。

1. 水、电解质代谢紊乱

（1）代谢性酸中毒　食欲不振、呕吐、虚弱无力、呼吸深长等。

（2）水钠代谢紊乱　水钠潴留可表现为不同程度的皮下水肿或（和）体腔积液，易出现血压升高、左心功能不全和脑水肿。低血容量主要表现为低血压和脱水。

（3）钾代谢紊乱　高钾血症或低钾血症。严重高钾血症（血清钾 $>6.5mmol/L$）需及时治疗抢救。

（4）钙磷代谢紊乱　主要表现为钙缺乏和磷过多。

2. 蛋白质、糖类、脂肪和维生素的代谢紊乱

慢性肾衰竭患者蛋白质代谢紊乱一般表现为蛋白质代谢产物蓄积（氮质血症），糖代谢异常主要表现为糖耐量减低和低血糖症两种情况。慢性肾衰竭患者中高脂血症相当常见，其中多数患者表现为轻到中度高甘油三酯血症。维生素代谢紊乱相当常见，如血清维生素 A 水平增高、维生素 B_6 及叶酸缺失等。

3. 心血管系统表现

心血管病变是慢性肾衰竭患者的主要并发症之一和最常见的死因。尤其是进入终末期肾病阶段，则死亡率进一步增高（占尿毒症死因的 45%～60%）。

（1）高血压和左心室肥厚。

（2）心力衰竭，是尿毒症患者最常见的死亡原因。

（3）尿毒症性心肌病。

（4）心包病变。

（5）血管钙化和动脉粥样硬化。

4. 呼吸系统症状

体液过多或酸中毒时均可出现气短、气促，严重酸中毒可致呼吸深长。体液过多、心功能不全可引起肺水肿或胸腔积液。由尿毒症毒素诱发的肺泡毛细血管渗透性增加、肺充血可引起尿毒症肺水肿，此时肺部 X 线检查可出现蝴蝶翼征，及时利尿或透析可迅速改善上述症状。

5. 胃肠道症状

主要表现有食欲不振、恶心、呕吐、口腔有

尿味。消化道出血也较常见，其发生率比正常人明显增高，多是由于胃黏膜糜烂或消化性溃疡，尤以前者为最常见。

6. 血液系统表现

慢性肾衰竭患者血液系统异常主要表现为肾性贫血和出血倾向。大多数患者一般均有轻、中度贫血，其原因主要是红细胞生成素缺乏，故称为肾性贫血。

7. 神经肌肉系统症状

早期症状可有疲乏、失眠、注意力不集中等。其后会出现性格改变、抑郁、记忆力减退、判断力降低。尿毒症时常有反应淡漠、谵妄、惊厥、幻觉、昏迷、精神异常等。

8. 内分泌功能紊乱

（1）肾脏本身内分泌功能紊乱，如1,25(OH)$_2$维生素D$_3$、红细胞生成素不足和肾内肾素-血管紧张素Ⅱ过多。

（2）外周内分泌腺功能紊乱，大多数患者有继发性甲旁亢（血PTH升高），部分患者（大约1/4）有轻度甲状腺素水平降低。其他，如胰岛素受体障碍、性腺功能减退等，也相当常见。

9. 骨骼病变

肾性骨营养不良（即肾性骨病）相当常见，包括纤维囊性骨炎（高转化性骨病）、骨生成不良、骨软化症（低转化性骨病）及骨质疏松症。

四、实验室及其他检查

1. 肾功能检查

血尿素氮（BUN）、血肌酐（Scr）上升，内生肌酐清除率（Ccr）降低，二氧化碳结合力下降，血尿酸升高。

2. 尿常规检查

可见蛋白尿、血尿、管型尿或低比重尿。

3. 血常规检查

不同程度的贫血。

4. 电解质检查

高钾、高磷、低钙等。

5. B超检查

多数可见双肾明显缩小、结构模糊。

五、诊断及鉴别诊断

1. 诊断

（1）诊断要点 慢性肾衰竭诊断主要依据病史、肾功能检查及相关临床表现。

（2）肾功能分期 目前国际公认的慢性肾脏病分期依据美国肾脏基金会制定的指南分为1～5期，见表9-16。

表9-16 慢性肾脏病分期

分期	特征	GRF [mL/min·1.73m^2]
1	GFR正常或升高	≥90
2	GFR轻度降低	60～89
3a	GFR轻到中度降低	45～59
3b	GFR中到重度降低	30～44
4	GFR重度降低	15～29
5	ESRD	<15或透析

2. 鉴别诊断

慢性肾衰竭有时需与急性肾衰竭鉴别。如有无导致慢性肾衰竭的慢性肾脏疾病或可能影响到肾脏的全身疾病的病史，或有无导致急性肾衰竭的肾前性、肾性、肾后性原发病因。如贫血、尿量增多、夜尿增多，常是慢性肾衰竭的一个较明显的临床症状，而急性肾衰竭时常无此症状。慢性肾衰竭患者的X线腹部平片或B超检查可发现双肾缩小，或形态中皮髓分界不清，而急性肾衰竭时，肾脏大小常正常或稍增大。

六、西医治疗

1. 饮食治疗

（1）给予优质低蛋白饮食0.6g/(kg·d)，富含维生素饮食。病人必须摄入足够热量，一般为30～35kcal/(kg·d)。必要时主食可采用去植物蛋白的麦淀粉。

（2）低蛋白饮食加必需氨基酸或α-酮酸治疗，应用α-酮酸治疗时注意复查血钙浓度，高钙血症时慎用。无严重高血压及明显水肿、尿量大于每天1000mL者，食盐量为每天2~4g。

2. 药物治疗

慢性肾衰竭药物治疗的目的包括：①缓解慢性肾衰竭症状，减轻或消除病人痛苦，提高生活质量。②延缓慢性肾衰竭病程的进展，防止其进行性加重。③防治并发症，提高生存率。

（1）纠正酸中毒和水、电解质紊乱 ①纠正代谢性酸中毒，主要为口服碳酸氢钠（NaHCO$_3$）。中、重度病人必要时可静脉输入。②水钠紊乱的防治，适当限制钠摄入量，一般NaCl的摄入量应不超过6~8g/d。有明显水肿、高血压者，钠摄入量一般为2~3g/d。对急性心功能衰竭严重肺水肿者，应及时给单纯超滤、持续性血液滤过（如连续性静脉-静脉血液滤过）。③高钾血症的防治，肾衰竭病人易发生高钾血症，尤其是血清钾水平>5.5mmol/L时，则应更严格地限制钾的摄入。在限制钾摄入的同时，还应注意及时纠正酸中毒，并适当应用利尿剂（呋塞米、布美他尼等），增加尿钾排出，以有效防止高钾血症发生。对已有高钾血症的病人，除限制钾摄入外，还应采取以下各项措施：积极纠正酸中毒，必要时（血钾>6mmol/L）可静滴碳酸氢钠；给予袢利尿剂，最好静脉或肌肉注射呋塞米或布美他尼；应用葡萄糖-胰岛素溶液输入；口服降钾树脂，以聚苯乙烯磺酸钙更为适用，因为离子交换过程中只释放出钙，不释放出钠，不致增加钠负荷；对严重高钾血症（血钾>6.5mmol/L），且伴有少尿、利尿效果欠佳者，应及时给予血液透析治疗。

（2）高血压的治疗 对高血压进行及时、合理的治疗，不仅是为了控制高血压的某些症状，而且是为了积极主动地保护靶器官（心、肾、脑等）。血管紧张素转化酶抑制剂、血管紧张素Ⅱ受体拮抗剂、钙通道拮抗剂、醛固酮受体阻断剂等均可应用。

（3）贫血的治疗和红细胞生成刺激剂的应用 当血红蛋白<110g/L或红细胞压积<33%时，应检查贫血原因。如有缺铁，应予补铁治疗，必要时可应用人类重组红细胞生成素、达依泊丁等，直至血红蛋白上升至110~120g/L。

（4）低钙血症、高磷血症和肾性骨病的治疗 当GFR<50mL/min后，即应适当限制磷摄入量。当GFR<30mL/min时，在限制磷摄入的同时，须应用磷结合剂口服，以碳酸钙、枸橼酸钙较好。对明显高磷血症（血清磷>7mg/dL）或血清Ca、P乘积>65（mg^2/dL^2）者，则应暂停应用钙剂，以防转移性钙化的加重。对明显低钙血症病人，可口服1，25（OH）$_2$D$_3$（钙三醇），连服2~4周后，如血钙水平和症状无改善，可增加用量。治疗中均要监测血Ca、P、PTH浓度。

（5）防治感染 平时应注意防止感冒，预防各种病原体的感染。抗生素的选择和应用原则与一般感染相同，唯剂量要调整。在疗效相近的情况下，应选用肾毒性最小的药物。

（6）高脂血症的治疗 透析前慢性肾衰竭病人与一般高血脂患者治疗原则相同，应积极治疗。但对维持透析病人，高脂血症的标准宜放宽，如血胆固醇水平保持在250~300mg/dL，血甘油三酯水平保持在150~200mg/dL为好。

（7）口服吸附疗法和导泻疗法 口服吸附疗法（口服氧化淀粉或活性炭制剂）、导泻疗法（口服大黄制剂）、结肠透析等，均可利用胃肠道途径增加尿毒症毒素的排出。上述疗法主要应用于透析前慢性肾衰竭病人，对减轻病人氮质血症起到一定辅助作用。

3. 尿毒症期的替代治疗

当慢性肾衰竭病人GFR 6~10mL/min（血肌酐>707μmol/L）并有明显尿毒症临床表现，经治疗不能缓解时，则应让病人做好思想准备，进行透析治疗。糖尿病肾病可适当提前安排透析。

（1）透析治疗 ①血液透析：血透治疗一般每周3次，每次4~6小时。②腹膜透析：持续性不卧床腹膜透析疗法（CAPD）应用腹膜的滤过与透析作用，持续地对尿毒症毒素进行清除，每次1.5~2L，6小时交换一次，每天交换4次。

CAPD对尿毒症的疗效与血液透析相似，但在残存肾功能与心血管的保护方面优于血透，且费用也相对较低。CAPD尤其适用于老人、有心血管并发症的病人、糖尿病病人、小儿病人或做动静脉内瘘有困难者。

（2）肾移植　成功的肾移植可恢复正常的肾功能（包括内分泌和代谢功能），使病人几乎完全康复。肾移植需长期使用免疫抑制剂，以防治排斥反应，常用的药物为糖皮质激素、环孢素、硫唑嘌呤和（或）马替麦考酚酯（MMF）等。近年肾移植的疗效显著改善，移植肾的1年存活率约为85%，5年存活率约为60%。HLA配型佳者，移植肾的存活时间较长。

七、中医辨证论治

1. 本虚证

（1）脾肾气虚证

证候：倦怠乏力，气短懒言，纳呆腹胀，腰酸膝软，大便溏薄，口淡不渴，舌淡有齿痕，苔白或白腻，脉象沉细。

治法：补气健脾益肾。

方药：六君子汤加减。

（2）脾肾阳虚证

证候：面色萎黄或黧黑晦暗，下肢浮肿，按之凹陷难复，神疲乏力，纳差便溏或五更泄泻，口黏淡不渴，腰膝酸痛或腰部冷痛，畏寒肢冷，夜尿频多清长，舌淡胖嫩，齿痕明显，脉沉弱。

治法：温补脾肾。

方药：济生肾气丸加减。

（3）气阴两虚证

证候：面色少华，神疲乏力，腰膝酸软，口干唇燥，饮水不多，或手足心热，大便干燥或稀，夜尿清长，舌淡有齿痕，脉象沉细。

治法：益气养阴，健脾补肾。

方药：参芪地黄汤加减。

（4）肝肾阴虚证

证候：头晕头痛，耳鸣眼花，两目干涩或视物模糊，口干咽燥，渴而喜饮或饮水不多，腰膝酸软，大便易干，尿少色黄，舌淡红少津，苔薄白或少苔，脉弦或细弦，常伴血压升高。

治法：滋肾平肝。

方药：杞菊地黄汤加减。

（5）阴阳两虚证

证候：浑身乏力，畏寒肢冷，或手足心热，口干欲饮，腰膝酸软，或腰部酸痛，大便稀溏或五更泄泻，小便黄赤或清长，舌胖润有齿痕，舌苔白，脉沉细，全身虚弱症状明显。

治法：温扶元阳，补益真阴。

方药：金匮肾气丸或全鹿丸加减。

2. 标实证

（1）湿浊证

证候：恶心呕吐，胸闷纳呆，或口淡黏腻，口有尿味。

治法：和中降逆，化湿泄浊。

方药：小半夏加茯苓汤加减。

（2）湿热证

证候：中焦湿郁化热，常见口干口苦，甚则口臭，恶心频频，舌苔黄腻。下焦湿热可见小溲黄赤或溲解不畅，尿频、尿急、尿痛等。

治法：中焦湿热宜清化和中；下焦湿热宜清利湿热。

方药：中焦湿热者用黄连温胆汤加减；下焦湿热者用四妙丸加减。

（3）水气证

证候：面、肢浮肿或全身浮肿，甚则有胸水、腹水。

治法：利水消肿。

方药：五皮饮或五苓散加减。

（4）血瘀证

证候：面色晦暗或黧黑或口唇紫暗，腰痛固定或肢体麻木，舌紫暗或有瘀点、瘀斑，脉涩或细涩。

治法：活血化瘀。

方药：桃红四物汤加减。

（5）肝风证

证候：头痛头晕，手足蠕动，筋惕肉瞤，抽搐痉厥。

治法：镇肝息风。

方药：天麻钩藤饮加减。

第二十五节 缺铁性贫血

缺铁性贫血是指体内贮存铁缺乏，影响血红蛋白合成所引起的一种小细胞低色素性贫血。其特点是骨髓、肝、脾等器官组织中缺乏可染色性铁，血清铁浓度、运铁蛋白饱和度和血清铁蛋白降低。本病与中医"血劳"相似，可归属于"萎黄""黄胖""虚劳"等范畴。

一、西医病因病理

1. 损失过多

慢性失血占缺铁原因的首位，是引起缺铁性贫血的主要原因。常见于消化道出血（男性最常见），如消化性溃疡、消化道肿瘤、钩虫病、痔疮等；月经过多（每月出血量 > 40mL）是女性缺铁最多见的原因；还可见于阵发性睡眠性血红蛋白尿（PNH）、人工心脏瓣膜引起的机械性溶血等，均可因长期尿内失铁而致贫血。

2. 需铁量增加而摄入量不足

生长期婴幼儿、青少年，以及月经期、妊娠期或哺乳期妇女需铁量增加。

3. 铁的吸收不良

游离铁主要在十二指肠及小肠上 1/4 段黏膜吸收，吸收不良可导致缺铁性贫血。如胃大部切除术及胃-空肠吻合术后，由于食物迅速通过胃至空肠，不经过十二指肠，影响了正常铁的吸收；萎缩性胃炎因长期缺乏胃酸，导致铁的吸收不良；长期腹泻不但影响铁吸收，且随着大量肠上皮细胞脱落而失铁。

缺铁使血红蛋白合成减少，引起低色素性贫血；由于含铁酶的活性降低，引起脂类、蛋白质及糖类在幼红细胞内合成障碍及成熟红细胞的内部缺陷，红细胞寿命缩短，易在脾内破坏；体内含铁酶类的缺乏，引起肌肉、脑、心、肝、肾脏等多脏器的活力降低，组织细胞内线粒体肿胀，临床上出现肌肉疲劳，神经、循环及消化系统等功能紊乱。

二、中医病因病机

中医学认为，本病的形成多由先天禀赋不足、饮食不节、长期失血、劳倦过度、妊娠失养、病久虚损、虫积等引起脾胃虚弱及血少气衰所致。

1. 饮食不节

因暴饮暴食，或长期饥饿，少食节食等，可导致脾胃功能减退，影响水谷精微的吸收，化血无源，出现贫血。

2. 长期失血

呕血、便血、咯血、鼻衄治不及时，或崩漏，或产后失血，调护不当等慢性失血，均可导致血少气衰，出现贫血。

3. 久病体虚

长期慢性胃肠疾患，久治未愈，脾胃虚弱而生化乏源，或因房劳或烦劳过度，损及肾脏，精血同源，肾虚精亏，则无以化生血液而致血虚。

4. 虫积

各种寄生虫，如钩虫侵入人体，虫积日久，引起脾胃受损，同时又大量吸收人体精微，导致生化乏源，引起贫血。

缺铁性贫血病位在脾、胃，与肝、肾相关。脾胃虚弱，运化失常，虫积及失血导致气血生化不足，是本病发生的基本病机。本病多属虚证，但也有虚实夹杂之证。

三、临床表现

缺铁性贫血多数起病缓慢，常见于 4 个月以上婴儿、儿童及 20～50 岁生育期妇女（大多为经产妇）。临床表现分为两类：一类为贫血本身的表现，另一类为组织中含铁酶类减少引起细胞功能紊乱而产生的症状和体征。

1. 贫血本身的表现

皮肤和黏膜苍白，疲乏无力，头晕耳鸣，眼花，记忆力减退，严重者可出现眩晕或晕厥，活动后心悸、气短，甚至心绞痛、心力衰竭。尚有食欲减退、恶心呕吐、腹胀、腹泻等消化道症状。

2. 组织缺铁症状

（1）精神和行为改变 疲乏、烦躁和头痛在缺铁的妇女中较多见；缺铁可引起患儿发育迟缓和行为改变，如烦躁、易激惹、注意力不集中等。

（2）消化道黏膜病变　口腔炎、舌炎、唇炎、胃酸分泌缺乏及萎缩性胃炎，常见食欲减退、腹胀、嗳气、便秘等。部分患者有异食癖，如嗜食泥土、石屑、生米、粉笔、冰块等。

（3）外胚叶组织病变　皮肤干燥，毛发干枯脱落，指甲缺乏光泽、脆薄易裂，甚至反甲等。

四、实验室及其他检查

1. 血象

男性血红蛋白（Hb）<120g/L，女性 Hb<110g/L，孕妇 Hb<100g/L；红细胞平均体积（MCV）<80fl，红细胞平均血红蛋白浓度（MCHC）<30%，红细胞平均血红蛋白量（MCH）<27pg。网织红细胞计数大多正常，亦可减低或轻度升高。

2. 骨髓象

红细胞系增生活跃。骨髓铁染色显示骨髓小粒可染铁消失，铁粒幼红细胞消失或减少（<15%）。骨髓铁染色可反映体内铁贮存情况，是诊断缺铁较为敏感和可靠的方法。

3. 血清铁、总铁结合力及铁蛋白

缺铁性贫血时血清铁浓度常<8.91μmol/L（50μg/dL），总铁结合力>64.41μmol/L（360μg/dL），转铁蛋白饱和度<15%。

4. 红细胞内游离原卟啉（FEP）

缺铁性贫血时，红细胞内游离原卟啉浓度增高，>0.9μmol/L（50μg/dL）。

五、诊断与鉴别诊断

1. 诊断

（1）小细胞低色素性贫血，男性 Hb<120g/L，女性 Hb<110g/L，孕妇 Hb<100g/L，MCV<80fl，MCH<27pg，MCHC<30%。

（2）有明确的缺铁病因和临床表现。

（3）血清铁浓度常<8.9μmol/L，总铁结合力>64.41μmol/L。

（4）转铁蛋白饱和度<15%。

（5）血清铁蛋白<12μg/L。

（6）骨髓铁染色显示骨髓小粒可染铁消失，铁粒幼红细胞<15%。

（7）红细胞内游离原卟啉>0.9μmol/L。

（8）铁剂治疗有效。

符合第1条和第2~8条中任何两条以上者，可诊断为缺铁性贫血。

2. 鉴别诊断

（1）地中海贫血　有家族史，网织红细胞增高达5%以上，血清铁蛋白及骨髓可染铁均增多，血红蛋白电泳异常，HbF 及 HbA_2 均升高，而缺铁性贫血 HbF 正常，HbA_2 反而减少。

（2）慢性病性贫血　慢性炎症、感染或肿瘤等引起的铁代谢异常性贫血。多为正色素小细胞性贫血，偶见低色素小细胞性贫血，血清铁蛋白和骨髓铁增多。血清铁、血清转铁蛋白饱和度、总铁结合力减低。

（3）铁粒幼细胞性贫血　是由于血红蛋白在幼红细胞线粒体内的合成发生障碍而引起的铁失利用性贫血。较罕见，多见于中年和老年人。外周血片上可见双型性贫血表现（有的红细胞为正色素性，有的为低色素性）。血清铁增高，而总铁结合力降低，铁饱和度增高。骨髓铁染色可见典型的环状铁粒幼细胞。

六、西医治疗

1. 病因治疗

病因治疗相当重要，因为缺铁性贫血是多种疾病的一个症状表现，不能只顾补铁治疗，而忽略其基础疾病的治疗。如防治寄生虫病、驱除钩虫等；积极治疗慢性失血；积极治疗慢性胃肠疾病；改变偏食习惯；婴幼儿及时添加辅食；对生长期儿童、孕妇及哺乳期妇女宜给予含铁较多的食物。

2. 铁剂治疗

（1）口服铁剂　是治疗缺铁性贫血的主要方法。

1）硫酸亚铁片：疗效较好，安全，且价格低廉，但有胃肠道副作用，成人0.3g/次，每日3次，儿童用成人量的一半，于进食或饭后服用。

2）多糖铁复合物：其效果与硫酸亚铁片相当，每次150mg，每日2次。

3）富马酸亚铁片：含铁量较高，奏效较快，每次0.2g，每日3次。

口服铁剂要先从小剂量开始，渐达足量。进餐时或饭后吞服，可减少恶心、呕吐、上腹部不适等胃肠道不良反应。口服铁剂有效者3~4天后网织红细胞开始升高，1周后血红蛋白开始上升，一般2个月可恢复正常。贫血纠正后仍要继续治疗3~6个月以补充体内应有的贮存铁。

（2）注射铁剂　只有口服铁剂消化道反应严重，不能耐受者，口服铁剂不能奏效者，需要迅速纠正缺铁者等，才使用注射铁剂。可用右旋糖酐铁或山梨醇枸橼酸铁。右旋糖酐铁，首次25~50mg，如观察1小时后无不良反应，可给足量治疗，以后每日100mg，深部肌肉注射；山梨醇枸橼酸铁，每日用量不超过100mg，每日1次，直至总需要量。

3. 辅助治疗

（1）输血或输入红细胞，仅适用于严重病例，血红蛋白在30g/L以下，症状明显者。

（2）缺铁患者多伴有维生素E的缺乏，因此用铁剂疗效不显著者，可加用维生素E。

（3）适当补充高蛋白及含铁丰富的饮食，促进康复。

七、中医辨证论治

1. 脾胃虚弱证

证候：面色萎黄，口唇色淡，爪甲无泽，神疲乏力，食少便溏，恶心呕吐，舌质淡，苔薄腻，脉细弱。

治法：健脾和胃，益气养血。

方药：香砂六君子汤合当归补血汤加减。

2. 心脾两虚证

证候：面色苍白，倦怠乏力，头晕目眩，心悸失眠，少气懒言，食欲不振，毛发干脱，爪甲脆裂，舌淡胖，苔薄，脉濡细。

治法：益气补血，养心安神。

方药：归脾汤或八珍汤加减。

3. 脾肾阳虚证

证候：面色苍白，形寒肢冷，腰膝酸软，神倦耳鸣，唇甲淡白，或周身浮肿，甚则腹水，大便溏薄，小便清长，男子阳痿，女子经闭，舌质淡或有齿痕，脉沉细。

治法：温补脾肾。

方药：八珍汤合无比山药丸加减。

4. 虫积证

证候：面色萎黄少华，腹胀，善食易饥，恶心呕吐，或有便溏，嗜食生米、泥土、茶叶等，神疲肢软，气短头晕，舌质淡，苔白，脉虚弱。

治法：杀虫消积，补益气血。

方药：化虫丸合八珍汤加减。

第二十六节　再生障碍性贫血

再生障碍性贫血简称再障（AA），是由多种病因引起的骨髓造血功能衰竭，而出现以全血细胞减少为主要表现的一组病证。根据患者的病情、血象、骨髓象及预后，可分为重型（SAA）和非重型（NSAA）。主要表现为骨髓造血功能低下、全血细胞减少和贫血、出血、感染等。

本病与中医的"髓劳"相似，可归属于"虚劳""血虚""血证"等范畴。

一、西医病因、发病机制、病理

1. 病因

再障有先天性和后天性两种。先天性再障是常染色体遗传性疾病，最常见的是范科尼（Fanconi）贫血，伴有先天性畸形。后天性再障约半数以上原因不明，称为原发性再障，能查明原因者称为继发性再障。继发性再障的发病与下列因素有关：

（1）药物因素　是最常见的发病因素，占首位。与剂量有关的药物：各种抗肿瘤药，如阿糖胞苷、甲氨蝶呤、氮芥类、白消安、环磷酰胺、柔红霉素等，抗甲状腺药，如甲基硫脲嘧啶等。与剂量关系不大的药物：氯霉素、解热镇痛药如保泰松，其次是磺胺药、有机砷及抗癫痫药。

（2）化学毒物　苯及其衍生物最多见。有报道认为，杀虫剂、农药、染发剂等可引起再障。长期与苯接触比一次大剂量接触苯更具危险性，慢性苯中毒时苯主要固定于骨髓，苯的骨髓毒性作用是其代谢产物所致，代谢产物可作用于造血干细胞，抑制其 DNA 和 RNA 的合成，并能损害染色体。

（3）电离辐射 放射性核素、X 线、γ 射线或中子射线。

（4）病毒感染 肝炎病毒。

（5）免疫因素 胸腺瘤、系统性红斑狼疮和类风湿关节炎等可继发再障。

（6）其他因素 阵发性睡眠性血红蛋白尿（PNH）与再障关系相当密切。25% PNH 患者可伴有再障，15% 再障可发生于 PNH 患者，两者都是造血干细胞疾病，称为再障-阵发性睡眠性血红蛋白尿综合征（AA-PNH 综合征）。此外，再障可发生在妊娠期，亦可继发于慢性肾功能衰竭等。

2. 发病机制

（1）造血干细胞减少或有缺陷 包括量和质的异常。AA 患者骨髓具有自我更新及长期培养启动能力的"类原始细胞"较正常人明显减少，减少程度与病情相关。

（2）骨髓造血微环境缺陷 骨髓活检除发现造血细胞减少外，还有骨髓脂肪化，静脉窦壁水肿、出血，毛细血管坏死。

（3）免疫机制异常 外周血及骨髓淋巴细胞比例增高，T 细胞亚群失衡，T 细胞分泌的造血负调控因子（IFN-γ、TNF）明显增多，髓系细胞凋亡亢进。

3. 病理

（1）再障的骨髓病变

1）骨髓增生低下：主要是造血组织减少，全身红骨髓总容量减少，代以脂肪组织。

2）非造血细胞增多：指淋巴细胞、浆细胞、组织嗜碱细胞和网状细胞增多。

3）血浆渗出：骨髓内有血浆渗出，呈现浆液性炎症结果，导致骨髓实质疏松，造血细胞间可有纤维蛋白的血浆成分，致使造血细胞核浓缩、溶解和破裂。

4）红细胞有质的异常：超微结构观察发现慢性再障成熟细胞有异型，可存在代偿性增生灶，幼红细胞增生伴成熟障碍，增生部位可能有无效性红细胞生成。

5）无效性红细胞生成：是指外周血血红蛋白总量少于骨髓血红蛋白合成总量，又不能以失血解释者。

6）急性与慢性再障的区别：急性再障骨髓病变发展迅速而广泛；慢性再障则呈渐进性向心性萎缩，先累及髂骨，然后是棘突与胸骨。

（2）骨髓以外脏器的病变

1）内脏出血：除皮肤黏膜出血外还有内脏出血，多见于脑、心、胃、肠、肺。

2）并发各种感染：以革兰阴性杆菌为主，如大肠杆菌、绿脓杆菌及金黄色葡萄球菌等。细菌可从皮肤、黏膜、胃肠道等途径侵入。

3）机体防御功能减退：与粒细胞、单核细胞减少及淋巴组织的萎缩有关。

4）含铁血黄素沉着：反复输血者可见含铁血黄素沉着，甚至发生继发性血色病。

二、中医病因病机

中医认为，再障的发生主要因先天不足，七情妄动，外感六淫，饮食不节，邪毒外侵，或大病久病之后，伤及脏腑气血，元气亏损，精血虚少，气血生化不足而致。本病多为虚证，也可见虚中夹实。阴阳虚损为本病的基本病机。病变部位在骨髓，发病脏腑为心、肝、脾、肾，肾为根本。

三、临床表现

再障主要表现为贫血、感染和出血。贫血多呈进行性；出血以皮肤黏膜多见，严重者有内脏出血；容易感染，引起发热。可伴随有头晕、乏力、心悸、气短、食欲减退、出虚汗、低热等。体检时均有贫血面容，睑结膜、甲床及黏膜苍白，皮肤可见出血点及紫癜。贫血重者，可有心率加快，心尖部可闻及收缩期吹风样杂音，一般无肝脾肿大。按病程经过分为急性与慢性两型。

1. 急性型再障（重型再障 I 型）

起病急，进展迅速，常以出血和感染发热为首发主要表现。60% 以上有内脏出血，主要表现为消化道出血、血尿、女性月经过多、眼底出血和颅内出血。颅内出血是本病的主要死亡原因。

2. 慢性型再障

起病和进展缓慢，以贫血为首起和主要表现。

四、实验室及其他检查

1. 血象

多呈全血细胞减少。急性型血红蛋白可低于 20～30g/L，网织红细胞<0.5%，绝对值<15×10^9/L，白细胞数（1.0～2.0）×10^9/L，中性粒细胞绝对值<0.5×10^9/L，淋巴细胞>60%，血小板常低于20×10^9/L。慢性型血红蛋白30～50g/L，网织红细胞大于1%，但绝对值均低于正常，白细胞数（2.0～3.0）×10^9/L，中性粒细胞绝对值<1.0×10^9/L，淋巴细胞50%～60%，血小板（20～50）×10^9/L。

2. 骨髓象

急性型呈多部位增生减低或重度减低。慢性型由于造血组织呈向心性萎缩及灶性增生，不同部位的骨髓象常不一致。骨髓小粒镜检非造血细胞和脂肪细胞增多，一般在60%以上。

3. 骨髓活检

再障患者行骨髓穿刺不易获得骨髓成分，而骨髓活检对估计增生情况优于骨髓涂片，再障患者红骨髓显著减少，被脂肪组织所代替，并可见非造血细胞分布在间质中，三系细胞均减少，巨核细胞多有变性。

五、诊断、分型标准与鉴别诊断

1. 诊断

（1）全血细胞减少，网织红细胞绝对值减少，淋巴细胞比例增高。

（2）一般无肝、脾肿大。

（3）骨髓检查显示至少一部位增生减低或重度减低（如增生活跃，巨核细胞应明显减少），骨髓小粒成分中应见非造血细胞增多（有条件者应做骨髓活检等检查）。

（4）能除外其他引起全血细胞减少的疾病，如阵发性睡眠性血红蛋白尿、骨髓增生异常综合征中的难治性贫血、急性造血功能停滞、骨髓纤维化、急性白血病、恶性组织细胞病等。

（5）一般抗贫血药物治疗无效。

2. 分型标准

（1）重型再障（SAA）　临床表现为发病急，贫血呈进行性加剧，常伴严重感染及内脏出血。血象具备下述三项中的两项：①网织红细胞绝对值<15×10^9/L。②中性粒细胞<0.5×10^9/L。③血小板<20×10^9/L。骨髓象显示骨髓增生广泛重度减低。

（2）非重型再障（NSAA）　指达不到SAA诊断标准的AA。

3. 鉴别诊断

注意与阵发性睡眠性血红蛋白尿、骨髓增生异常综合征及低增生性白血病等相鉴别。

六、西医治疗

1. 一般治疗

防止患者与任何对骨髓造血有毒性的物质接触；禁用对骨髓有抑制作用的药物；注意休息，避免过劳；防止交叉感染，注意皮肤及口腔卫生。

2. 支持疗法

支持疗法包括控制感染、止血、输血。严重贫血血红蛋白<60g/L的患者，可输入浓集红细胞。

3. 刺激骨髓造血功能的药物

（1）雄激素　为治疗再障的首选药物。其作用机制是刺激肾脏产生更多的红细胞生成素（EPO），并加强造血干细胞对EPO的反应性，促使造血干细胞的增殖和分化。丙酸睾酮：每次50～100mg，每日1次，肌注；司坦唑（康力龙）：每次2～4mg，每日3次，口服。

（2）免疫调节剂　左旋咪唑治疗再障有效。

（3）免疫抑制剂　抗胸腺球蛋白和抗淋巴细胞球蛋白、环孢素A、大剂量丙种球蛋白。

（4）骨髓移植（BMT）　为治疗造血干细胞缺陷引起急性再障的最佳方法，且能根治。

七、中医辨证论治

中医治疗慢性再障以滋肾阴、温肾阳或阴阳双补为主，兼顾健脾、活血化瘀；急性再障多以清热凉血解毒法施治。

1. 肾阴虚证

证候：面色苍白，唇甲色淡，心悸乏力，颧

红盗汗，手足心热，口渴思饮，腰膝酸软，出血明显，便结，舌质淡，舌苔薄，或舌红少苔，脉细数。

治法：滋阴补肾，益气养血。

方药：左归丸合当归补血汤加减。

2. 肾阳亏虚证

证候：形寒肢冷，气短懒言，面色苍白，唇甲色淡，大便稀溏，面浮肢肿，出血不明显，舌体胖嫩，舌质淡，苔薄白，脉细无力。

治法：补肾助阳，益气养血。

方药：右归丸合当归补血汤加减。

3. 肾阴阳两虚证

证候：面色苍白，倦怠乏力，头晕心悸，手足心热，腰膝酸软，畏寒肢冷，齿鼻衄血或紫斑，舌质淡，苔白，脉细无力。

治法：滋阴助阳，益气补血。

方药：左归丸、右归丸合当归补血汤加减。

4. 肾虚血瘀证

证候：心悸气短，周身乏力，面色晦暗，头晕耳鸣，腰膝酸软，皮肤紫斑，肌肤甲错，胁痛，出血不明显，舌质紫暗，有瘀点或瘀斑，脉细或涩。

治法：补肾活血。

方药：六味地黄丸或肾气丸合桃红四物汤加减。

5. 气血两虚证

证候：面白无华，唇淡，头晕心悸，气短乏力，动则为甚，舌淡，苔薄白，脉细弱。

治法：补益气血。

方药：八珍汤。

6. 热毒壅盛证

证候：壮热，口渴，咽痛，鼻衄，齿衄，皮下紫癜、瘀斑，心悸，舌红而干，苔黄，脉洪数。

治法：清热凉血，解毒养阴。

方药：清瘟败毒饮加减。

第二十七节 急性白血病

急性白血病（AL）是造血干细胞的恶性克隆性疾病，发病时骨髓中异常的原始细胞（白血病细胞）大量增殖并浸润各种器官、组织，正常造血受抑制。主要表现为肝脾和淋巴结肿大、贫血、出血及继发感染等。

国际上常用的法美英 FAB 分类法将急性白血病分为急性淋巴细胞白血病（ALL）及急性粒细胞白血病（AML）两大类。这两类还可分成多种亚型。

中医学古代文献中无白血病病名记载，可归属于"急劳""热劳""血证""瘟毒""虚劳""癥积"病证范畴。

一、西医病因与发病机制

人类白血病的病因及发病机制尚未阐明。其发病可能与生物、物理、化学等因素有关。

1. 生物因素

主要是病毒和免疫功能异常。成人 T 细胞白血病、淋巴瘤（ATL）是由人类 T 淋巴细胞病毒 Ⅰ 型（HTLV-Ⅰ）所致。

2. 物理因素

包括 X 射线、γ 射线等电离辐射。

3. 化学因素

苯、抗肿瘤药中的烷化剂可致白血病。

4. 遗传因素

唐氏综合征、先天性再生障碍性贫血、Bloom 综合征及先天性免疫球蛋白缺乏症等患者白血病发病率均较高，表明白血病与遗传因素有关。

5. 其他血液病

某些血液病最终可能发展为白血病，如骨髓增生异常综合征、淋巴瘤、多发性骨髓瘤、阵发性睡眠性血红蛋白尿等。

二、中医病因病机

中医认为，白血病的主要病因为热毒和正虚，病性为本虚标实。正气亏虚为本，温热毒邪为标，多以标实为主。病位在骨髓，表现在营血，与肾、肝、脾有关。白血病的成因与正气不足，邪毒内陷血脉，阻碍气血生化；或因有害物质伤及营血、肾精，累及骨髓，气血生化失常等。以发热、出血、血亏、骨痛、肿块等为临床特征。病性多属虚实夹杂，病情危重，预后差。

三、临床表现

起病急缓不一。发病急者可以是突然高热，类似感冒，也可以是严重的出血。缓慢者常因面色苍白、皮肤紫癜、月经过多或拔牙后出血难止而就医才发现。

1. 正常骨髓造血功能受抑制表现

（1）贫血　是首发表现，呈进行性发展。半数患者就诊时已有重度贫血。

（2）发热　为早期表现，可低热，亦可高达39℃～40℃以上，伴有畏寒、出汗等。

（3）出血　可发生在全身各部，以皮肤瘀点及瘀斑、鼻出血、牙龈出血、月经过多为多见。眼底出血可致视力障碍。有资料表明，急性白血病死于出血者占62.24%，其中87%为颅内出血。

2. 白血病细胞增殖浸润表现

（1）淋巴结和肝脾肿大。

（2）骨骼和关节疼痛，常有胸骨下端局部压痛。

（3）眼球突出、复视或失明。

（4）可使牙龈增生、肿胀；可出现蓝灰色斑丘疹或皮肤粒细胞肉瘤，局部皮肤隆起、变硬，呈紫蓝色皮肤结节。

（5）中枢神经系统白血病（CNSL）常发生在缓解期，以急性淋巴细胞白血病最常见，儿童患者尤甚。临床上轻者表现为头痛、头晕；重者有呕吐、颈项强直，甚至抽搐、昏迷。

（6）睾丸出现无痛性肿大，多见于急性淋巴细胞白血病化疗缓解后的男性幼儿或青年，是仅次于CNSL的白血病髓外复发的根源。

此外，白血病可浸润其他组织器官，肺、心、消化道、泌尿生殖系统等均可受累。

四、实验室及其他检查

1. 血象

贫血程度轻重不等，但呈进行性加重，晚期一般有严重贫血，多为正常细胞性贫血。大多数患者白细胞增多，超过$10 \times 10^9/L$以上者称为白细胞增多性白血病。低者可$< 1.0 \times 10^9/L$，称为白细胞不增多性白血病。血涂片分类检查可见数量不等的原始和幼稚细胞，约50%的患者血小板低于$60 \times 10^9/L$，晚期血小板往往极度减少。

2. 骨髓象

具有决定性诊断价值。WHO分类将骨髓原始细胞≥20%定为AL的诊断标准。多数病例骨髓象有核细胞显著增生，以原始细胞为主，而较成熟中间阶段细胞缺如，并残留少量成熟粒细胞，形成所谓"裂孔"现象。Auer小体仅见于AML，有独立诊断意义。

3. 细胞化学

主要用于协助形态学鉴别各类白血病。

4. 免疫学检查

根据白血病细胞表达的系列相关抗原，确定其系列来源。

5. 染色体和基因改变

白血病常伴有特异的染色体和基因改变。

6. 血液生化改变

特别在化疗期间，血清尿酸浓度增高，尿中尿酸排泄量增加，甚至出现尿酸结晶。患者发生DIC时可出现凝血机制障碍。出现中枢神经系统白血病时，脑脊液压力增高，白细胞数增多，蛋白质增多，而糖定量减少。涂片中可找到白血病细胞。

五、诊断与鉴别诊断

1. 诊断

根据临床表现、血象和骨髓象特点，诊断一般不难。由于白血病类型不同，治疗方案及预后亦不尽相同，因此诊断成立后，应进一步分型。

2. 鉴别诊断

（1）骨髓增生异常综合征（MDS）　该病除病态造血外，外周血中有原始和幼稚细胞，全血细胞减少和染色体异常，易与白血病相混淆。但骨髓中原始细胞小于20%。

（2）某些感染引起的白细胞异常　如传染性单核细胞增多症，血象中出现异形淋巴细胞，但形态与原始细胞不同，血清中嗜异性抗体效价逐步上升，病程短，可自愈。百日咳、传染性淋巴细胞增多症、风疹等病毒感染时，血象中淋巴细胞增多，但淋巴细胞形态正常，预后较好，多可自愈。

(3) 巨幼细胞贫血　巨幼细胞贫血有时可与红白血病混淆。但前者骨髓中原始细胞不增多，幼红细胞 PAS 反应常为阴性，予以叶酸、维生素 B_{12} 治疗有效。

(4) 急性粒细胞缺乏症恢复期　在药物或某些感染引起的粒细胞缺乏症的恢复期，骨髓中原、幼粒细胞明显增加。但该症多有明确病因，血小板正常，原、幼粒细胞中无 Auer 小体及染色体异常。短期内骨髓成熟粒细胞恢复正常。

六、西医治疗

1. 一般治疗

（1）高白细胞血症紧急处理　当循环血液中白细胞 $>200\times10^9/L$ 时，患者可产生白细胞淤滞症，表现为呼吸困难，甚至呼吸窘迫，低氧血症，反应迟钝，颅内出血等，可增加死亡率和髓外白血病的复发率。因此，当白细胞 $>100\times10^9/L$ 时，应立即使用血细胞分离机清除过高白细胞，同时予以化疗和水化，预防并发症。

（2）防治感染

（3）纠正贫血　严重贫血可输浓集红细胞或全血。

（4）控制出血　如果因血小板计数过低而引起出血，输注浓集血小板悬液是较有效措施。如果出血系 DIC 所引起（如 M_3），应立即给予适当的抗凝治疗。

（5）防治高尿酸血症肾病

（6）维持营养

2. 抗白血病治疗

第一阶段为诱导缓解治疗，化学治疗是此阶段白血病治疗的主要方法。目的是达到完全缓解（CR）并延长生存期。所谓完全缓解，即：①白血病的症状和体征消失。②血象 $Hb \geq 100g/L$（男）或 $90g/L$（妇女及儿童），中性粒细胞绝对值 $\geq 1.5\times10^9/L$，血小板 $\geq 100\times10^9/L$，外周血白细胞分类中无白血病细胞。③骨髓象，原粒细胞 + 早幼粒细胞（原单核细胞 + 幼单核细胞或原淋巴细胞 + 幼淋巴细胞）$\leq 5\%$，无 Auer 小体，红细胞及巨核细胞系列正常，无髓外白血病。理想的 CR 为初诊时免疫学、细胞遗传学和分子生物学异常标志消失。

第二阶段是达到 CR 后进入缓解后治疗。主要方法是化疗和造血干细胞移植（HSCT）。

七、中医辨证论治

在诱导缓解期，中医药治疗可减少化疗的毒副作用，增强机体对化疗的耐受性，促进造血功能的恢复和减轻胃肠道反应。完全缓解或在骨髓移植后应以中药扶正培本为主，注意益气养阴，扶正减毒，使化疗对机体的损伤得到恢复，增强机体的免疫功能，清除体内残留白血病细胞，提高白血病缓解率和无病生存率。

1. 热毒炽盛证

证候：壮热，口渴多汗，烦躁，头痛面赤，身痛，口舌生疮，咽喉肿痛，面颊肿胀疼痛，或咳嗽，咳黄痰，皮肤、肛门疖肿，便秘尿赤，或见吐血、衄血、便血、尿血、斑疹，或神昏谵语，舌质红绛，苔黄，脉大。

治法：清热解毒，凉血止血。

方药：黄连解毒汤合清营汤加减。

2. 痰热瘀阻证

证候：腹部积块，颌下、腋下、颈部有痰核，单个或成串，痰多，胸闷，头重，纳呆，发热，肢体困倦，心烦口苦，目眩，骨痛，胸部刺痛，口渴而不欲饮，舌质紫暗，或有瘀点、瘀斑，舌苔黄腻，脉滑数或沉细而涩。

治法：清热化痰，活血散结。

方药：温胆汤合桃红四物汤加减。

3. 阴虚火旺证

证候：皮肤瘀斑，鼻衄，齿龈出血，发热或五心烦热，口苦口干，盗汗，乏力，体倦，面色晦滞，舌质红，苔黄，脉细数。

治法：滋阴降火，凉血解毒。

方药：知柏地黄丸合二至丸加减。

4. 气阴两虚证

证候：低热，自汗，盗汗，气短，乏力，面色不华，头晕，腰膝酸软，手足心热，皮肤瘀点、瘀斑，鼻衄，齿衄，舌淡有齿痕，脉沉细。

治法：益气养阴，清热解毒。

方药：五阴煎加减。

5. 湿热内蕴证

证候：发热，有汗而热不解，头身困重，腹胀纳呆，关节酸痛，大便不爽或下利不止，肛门灼热，小便黄赤而不利，舌红，苔黄腻，脉滑数。

治法：清热解毒，利湿化浊。

方药：葛根芩连汤加减。

第二十八节 慢性粒细胞白血病

慢性粒细胞白血病（CML）是一种发生在多能造血干细胞上的恶性骨髓增生性疾病（获得性造血干细胞恶性克隆性疾病），主要涉及髓系。其临床特点是外周血粒细胞显著增多并有不成熟性，在受累的细胞系中可找到 Ph 染色体和 BCR - ABL 融合基因。病程较缓慢，脾脏肿大。包括慢性期、加速期、急变期。

一、西医病因与发病机制

见"急性白血病"一节。

二、中医病因病机

见"急性白血病"一节。

三、临床表现

慢性粒细胞白血病国内比较多见，可发生于任何年龄，但以中年人居多，男性多于女性。起病缓慢，早期可无自觉症状，往往在偶然情况下发现血象异常或脾肿大而被确诊。

1. 慢性期（CP）

CP 一般持续 1~4 年。患者有乏力、低热、多汗或盗汗、体重减轻等代谢亢进表现。由于脾大而自觉左上腹坠胀感，常以脾脏肿大为最显著体征。往往就医时脾脏已达脐平面上下，质地坚实，表面光滑，无压痛，脾梗死时可有明显压痛，并有摩擦音。肝脏明显肿大较少见。部分患者胸骨中下段压痛。当白细胞显著增高时，可有眼底充血及出血。白细胞极度增高时，可发生白细胞淤滞症。

2. 加速期（AP）

常有发热、虚弱、进行性体重下降、骨骼疼痛，逐渐出现贫血和出血。脾持续或进行性肿大。对原来治疗有效的药物无效。AP 可持续几个月到数年。

3. 急变期（BP/BC）

为 CML 的终末期，临床与 AL 类似。多数为急粒变，少数为急淋变或急单变，偶有巨核细胞及红细胞等类型的急性变。急性变预后极差，患者往往在数月内死亡。

四、实验室及其他检查

1. 慢性期

（1）血象 白细胞数明显增高，常超过 $20 \times 10^9/L$，可达 $100 \times 10^9/L$ 以上。血片中粒细胞显著增多，可见各阶段粒细胞，以中性中幼、晚幼和杆状核粒细胞居多，原始（Ⅰ+Ⅱ）细胞 <10%，嗜酸性及嗜碱性粒细胞增多，后者有助于诊断。血小板多在正常水平，部分患者增多；晚期血小板逐渐减少，并出现贫血。

（2）中性粒细胞碱性磷酸酶（NAP）测定 活性减低或呈阴性反应。治疗有效时 NAP 活性可以恢复，疾病复发时又下降，合并细菌感染时可略升高。

（3）骨髓 骨髓增生明显至极度活跃，以粒细胞为主，粒红比例明显增高，其中中性中幼、晚幼及杆状核粒细胞明显增多，原始细胞小于 10%。嗜酸性和嗜碱性粒细胞增多。红细胞相对减少。巨核细胞增多或正常，后期减少。

（4）细胞遗传学及分子生物学改变

（5）血液生化 血清及尿中尿酸浓度增高。血清乳酸脱氢酶增高。

2. 加速期

外周血或骨髓原始细胞≥10%，外周血嗜碱性粒细胞 >20%，不明原因的血小板进行性减少或增加。

3. 急变期

外周血中原粒 + 早幼粒细胞 >30%，骨髓中原始细胞或原淋 + 幼淋或原单 + 幼单 >20%，原粒 + 早幼粒细胞 >50%，出现髓外原始细胞浸润。

五、诊断与鉴别诊断

1. 诊断

凡有不明原因的持续性白细胞数增高，根据

典型的血象、骨髓象改变，脾肿大，Ph染色体阳性，BCR-ABL融合基因阳性即可做出诊断。Ph染色体尚可见于2%的AML、5%的儿童ALL及25%的成人ALL，应注意鉴别。

2. 鉴别诊断

（1）其他原因引起的脾大　血吸虫病、慢性疟疾、黑热病、肝硬化、脾功能亢进等均有脾大。但各病均有各自原发病的临床特点，并且血象及骨髓象无CML的典型改变。Ph染色体及BCR-ABL融合基因均阴性。

（2）骨髓纤维化　原发性骨髓纤维化脾大显著，血象中白细胞增多，并出现幼粒细胞等，易与CML混淆。但骨髓纤维化外周血白细胞数一般比CML少，多不超过$30×10^9/L$，且波动不大。NAP阳性。此外，幼红细胞持续出现于外周血中，红细胞形态异常，特别是泪滴状红细胞易见。Ph染色体及BCR-ABL融合基因阴性。多次多部位骨髓穿刺干抽，骨髓活检网状纤维染色阳性。

（3）类白血病反应　常并发于严重感染、恶性肿瘤等基础疾病，并有相应原发病的临床表现。白细胞数可达$50×10^9/L$，粒细胞胞浆中常有中毒颗粒和空泡。嗜酸性粒细胞和嗜碱性粒细胞不增多。NAP反应强阳性，Ph染色体及BCR-ABL融合基因阴性。血小板和血红蛋白大多正常。原发病控制后，白细胞恢复正常。

六、西医治疗

CML治疗应着重于慢性期早期，避免疾病转化，力争细胞遗传学和分子生物学水平的缓解，一旦进入加速期或急变期则预后很差。

1. 白细胞淤滞症

紧急处理见急性白血病，应并用羟基脲和别嘌呤醇。

2. 化学治疗

化疗虽可使大多数CML患者的血象及异常体征得到控制，但中位生存期（40个月左右）并未延长。化疗时宜保持每日尿量在2500mL以上和尿液碱化，加用别嘌呤醇100mg，每6小时一次，防止高尿酸血症肾病，至白细胞数正常后停药。

（1）羟基脲　为细胞周期特异性抑制DNA合成的药物，起效快，但持续时间短。为当前首选化疗药物。

（2）白消安（马利兰）　作用于早期祖细胞，起效慢且后作用长，剂量不易掌握。用药过量往往造成严重骨髓抑制，且恢复较慢。个别患者即使剂量不大也可出现骨髓抑制，应提高警惕。长期用药可出现皮肤色素沉着、精液缺乏及停经、肺纤维化等，现已较少使用。

（3）其他药物　Ara-C、高三尖杉酯碱、靛玉红、异靛甲、二溴卫茅醇、6-MP、美法仑、6TG、环磷酰胺、砷剂及其他联合化疗亦有效，但多在上述药物无效时才考虑使用。

3. 其他治疗

（1）干扰素-α　剂量为300万~500万$U/(m^2·d)$皮下或肌肉注射，每周3~7次，持续用数月至数年不等。IFN-α起效较慢，对白细胞显著增多者，宜在第1~2周并用羟基脲或小剂量Ara-C。

（2）甲磺酸伊马替尼　能特异性阻断ATP在ABL激酶上的结合位置，使酪氨酸残基不能磷酸化，从而抑制BCR-ABL阳性细胞的增殖。

（3）异基因造血干细胞移植　目前认为是根治CML的标准治疗。骨髓移植应在CML慢性期待血象及体征控制后尽早进行。常规移植患者年龄以45岁以下为宜。

4. CML晚期的治疗

CML晚期患者对药物耐受性差，缓解率低且缓解期很短。

七、中医辨证论治

慢性粒细胞白血病乃邪毒久恋血分，因毒致瘀，因而在整个治疗过程中，自始至终要贯穿着"解毒""祛瘀"。基本法则为清热解毒，活血化瘀。晚期患者元气衰败，以调补正气为主，解毒祛瘀为辅。中医辨证治疗对化疗有增效减毒的作用。

1. 阴虚内热证

证候：低热，多汗或盗汗，头晕目眩，虚烦，面部潮红，口干口苦，消瘦，手足心热，皮肤瘀斑或鼻衄、齿衄，舌质光红，苔少，脉细数。

治法：滋阴清热，解毒祛瘀。
方药：青蒿鳖甲汤加减。

2. 瘀血内阻证

证候：形体消瘦，面色晦暗，胸骨按痛，胁下积块，按之坚硬、刺痛，皮肤瘀斑，鼻衄、齿衄、尿血或便血，舌质紫暗，脉细涩。

治法：活血化瘀。

方药：膈下逐瘀汤加减。

3. 气血两虚证

证候：面色萎黄或苍白，头晕眼花，心悸，疲乏无力，气短懒言，自汗，食欲减退，舌质淡，苔薄白，脉细弱。

治法：补益气血。

方药：八珍汤加减。

4. 热毒壅盛证

证候：发热甚或壮热，汗出，口渴喜冷饮，衄血发斑或便血、尿血，身疼骨痛，左胁下积块进行性增大，硬痛不移，倦怠神疲，消瘦，舌红，苔黄，脉数。

治法：清热解毒为主，佐以扶正祛邪。

方药：清营汤合犀角地黄汤加减。

第二十九节 特发性血小板减少性紫癜

特发性血小板减少性紫癜（ITP）是一组免疫介导的血小板过度破坏所致的出血性疾病。以广泛皮肤黏膜及内脏出血、血小板减少、骨髓巨核细胞发育成熟障碍、血小板生存时间缩短及血小板膜糖蛋白特异性自身抗体出现等为特征。

本病属中医"血证""阴阳毒""发斑""肌衄""葡萄疫""紫癜""紫斑"等范畴，部分严重病例并发脑出血，可归属"中风"范畴。

一、西医病因及发病机制

1. 感染

细菌或病毒感染与特发性血小板减少性紫癜发病有密切关系。约80%的急性ITP患者，在发病前2周左右有上呼吸道感染史。

2. 免疫因素

感染不能直接导致ITP发病，免疫因素的参与可能是ITP发病的重要原因。

3. 肝脾的作用

外周血的血小板1/3滞留于脾。体外培养证实，脾是ITP患者血小板相关抗体（PAIg）的产生部位，与PAIg或免疫复合物结合之血小板，其表面性状发生改变，在通过脾时易在脾窦中滞留，增加了血小板在脾的滞留时间及被单核-巨噬细胞系统吞噬、清除的可能性，肝在血小板的破坏中有与脾类似的作用。

4. 其他因素

鉴于ITP在女性多见，且多发于40岁以前，推测本病发病可能与雌激素有关。

二、中医病因病机

本病病因多为外感热毒之邪和内伤脏腑、气血阴阳失调，导致血不循经，溢于脉外。病机有血热伤络、阴虚火旺、气不摄血及瘀血之不同。病位在血脉，与心、肝、脾、肾关系密切。病理性质有虚实之分，热盛迫血为实，阴虚火旺、气不摄血为虚。若病久不愈，导致瘀血阻滞，则表现为虚实夹杂。

三、临床表现

1. 急性型

半数以上发生于儿童。80%以上在发病前1~2周有上呼吸道感染史，特别是病毒感染史。起病急骤，部分患者可有畏寒、寒战、发热。全身皮肤出现瘀点、瘀斑，可有血疱及血肿形成。鼻出血、牙龈出血、口腔黏膜及舌出血常见，损伤及注射部位可渗血不止或形成大片瘀斑。当血小板低于20×10^9/L时，可有内脏出血，如呕血、黑便、咯血、血尿、阴道出血等。颅内出血可致意识障碍，是致死的主要原因。

2. 慢性型

主要见于青年和中年女性。起病隐匿，一般无前驱症状，多为皮肤、黏膜出血，如瘀点、瘀斑，外伤后出血不止，鼻出血、牙龈出血亦常见。

四、实验室及其他检查

1. 血小板

急性型血小板多在20×10^9/L以下，慢性型常在 50×10⁹/L 左右。血小板平均体积偏大，易见大型血小板。出血时间延长，血块收缩不良。血小板功能一般正常。

2. 骨髓象

①急性型骨髓巨核细胞数量轻度增加或正常，慢性型骨髓巨核细胞显著增加。②巨核细胞发育成熟障碍，急性型者尤甚，表现为巨核细胞体积变小，胞浆内颗粒减少，幼稚巨核细胞增加。③有血小板形成的巨核细胞显著减少（<30%）。

3. PAIg 及血小板相关补体（PAC$_3$）

80% 以上 ITP 患者 PAIg 及 PAC$_3$ 阳性。

4. 其他

90% 以上患者血小板生存时间明显缩短。

五、诊断及鉴别诊断

1. 诊断

（1）广泛出血累及皮肤、黏膜及内脏。

（2）多次检查血小板计数减少。

（3）脾不大或轻度大。

（4）骨髓巨核细胞增多或正常，有成熟障碍。

（5）具备下列五项中任何一项：①泼尼松治疗有效。②脾切除治疗有效。③PAIg 阳性。④PAC$_3$ 阳性。⑤血小板生存时间缩短。

2. 鉴别诊断

本病确诊应排除继发性血小板减少症，如再生障碍性贫血、白血病、系统性红斑狼疮、药物性免疫性血小板减少等。本病与过敏性紫癜不难鉴别。

六、治疗

1. 一般治疗

出血严重者应注意休息。血小板低于 20×10⁹/L 者，应严格卧床，避免外伤。注意止血药的应用及局部止血。

2. 糖皮质激素

糖皮质激素是治疗本病的首选药物，近期有效率约为 80%。作用机制：①减少 PAIg 生成及减轻抗原抗体反应。②抑制单核-巨噬细胞系统对血小板的破坏。③改善毛细血管通透性。④刺激骨髓造血及血小板向外周血的释放。常用泼尼松，每天 30~60mg，分次或顿服，病情严重者用等效量地塞米松或甲泼尼龙静脉滴注，好转后改口服。待血小板升至正常或接近正常后，逐步减量（每周 5mg 递减），最后以每天 5~10mg 维持治疗，持续 3~6 个月。

3. 脾切除

脾切除是治疗本病的有效方法之一。适应证：①正规糖皮质激素治疗 3~6 个月无效。②泼尼松维持量每日需大于 30mg。③有糖皮质激素使用禁忌证。④^{51}Cr 扫描脾区放射指数增高。禁忌证：①年龄小于 2 岁。②妊娠期。③因其他疾病不能耐受手术。切脾治疗有效率为 70%~90%，无效者对糖皮质激素的需要量亦可减少。近年有学者以脾动脉栓塞替代脾切除，亦有良效。

4. 免疫抑制剂治疗

不宜首选。适应证：①糖皮质激素或切脾疗效不佳者。②有使用糖皮质激素或切脾禁忌证者。③与糖皮质激素合用以提高疗效及减少糖皮质激素的用量。长春新碱为最常用者，除免疫抑制外，还可能有促进血小板生成及释放的作用。每次 1mg，每周 1 次，静脉注射，4~6 周为一疗程。环磷酰胺每日 50~100mg，口服，3~6 周为一疗程，出现疗效后，渐减量，维持 4~6 周，或每日 400~600mg，静脉注射，每 3~4 周 1 次。硫唑嘌呤每日 100~200mg，口服 3~6 周为一疗程，随后以每日 25~50mg，维持 8~12 周，本药副作用小，相对安全。环孢素，主要用于难治性 ITP 的治疗，每日 250~500mg，口服 3~6 周为一疗程，维持量每日 50~100mg，可持续半年以上。

5. 其他治疗

达那唑为合成雄性激素，与糖皮质激素有协同作用。作用机制与免疫调节及抗雌激素有关。氨肽素口服，报道有效率可达 40%。

6. 急症处理

适用于：①血小板低于 20×10⁹/L 者。②出血严重、广泛者。③疑有或已发生颅内出血者。④近期将实施手术或分娩者。

常选用的方法有：①血小板悬液输注，可根据病情重复使用。②静脉注射丙种球蛋白。③血浆置换，可有效清除患者血浆中的PAIg。④大剂量甲泼尼龙，可通过抑制单核-巨噬细胞系统对血小板的破坏而发挥治疗作用。

七、中医辨证论治

中医辨证以血热等实证居多，治疗上以清为主。

1. 血热妄行证

证候：皮肤紫癜，色泽新鲜，起病急骤，紫斑以下肢最为多见，形状不一，大小不等，有的甚至互相融合成片，发热，口渴，便秘，尿黄，常伴有鼻衄、齿衄，或有腹痛，甚则尿血、便血，舌质红，苔薄黄，脉弦数或滑数。

治法：清热解毒，凉血止血。

方药：十灰散加减。

2. 阴虚火旺证

证候：紫斑较多，颜色紫红，下肢尤甚，时发时止，头晕目眩，耳鸣，低热颧红，心烦盗汗，齿衄鼻衄，月经量多，舌红少津，脉细数。

治法：滋阴降火，清热止血。

方药：茜根散或玉女煎加减。

3. 气不摄血证

证候：斑色暗淡，多散在出现，时起时消，反复发作，过劳则加重，可伴神情倦怠，心悸，气短，头晕目眩，食欲不振，面色苍白或萎黄，舌质淡，苔白，脉弱。

治法：益气摄血，健脾养血。

方药：归脾汤加减。

4. 瘀血内阻证

证候：肌衄，斑色青紫，鼻衄，吐血，便血，血色紫暗，月经有血块，毛发枯黄无泽，面色黧黑，下睑色青，舌质紫暗或有瘀斑、瘀点，脉细涩或弦。

治法：活血化瘀止血。

方药：桃红四物汤加减。

第三十节　甲状腺功能亢进症

甲状腺功能亢进症是指由于甲状腺本身或甲状腺以外的多种原因引起的甲状腺激素增多，进入循环血中，作用于全身的组织和器官，造成机体神经、循环、消化等各系统的兴奋性增高和代谢亢进为主要表现的疾病的总称。其病因主要是弥漫性毒性甲状腺肿（Graves病）、多结节性毒性甲状腺肿和甲状腺自主高功能腺瘤（Plummer病），在各种类型的甲亢中，以Graves病最为常见，主要临床表现有：高代谢症候群、弥漫性甲状腺肿、眼征和胫前黏液性水肿。

本病与中医学的"瘿气"相似，可归属于"瘿病""心悸""瘿瘤"等范畴。

一、西医病因病理

Graves病的病因尚不十分清楚，但病人有家族性素质，约15%的患者亲属有同样疾病，其家属中约有50%的人抗甲状腺抗体呈阳性反应。

许多研究认为，Graves病是一种自身免疫性疾病。由于免疫功能障碍可以引起体内产生多淋巴因子和甲状腺自身抗体，抗体与甲状腺细胞膜上的TSH受体结合，刺激甲状腺细胞增生和功能增强。此种抗体称为甲状腺刺激免疫球蛋白。

甲状腺呈不同程度弥漫性肿大，血管丰富，充血扩张，腺外有包膜，表面光滑。滤泡上皮细胞增生，呈柱状，泡壁增生皱褶，呈乳头状突入滤泡腔内，滤泡腔内胶质减少。细胞核位于底部，有时有分裂象，胞内多囊泡，高尔基器肥大，内质网发育良好，有较多核糖体，线粒体数目增多。滤泡间组织中有弥漫性淋巴细胞浸润，甚至出现淋巴组织生发中心。浸润性突眼患者的球后组织中，含有较多黏多糖与透明质酸，加以淋巴细胞及浆细胞浸润。镜下示眼球肌纤维增粗，纹理模糊，脂肪增多，肌细胞内黏多糖亦增多，以致肌力大减。骨骼肌、心肌有类似情况但较轻。胫前黏液性水肿，局部可见透明质酸沉积，肥大细胞、巨噬细胞、成纤维细胞浸润。部分患者可有骨质疏松。

二、中医病因病机

瘿气的发生，主要与情志失调及体质因素有关。由于素体阴虚等因素，加之忧思恼怒，精神创伤等，引起肝郁气滞，疏泄失常，气滞痰凝，壅于颈前，气郁化火，耗气伤阴所致。

1. 情志失调

由于长期忧思恼怒，致使肝郁气滞，疏泄失常，则津液失于输布而凝聚成痰，气滞痰凝，壅于颈前而形成瘿气，其消长常与情志变化有关。

2. 体质因素

妇女经、带、胎、产、乳等生理特点与肝经气血密切相关，如遇有情志不畅等因素，常可致气滞痰结，肝郁化火，故女性易患本病。素体阴虚者，在痰气郁滞时则易于化火，火旺更伤阴，常使疾病缠绵难愈。

瘿气形成的内因是体质因素，情志失调则是瘿气发病的主要诱因。基本病机为气滞痰凝，气郁化火，耗气伤阴。病位主要在颈前，而与肝、肾、心、胃等脏腑关系密切。本病初起多属实，以气滞痰凝，肝火旺盛为主；病久阴损气耗，多以虚为主，表现为气阴两虚之证。本病日久，可致气血运行不畅，血脉瘀滞。

三、临床表现

本病多起病缓慢，发病日期常不易确定，仅少数患者因精神创伤或严重感染等应激因素而急性起病。临床表现轻重不一，老年及儿童患者临床表现常不典型。典型的症状、体征主要有以下几个方面。

1. 高代谢综合征

怕热多汗，皮肤温暖湿润，尤以手掌、脸、颈、胸前、腋下等处较为明显。平时常有低热，危象时可有高热、心动过速、心悸、食欲亢进、大便次数增多、体重下降、疲乏无力。

2. 甲状腺肿

甲状腺一般呈弥漫性肿大，双侧对称，质地不等，可随吞咽运动上下移动。少数呈非对称性甲状腺肿，部分患者可有甲状腺结节。由于甲状腺血流增多，其左右叶上下极可有震颤并伴有血管杂音，此为本病的特征之一，诊断意义较大。

3. 眼征

Graves病在眼部的临床表现可分为非浸润性突眼和浸润性突眼两种。①非浸润性突眼又称为良性突眼，占大多数，一般呈对称性，主要是由于交感神经兴奋，眼外肌群和提上睑肌张力增高所致，其改变主要为眼睑和眼外部的表现，球后组织变化不大。眼征有：眼裂增宽，瞬目减少，凝视；上眼睑挛缩，向下看时上眼睑不能随眼球向下转动；看近物时眼球辐辏不良；向上看时前额皮肤不能皱起。②浸润性突眼又称为内分泌性突眼或恶性突眼等，临床上较少见，主要是因为眼外肌和球后组织体积增加、淋巴细胞浸润所致。表现为眶内、眶周组织充血，眼睑水肿，畏光流泪，复视，视力减退，有异物感，眼球胀痛，眼球活动受限。眼球突出明显，突眼度多在18mm以上，两侧可不对称，有时仅一侧突眼。由于高度突眼，上下眼睑不能闭合，结膜及角膜经常暴露，引起充血、水肿、角膜溃疡，甚至角膜穿孔。少数患者由于眶内压增高而影响了视神经的血液供应，可引起视神经乳头水肿、视神经炎或球后视神经炎，甚至视神经萎缩，导致失明。

4. 精神神经系统

神经过敏，兴奋，易激动，烦躁多虑，失眠紧张，多言多动，思想不集中，有时有幻觉，甚而发生亚躁狂症。也有部分患者表现为寡言、抑郁。舌、手伸出时可有细震颤，腱反射活跃，反射时间缩短。

5. 心血管系统

心悸，胸闷，气促，稍活动后更加剧，严重者可导致甲亢性心脏病。心动过速，常为窦性，休息和睡眠时心率仍快。心律失常以期前收缩最为常见，阵发性或持续性心房纤颤或心房扑动、房室传导阻滞等也可发生。心音常增强，心尖区第一心音亢进，可闻及收缩期杂音。心脏扩大和充血性心力衰竭则多见于久病的患者，尤其是心脏增加额外负荷时，如合并感染、应激等。收缩压上升，舒张压降低，脉压差增大，有时可出现水冲脉与毛细血管搏动。

6. 消化系统

食欲亢进，易饥多食。肠蠕动增快，大便次数增多，甚至可出现慢性腹泻。由于TH的直接毒性作用，重者可导致肝脏肿大和肝功能损害等。

7. 血液和造血系统

周围血循环中白细胞总数可偏低，而淋巴细胞及单核细胞均相对增加，血小板寿命较短，有时可出现紫癜。

8. 肌肉骨骼系统

主要表现为肌肉软弱无力。不少患者伴有周期性麻痹，病变主要累及下肢，发作时血钾常降低，诱因常为激烈运动、注射胰岛素、高碳水化合物等，有自愈倾向。

9. 内分泌和生殖系统

早期患者的肾上腺皮质功能常增高，而久病和重症患者肾上腺皮质功能则相对减退。垂体分泌促肾上腺皮质激素（ACTH）增多，血浆皮质醇的浓度正常，但其清除率加快，说明其运转和利用增快。两性生殖系统功能均减退，女性患者常见月经减少，周期延长，甚至闭经，但部分患者仍能受孕。男性患者则常出现阳痿，偶见乳房发育。

10. 皮肤及肢端表现

小部分病人有胫前黏液性水肿，典型者为对称性皮肤损害，多见于小腿胫前下段，有时也可见于足背和膝部。初起时病变部位皮肤变粗变厚，呈暗紫色，以后逐渐为结节状叠起，最后呈树皮状，可继发感染和伴有色素沉着。少数患者还可出现指端粗厚。

四、实验室及其他检查

1. 血清游离甲状腺素（FT_4）与游离三碘甲状腺原氨酸（FT_3）

FT_3、FT_4是循环血中甲状腺激素的活性部分，它不受血中 TBG 变化的影响，直接反映甲状腺功能状态。其敏感性和特异性均明显超过总 T_3（TT_3）、总 T_4（TT_4）。

2. 血清总甲状腺素（TT_4）

TT_4是判定甲状腺功能最基本的筛选指标。

3. 血清总三碘甲状腺原氨酸（TT_3）

TT_3是较为敏感的指标，TT_3浓度的变化常与TT_4的改变平行，但甲亢复发的早期，TT_3上升往往很快，约4倍于正常，TT_4上升较缓，仅为正常的2.5倍。

4. 血清 TSH 测定

甲亢时 TSH 较 T_3、T_4灵敏度高，是反映甲状腺功能最有价值的指标。TSH 测定对亚临床型甲亢和亚临床型甲减的诊断及治疗监测均有重要意义。

5. 甲状腺摄^{131}I 率测定

正常值为 3 小时为 5%～25%，24 小时为 20%～45%，高峰在 24 小时出现。甲亢时甲状腺摄^{131}I 率增高，3 小时大于 25%，24 小时大于 45%，且高峰前移。此项检查诊断符合率高，但受含碘食物及多种药物等因素的影响。孕妇及哺乳期妇女禁用。

6. T_3抑制试验

当测甲状腺^{131}I 摄取率增高，但仍不能诊断为甲亢或单纯甲状腺肿时，可进行此试验。此法对老年人及有心脏病的患者不宜采用，以免诱发心律失常或心绞痛等。

7. 促甲状腺激素释放激素（TRH）兴奋试验

甲亢时由于血清 T_3、T_4水平升高，可通过负反馈作用，在垂体前叶阻断 TRH 对 TSH 分泌的刺激作用。静脉注射 TRH400μg 后，若无反应，TSH 不增高则支持甲亢诊断。如有兴奋反应，TSH 升高者可排除本病。其意义类似 T_3抑制试验，但此方法简便、省时，且无服用 T_3后引起的副作用，也适用于老年人或合并心脏病患者。

8. 甲状腺抗体检查

未经治疗的 GD 患者血 TSAb 阳性检出率可达 80%～100%，有早期诊断意义，对随访疗效、判断能否停药及治疗后复发的可能性等有一定指导意义。GD 患者甲状腺球蛋白抗体（TgAb）、甲状腺过氧化酶抗体（TPOAb）等测定均可呈阳性，但滴度不如桥本甲状腺炎高，如长期持续阳性且滴度较高提示有进展为自身免疫性甲减的可能。

9. 影像学检查

超声、CT、放射性核素检查有一定的诊断价值。

五、诊断与鉴别诊断

1. 诊断

（1）诊断要点　典型病例诊断不困难。有诊断意义的临床表现有怕热、多汗、易激动、易饥多食、消瘦、手颤、腹泻、心动过速及眼征、甲状腺肿大等。在甲状腺部位听到血管杂音和触到震颤，则更具有诊断意义。对一些轻症或临床表现不典型的病例，常需借助实验室检查，才能明确诊断。在确诊甲亢的基础上，排除其他原因所致的甲亢，结合患者眼征、弥漫性甲状腺肿、TSAb 阳性，即可诊断。

（2）特殊类型 ①甲状腺危象：临床表现为原有的甲亢症状加重，包括高热（39℃以上）、心动过速（140～240 次/分）、心房颤动或心房扑动、烦躁不安、呼吸急促、大汗淋漓、厌食、恶心呕吐、腹泻等，严重者出现虚脱、休克、嗜睡、谵妄、昏迷，部分患者有心力衰竭、肺水肿，偶有黄疸。主要诱因包括感染、手术、放射碘治疗、创伤、严重的药物反应、心肌梗死等。②甲状腺功能亢进性心脏病：主要表现为心房颤动和心力衰竭。③淡漠型甲状腺功能亢进症：多见于老年患者。起病隐匿，高代谢综合征、眼征和甲状腺肿均不明显。主要表现为明显消瘦、心悸、乏力、头晕、昏厥、神经质或神志淡漠、腹泻、厌食。可伴有心房颤动、震颤和肌病等体征，70%患者无甲状腺肿大。④妊娠期甲状腺功能亢进症：妊娠期由于 TBG 增高导致 TT_4、TT_3 增高，故妊娠期甲亢的诊断必须依赖 FT_4、FT_3、TSH 测定。

2. 鉴别诊断

（1）单纯性甲状腺肿 除甲状腺肿大外，无甲亢的症状和体征，虽然测甲状腺摄^{131}I率有时可增高，但高峰不前移，且 T_3 抑制试验可被抑制。TRH 兴奋试验正常，血清 T_3、T_4 水平正常。

（2）神经官能症 神经官能症的患者由于植物神经调节紊乱，也可出现心悸、气短、易激动、手颤、乏力、多汗等症状，与甲亢患者临床表现相似，但无突眼，甲状腺不肿大，血清 T_3、T_4 水平及甲状腺吸^{131}I率等检查结果正常。

（3）其他 部分不典型患者，常以心脏症状为主，如期前收缩、心房纤颤或充血性心力衰竭等，易被误诊为心脏疾病；以低热、多汗为主要表现者，应与结核病鉴别；老年甲亢的临床表现多不典型，常有淡漠、厌食等症，且消瘦明显，应与癌症相鉴别；甲亢伴有肌病时，应与家族性周期性麻痹和重症肌无力鉴别。

六、西医治疗

甲亢的治疗旨在抑制甲状腺激素的合成和释放，或者减少或破坏甲状腺组织，阻断了激素的分泌。Graves 病的治疗也要考虑调整机体的免疫功能。

1. 一般治疗

合理安排饮食，需要高热量、高蛋白质、高维生素和低碘饮食；精神要放松；适当休息，避免重体力活动，是必需的、不可忽视的。

2. 药物治疗

使用硫脲嘧啶类药物是目前治疗甲亢采取的主要方法。本治疗方法的特点：为口服用药，容易被病人接受；治疗后不会引起不可逆的损伤；但用药疗程长，需要定期随查；复发率较高。即便是合理规则用药，治后仍有 20% 以上的复发率。硫脲嘧啶类药物的品种，临床选用顺序常为，甲巯咪唑（他巴唑，MMI）、丙基硫氧嘧啶（PTU）、卡比马唑（甲亢平）和甲基硫氧嘧啶。PTU 和甲基硫氧嘧啶药效较其他小 10 倍，使用时应剂量大 10 倍。

辅助药物：普萘洛尔（心得安）、碘剂以及甲状腺制剂的使用。

3. 手术治疗

药物治疗后的甲状腺次全切除，效果良好，治愈率达到 90% 以上，但有一定并发症的发生几率。

4. 放射性^{131}I 治疗

此法安全、方便，治愈率达到 85%～90%，复发率低，治疗后症状消失较慢，约 10% 的病患永久地发生甲状腺功能减退。

5. 甲状腺介入栓塞治疗

此种治疗方法适应证是甲状腺较大，对抗甲状腺药疗效欠佳或过敏者；不宜采用手术或放射性碘治疗者；也可用于甲状腺非常肿大时的手术前治疗。初发的甲亢，甲状腺肿大不明显，有出血倾向及有明显的大血管硬化者应为禁忌之列。

七、中医辨证论治

1. 气滞痰凝证

证候：颈前肿胀，烦躁易怒，胸闷，两胁胀满，善太息，失眠，月经不调，腹胀便溏，舌质淡红，舌苔白腻，脉弦或弦滑。

治法：疏肝理气，化痰散结。

方药：逍遥散合二陈汤加减。

2. 肝火旺盛证

证候：颈前肿胀，眼突，烦躁易怒，易饥多食，手指颤抖，恶热多汗，面红烘热，心悸失眠，头晕目眩，口苦咽干，大便秘结，月经不调，舌质红，舌苔黄，脉弦数。

治法：清肝泻火，消瘿散结。

方药：龙胆泻肝汤加减。

3. 阴虚火旺证

证候：颈前肿大，眼突，心悸汗多，手颤，易饥多食，消瘦，口干咽燥，五心烦热，急躁易怒，失眠多梦，月经不调，舌质红，舌苔少，脉细数。

治法：滋阴降火，消瘿散结。

方药：天王补心丹加减。

4. 气阴两虚证

证候：颈前肿大，眼突，心悸失眠，手颤，消瘦，神疲乏力，气短汗多，口干咽燥，手足心热，纳差，大便溏薄，舌质红或淡红，舌苔少，脉细或细数无力。

治法：益气养阴，消瘿散结。

方药：生脉散加减。

第三十一节　糖尿病

糖尿病是由于胰岛素缺乏和（或）胰岛素生物作用障碍导致的一组以长期高血糖为主要特征的代谢综合征。临床特征为多尿、多饮、多食及消瘦，同时伴有脂肪、蛋白质、水和电解质等代谢障碍，且可以并发眼、肾、神经、心、脑血管等多脏器和组织的慢性损害，引起其功能障碍及衰竭。

本病属于中医"消渴"范畴。

一、西医病因病理

1. 病因

病因和发病机制尚未完全明了。目前普遍认为，糖尿病是复合病因所致的综合征，与遗传因素、环境因素、自身免疫、胰岛素拮抗激素等有关。

（1）1 型糖尿病　1 型糖尿病是以胰岛 B 细胞破坏、胰岛素分泌缺乏为特征的自身免疫性疾病。目前认为，其病因与发病机制主要是病毒感染、化学物质作用于易感人群，导致由 T 淋巴细胞介导的胰岛 β 细胞自身免疫性损伤和凋亡。其发生发展分为 6 个阶段。

（2）2 型糖尿病　2 型糖尿病有更强的遗传基础，并受到多种环境因素的影响，包括老龄化、不合理饮食及热量摄入、体力活动不足、肥胖以及现代社会不合理生活方式等。其发病是在胰岛素抵抗的基础上，胰岛素分泌功能逐渐丧失而导致的。

（3）其他原因所致的特殊类型糖尿病　例如：β 细胞基因缺陷、遗传性胰岛素作用缺陷、胰腺外分泌疾病（如囊性纤维化）、化学物质或药物（如艾滋病治疗或器官移植术后治疗）导致的糖尿病。

（4）妊娠期糖尿病（GDM）　妊娠期间诊断出的症状表现并不十分明显的糖尿病。

2. 病理

糖尿病的代谢紊乱主要由于胰岛素缺乏或生物作用障碍所引起。葡萄糖在肝、肌肉和脂肪组织的利用减少以及肝糖输出增多是发生高血糖的主要原因。由于胰岛素绝对或相对不足，周围组织摄取葡萄糖减少，脂肪组织大量动员分解，产生大量酮体，若超过机体对酮体的氧化利用能力时，大量酮体堆积形成酮症或发展为酮症酸中毒。蛋白质合成减少，分解代谢加速，导致负氮平衡。

二、中医病因病机

1. 禀赋不足

若禀赋不足，阴精亏虚，五脏失养，复因调摄失宜，终致精亏液竭而发病。

2. 饮食失节

长期过食肥甘，或醇酒厚味，酿成内热，热甚阴伤，发为消渴。

3. 情志失调

长期精神紧张，五志过极，导致肝气郁结，郁而化火，上灼肺阴，中伤胃液，下竭肾精而发病。

4. 劳欲过度

素体阴虚之人，复因房事不节，恣情纵欲，损耗肾精，致阴虚火旺，上蒸肺胃，发为消渴。

消渴的基本病机是以阴虚为本，燥热为标，两者又互为因果。病变的脏腑在肺、胃、肾，而以肾为关键。病情迁延日久，可并发白内障、雀盲、耳聋、疮疖、痈疽等。

三、临床表现

1. 无症状期

相当一部分患者无明显症状，往往在体检或检查其他疾病时发现。

2. 症状期

典型表现为"三多一少"，即进食多、饮水多、尿多而体重减少。

3. 并发症

（1）急性并发症 ①糖尿病酮症酸中毒（DKA）：是各种诱因使体内胰岛素缺乏引起糖、脂肪、蛋白质代谢紊乱，出现以高血糖、高酮血症、代谢性酸中毒为主要表现的临床综合征。表现为烦渴、尿多、乏力、恶心呕吐、精神萎靡或烦躁、神志恍惚、嗜睡、昏迷，严重酸中毒时出现深大呼吸，呼吸有烂苹果味。②高渗性非酮症糖尿病昏迷：是因高血糖引起的血浆渗透压增高、严重脱水和进行性意识障碍为特征的临床综合征。表现为烦渴、多尿，严重者出现脱水症状群，如皮肤干燥、口干、脉速、血压下降、休克、神志障碍、昏迷等。实验室检查血酮、尿酮正常。③低血糖反应及昏迷：低血糖症是血浆葡萄糖低于正常引起的一种临床表现。表现为心悸、饥饿感、颤抖、乏力、汗出、心率加快等，严重时出现脑功能障碍。④感染：糖尿病患者易感染，如皮肤感染、肺结核、尿路感染等。

（2）慢性并发症 ①大血管病变：主要为糖尿病性冠心病、脑血管病、下肢动脉硬化闭塞症。②微血管病变：主要为糖尿病肾病、糖尿病性视网膜病变。③神经病变：多发性周围神经病变，动眼神经、展神经麻痹及自主神经病变等。④糖尿病足。

四、实验室及其他检查

1. 尿糖测定

尿糖阳性。

2. 血葡萄糖（血糖）测定

空腹血糖≥7.0mmol/L，餐后2小时血糖≥11.1mmol/L。

3. 葡萄糖耐量试验（OGTT）

当血糖高于正常范围而又未达到诊断糖尿病标准者，须进行OGTT。

4. 糖化血红蛋白和糖化血浆白蛋白测定

前者能较稳定地反映采血前2~3个月内平均血糖控制水平，后者可反映病人近2~3周内血糖总的水平，为糖尿病病情监测的指标。

5. 血浆胰岛素和C肽测定

主要用于了解胰岛β细胞功能，协助判断糖尿病分型和指导治疗。胰岛素正常值为5~20mU/L。

6. 胰岛自身抗体测定

谷氨酸脱羧酶抗体（GAD-Ab）和（或）胰岛细胞抗体（ICA）的检测阳性，对1型糖尿病的诊断有意义。

五、诊断与鉴别诊断

1. 诊断

（1）有糖尿病症状（如：多尿、多食、不明原因的消瘦）加上随机血糖≥11.1mmol/L或200mg/dL。随机血糖指一天中任何时候的血糖。

（2）空腹血糖≥7mmol/L或126mg/dL。空腹血糖指禁食至少8小时后的血糖。

（3）75g糖OGTT 2小时血糖≥11.1mmol/L或200mg/dL。

附：美国糖尿病协会（ADA）糖尿病医学诊疗标准（2014）：

（1）HbA_{1c}≥6.5%，应在实验室中采取美国国家HbA_{1c}标准化计划（NGSP）认可的方法，按照糖尿病控制与并发症试验（DCCT）规定的标准进行检测（若无明显高血糖表现，应重复检测以验证结果）。

（2）FPG≥126mg/dL（7.0mmol/L）。至少禁食8小时方为空腹（若无明显高血糖表现，应重复检测以验证结果）。

（3）OGTT中2小时PG≥200mg/dL（11.1mmol/L）。应按照WHO描述的方式，使用与75g无水葡萄糖水溶液相当的制剂作为负荷量。

（4）有典型高血糖表现或出现高血糖危象的患者，随机血糖≥200mg/dL（11.1mmol/L）。

2. 鉴别诊断

（1）其他原因所致的尿糖阳性　如肾性糖尿、甲状腺功能亢进症、胃空肠吻合术后、弥散性肝病等。

（2）药物对糖耐量的影响　噻嗪类利尿药、糖皮质激素、口服避孕药等，引起糖耐量降低，血糖升高，尿糖阳性。

（3）继发性糖尿病　胰腺炎、胰腺癌、肢端肥大症、皮质醇增多症、嗜铬细胞瘤可分别引起继发性糖尿病或糖耐量异常。

六、西医治疗

1. 饮食治疗

（1）成人需要热量　成年人休息状态下每日每千克标准体重105~125kJ，轻体力劳动125~146kJ，中度体力劳动146~167kJ，重体力劳动167kJ以上。

（2）合理分配三大营养素　其比例为：碳水化合物含量占总热量的50%~60%，蛋白质约占15%，脂肪约占30%。饮食中蛋白质含量成人每日每千克理想体重0.8~1.2g。每日三餐分配为1/5、2/5、2/5或1/3、1/3、1/3。

2. 口服药治疗

（1）磺脲类（SUs）　主要作用于胰岛β细胞表面的受体，促进胰岛素释放。用于2型糖尿病经饮食及运动治疗后病情控制不理想者。于餐前30分钟口服，现多用第二代SUs药物，如格列本脲、格列吡嗪、格列齐特、格列喹酮等。

（2）双胍类　适用于2型糖尿病患者经饮食及运动治疗未能控制者，尤其是肥胖或超重患者为首选药，多用二甲双胍。

（3）α-葡萄糖苷酶抑制剂（AGI）　适用于空腹血糖正常而餐后血糖高者。可与SUs、双胍类或胰岛素联合使用治疗2型糖尿病，常用者有拜糖平（阿卡波糖）、倍欣（伏格列波糖）。

（4）噻唑烷二酮　主要用于2型糖尿病，特别是有胰岛素抵抗的患者。

（5）格列奈类　非磺酰脲类促胰岛素分泌剂，常用药有瑞格列奈、那格列奈。

3. 胰岛素治疗

（1）适应证　1型糖尿病替代治疗；糖尿病酮症酸中毒、高渗性非酮症糖尿病昏迷和乳酸性酸中毒伴高血糖；2型糖尿病口服降糖药治疗无效；妊娠期糖尿病；糖尿病合并严重并发症；全胰腺切除引起的继发性糖尿病；因伴发病需外科治疗的围手术期。

（2）使用方法　应在一般治疗和饮食治疗的基础上使用胰岛素。1型糖尿病所需胰岛素剂量平均为每日35~40U，初剂量可按每日20~25U给予，治疗2~3日后根据血糖监测结果再调整。一般每3~5日调整1次，每次增减2~4U，直至达到血糖控制目标。

2型糖尿病患者，需从小剂量开始，逐步增加。起始剂量为20U，老年或虚弱的病人减至10~15U。根据尿糖和血糖测定结果，每隔数天应调整胰岛素剂量，每次增减以2U为宜。

4. 胰腺移植和胰岛细胞移植

多用于1型糖尿病。

5. 并发症的治疗

（1）糖尿病酮症酸中毒　①补液：静脉输注生理盐水，补液速度宜先快后慢，最初2小时内输入1000~2000mL，以后酌情调整补液量及速度。②应用胰岛素：每小时输注胰岛素0.1U/kg，使血中胰岛素浓度恒定在100~200μU/mL。③当二氧化碳结合力降至4.5~6.7mmol/L，应予纠酸。④补钾。⑤处理诱因和并发症。

（2）高渗性非酮症糖尿病昏迷　①补液。

②小剂量胰岛素疗法。③补钾。④积极治疗诱发病和防治并发症。

此外，对低血糖反应及昏迷、糖尿病肾病均应积极治疗。

2型糖尿病高血糖治疗路径如下图所示：

主要治疗路径是根据药物卫生经济学、疗效和安全性等方面的临床证据，以及我国国情等因素权衡考虑后推荐的，与国际上大部分糖尿病指南中建议的药物治疗路径相似。

七、中医辨证论治

1. 无症状期

临床特征：一般没有突出的临床症状，食欲旺盛，而耐劳程度减退，实验室检查一般血糖偏高，但常无尿糖。应激情况下血糖可明显升高，出现尿糖。

治法：滋养肾阴。

方药：麦味地黄汤加减。

2. 症状期（阴虚燥热）

（1）肺热津伤证（上消）

证候：烦渴多饮，口干舌燥，尿频量多，多汗，舌边尖红，苔薄黄，脉洪数。

治法：清热润肺，生津止渴。

方药：消渴方加减。

（2）胃热炽盛证（中消）

证候：多食易饥，口渴多尿，形体消瘦，大便干燥，苔黄，脉滑实有力。

治法：清胃泻火，养阴增液。

方药：玉女煎加减。

（3）肾阴亏虚证（下消）

证候：尿频量多，混浊如脂膏，或尿有甜味，腰膝酸软，乏力，头晕耳鸣，口干唇燥，皮肤干燥，瘙痒，舌红少苔，脉细数。

治法：滋阴固肾。

方药：六味地黄丸加减。

（4）气阴两虚证

证候：口渴引饮，能食与便溏并见，或饮食减少，精神不振，四肢乏力，体瘦，舌质淡红，苔白而干，脉弱。

治法：益气健脾，生津止渴。

方药：七味白术散加减。

（5）阴阳两虚证

证候：小便频数，混浊如膏，甚则饮一溲一，面色黧黑，耳轮焦干，腰膝酸软，形寒畏冷，阳痿，舌淡苔白，脉沉细无力。

治法：滋阴温阳，补肾固摄。

方药：肾气丸加减。

（6）痰瘀互结证

证候："三多"症状不明显，形体肥胖，胸脘腹胀，肌肉酸胀，四肢沉重或刺痛，舌暗或有瘀斑，苔厚腻，脉滑。

治法：活血化瘀祛痰。

方药：平胃散合桃红四物汤加减。

（7）脉络瘀阻证

证候：面色晦暗，消瘦乏力，胸中闷痛，肢体麻木或刺痛，夜间加重，唇紫，舌暗或有瘀斑，或舌下青筋怒张，脉弦或沉涩。

治法：活血通络。

方药：血府逐瘀汤加减。

3. 并发症

（1）疮痈

治法：清热解毒。

方药：五味消毒饮合黄芪六一散加减。

（2）白内障、雀目、耳聋

治法：滋补肝肾，益精养血。

方药：杞菊地黄丸、羊肝丸、磁朱丸加减。

八、预防

加强糖尿病知识的宣传教育；适当参加体育活动，增强体质；合理安排饮食，生活起居有规律，戒烟酒，预防各种感染。已病者定期复查血糖，避免不良刺激。

第三十二节 类风湿关节炎

类风湿关节炎（RA）是一种病因未明的慢性、以炎性滑膜炎为主的系统性疾病。其特征是手、足小关节的多关节、对称性、侵袭性关节炎症，经常伴有关节外器官受累及血清类风湿因子阳性，可以导致关节畸形及功能丧失。本病与中医学的"痹证"相似，属于"痛痹""痛风""历节"等范畴。

一、西医病因病理

1. 病因

本病病因尚不清楚，可能与下列因素有关：

（1）感染因素 尚无被证实有导致本病的直接感染因子，但一些病毒、支原体、细菌等都可能通过某些途径影响RA的病情进展。

（2）遗传因素 RA发病有家族聚集现象，流行病学调查显示RA的家族及同卵双胞胎中RA的发病率约15%，说明有一定的遗传倾向。

其发病机制有细胞免疫反应和体液免疫反应两方面。

2. 病理

（1）滑膜炎 类风湿关节炎的基本病理改变为滑膜炎。在急性期滑膜表现为渗出性和细胞浸润性，滑膜下层有小血管扩张，内皮细胞肿胀，细胞间隙增大，间质有水肿和中性粒细胞浸润。当病变进入慢性期，滑膜变得肥厚，形成许多绒毛样突起，突向关节腔内或侵入到软骨和软骨下的骨质。这种绒毛具有很强的破坏性，是造成关节破坏、关节畸形、功能障碍的病理基础。

（2）血管炎 类风湿关节炎的关节外表现很多与血管炎有关。它累及中、小动脉和（或）静脉，管壁有淋巴细胞浸润，纤维素沉着，内膜有增生，导致血管腔的狭窄或堵塞。类风湿结节是血管炎的一种表现，常见于关节伸侧受压部位的皮下组织，但也可见于肺部。结节中心为纤维素样坏死组织，周围有上皮样细胞浸润，排列成环状，外被以肉芽组织。

二、中医病因病机

由于风寒湿热之邪，乘虚袭入人体，阻滞经络，引起气血运行不畅所致。久则痰浊瘀血，阻于经络，深入关节筋骨，甚则影响脏腑。

1. 先天不足，肾精亏虚

先天禀赋不足，外邪乘虚而入，或房劳过度，肾精不足，水亏于下，火炎于上，阴水消烁，真阴愈耗，或病久阴血暗耗，阴虚血少，成为发病的内在基础。

2. 外感寒湿，痹阻经络

由于居住潮湿，涉水冒雨，冷热交错等原因，风、寒、湿邪乘虚侵入，痹阻经络，流注关节，发为本病。

3. 风寒湿邪，郁而化热

风寒湿邪，留恋不去，郁闭阳气日久，郁而

化热化火，变生热毒，阻滞血脉，流注关节而发病。

4. 湿热伤阴，阴虚血热

湿热内生，蕴结为毒，攻注骨节，或邪热灼伤血脉，或热伤阴津，血脉干涩，均可导致血瘀。

5. 湿热内蕴，痰瘀阻滞

湿热瘀相互蕴结，阻于经脉，气血瘀滞，阻遏气机，终致湿热痰瘀痹阻经络，流注骨节而成本病。

本病病机主要为外邪侵袭肢体，经络闭阻，不通则痛。病理性质病初以邪实为主，病久邪留伤正可致虚实夹杂。病位初在肌表经络，久则深入筋骨，病及五脏。

三、临床表现

1. 病史

多隐匿起病，在出现明显关节症状前有数周的低热、乏力、全身不适、体重下降等症状，以后逐渐出现典型关节症状。

2. 主要症状

（1）晨僵　早晨起床时关节活动不灵活的主观感觉（至少1小时），它是关节炎症的一种非特异表现，其持续时间与炎症的严重程度成正比。

（2）关节受累的表现　①多关节受累：呈对称性多关节炎（常≥5个关节）。易受累的关节有手、足、腕、踝及颞颌关节等，其他还可有肘、肩、颈椎、髋、膝关节等。②关节畸形：手的畸形有梭形肿胀、尺侧偏斜、天鹅颈样畸形、钮孔花样畸形等。足的畸形有跖骨头向下半脱位引起的仰趾畸形、外翻畸形、跖趾关节半脱位、弯曲呈锤状趾及足外翻畸形。③其他：可有正中神经、胫后神经受压引起的腕管、跗管综合征，膝关节腔积液挤入关节后侧形成腘窝囊肿（Baker囊肿），颈椎受累（第2、3颈椎多见），可有颈部疼痛、颈部无力及难以保持其正常位置，寰枢关节半脱位，相应有脊髓受压及椎基底动脉供血不足的表现。

（3）关节外表现　①一般表现：可有发热、类风湿结节（属于机化的肉芽肿，与高滴度RF、严重的关节破坏及RA活动有关，好发于肘部、关节鹰嘴突、骶部等关节隆突部及经常受压处）、类风湿血管炎（主要累及小动脉的坏死性小动脉炎，可表现为指、趾端坏死，皮肤溃疡，外周神经病变等），以及淋巴结肿大。②心脏受累：可有心包炎，心包积液，心外膜、心肌及瓣膜的结节，心肌炎，冠状动脉炎，主动脉炎，传导障碍，慢性心内膜炎及心瓣膜纤维化等表现。③呼吸系统受累：可有胸膜炎、胸腔积液、肺动脉炎、间质性肺疾病、结节性肺病等。④肾脏表现：主要有原发性肾小球及肾小管间质性肾炎、肾脏淀粉样变和继发于药物治疗（金制剂、青霉胺及NSAIDs）的肾损害。⑤神经系统：除周围神经受压的症状外，还可诱发神经疾病、脊髓病、外周神经病、继发于血管炎的缺血性神经病、肌肥大及药物引起的神经系统病变。⑥贫血：是RA最常见的关节外表现，属于慢性疾病性贫血，常为轻至中度。⑦消化系统：可因RA血管炎、并发症或药物治疗所致。⑧眼：幼年患者可有葡萄膜炎，成人可有巩膜炎，可能由血管炎所致。还可有干燥性结膜角膜炎、巩膜软化、巩膜软化穿孔、角膜溶解。

（4）Felty综合征　1%的RA患者可有脾大、中性粒细胞减少及血小板减少、红细胞计数减少，常有严重的关节病变、高滴度的RF及ANA阳性，属于一种严重型RA。

（5）缓解性血清阴性、对称性滑膜炎　伴凹陷性水肿综合征，男性多见，常于55岁以后发病，呈急性发病，有对称性腕关节、屈肌腱鞘及手小关节的炎症，手背可有凹陷性水肿。晨僵时间长（0.5～1天），但RF阴性，X线多没有骨破坏。有56%的患者为HLA-B7阳性。治疗上对单用NSAIDs药物反应差，而小剂量糖皮质激素疗效显著。常于1年后自发缓解，预后好。

（6）成人Still病（AOSD）　以高热、关节炎、皮疹等的急性发作与缓解交替出现为表现的一种少见的RA类型。因临床表现类似于全身起病型幼年类风湿关节炎（Still病）而得名。部分患者经过数次发作转变为典型的RA。

（7）老年发病的 RA　常>65 岁起病，性别差异小，多呈急性发病，发展较快（部分以 OA 为最初表现，几年后出现典型的 RA 表现）。以手足水肿、腕管和跗管综合征及多肌痛为突出表现，晨僵明显，60%～70% RF 阳性，但滴度多较低。X 线以骨质疏松为主，很少侵袭性改变。患者常因心血管病、感染及肾功能受损等并发症而死亡。选用 NSAIDs 要慎重，可应用小剂量激素，对慢作用抗风湿药（SAARD）反应较好。

四、实验室及其他检查

1. 血象

常见轻度贫血，活动期患者血小板多增高。

2. 红细胞沉降率

疾病活动时增快。

3. C 反应蛋白

C 反应蛋白增高，一般认为是反映炎症活动性的指标。

4. RF

70% IgM 型 RF 阳性，但 RF 不仅仅出现在 RA 患者中，所以不能仅以 RF 阳性来诊断 RA。

5. 抗角蛋白抗体谱

对早期诊断有一定意义，其中抗 CCP 抗体对 RA 诊断敏感性和特异性高。

6. X 线检查

X 线检查是诊断和观察疗效的重要指标，手和足 X 线检查更为重要。

7. 影像学检查

超声、CT 和 MRI 对早期诊断 RA 有帮助。

8. 关节滑液

五、诊断、病情分期、关节功能分级、活动性指标、鉴别诊断

1. 诊断

美国风湿病学会 1987 年修订的 RA 分类标准如下，≥4 条可以确诊 RA。①晨僵至少 1 小时（≥6 周）。②3 个或 3 个以上的关节受累（≥6 周）。③手关节（腕、MCP 或 PIP 关节）受累（≥6 周）。④对称性关节炎（≥6 周）。⑤有类风湿皮下结节。⑥X 线片改变。⑦血清类风湿因子阳性（滴度>1:32）。

表 9-17　2010 年 ACR/UELAR 关于 RA 新的分类标准

关节受累 （0～5 分）	1 个大关节	0
	2～10 个大关节	1
	1～3 个小关节（伴或不伴大关节受累）	2
	4～10 个小关节（伴或不伴大关节受累）	3
	>10 个关节（至少一个小关节受累）	5
血清学（至少需要 1 条） （0～3 分）	RF 和 ACPA 均阴性	0
	RF 和（或）ACPA 低滴度阳性	2
	RF 和（或）ACPA 高滴度阳性	3
滑膜炎病程 （0～1 分）	<6 周	0
	≥6 周	1
急性反应产物（至少需要 1 条） （0～1 分）	CRP 和 ESR 正常	0
	CRP 或 ESR 异常	1

注：积分大于 6 即可诊断为类风湿关节炎。

2. 病情分期

①早期：有滑膜炎，无软骨破坏。②中期：介于上、下间（有炎症、关节破坏、关节外表现）。③晚期：已有关节结构破坏，无进行性滑膜炎。

3. 关节功能分级

①Ⅰ级：功能状态完好，能完成平常任务无碍（能自由活动）。②Ⅱ级：能从事正常活动，但有 1 个或多个关节活动受限或不适（中度受限）。③Ⅲ级：只能胜任一般职业性任务或自理

生活中的一部分（显著受限）。④Ⅳ级：大部分或完全丧失活动能力，需要长期卧床或依赖轮椅，很少或不能生活自理（卧床或轮椅）。

4. 活动性指标

①关节疼痛≥4个。②晨僵>30分钟。③ESR≥30mm/h。④CRP增高。⑤血小板增高。⑥贫血。⑦RF（+）1:20以上。⑧有关节外表现（发热、贫血、血管炎等）。

5. 鉴别诊断

应与系统性红斑狼疮、风湿性关节炎、骨关节炎、强直性脊柱炎、痛风相鉴别。

六、西医治疗

1. 药物治疗

（1）非甾体抗炎药（NSAID） 又称一线抗风湿药，是治疗类风湿关节炎的常用药物。此类药物主要通过抑制炎症介质的释放而发挥抗炎、止痛、退热、消肿的作用。常用的有布洛芬、萘普生、吲哚美辛、塞来昔布、美洛昔康、双氯芬酸等。

（2）改善病情抗风湿药（DMARDs） 亦称慢作用药物或诱导缓解药物或二线药物。该类药物较非甾体抗炎药起效慢，临床症状获得明显改善需1~6个月。它虽不具备即刻止痛和抗炎作用，但有改善和延缓病情进展的作用。此类药首选甲氨蝶呤，如患者对甲氨蝶呤禁忌或不能耐受可用来氟米特、柳氮磺胺吡啶来代替。根据情况可采用一种DMARDs治疗，也可用两三种DMARDs联合治疗。亦可用青霉胺、雷公藤总苷、硫唑嘌呤、环磷酰胺、环孢素等。

（3）糖皮质激素 本药适用于有关节外症状者或关节炎明显或急性发作患者。但是一旦临床条件允许，应尽快递减激素用量。

2. 外科手术治疗

包括关节置换和滑膜切除手术。

七、中医辨证论治

1. 活动期

（1）湿热痹阻证

证候：发热，口苦，饮食无味，纳呆，或有恶心呕吐，关节肿痛以下肢为重，全身困乏无力，下肢沉重酸胀，浮肿或有关节积液，舌苔黄腻，脉滑数。

治法：清热利湿，祛风通络。

方药：四妙丸加减。

（2）阴虚内热证

证候：午后或夜间发热，盗汗或兼自汗，口干咽燥，手足心热，关节肿胀疼痛，小便赤涩，大便秘结，舌红少苔，脉细数。

治法：养阴清热，祛风通络。

方药：丁氏清络饮加减。

（3）寒热错杂证

证候：低热，关节灼热疼痛，或有红肿，形寒肢凉，阴雨天疼痛加重，得温则舒，舌质红，苔白，脉弦细或数。

治法：祛风散寒，清热化湿。

方药：桂枝芍药知母汤加减。

2. 缓解期

（1）痰瘀互结，经脉痹阻证

证候：关节肿痛且变形，屈伸受限，或肌肉刺痛，痛处不移，皮肤失去弹性，按之稍硬，肌肤紫暗，面色黧黑，或有皮下结节，肢体顽麻，舌质暗红或有瘀点、瘀斑，苔薄白，脉弦涩。

治法：活血化瘀，祛痰通络。

方药：身痛逐瘀汤合指迷茯苓丸加减。

（2）肝肾亏损，邪痹筋骨证

证候：形体消瘦，关节变形，肌肉萎缩，屈伸不利，僵硬，活动受限，筋脉拘急，或筋惕肉瞤，腰膝酸软，眩晕，心悸气短，指甲淡白，舌淡苔薄，脉细弱。

治法：益肝肾，补气血，祛风湿，通经络。

方药：独活寄生汤加减。

第三十三节　系统性红斑狼疮

系统性红斑狼疮（SLE）是一多因素（遗传、性激素、环境、感染、药物、免疫反应各环节）参与的特异性自身免疫病，患者突出表现有多种自身抗体，其中最重要的是双链DNA抗体，通过免疫复合物等途径，造成几乎周身每一系统、每一器官都可能受累。肾功能衰竭、感染、中枢神经系统损伤是死亡的主要原因。本病女性约占90%，常为青少年。

本病与中医学的"蝶疮流注"相似，可归属于"鬼脸疮""红蝴蝶""蝴蝶丹""阴阳毒""周痹""虚劳"等范畴。

一、西医病因、发病机制、病理

1. 病因及发病机制

SLE的病因和发病机制尚未明确，根据目前的研究，认为与遗传因素、环境因素、体内激素水平的变化等因素有关。

（1）遗传因素　SLE存在遗传的易感性，如同卵双胎者发病率约为40%，而异卵双胎者仅约3%；患者家族中患SLE者，可高达约13%，SLE患者的子女中，SLE的发病率约5%；有色人种SLE发病率可能高于白种人。

（2）环境因素　日光、紫外线、某些化学药品（如肼苯达嗪、青霉胺、磺胺类等）、某些食物成分（如苜蓿芽）都可能诱发SLE。

（3）性激素　SLE以女性占绝对多数。男∶女为1∶（8~10）；月经初潮前及绝经期后女性发病率较少，而育龄期、妊娠期发病率明显增加。无论男性或女性SLE病人，其$16-\alpha$-羟化雌酮和雌三醇水平均显著增高；女性避孕药有时可诱发狼疮样综合征。

（4）免疫学异常　遗传等内在的易感因素加上外在的环境因素（也包括感染或其他不明抗原的刺激等），导致免疫系统发生异常的免疫应答，持续产生大量的致病性自身抗体引起组织损伤。自身抗体可以与循环中的自身抗原形成免疫复合物而致病。免疫复合物的形成和沉积是SLE发病的主要机制。

2. 病理

本病的基本病理变化是：①结缔组织的纤维蛋白样变性，是由免疫复合物及纤维蛋白构成的嗜酸性物质，沉积于结缔组织所导致。②结缔组织的基质发生黏液性水肿，见于疾病的早期。③坏死性血管炎。中、小血管壁的结缔组织发生纤维蛋白样变性，甚至坏死、血栓形成，引起出血和缺血等病变。

受损器官的特征性改变是：①苏木紫小体：是由于细胞核受抗体变性为嗜酸性团块。②"洋葱皮样"病变：即小动脉周围有显著向心性纤维组织增生，尤以脾脏中央动脉为明显。心包、心肌、肺、神经系统等器官均可出现上述基本病理变化。心瓣膜的结缔组织反复发生纤维蛋白样变性，而形成赘生物。

肾组织如做免疫荧光和（或）电镜检查，本病患者几乎都有病变。WHO将狼疮肾炎分型如下：①正常或轻微病变型。②系膜病变型。③局灶增殖型。④弥漫增殖型。⑤膜性病变型。⑥肾小球硬化型。

二、中医病因病机

系统性红斑狼疮病起于先天禀赋不足，肝肾阴亏，精血不足，加之情志内伤，劳倦过度，六淫侵袭，阳光曝晒，瘀血阻络，血脉不通，皮肤受损，渐及关节、筋骨、脏腑而成本病。

初病在表，四肢脉络痹阻，先表后里，由表入里，由四肢脉络入内而损及脏腑脉络。在内先在上焦由上而下，渐至中焦再及下焦，由轻渐重，由浅渐深。在表在上较为轻浅，在里在下较为深重。若表里上下多脏同病，当为重证；如再由下而上弥漫三焦，五脏六腑俱损，上入清窍，则最为危重。

本病基本病机是素体虚弱，真阴不足，**热毒内盛**，痹阻脉络，内侵脏腑。病位在经络、血脉，与心、脾、肾密切相关，可累及肝、肺、脑、皮肤、肌肉、关节等多个脏器。其性质是本虚标实，心、脾、肾阳虚、血虚为本，郁热、火旺、瘀滞、积饮为标。

三、临床表现

本病90%以上见于女性，主要为青少年，约25%患者以肾脏为首发表现，其中5%肾脏病变持续数年之后才有全身系统性表现。

1. 症状

早期患者多无明显症状，可有疲倦、乏力、体重减轻等。急性期可有发热、关节痛、肌痛、脱发、口腔溃疡等临床表现；累及心脏者可有心悸、气促、心前区不适等；累及肾脏者可有眼睑浮肿或双下肢水肿；10%患者可累及中枢神经系统，发生各种精神障碍，如躁动、幻觉、猜疑、妄想等，约15%可出现癫痫发作；累及消化系统者可有食欲不振、腹痛、呕吐、腹泻等。

2. 体征

（1）皮肤表现 以水肿性红斑常见，好发于颧部两侧，融合呈蝶翼状，亦可见于指（趾）甲周、甲床远端、前额、耳垂甚至眉梢、上臂、四肢大关节伸面、掌跖部。偶可为盘状红斑，或局限性斑丘疹，多见于日晒部位。亦可为各式各样的皮疹，如红斑、红点、丘疹、紫癜或紫斑、水疱和大疱等。大疱破后可形成糜烂和溃疡。有的患者有光过敏现象。偶有皮下小结节，网状青斑。多数患者有脱发、雷诺现象。

（2）黏膜表现 SLE的黏膜病变不少见，如口唇、软腭、硬腭、齿龈、舌、鼻腔弥漫性潮红、点状出血、糜烂、水疱或溃疡等皆可出现。

（3）肾脏表现 几乎所有患者的肾组织均有病理变化，但有临床表现者仅占75%，可表现为急性肾炎、急进性肾炎、隐匿性肾小球肾炎、慢性肾炎和肾病综合征等，以慢性肾炎和肾病综合征者较常见。早期多表现为无症状的尿异常，随着病程的发展，患者可出现大量蛋白尿、血尿（肉眼或显微镜下）、各种管型尿、氮质血症、水肿和高血压等，晚期发生尿毒症，是死亡的常见原因。

（4）心包炎、心肌炎 心包炎超声心动图对诊断有很大帮助。心肌炎可有心律失常，心电图有助于诊断。约10%患者可发生周围血管病变，如血栓静脉炎等。

（5）胸腔积液、狼疮肺炎 为干性或胸腔积液，多为中等量渗出液，可为双侧性。狼疮肺炎X线可见片状浸润阴影，多在双下肺。偶可为肺间质病变，X线见间质纹理增粗。

（6）狼疮脑 可出现癫痫发作，脑脊液检查蛋白量常增加，葡萄糖量可减少，氯化物却正常，白细胞轻度增多，颅内压增高。少数患者可发生偏瘫，颅脑CT可得以证实，部分患者可发生脊髓炎，颅神经和外周神经病变等。

（7）贫血 患者可有血红蛋白减少、血小板减少、白细胞减少或淋巴细胞绝对减少。有的因血小板减少明显而发生各系统出血。

（8）干燥综合征 发生于SLE者的是继发性干燥综合征，多见于具有抗SSA及抗SSB抗体阳性者。

（9）眼表现 患者可有眼底变化，如出血、乳头水肿、视网膜渗出物等，有继发性干燥综合征者可出现干燥性角结膜炎。

（10）淋巴结肿大 约20%患者有无痛性轻、中度淋巴结肿大，以颈部和腋下多见，约15%患者有脾大。

四、实验室及其他检查

1. 一般检查

血沉在活动期常增高；C反应蛋白通常不高，合并感染或关节炎较突出者常可增高；活动期SLE的血细胞三系中可有一系或多系减少（应除外药物所致的骨髓抑制），尿蛋白、红细胞、白细胞及管型尿等提示临床肾损害。

2. 自身抗体

（1）抗核抗体（ANA） 对SLE的敏感性为95%，是目前最佳的SLE筛选试验。

（2）抗双链DNA（ds-DNA）抗体 对确诊SLE和判断狼疮的活动性参考价值大，本抗体滴度高者常有肾损害。

（3）抗Sm抗体 特异性高达99%，但敏感性仅为25%，在SLE不活动时亦可阳性，故可作为回顾性诊断的重要依据。

（4）抗RNP抗体 阳性率约40%，对SLE特异性不高，其他结缔组织病亦可阳性。

（5）抗SSA（Ro）抗体 阳性率约30%，特异性低，在ANA阴性SLE、合并干燥综合征者、老年人或新生儿狼疮患者，本抗体均可阳性。

（6）抗SSB（La）抗体 阳性率约10%，特异性低。

（7）抗Rib-P（rRNP）抗体 即抗核糖体P蛋白抗体，阳性率约15%，特异性较高。阳性者常有狼疮神经系统损害。

（8）抗磷脂抗体 阳性率低，包括狼疮抗凝物质、抗心脂抗体、梅毒试验假阳性，其抗原均为磷脂。有此抗体者，容易发生动脉与静脉血栓形成、习惯性流产、血小板减少，称为抗磷脂综合征。

（9）其他自身抗体　包括抗组蛋白、抗红细胞膜（与溶血有关）、抗血小板膜、抗淋巴细胞膜、抗神经元（与狼疮脑损害有关）等抗体均可阳性。此外，约15%的患者血清类风湿因子阳性。

3. 补体

CH_{50}、C_3、C_4降低，有助于SLE的诊断，尤其是C_3低下常提示有SLE活动。

4. 免疫病理检查

（1）狼疮带试验（LBT）免疫荧光染色　可见皮肤的真皮和表皮交界处有Ig沉积带。SLE的阳性率约为50%，IgG沉着诊断意义较大。取腕上方伸侧部位的正常皮肤进行检查，可提高本试验的特异性。皮肤狼疮带试验对SLE的特异性较高。

（2）肾活检　对狼疮肾炎的诊断、治疗和估计预后，均有价值。肾组织示慢性病变为主，而活动性病变少者，对免疫抑制治疗反应差，反之，治疗反应好。肾组织活动性病变为肾小球坏死、细胞性新月体、透明血栓、肾间质纤维化、肾小管萎缩等。

五、诊断与鉴别诊断

1. 诊断

美国风湿病学会1982年的SLE分类标准，对诊断有价值：①颧部红斑：平的或高于皮肤的固定性红斑。②盘状红斑：面部的隆起红斑，上覆有鳞屑。③光过敏：日晒后皮肤过敏。④口腔溃疡：经医生证实。⑤关节炎：非侵蚀性关节炎≥2个外周关节。⑥浆膜炎：胸膜炎或心包炎。⑦肾脏病变：蛋白尿>0.5g/d或细胞管型。⑧神经系统病变：癫痫发作或精神症状。⑨血液系统异常：溶血性贫血或白细胞减少或淋巴细胞绝对值减少或血小板减少。⑩免疫学异常：狼疮细胞阳性或抗双链DNA或抗Sm抗体阳性或梅毒血清试验假阳性。⑪抗核抗体阳性。在上述11项中，如果有超过4项阳性（包括在病程中任何时候发生的），则可诊断为SLE，其特异性为85%，敏感性为95%。

2. 鉴别诊断

（1）类风湿关节炎　少数SLE患者发病初期以对称性多关节滑膜炎为突出表现，RF可能阳性，抗核抗体阴性或低度阳性。类风湿关节炎10%~20%的患者免疫荧光抗核抗体也可阳性。但是SLE关节病变的特点是：关节的疼痛、肿胀、晨僵等均较类风湿关节炎轻且持续时间短，少有骨质侵蚀，不遗留关节畸形，且多伴有特征性的皮疹，以及肾脏、血液、中枢神经等多系统的损害，脏器受累多且重，一般无类风湿结节。

（2）心包炎与心肌炎　以浆膜炎为突出表现的SLE易被误诊为病毒性心肌炎或心包炎，应反复检测抗核抗体、ds-DNA、Sm抗体，需要时抽吸浆膜腔积液进行检测。

（3）肾小球肾炎与肾病综合征　对有面部蝶形红斑或颊部红色斑丘疹等典型皮损的狼疮性肾炎，临床不难鉴别。但对缺乏典型皮损的SLE患者，当累及肾脏出现水肿及尿蛋白时，应注意与慢性肾炎及肾病综合征相鉴别。SLE除肾脏损害外，往往具有多系统和多脏器受累的表现，且某些免疫学检查，如抗核抗体、抗双链DNA抗体、抗Sm抗体、LE细胞和LBT试验等均呈阳性。对早期不典型，临床难以确诊者，必要时可进行肾活检鉴别。

（4）原发性血小板减少性紫癜　部分SLE血液系统异常比较突出，贫血、白细胞减少、血小板减少，且伴发血管炎，酷似原发性血小板减少性紫癜，但原发性血小板减少性紫癜多有骨髓巨核细胞增多或正常，有成熟障碍，血小板生存时间缩短，有PAIg、PAC_3阳性，脾切除治疗有效，而抗核抗体、抗双链DNA抗体、抗Sm抗体等均为阴性，二者不难鉴别。

六、西医治疗

SLE的病情轻重缓急变化很大，应根据不同情况制定个性化的治疗方案。首先对每个病人的病情做出准确判断，如初发或复发；有无脏器损害、损害程度；有无并发症及其严重性；对过去治疗的反应；病人对疾病的承受能力等。然后制定药物治疗方案。治疗原则是处于活动期且病情重者，予强有力的药物控制，病情缓解后，则改为维持性治疗。

1. 一般治疗

适用于所有 SLE 患者。包括心理及精神支持、避免日晒或紫外线照射、预防和治疗感染或其他并发症及依据病情选用适当的锻炼方式。

2. 药物治疗

（1）糖皮质激素　据病情选用不同的剂量和剂型。激素的不良反应有类库欣征、糖尿病、高血压、抵抗力低下并发的各种感染、应激性溃疡、无菌性骨坏死、骨质疏松及儿童生长发育迟缓或停滞等。

（2）免疫抑制剂　①环磷酰胺：对肾炎、肺出血、中枢神经系统血管炎和自身免疫性溶血性贫血有效。不良反应有消化道不适、骨髓抑制、肝脏损害、出血性膀胱炎、脱发、闭经和生育能力降低等。②硫唑嘌呤：口服，对自身免疫性肝炎、肾炎、皮肤病变和关节炎有帮助。不良反应有消化道不适、骨髓抑制、肝脏损害及过敏反应等。③甲氨蝶呤：静滴或口服，对关节炎、浆膜炎和发热有效，肾损害者应减量，偶有增强光过敏的不良反应。④环孢素 A：口服，目前主要用于对其他药物治疗无效的 SLE 患者。⑤长春新碱：静滴，对血小板减少有效。

（3）非甾体抗炎药　适用于有低热、关节症状、皮疹、心包及胸膜炎的患者，有血液系统病变者慎用。

（4）羟氯喹　应作为SLE的背景治疗，可在诱导缓解和维持治疗中长期应用。

（5）其他治疗　大剂量免疫球蛋白冲击，血浆置换，适用于重症患者，常规治疗不能控制或不能耐受，或有禁忌证者。

（6）狼疮肾炎的治疗　①糖皮质激素。②免疫抑制剂。③血浆置换与免疫吸附疗法。④大剂量免疫球蛋白冲击治疗，适用于活动性狼疮肾炎（LN）、免疫功能低下合并感染者。⑤其他，如抗凝剂、全身淋巴结照射、中药，肾功能不全者可行透析治疗。

七、中医辨证论治

急性发作病例，以气营热盛证为主，待高热退下后，邪向气阴两虚转化。气阴两虚证为最常见，可贯穿在整个病程的各个证候中。气阴两虚证常与血热、瘀热相互交结，易为外邪所诱发而急性发作。中晚期常由气阴两虚转为脾肾两虚、阴阳两虚。

1. 气营热盛证

证候：高热，不恶寒，满面红赤，皮肤红斑鲜红，咽干，口渴喜冷饮，尿赤而少，关节疼痛，舌红绛苔黄，脉滑数或洪数。

治法：清热解毒，凉血化斑。

方药：清瘟败毒饮加减。

2. 阴虚内热证

证候：长期低热，手足心热，面色潮红而有暗紫斑片，口干咽痛，渴喜冷饮，目赤齿衄，关节肿痛，烦躁不寐，舌质红少苔或苔薄黄，脉细数。

治法：养阴清热。

方药：玉女煎合增液汤加减。

3. 热郁积饮证

证候：胸闷胸痛，心悸怔忡，时有微热，咽干口渴，烦热不安，红斑皮疹，舌红苔厚腻，脉滑数、濡数，偶有结代。

治法：清热蠲饮。

方药：葶苈大枣泻肺汤合泻白散加减。

4. 瘀热痹阻证

证候：手足瘀点累累，斑疹斑块暗红，两手白紫相继，两腿青斑如网，脱发，口糜、口疮，鼻衄，肌衄，关节肿痛，月经愆期，小便短赤，有蛋白尿、血尿，低热或自觉烘热，烦躁多怒，苔薄舌红，舌光红起刺或边有瘀斑，脉细弦或涩数。

治法：清热凉血，活血散瘀。

方药：犀角地黄汤加减。

5. 脾肾两虚证

证候：面色不华，但时有潮红，两手指甲亦无华色，神疲乏力，畏寒肢冷，时而午后烘热，口干，小便短少，两腿浮肿如泥，进而腰股俱肿，腹大如鼓，舌胖、舌偏红或偏淡，苔薄白或薄腻，脉弦细、细数、细弱。

治法：滋肾填精，健脾利水。

方药：济生肾气丸加减。

6. 气血两亏证

证候：心悸怔忡，健忘失眠，多梦，面色不华，肢体麻木，舌质淡，苔薄白，脉细缓。

治法：益气养血。

方药：八珍汤加减。

7. 脑虚瘀热证

证候：病情危笃，身灼热，肢厥，神昏谵语，或昏愦不语，或痰壅气粗，舌謇，舌鲜绛，脉细数。

治法：清心开窍。

方药：清宫汤送服或鼻饲安宫牛黄丸或至宝丹加减。

8. 瘀热伤肝证

证候：低热绵绵，口苦纳呆，两胁胀痛，月经提前，经血暗紫带块，烦躁易怒，或黄疸、肝脾肿大，皮肤红斑、瘀斑，舌质紫暗或有瘀斑，脉弦。

治法：疏肝清热，凉血活血。

方药：茵陈蒿汤合柴胡疏肝散加减。

第三十四节 脑梗死

脑梗死是缺血性卒中的总称，包括脑血栓形成、腔隙性梗死和脑栓塞等，约占全部脑卒中的70%，是脑血液供应障碍引起的脑部病变。脑梗死是由于脑组织局部供血动脉血流的突然减少或停止，造成该血管供血区的脑组织缺血、缺氧导致脑组织坏死、软化，并伴有相应部位的临床症状和体征，如偏瘫、失语等神经功能缺失的症候。本病与中医学"中风病"相类似，归属于"类中风""中风"范畴。

一、西医病因病理

1. 病因及发病机制

（1）动脉管腔狭窄和血栓形成 最常见的是动脉粥样硬化斑块导致管腔狭窄和血栓形成。

（2）血管痉挛及其他原因 血管痉挛常见于蛛网膜下腔出血、偏头痛和头外伤等病人。尚有一些病因不明的脑梗死，部分病例有高水平的抗磷脂抗体、蛋白C，以及抗血栓Ⅲ缺乏伴发的高凝状态。

2. 病理

脑缺血病变发生后闭塞血管内可见血栓形成或栓子、动脉粥样硬化或血管炎等改变。病理分期为5期：

超早期：1~6小时。病变区脑组织常无明显改变，可见部分血管内皮细胞、神经细胞和星形胶质细胞肿胀，线粒体肿胀空化，属可逆性。

急性期：6~24小时。缺血区脑组织苍白，轻度肿胀，神经细胞、星形胶质细胞和血管内皮细胞呈明显缺血性改变。

坏死期：24~48小时。可见大量神经细胞消失，胶质细胞坏死，中性粒细胞、单核细胞、巨噬细胞浸润，脑组织明显水肿；如病变范围大，脑组织高度肿胀时，可向对侧移位，甚至形成脑疝。

软化期：3天至3周。病变区液化变软。

恢复期：3~4周后，可持续数月至2年。液化坏死的脑组织被吞噬、清除，胶质细胞增生，毛细血管增多，小病灶形成胶质瘢痕，大病灶形成中风囊。

二、中医病因病机

中风病，多因素体禀赋不足，年老正衰，肝肾不足，阳亢化风，或劳倦内伤致气血内虚，血脉不畅；或因嗜饮酒浆，过食肥甘，损伤脾胃，内生湿浊，进而化热，阻滞经脉，复加情志不遂、气候剧烈变化等诱因，以致脏腑功能失调，气血逆乱，风夹痰瘀，扰于脑窍，窜犯经络发为中风。

1. 肝阳偏亢，风火上扰

平素肝旺易怒，或肝肾阴虚，肝阳偏亢，复因情志相激，肝失条达，气机不畅，气郁化火，更助阳亢化风，风火相扇，冲逆犯脑，发生中风。

2. 风痰瘀血，痹阻脉络

年老体衰或劳倦内伤，致使脏腑功能失调，

内生痰浊瘀血，适逢肝风上窜之势，或外风引动内风，皆使风夹痰瘀，窜犯经络，留滞于虚损之脑脉，则成中风。

3. 痰热腑实，浊毒内生

饮食不节，嗜好膏粱厚味及烟酒之类，脾胃受伤，运化失司，痰热互结，腑气壅结，内生浊毒，夹风阳之邪，上扰清窍，神机失灵而见㖞僻不遂。

4. 气虚血瘀，脉络不畅

平素体弱，或久病伤正，正气亏虚，无力行血，血行不畅，瘀滞脑络，则成中风。

总之，本病以正虚为发病之本，主要有肝肾阴虚，气血不足；邪实为致病之标，以风火痰浊瘀血为主。病位在脑，脏腑涉及肝、脾、肾。

三、临床表现

1. 一般特点

由动脉粥样硬化所致者以中老年人多见，尤其有高血压、糖尿病、心脏病病史者；由动脉炎所致者以中青年多见。常在安静或休息状态下发病，约25%病例发病前有肢体无力及麻木、眩晕等短暂性脑缺血发作（TIA）前驱症状。神经系统局灶性症状及体征多在发病后十余小时或1~2天内达到高峰。大多数病人意识清楚或仅有轻度意识障碍。严重病例可有意识障碍，甚至脑疝形成，进而死亡。神经系统定位体征因脑血管闭塞的部位及梗死的范围不同而表现各异。

2. 临床类型

（1）根据症状和体征的演进过程划分

1）完全性卒中：指发病后神经功能缺失症状较重较完全，常于数小时内（<6小时）达到高峰。病情一般较严重，伴癫痫发作，甚至昏迷，或出现病灶侧颞叶沟回疝。多为颈内动脉或大脑中动脉主干等较大动脉闭塞所致，约占30%。

2）进展性卒中：指发病后神经功能缺失症状在48小时内逐渐进展或呈阶梯式加重，可持续6小时或数天，直至病人完全偏瘫或意识障碍。

3）缓慢进展性卒中：起病后1~2周症状仍逐渐加重，常与全身或局部因素所致的脑灌流减少，侧支循环代偿不良，血栓向近心端逐渐扩展等有关。此型应与颅内占位性病变如肿瘤或硬膜下血肿相鉴别。

4）可逆性缺血性神经功能缺失（RIND）：指发病后神经缺失症状较轻，持续24小时以上，但可于3周内恢复，不留后遗症。多数发生于大脑半球卵圆中心。

（2）根据梗死的特点划分

1）大面积脑梗死：通常是颈内动脉主干、大脑中动脉主干或皮层支的完全性卒中，患者表现为病灶对侧完全性偏瘫、偏身感觉障碍及向病灶对侧的凝视麻痹，可有头痛和意识障碍，并呈进行性加重。

2）分水岭脑梗死（CWSI）：是指相邻血管供血区之间分水岭区或边缘带的局部缺血。一般认为，分水岭梗死多由于血流动力学障碍所致；典型者发生于颈内动脉严重狭窄或闭塞伴全身血压降低时，亦可由心源性或动脉源性栓塞引起。临床常呈卒中样发病，多无意识障碍，症状较轻，恢复较快。结合CT可分为皮质前型、皮质后型及皮质下型。

3）出血性脑梗死：是由于脑梗死供血区内动脉坏死后血液漏出继发出血，常发生于大面积脑梗死之后。

4）多发性脑梗死：是指两个或两个以上不同的供血系统脑血管闭塞引起的梗死，多为反复发作脑梗死的后果。

3. 不同动脉闭塞的症状和体征

（1）颈内动脉闭塞 可出现病灶侧单眼一过性黑蒙，偶可为永久性视力障碍（因眼动脉缺血），或可出现病灶侧Horner征这一特征性体征，颈动脉搏动减弱，眼或颈部收缩期血管杂音。常见症状有对侧偏瘫、偏身感觉障碍和偏盲等（大脑中动脉或大脑中、前动脉缺血）；主侧半球受累可有失语症，非主侧半球受累可出现体象障碍，亦可出现晕厥发作或痴呆。

（2）大脑中动脉闭塞 是血栓性梗死的主要血管，发病率最高，占脑血栓性梗死的70%~80%。

1）主干闭塞：以三偏症状为特征，病灶对

侧中枢性面舌瘫及偏瘫，偏身感觉障碍和同向偏盲或象限盲；上下肢瘫痪程度基本相等；可有不同程度的意识障碍；主侧半球受累可出现失语症，非主侧半球受累可见体象障碍。

2）皮层支闭塞：上分支闭塞时可出现病灶对侧偏瘫和感觉缺失，面部及上肢重于下肢，运动性失语（主侧半球）和体象障碍（非主侧半球）；下分支闭塞时常出现感觉性失语、命名性失语和行为障碍等，而无偏瘫。

3）深穿支闭塞：对侧中枢性上下肢均等性偏瘫，可伴有面舌瘫；对侧偏身感觉障碍，有时可伴有对侧同向性偏盲；主侧半球病变可出现皮质下失语。

（3）大脑前动脉闭塞

1）主干闭塞：发生于前交通动脉之前，因对侧代偿可无任何症状；发生于前交通动脉之后可有对侧中枢性面舌瘫及偏瘫，以面舌瘫及下肢瘫为重，可伴轻度感觉障碍；尿潴留或尿急（旁中央小叶受损）；精神障碍如淡漠、反应迟钝、欣快、始动障碍和缄默等（额极与胼胝体受累），常有强握与吮吸反射（额叶病变）；主侧半球病变可见上肢失用，运动性失语少见。

2）皮层支闭塞：对侧下肢远端为主的中枢性瘫，可伴感觉障碍；对侧肢体短暂性共济失调、强握反射及精神症状。

3）深穿支闭塞：对侧中枢性面舌瘫及上肢近端轻瘫。

（4）大脑后动脉闭塞 临床上比较少见。如闭塞部位在发出交通动脉以前，可不出现症状。若丘脑膝状动脉闭塞时，则见丘脑综合征：对侧感觉障碍，以深感觉为主，有自发性疼痛、感觉过度、轻偏瘫、共济失调和不自主运动，可有舞蹈症、手足徐动症和震颤等锥体外系症状；大脑后动脉阻塞引起枕叶梗死时，可出现对侧同向偏盲，瞳孔对光反射保持，视神经无萎缩；优势半球胼胝体部的损害可引起失读症。

（5）椎-基底动脉闭塞 梗死灶在脑干、小脑、丘脑、枕叶及颞顶枕交界处。基底动脉主干闭塞常引起广泛的脑桥梗死，可突发眩晕、呕吐、共济失调，迅速出现昏迷、面部与四肢瘫痪、去脑强直、眼球固定、瞳孔缩小、高热、肺水肿、消化道出血，甚至呼吸及循环衰竭而死亡。椎-基底动脉的分支闭塞，可导致脑干或小脑不同水平的梗死，表现为各种病名的综合征。体征的共同特点是下列之一：①交叉性瘫痪；②双侧运动和（或）感觉功能缺失；③眼的协同运动障碍；④小脑功能的缺失不伴同侧长束征；⑤孤立的偏盲或同侧盲。另可伴失语、失认、构音障碍等。

（6）小脑梗死 由小脑上动脉、小脑后下动脉、小脑前下动脉等闭塞所致，常有眩晕、恶心、呕吐、眼球震颤、共济失调、站立不稳和肌张力降低等，可有脑干受压及颅内压增高症状。

四、实验室及其他检查

1. 颅脑 CT

多数脑梗死病例于发病后 24 小时内 CT 不显示密度变化，24～48 小时后逐渐显示与闭塞血管供血区一致的低密度梗死灶，如梗死灶体积较大则可有占位效应。如病灶较小，或脑干、小脑梗死，CT 检查可不显示。

2. 颅脑 MRI

脑梗死数小时内，病灶区即有 MR 信号改变，呈长 T1、长 T2 信号。与 CT 相比，MRI 具有显示病灶早的特点，能早期发现大面积脑梗死，清晰显示小病灶及后颅凹的梗死灶，病灶检出率 95%。功能性 MRI 如弥散加权可于缺血早期发现病变，发病后半小时即可显示长 T1、长 T2 梗死灶。钆增强 MRI 平扫更为敏感。

3. 血管造影

DSA 或 MRA 可显示血管狭窄和闭塞的部位，可显示动脉炎、Moyamoya 病、动脉瘤和血管畸形等。

4. 脑脊液（CSF）检查

通常 CSF 压力、常规及生化检查正常，大面积脑梗死压力可增高，出血性脑梗死 CSF 可见红细胞。如通过临床及影像学检查已经确诊为脑梗死，则不必进行 CSF 检查。

5. 其他

彩色多普勒超声检查（TCD）可发现颈动脉

及颈内动脉的狭窄，动脉粥样硬化斑或血栓形成。

五、诊断与鉴别诊断

（一）诊断要点

1. 起病较急，多于安静状态下发病。
2. 多见于有动脉硬化、高血压、糖尿病及心脏病病史的中老年人。
3. 一般无头痛、呕吐、昏迷等全脑症状。
4. 有颈内动脉系统和（或）椎－基底动脉系统体征和症状，这些症状与体征可在发病后数小时至几天内逐渐加重。
5. 头颅CT、MRI发现梗死灶，或排除脑出血、瘤卒中和炎症性疾病等。

（二）鉴别诊断

1. 脑出血

临床上脑梗死主要应与脑出血进行鉴别。比较而言，脑出血起病更急，常有头痛、呕吐、打哈欠等颅内压增高症状及不同程度的意识障碍，血压增高明显，典型者不难鉴别。但大面积梗死与脑出血、轻型脑出血与一般脑梗死临床症状相似，鉴别困难，往往需要做CT等检查才能鉴别。

2. 脑栓塞

起病急骤，一般临床症状常较重，常有心脏病史，特别是有心房纤颤、感染性心内膜炎、心肌梗死或其他易产生栓子的疾病时应考虑脑栓塞。

六、治疗

（一）治疗思路

脑血栓形成具有起病急、病变进展快、神经病损不可逆的特点，急性期及早实施正确的治疗方案，可显著提高临床疗效。目前多采用中西医结合综合治疗，具体的治疗原则应考虑以下几点：

1. 超早期治疗，尽早发现，及时就诊，迅速处理，力争超早期溶栓治疗。
2. 基于脑梗死后的缺血瀑布及再灌注损伤的病理改变进行综合脑保护。
3. 采取个体化的综合治疗方案，即要考虑个体因素。中医的辨证论治在体现个体化治疗方面显示了一定优势，故应采用中西医结合药物治疗与其他疗法并举的多元化治疗措施。有条件者可组建由多学科医师参与的脑卒中病房，将急救、治疗和康复结合为一体，使个体治疗更具特点。
4. 整体化观念，治疗脑血栓形成要考虑脑与心脏及其他器官功能的相互影响，如脑心综合征、多脏器衰竭等，重症病例要积极防治并发症，采取对症支持疗法。
5. 对卒中的危险因素及时给予预防性干预措施。最终达到挽救生命、降低病残率及预防复发的目的。
6. 后遗症期治疗，中医药综合治疗方法如针刺、按摩等康复方法显示了很好优势，有助于神经功能恢复。

（二）西医治疗

1. 一般治疗

包括维持生命功能、处理并发症等基础治疗。

（1）卧床休息，监测生命体征，尤其是血压变化，加强皮肤、口腔、呼吸道及排便的护理，起病24~48小时仍不能进食者，应予鼻饲饮食。

（2）维持呼吸道通畅及控制感染：有意识障碍或呼吸道感染者，应保持呼吸道通畅，吸氧，必要时可行气管切开，人工辅助呼吸；并给予适当的抗生素防治肺炎、尿路感染和压疮；对卧床病人可给予低分子肝素4000U，每日1~2次，皮下注射，预防肺栓塞和深静脉血栓形成；控制抽搐发作，及时处理病人的抑郁或焦虑障碍。

（3）进行心电监护（>3天）以预防致死性心律失常和猝死；发病后24~48小时血压高于200/120mmHg者宜给予降压药治疗；血糖水平宜控制在6~9mmol/L，过高或过低均会加重缺血性脑损伤，如超过10mmol/L宜给予胰岛素治疗；注意维持水电解质的平衡。

（4）脑水肿高峰期为发病后2~5天，可根据临床表现或颅内压监测，给予20%甘露醇250mL，6~8小时1次，静脉滴注；亦可用速尿40mg或10%白蛋白50mL，静脉注射。

2. 超早期溶栓治疗

目的是溶解血栓，迅速恢复梗死区血液灌

注,减轻神经元损伤。溶栓应在起病6小时内的治疗时间窗内进行才有可能挽救缺血半暗带。

临床常用的溶栓药物:尿激酶(UK)、链激酶(SK)、重组的组织型纤溶酶原激活剂(rt-PA)。

尿激酶:在我国应用最多,常用量25万~100万U,加入5%葡萄糖或0.9%生理盐水中静脉滴注,30分钟至2小时滴完,剂量应根据病人的具体情况来确定;也可采用DSA监视下超选择性介入动脉溶栓。

rt-PA是选择性纤维蛋白溶解剂,与血栓中纤维蛋白形成复合体后增强了与纤溶酶原的亲和力,使纤溶作用局限于血栓形成的部位;每次用量为0.9mg/kg,总量<90mg;有较高的安全性和有效性,宜在发病后3小时内进行。

适应证:尚无统一标准,以下可供参考:①年龄<75岁;②无意识障碍,但椎-基底动脉系统血栓形成因预后极差,故即使昏迷较深也可考虑;③发病在6小时内,进展性卒中可延长至12小时;④治疗前收缩压<180mmHg且舒张压<100mmHg;⑤CT排除颅内出血,且本次病损的低密度梗死灶尚未出现,证明确为超早期;⑥排除TIA(其症状和体征绝大多数持续不足1小时);⑦无出血性疾病及出血体质;⑧患者或家属同意。

并发症:①脑梗死病灶继发出血:UK有诱发出血的潜在危险,用药后应监测凝血时间及凝血酶原时间;②致命的再灌注损伤及脑组织水肿也是溶栓治疗的潜在危险;③再闭塞:再闭塞率可达10%~20%,机制不清。

3. 抗凝治疗

目的在于防止血栓扩展和新血栓形成。常用药物有:①肝素100mg,溶于5%葡萄糖溶液或生理盐水500mL,静脉滴注,每分钟20滴,8~12小时1次,共3天;以后口服抵克力得每日250mg,维持疗效;②低分子肝素4000IU,脐周或臂深部皮下注射,每日1次,不影响凝血机制,较安全,可用于进展性卒中的头1~2天,溶栓治疗后短期应用防止再闭塞。抗凝治疗即被动地使机体增加肝素或类肝素含量,以阻止凝血和血栓形成,理论上讲是十分必要的,但由于个体对抗凝药物的敏感性、耐受性差异较大,因此治疗剂量宜个体化,治疗期间应监测凝血时间和凝血酶原时间。备有维生素K、硫酸鱼精蛋白等拮抗剂,以便处理可能的出血并发症。抗凝治疗应以脑出血、活动性内脏出血以及亚急性心内膜炎为绝对禁忌证,舒张压大于100mmHg的高血压患者应慎用。

4. 脑保护治疗

脑保护治疗是在缺血瀑布启动前超早期针对自由基损伤、细胞内钙离子超载、兴奋性氨基酸毒性作用、代谢性细胞酸中毒、白细胞因子作用和磷脂代谢障碍等进行联合治疗。包括采用钙离子通道阻滞剂、镁离子、抗兴奋性氨基酸递质、自由基清除剂(过氧化物歧化酶、维生素E和C、甘露醇、激素如21-氨基类固醇、巴比妥盐类、谷胱甘肽等)、酶的抑制剂、抑制内源性毒性产物(金钠多、可拉瑞啶)、神经营养因子、神经节苷脂、腺苷与纳洛酮和亚低温治疗等。

5. 降纤治疗

通过降解血中纤维蛋白原,增强纤溶系统活性,抑制血栓形成。可供选择的药物有降纤酶、巴曲酶、安克洛酶和蚓激酶等;发病后3小时内给予安克洛酶可改善病人预后。

6. 抗血小板聚集治疗

发病后48小时内对无选择的急性脑梗死病人给予阿司匹林每日100~300mg,可降低死亡率和复发率,但在进行溶栓及抗凝治疗时不要同时应用,以免增加出血的风险。

7. 手术治疗和介入治疗

如颈动脉内膜切除术、颅内外动脉吻合术、开颅减压术、脑室引流术等对急性脑梗死病人有一定疗效(大面积脑梗死和小脑梗死而有脑疝征象者,宜行开颅减压治疗)。另近年国内开展的颅内外血管经皮腔内血管成形术及血管内支架置入等介入治疗,尚处研究阶段。

8. 高压氧治疗

可增加脑组织供氧,清除自由基水平,提高脑组织氧张力,并具有抗脑水肿、提高红细胞变形能力、控制血小板聚集率、降低血黏度和减弱脑血栓形成等作用。

9. 康复治疗

原则是在一般和特殊疗法的基础上，对病人进行体能和技能训练，以降低致残率，增进神经功能恢复，提高生活质量，在病人生命体征平稳后即尽早进行。

10. 预防性治疗

对已确定的脑卒中危险因素应尽早给予干预治疗。抗血小板聚集剂阿司匹林、噻氯匹定用于防治脑血管病已受到全球普遍关注，并在临床广泛应用，有肯定的预防作用。国内临床试验证实，阿司匹林的适宜剂量为每日50～100mg，噻氯匹定为每日250mg。要注意适应证的选择，不能长期不间断地用药，有胃病及出血倾向者慎用。

11. 其他

脑梗死急性期缺血区血管呈麻痹状态及过度灌流，血管扩张剂可导致脑内盗血及加重脑水肿，宜慎用或不用。选择适当的神经细胞营养剂。最新的临床及实验研究证明，脑卒中急性期不宜使用影响能量代谢的药物，这类药物可使本已缺血缺氧的脑细胞耗氧增加，加重脑缺氧及脑水肿，应在脑卒中亚急性期（病后2～4周）使用。

（三）中医辨证论治

对于中风，应首辨中经络与中脏腑，中脏腑应辨闭证与脱证，闭证当分阴闭与阳闭，要分期论治。中风病急性期以标实为重者，治当祛邪为先。中经络平肝息风，化痰祛瘀，通络为主。中脏腑闭证，以祛邪开窍醒神为主，治有息风清火、豁痰开窍、通腑泄热之不同；脱证急宜扶正固脱，治以救阴回阳。中风病恢复期及后遗症期，多虚实兼夹，邪实未清而正虚已现，当扶正祛邪，标本兼顾，宜平肝息风，化痰祛瘀与滋养肝肾、益气养血并用。

1. 肝阳暴亢，风火上扰证

证候：平素头晕头痛，耳鸣目眩，突然发生口眼歪斜，舌强语謇，或手足重滞，甚则半身不遂，或伴麻木等症；舌质红，苔黄，脉弦。

治法：平肝潜阳，活血通络。

方药：天麻钩藤饮加减。

2. 风痰瘀血，痹阻脉络证

证候：肌肤不仁，手足麻木，突然口眼歪斜，语言不利，口角流涎，舌强语謇，甚则半身不遂，或兼见手足拘挛，关节酸痛，恶寒发热；舌苔薄白，脉浮数。

治法：祛风化痰通络。

方药：真方白丸子加减。

3. 痰热腑实，风痰上扰证

证候：半身不遂，舌强语謇或不语，口眼歪斜，偏身麻木，口黏痰多，腹胀便秘，头晕目眩；舌红，苔黄腻或黄厚燥，脉弦滑。

治法：通腑泄热，化痰理气。

方药：星蒌承气汤加减。

4. 气虚血瘀证

证候：肢体不遂，软弱无力，形体肥胖，气短声低，面色萎黄；舌质淡暗或有瘀斑，苔薄，脉细弱或沉弱。

治法：益气养血，化瘀通络。

方药：补阳还五汤加减。

5. 阴虚风动证

证候：突然发生口眼歪斜，舌强语謇，半身不遂；平素头晕头痛，耳鸣目眩，膝酸腿软；舌红，苔黄，脉弦细而数或弦滑。

治法：滋阴潜阳，镇肝息风。

方药：镇肝息风汤加减。

6. 痰热内闭清窍证

证候：突然昏仆，口噤目张，气粗息高，或两手握固，或躁扰不宁，口眼歪斜，半身不遂，昏不知人，颜面潮红，大便干结；舌红，苔黄腻，脉弦滑数。

治法：清热化痰，醒神开窍。

方药：首先灌服（或鼻饲）至宝丹或安宫牛黄丸以辛凉开窍，继以羚羊角汤加减。

7. 痰湿壅闭心神证

证候：突然昏仆，不省人事，牙关紧闭，口噤不开，痰涎壅盛，静而不烦，四肢欠温；舌淡，苔白滑而腻，脉沉。

治法：辛温开窍，豁痰息风。

方药：急用苏合香丸灌服，继用涤痰汤加减。

8. 元气败脱，心神涣散证

证候：突然昏仆，不省人事，目合口开，鼻鼾息微，手撒肢冷，汗多不止，二便自遗，肢体软瘫；舌痿，脉微欲绝。

治法：益气回阳，救阴固脱。

方药：大剂参附汤合生脉散加减。

七、预防与调护

首先是对脑梗死的危险因素积极防治，对已有的动脉硬化、高脂血症、高血压、糖尿病等疾病规范诊治，已有动脉硬化者防止血压急骤降低，对短暂性脑缺血发作者应积极治疗从而减少脑梗死的发生及复发。

对于已中风的患者应给予清淡易消化饮食，保持大便通畅，同时加强心理护理，使病人保持心情愉快，情绪稳定，忌烟戒酒。

第三十五节 脑出血

脑出血又称脑溢血，是指非外伤性脑实质内血管破裂引起的出血，占全部脑卒中的20%~30%，发生的原因主要与脑血管的病变有关，即与高血脂、糖尿病、高血压、血管的老化、吸烟等密切相关。脑出血的患者往往由于情绪激动、费劲用力时突然发病，早期死亡率很高，幸存者中多数留有不同程度的运动障碍、认知障碍、言语吞咽障碍等后遗症。本病与中医学的"中风病"相类似，归属于"仆击""偏枯""薄厥""大厥""风痱""类中"等范畴。

一、西医病因病理

1. 病因

超过半数的脑出血是因高血压所致，高血压合并小动脉硬化，是脑出血最常见的病因。

2. 病理

脑出血80%位于大脑半球，主要发生在基区（大脑中动脉的深穿支-豆纹动脉破裂），其次是脑叶的白质、脑桥及小脑。

二、中医病因病机

1. 正气不足，脉络空虚

气虚腠理不密，卫外不固，风邪乘虚入中经络，气血痹阻，肌肤筋脉失于濡养；或患者痰浊素盛，外风引动痰湿流窜经络而引起口眼㖞斜、半身不遂等症。

2. 烦劳过度，年老体衰

肾阴虚，肝失所养，肝阳日见亢盛。加以情志过极，或嗜酒劳累、气候影响等诱因作用下，致使阴亏于下，肝阳鸱张，阳化风动，气血上冲，心神昏冒，发为中风。

3. 五志过极，阳亢风动

暴怒伤肝，阳亢风动，引及心火，风火相扇，热壅风引，气血并走于上，心神昏冒而猝倒无知，发为本病。

4. 饮食不节，痰浊蒙窍

嗜酒肥甘，或中气虚弱，脾虚聚湿生痰或木火克土，内生痰浊，以致痰火蒙蔽清窍，突然昏仆，㖞僻不遂。

总之，出血中风的病因病机主要是人体正气不足，在某些外因的影响下，导致脏腑气血阴阳失调，肝肾阴虚，肝阳上亢，肝风内动，夹痰横窜经络，蒙蔽清窍，或瘀血阻滞脑脉所引起的一种极为严重的疾病。若遇本病重症，阴阳互不维系，致神明散乱，元气外脱则成危候。病位于脑，脏腑涉及心、肝、肾；病性本虚标实，上盛下虚。

三、临床表现

1. 基区（内囊区）出血

占全部脑出血的70%，其中壳核出血最为常见，约占全部的60%，丘脑出血占全部的10%。

（1）壳核出血 表现为突发病灶对侧偏瘫、偏身感觉障碍和同向偏盲，双眼球向病灶对侧同向凝视不能，主侧半球可有失语、失用。壳核出血系豆纹动脉尤其是其外侧支破裂引起，据血肿发展方向不同，将壳核出血分为壳核外侧型出血和壳核内侧型出血，后者症状典型且病情严重。

（2）丘脑出血 急性起病，95%在数小时内达高峰。突发对侧偏瘫、偏身感觉障碍和同向偏盲（表现为上视障碍，或凝视鼻尖），但其上下肢瘫痪为均等，深浅感觉障碍以深感觉障碍明显；意识障碍多见且较重，出血波及下丘脑或破入第三脑室可出现昏迷加深，瞳孔缩小，去皮质强直等；累及丘脑中间腹侧核可出现运动性震颤、帕金森综合征；累及优势侧丘脑可有丘脑性失语；可伴有情感改变（欣快、淡漠或无欲状），视听幻觉及定向、记忆障碍。

（3）尾状核头出血 较少见，与蛛网膜下腔出血相似，仅有脑膜刺激征而无明显瘫痪，可有对侧中枢性面舌瘫。

2. 脑叶出血

又称皮质下白质出血。临床表现以头痛、呕吐等颅内压增高症状及脑膜刺激征为主，也可出现各脑叶的局灶症，如单瘫、偏盲、失语等。抽搐较其他部位出血常见，昏迷较少见，部分病例缺乏脑叶的定位症状。脑叶出血多数预后良好，约10%死亡。脑叶出血常由脑动静脉畸形、Moyamoya病、血管淀粉样病变、肿瘤等所致。出血以顶叶最常见，其次为颞叶、枕叶、额叶，也可有多发脑叶出血。

3. 脑桥出血

占脑出血的8%~10%。轻症或早期检查时可发现单侧脑桥损害的体征，如出血侧的面神经和展神经麻痹及对侧肢体弛缓性偏瘫（交叉性瘫痪），头和双眼凝视瘫痪侧，CT测量出血在5mL以下者，预后良好。重症脑桥出血多很快波及对侧，患者迅速出现昏迷、四肢瘫痪，大多呈弛缓性，少数呈去大脑强直，双侧病理征阳性，双侧瞳孔极度缩小呈针尖样，但对光反射存在；持续高热（体温39℃以上，四肢不热而躯干热，甚则肢端发凉，无汗），明显呼吸障碍，眼球浮动，呕吐咖啡样胃内容物等。病情迅速恶化，多数在24~48小时内死亡。

4. 小脑出血

约占脑出血的10%。好发于一侧半球齿状核部位。多数表现为突发眩晕，频繁呕吐，枕部头痛，一侧肢体共济失调而无明显瘫痪，可有眼球震颤，一侧周围性面瘫，但无肢体瘫痪为其常见的临床特点，少数呈急性进行性，类似小脑占位性病变。重症大量出血者呈迅速进行性颅内压增高，发病时或发病后12~24小时内出现昏迷及脑干受压症状，多在48小时内因急性枕骨大孔疝而死亡。

5. 脑室出血

分原发性与继发性。继发性系指脑实质出血破入脑室者，如壳核出血常侵入内囊和破入侧脑室，使血液充满脑室系统和蛛网膜下腔；丘脑出血常破入第三脑室或侧脑室，向外可损伤内囊；脑桥或小脑出血则可直接破入到蛛网膜下腔或第四脑室。原发性者少见，占脑出血的3%~5%，由脑室内脉络丛或室膜管下动脉破裂出血，血流直接流入脑室所致。小量出血表现为头痛、呕吐、脑膜刺激征，一般意识障碍；大量出血者表现为突然昏迷，出现脑膜刺激征、四肢弛缓性瘫痪，可见阵发性强直性痉挛或去大脑强直状态，自主神经功能紊乱较突出，面部充血多汗，预后极差。

四、实验室及其他检查

1. CT检查

临床上头颅CT为脑出血疑诊病例的首选检查，因脑出血发病后立即出现高密度影，可与梗死鉴别。CT可显示血肿的部位、大小，是否有占位效应，是否破入脑室、蛛网膜下腔及梗阻性脑积水等。在病初24小时内出血灶呈高密度块状影，边界清楚；48小时后在高密度出血灶周围可出现低密度水肿带，边界较模糊，但出血1~2周后，随着血肿液化、吸收，病灶区密度开始逐渐减低，最后可与周围脑实质密度相等或成为低密度改变。严重贫血患者出血灶可呈相等或稍低密度改变。CT检查对于脑出血的确诊和指导治疗均有肯定意义。

2. MRI检查

急性期对幕上及小脑出血的价值不如CT，但对脑干出血优于CT，病程4~5周后CT不能辨认脑出血时，MRI仍可明确分辨，故可区别陈旧性脑出血和脑梗死。MRA较CT更易发现脑血管畸形、血管瘤及肿瘤等出血原因。

3. 数字减影脑血管造影（DSA）

脑血管造影只在考虑手术清除血肿或需排除其他疾病时方才进行。怀疑脑血管畸形、Moyamoya病、血管炎等可行DSA检查，尤其是血压正常的年轻患者更应考虑行 DSA 检查以查明病因，预防复发。

4. 脑脊液检查

脑脊液压力一般均增高，多呈洗肉水样均匀血性。有明显颅内压增高者，腰穿因有诱发脑疝的危险，仅在不能进行头颅 CT 检查且临床无明显颅内压增高表现时进行；怀疑小脑出血禁行腰穿。

5. 其他

还应行血、尿、便常规及肝功、肾功、血糖、心电图等检查。重症脑出血患者，急性期可出现一时性的周围白细胞增高，血糖和尿素氮增高，轻度蛋白尿和糖尿。心电图可发现异常，如 S-T 段改变、T 波改变、各种心律失常。凝血活酶时间和部分凝血活酶时间异常提示凝血功能障碍。

五、诊断与鉴别诊断

（一）诊断

典型者诊断不困难，有以下特点：

1. 50 岁以上，多有高血压史，在体力活动或情绪激动时突然起病，发病迅速。

2. 早期有意识障碍及头痛、呕吐等颅内压增高症状，并有脑膜刺激征及偏瘫、失语等局灶症状。

3. 头颅 CT 示高密度阴影。

（二）鉴别诊断

1. 有明显意识障碍者，应与可引起昏迷的全身性疾病如肝性脑病、尿毒症、糖尿病昏迷、低血糖、药物中毒、一氧化碳中毒等相鉴别。此类疾病多无神经系统局灶定位体征，但有时全身性疾病与脑出血可同时存在。

2. 有神经系统局灶定位征者，应与其他颅内占位性病变、闭合性脑外伤特别是硬膜下血肿、脑膜炎、脑炎相鉴别。

3. 考虑为脑血管疾病后，应与脑梗死及蛛网膜下腔出血鉴别。单从临床表现分析，有时轻症脑出血与脑梗死的鉴别还是很困难的，此时可做 CT 检查以资诊断。

六、治疗

（一）治疗思路

脑出血的急性期以西医治疗为主，应采取积极合理的治疗，以挽救患者生命，降低神经功能残废程度和复发率。应用脱水药物控制脑水肿，降低颅内压，预防和治疗脑疝；应用降血压药物控制血压，预防再出血；积极预防控制并发症是抢救病人的关键；符合手术适应证病人立即采取手术治疗。中药静脉注射剂，如醒脑静注射液、清开灵注射液等，有脱水、促醒和促进血肿吸收作用，已广泛应用于临床，在降低存活病人致残率和致残程度方面，显示了一定作用。恢复期中药和针灸、按摩、理疗、药物穴位注射等，有其独特确切的疗效，中西医结合治疗对脑出血病人的康复显示了一定的优越性。

（二）西医治疗

急性期的治疗原则是：保持安静，防止继续出血；积极抗脑水肿，降低颅内压；调整血压，改善循环；加强护理，防治并发症。

1. 内科治疗

（1）急性期　一般应在当地组织抢救，不宜长途运送或搬动，以免加重出血。应将头位抬高 30°，注意保持呼吸道通畅，随时吸取口腔内分泌物或呕吐物；适当给氧，保持动脉血氧饱和度维持在 90% 以上。密切观察生命体征变化，观察神志、呼吸，直到病情稳定为止。有意识障碍及消化道出血者应禁食 24~48 小时。尿潴留时应导尿。定时轻轻变换体位，防止压疮。发病 3 日后，如神志不清，不能进食者，应鼻饲以保证营养，保持肢体功能位。于头部和颈部大血管处放置冰帽、冰袋或冰毯以降低脑部温度和新陈代谢，有利于减轻脑水肿和降低颅内压等。

（2）水电解质平衡和营养　病后每日液入量可按尿量加 500mL 计算，如有高热、多汗、呕吐或腹泻者，可适当增加液入量。维持中心静脉压 5~12mmHg 或肺楔压在 10~14mmHg 水平。注意防止低钠血症，以免加重脑水肿。每日补钠 50~70mmol/L，补钾 40~50mmol/L，糖类 13.5~18g。

（3）控制脑水肿，降低颅内压　因脑出血后的第2天即开始出现脑水肿，3~5天明显，因此降低颅内压和控制脑水肿以防止脑疝形成是急性期处理的一个重要环节。应立即使用脱水剂，可快速静脉滴注20%甘露醇125~250mL，每6~8小时1次，疗程7~10天，用药20~30分钟后颅内压开始下降，可维持4~6小时；若有脑疝形成征象，可快速静脉推注。利尿剂：呋塞米常用，每次40mg，每日2~4次，静脉注射，常与甘露醇合用。亦可使用甘油、10%血清白蛋白、地塞米松等。

（4）控制高血压 防止进一步出血的重要措施，但不宜将血压下降过低，应根据患者年龄、病前血压水平、病后血压情况及颅内压高低，确定最适当的血压水平。一般都主张维持在150~160/90~100mmHg为宜。收缩压超过200mmHg时，可适当给予降压药物，常用口服卡托普利、倍他乐克等，必要时可用利血平0.5~1mg，肌肉注射。急性期后颅内压增高不明显而血压持续升高者，应进行系统抗高血压治疗，把血压控制在较理想水平。急性期血压骤然下降提示病情危笃，应及时给予多巴胺、阿拉明等。

（5）止血药和凝血药 对脑出血并无效果，但如合并消化道出血或有凝血障碍时，仍可使用。常用的有：6-氨基己酸（EACA），抗血纤溶芳酸（PAMBA）、凝血酶、仙鹤草素等。

（6）并发症的防治

①感染：发病早期病情较轻的患者如无感染证据，通常可不使用抗生素；合并意识障碍的老年患者易并发肺部感染，或因尿潴留或导尿等易合并尿路感染，可给予预防性抗生素治疗，可根据经验或痰培养、尿培养及药物敏感试验结果选用抗生素。

②应激性溃疡：可致消化道出血。预防用H_2受体阻滞剂或质子泵抑制剂，如甲氰咪胍每日0.2~0.4g，静脉滴注；雷尼替丁150mg口服，每日1~2次；洛赛克每日20~40mg口服或静脉注射；并可用氢氧化铝凝胶40~60mL口服，每日4次；一旦出血应按上消化道出血的常规进行治疗，可应用止血药，如去甲肾上腺素4~8mg加冷盐水80~100mL口服，每日4~6次；云南白药0.5g口服，每日4次；若内科保守治疗无效可在内镜直视下止血；应防止呕血时引起窒息，同时应补液或输血以维持血容量。

③抗利尿激素分泌异常综合征：又称稀释性低钠血症，可发生于约10%脑出血病人，血钠降低，可加重脑水肿，应限制水摄入量在每日800~1000mL，补钠每日9~12g；低钠血症宜缓慢纠正，否则可导致脑桥中央髓鞘溶解症。

④痫性发作：以全面性发作为主，频繁发作者可静脉缓慢推注安定10~20mg，或苯妥英钠15~20mg/kg控制发作，不需长期治疗。

⑤中枢性高热：宜先行物理降温，效果不佳者可用多巴胺能受体激动剂如溴隐亭每日3.75mg，逐渐加量至每日7.5~15.0mg，分次服用；也可用硝苯呋海因0.8~2.5mg/kg，肌内或静脉给药，6~12小时1次，缓解后用每次100mg，每日2次。

⑥下肢深静脉血栓形成：表现为肢体进行性水肿及发硬，勤翻身、被动活动或抬高瘫痪肢体可预防，一旦发生，应进行肢体静脉血流图检查，并给予普通肝素100mg静脉滴注，每日1次，或低分子肝素4000U皮下注射，每日2次。

2. 手术治疗

目的在于清除血肿，解除脑疝，挽救生命和争取神经功能的恢复。凡一般情况尚好，生命体征稳定，心肾功能无明显障碍，年龄不过大，且符合以下情况者，可做手术治疗：①昏迷不深，瞳孔等大，偏瘫，经内科治疗后病情进一步恶化，颅内压继续增高伴脑干受压的体征，如心率徐缓、血压升高、呼吸节律变慢、意识水平下降或出现出血侧瞳孔扩大者。②脑叶出血血肿超过40mL，有中线移位或明显颅内压增高者。③小脑出血血肿超过15mL或直径超过3cm，蚓部血肿>6mL，有脑干或第四脑室受压，第三脑室及侧脑室扩大，或出血破入第四脑室者。④脑室出血致梗阻性脑积水，应尽早手术治疗（发病后6~24小时内）。对已出现双侧瞳孔散大，去大脑强直或有明显生命体征改变者或脑桥出血者不宜手术。

恢复期的治疗与"脑梗死"相同，原则上应

尽早实施恢复期治疗方案。

（三）中医辨证论治

参见"脑梗死"的中医治疗。

七、预防与调护

预防应从积极控制高血压入手。近年来各国对高血压的防治已取得明显效果，脑出血的发病率和死亡率均有下降。应建立合理的生活作息制度，劳逸结合，避免长期过度紧张、戒烟、减少饮酒，以及避免重体力劳动及激烈的情绪波动等。患病之后急性期应加强护理，减少并发症发生，恢复期加强康复训练，减少后遗症，保持开朗心情，树立康复信心。

第三十六节　癫　痫

癫痫是以大脑神经元异常放电所致的阵发性中枢神经系统功能失常为特征的慢性脑部疾病，具有突然发生、反复发作的特点。由于脑内异常放电的部位和范围不同，临床可表现为反复发生的运动、感觉、意识、行为及自主神经等的不同程度的障碍。痫性发作是指纯感觉性、运动性和精神运动性发作，或指每次发作及每种发作的短暂过程，患者可有一种或数种痫性发作。癫痫与中医学的"痫证"相类似，可归属于"癫痫""羊痫风"等范畴。

一、西医病因及发病机制

1. 病因

癫痫的病因非常复杂，迄今尚未完全明白。

（1）遗传因素。

（2）脑部疾病。包括：①颅内感染，如多种脑炎、脑囊虫病等；②脑的发育畸形、脑积水等；③脑血管病；④颅内肿瘤；⑤中毒性脑病；⑥脑外伤，包括产伤、出血等。

2. 影响发作的因素

①遗传因素；②环境因素。

3. 发病机制

①脑内抑制性机制减弱；②兴奋性突触机制增强；③内源性神经元爆发放电。

二、中医病因病机

中医认为痫证的发生多因先天因素，或惊恐劳伤过度，或患他病之后、头颅外伤等，使脏腑功能失调，风痰、瘀血蒙蔽清窍，扰乱神明所致。

1. 病因

先天因素、后天所伤。

2. 病机

本病病位在脑，脏腑功能失调，风痰、瘀血蒙蔽清窍，扰乱神明是本病的主要病机。

三、临床表现

1. 部分性发作

部分性发作为皮质某一区神经元激活起始的发作，临床症状决定于受涉皮质区。

（1）单纯部分性发作　痫性发作的起始症状常提示痫性灶在对侧脑部，发作时程较短，一般不超过1分钟，意识保持清醒，不失去对周围环境的知觉。可分为以下四种类型：①部分性运动性发作：一侧口角、眼睑、手指或足趾、足部肌肉的发作性抽搐，由对侧运动皮质相应区神经元异常放电所引起。②体觉性发作或特殊性感觉发作：发作放电发生在与感觉有关的皮质区，可引起对侧身体局限部位的感觉异常，多为针刺感、麻木感、触电感等；有的表现为发作性眩晕或简单视幻觉、听幻觉或嗅幻觉。③自主神经发作：如烦渴、欲排尿、出汗、面部及全身皮肤发红、呕吐、腹痛等，很少单独出现。④精神性发作：表现为各种类型的遗忘症，情感异常，错觉。精神症状可单独发作，但常为复杂部分性发作或全面性强直－阵挛发作的先兆。

（2）复杂部分性发作　以往称精神运动性发作或颞叶发作，以意识障碍与精神症状为突出表现。患者在发作时突然与外界失去接触，进行一些无意识的动作，称发作期自动症。如咂嘴、咀嚼、吞咽、舔舌、流涎、抚摸衣扣或身体某个部位，或机械地继续其发作前正在进行的活动，如行走、骑车或进餐等。有的突然外出、无理吵闹、唱歌、脱衣裸体、爬墙跳楼等。每次发作持续达数分钟或更长时间后，神志逐渐清醒。清醒后对发作经过无记忆。部分患者发作开始时可能先出现简单部分性发作的嗅幻觉或精神症状，使患者意识到自己又将发作。EEG示一侧或两侧颞区慢波，杂有棘波或尖波。

（3）单纯或复杂性发作继发为全面性强直-阵挛发作　部分性发作都可转为全身性发作，病人意识丧失，全身强直-阵挛，症状与原发性全身性发作相同。病人常有发作后记忆丧失而忘却先出现的部分性发作症状。若观察到发作时单侧肢体抽搐、双眼向一侧偏斜、失语或发作后的局灶体征（Todd瘫痪）等，提示病人的发作为局限开始。

2. 全面性发作

（1）强直-阵挛发作　全面性强直-阵挛发作（GTCS）以往称大发作，以意识丧失和全身对称性抽搐为特征。①强直期：突然意识丧失，跌倒，全身肌肉强直性收缩，喉部痉挛，发出叫声，持续10~20秒后，肢端出现细微的震颤；②阵挛期：震颤幅度增大并延及全身成为间歇性痉挛，持续0.5~1分钟；③惊厥后期：呼吸首先恢复，心率、血压、瞳孔等恢复正常，意识恢复。自发作开始到意识恢复历时5~10分钟，清醒后常感到头昏、无力，对抽搐全无记忆。

（2）强直性发作　突然发生的肢体或躯干强直收缩，其后不出现阵挛期，时间较GTCS短。

（3）肌阵挛发作　呈突然短暂的快速的某一肌肉或肌肉群收缩，表现为身体一部分或全身肌肉突然、短暂的单次或重复跳动。

（4）失神发作　典型失神发作通常称小发作，表现为意识短暂丧失，失去知觉。突然动作中断，双目凝视，手中物件掉落，一般持续3~15秒，事后对发作全无记忆。发作终止立即清醒。不典型失神发作意识障碍发生及休止缓慢，但肌张力改变较明显。

（5）无张力性发作　表现为部分或全身肌肉张力的突然丧失而跌倒地上，但不发生肌肉的强直性收缩，持续1~3秒钟，并很快恢复正常，可有短暂意识丧失。EEG示多棘-慢波或低电位快活动。

3. 癫痫持续状态

癫痫持续状态是指一次癫痫发作持续30分钟以上，或连续多次发作、发作期间意识或神经功能未恢复至正常水平。病人始终处于昏迷状态，随反复发作而间歇期越来越短，体温升高，昏迷加深。如不及时采取紧急措施终止发作，病人将因衰竭而死亡。突然停用抗癫痫药物和全身感染是引起持续状态的重要原因，继发性癫痫的持续状态较原发性者为多。

四、诊断与鉴别诊断

（一）诊断

癫痫的临床诊断主要根据癫痫患者的发作病史，特别是可靠目击者所提供的详细的发作过程和表现，辅以脑电图痫性放电即可诊断。

脑电图是诊断癫痫最常用的一种辅助检查方法，40%~50%癫痫病人在发作间歇期的首次EEG检查可见棘波、尖波或棘-慢、尖、慢波等痫性放电波形。

神经影像学检查可确定脑结构性异常或损害。

（二）鉴别诊断

晕厥因全脑短暂缺血引起意识丧失和跌倒，但无抽搐，脑电图正常。发病前常先有头晕、心慌、黑蒙等症状。可有见血、直立、排尿等诱因。清醒后常有肢体发冷、乏力等，平卧后可逐渐恢复。但无抽搐，脑电图正常。

五、西医治疗

1. 药物治疗

（1）药物控制　药物的选择主要取决于发作类型。GTCS首选药物为苯妥英钠、卡马西平；失神发作首选乙琥胺或丙戊酸钠，其次为氯硝西泮（氯硝安定）；单纯部分性发作者首选卡马西平，其次为苯妥英钠、扑痫酮、苯巴比妥；儿童肌阵挛发作首选丙戊酸钠，其次为乙琥胺或氯硝西泮。

（2）癫痫持续状态的处理　①地西泮（安定）为首选药物；②苯妥英钠；③苯巴比妥钠（鲁米那）肌注；④异戊巴比妥钠；⑤对症处理。

2. 神经外科治疗

主要掌握手术治疗的适应证。

六、中医辨证论治

本病是一种反复发作性病证,其病情的轻重与病程的长短、正气的盛衰、病邪的深浅有关。故辨证时必须辨清邪之深浅、正气之盛衰。初发者,正气未衰,病邪不盛,故发作持续时间短,休止期长。反复发作者,正气渐衰,痰瘀愈结愈深,其病愈发愈频,更耗正气,互为因果,其病愈加深重。所以在治疗方面首先应辨明标本虚实。发作期以邪实为主,治疗应重在豁痰息风、开窍定痫;间歇期则多见本虚或虚实夹杂,当以调和脏腑阴阳、平顺气机为主,常用健脾化痰、补益肝肾、育阴息风、活血通络等法,以标本同治,杜其生痰动风之源。

1. 风痰上扰证

证候:发则突然跌仆,目睛上视,口吐白沫,手足抽搐,喉间痰鸣,舌苔白腻,脉弦滑。

治法:涤痰息风,开窍定痫。

方药:定痫丸加减。

2. 痰热内扰证

证候:发作时猝然仆倒,不省人事,四肢抽搐,口中有声,口吐白沫,烦躁不安,气高息粗,痰鸣辘辘,口臭,便干,舌暗红,苔黄腻,脉弦滑。

治法:清热化痰,息风定痫。

方药:黄连温胆汤加减。

3. 肝郁痰火证

证候:平素性情急躁,心烦失眠,口苦咽干,时吐痰涎,大便秘结,发作则昏仆抽搐,口吐涎沫,舌红苔黄,脉弦滑数。

治法:清肝泻火,化痰息风。

方药:龙胆泻肝汤合涤痰汤加减。

4. 瘀阻清窍证

证候:发则猝然昏仆、抽搐,或单见口角、眼角、肢体抽搐,颜面口唇青紫,舌质紫暗或有瘀斑,脉涩或沉弦。

治法:活血化瘀,通络息风。

方药:通窍活血汤加减。

5. 脾虚痰湿证

证候:痫病日久,神疲乏力,眩晕时作,面色不华,胸闷痰多,或恶心欲呕,纳少便溏,舌淡胖,苔白腻,脉濡弱。

治法:健脾和胃,化痰息风。

方药:醒脾汤加减。

6. 肝肾阴虚证

证候:痫病久发,头晕目眩,两目干涩,心烦失眠,腰膝酸软,舌质红少苔,脉细数。

治法:补益肝肾,育阴息风。

方药:左归丸加减。

第三十七节 帕金森病

帕金森病(PD)又名震颤麻痹,由Parkinson(1817年)首先描述,是一种常见的中老年人神经系统变性疾病,65岁以上人群中患病率为1000/10万。临床上以静止性震颤、运动迟缓、肌强直和姿势步态异常为主要特征。

本病与中医学"颤病"相类似,归属于"震掉""振栗""颤振""肝风"等范畴。

一、西医病因病理

1. 病因

本病的病因迄今未明,故称原发性PD,发病机制十分复杂,可能与下列因素有关:

(1)年龄因素 PD主要发生于中老年人,40岁以前发病十分少见,但老年人患病者仅是少数,说明生理性DA能神经元退变不足以引起本病。因此,年龄老化只是PD发病的促发因素。

(2)环境因素 美国加州一些吸毒者在20世纪80年代初误用一种吡啶类衍生物1-甲基-4-苯基1,2,3,6-四氢吡啶(MPTP)后,出现原发性PD的表现;在给猴注射MPTP后出现酷似人类原发性PD的某些病理变化、行为症状、生化改变和药物治疗反应。故认为环境中与MPTP分子结构类似的工业或农业毒素可能是PD的病因之一。

(3)遗传因素 PD在一些家族中呈聚集现象。研究显示,10%PD患者有家族史,呈不完全外显率的常染色体显性遗传。细胞色素$P45O_2D_6$

基因可能是PD的易感基因之一，少数家族性PD与α-共核蛋白基因及Parkin基因突变密切相关。

2. 病理

主要是含色素的神经元变性、缺失，尤以黑质致密部DA能神经元为著。类似改变也可见于蓝斑、中缝核、迷走神经背核等部位，但程度较轻。

二、中医病因病机

1. 年老体弱

帕金森病多发于老年人，"人过四十，阴气自半"，兼加劳顿、色欲之消耗，而致阴精虚少，形体衰败，致使筋脉失濡，肌肉拘挛，发为震颤、强直。

2. 五志过极

五志过极皆能化火，火热内盛，耗伤阴精，阳亢风动而为本病；思虑太过，损伤脾胃，运化失司，气血生化乏源而致肢体失养，或化生痰浊，阻于筋脉。

3. 饮食不节

嗜食肥甘厚味，损伤脾胃，痰浊内生，痰阻经脉；或喜食辛辣之品，化热伤阴，阴虚阳亢，虚风内动而发本病。

4. 先天禀赋不足

禀赋不足，肾精亏虚，髓海失养，筋脉失主而发为本病。

本病是由多种病因长期作用的结果，病位在脑，与肝、肾关系密切，肝肾阴虚为本，痰浊、瘀血、风火为标，形成本虚标实之证。

三、临床表现

大部分PD患者在60岁以后发病，起病隐袭，缓慢发展，逐渐加剧。初发症状以震颤最多，其次为步行障碍、肌强直和运动迟缓。

1. 震颤

典型表现是静止性震颤，拇指与屈曲的食指间呈"搓丸样"动作，安静或休息时出现或明显，随意运动时减轻或停止，紧张时加剧，入睡后消失。多由一侧上肢远端（手指）开始，逐渐扩展到同侧下肢及对侧肢体，下颌、口唇、舌及头部通常最后受累。

2. 肌强直

肌强直表现为屈肌和伸肌同时受累，被动运动时关节始终保持增高的阻力，类似弯曲软铅管的感觉，故称"铅管样强直"；部分患者因伴有震颤，检查时可感到在均匀的阻力中出现断续停顿，如同转动齿轮感，称为"齿轮样强直"，是由于肌强直与静止性震颤叠加所致。四肢、躯干、颈部肌强直可使患者出现特殊的屈曲体姿，表现为头部前倾，躯干俯屈，上肢肘关节屈曲，腕关节伸直，前臂内收，下肢之髋及膝关节均略为弯曲。

3. 运动迟缓

主要表现为随意动作减少，如起床、翻身、步行、方向变换等运动迟缓；面部表情肌活动减少，常常双眼凝视，瞬目减少，呈现"面具脸"；手指做精细动作如扣纽扣、系鞋带等困难；书写时字越写越小，呈现"小写征"。

4. 姿势步态异常

疾病早期表现走路时下肢拖曳，随病情进展呈小步态，步伐逐渐变小变慢，启动困难，行走时上肢的前后摆动减少或完全消失；站立时呈屈曲体姿，步态障碍甚为突出。转弯时，平衡障碍特别明显。晚期患者自坐位、卧位起立困难，迈步后即以极小的步伐向前冲去，越走越快，不能及时停步或转弯，称慌张步态，此与姿势平衡障碍导致的重心不稳有关，在下坡时更为突出。

5. 实验室检查

（1）血、脑脊液检查　常规化验均无异常。

（2）CT、MRI检查　无特征性所见。

（3）基因检测　DNA印迹技术、PCR、DNA序列分析等在少数家族性PD患者可能会发现基因突变。

（4）功能显像检测　采用正电子发射断层扫描（PET）或单光子发射计算机断层（SPECT），了解脑血流和脑代谢，可发现PD患者脑内多巴胺转运载体（DAT）功能显著降低，且疾病早期即可发现。对PD的早期诊断、鉴别诊断及病情进展监测均有一定的价值。

四、诊断与鉴别诊断

(一)诊断

帕金森病的诊断主要依靠病史、临床症状及体征。根据隐袭起病、逐渐进展的特点,单侧受累进而发展至对侧,表现为静止性震颤和行动迟缓,排除非典型帕金森病样症状即可作出临床诊断。对左旋多巴制剂治疗有效则更加支持诊断。

(二)鉴别诊断

1. 继发性PD

有明确病因可寻,如感染、药物、中毒、动脉硬化和外伤等。①脑炎后帕金森综合征:20世纪上半叶曾流行的甲型脑炎,病后常遗留帕金森综合征,目前已罕见;②药物或中毒性帕金森综合征:用药或毒物接触史可有助于鉴别;③动脉硬化性帕金森综合征:多发性脑梗死偶可致帕金森综合征。

2. 抑郁症

抑郁症不具有PD的肌强直和震颤,抗抑郁剂治疗有效,可资鉴别。

3. 特发性震颤

震颤以姿势性或运动性为特征,发病年龄早,饮酒或用心得安后震颤可显著减轻,无肌强直和运动迟缓,1/3患者有家族史。

4. 肝豆状核变性

发病年龄小,有肝损害和角膜K-F环,血清铜、铜蓝蛋白、铜氧化酶活性降低,尿铜增加。

五、西医治疗

药物治疗是帕金森病最主要的治疗手段。左旋多巴制剂仍是最有效的药物。手术治疗是药物治疗的一种有效补充。康复治疗、心理治疗及良好的护理也能在一定程度上改善症状。目前应用的治疗手段主要是改善症状,但尚不能阻止病情的进展。用药宜从小剂量开始逐渐加量。以较小剂量达到较满意疗效,不求全效。用药在遵循一般原则的同时也应强调个体化。根据患者的病情、年龄、职业及经济条件等因素采用最佳的治疗方案。药物治疗时不仅要控制症状,也应尽量避免药物副作用的发生,并从长远的角度出发尽量使患者的临床症状能得到较长期的控制。

1. 药物治疗

(1)抗胆碱能药物 主要是通过抑制脑内乙酰胆碱的活性,相应提高多巴胺效应。临床常用的是盐酸苯海索。此外有开马君、苯甲托品、东莨菪碱等。主要适用于震颤明显且年龄较轻的患者。老年患者慎用,闭角型青光眼及前列腺肥大患者禁用。

(2)金刚烷胺 可促进多巴胺在神经末梢的合成和释放,阻止其再吸收。对少动、强直、震颤均有轻度改善作用,对异动症可能有效。肾功能不全、癫痫、严重胃溃疡、肝病患者慎用。

(3)单胺氧化酶B(MAO-B)抑制剂 通过不可逆地抑制脑内MAO-B,阻断多巴胺的降解,相对增加多巴胺含量而达到治疗的目的。MAO-B抑制剂可单药治疗新发、年轻的帕金森病患者,也可辅助复方左旋多巴治疗中晚期患者。它可能具有神经保护作用,因此原则上推荐早期使用。MAO-B抑制剂包括司来吉兰和雷沙吉兰。晚上使用易引起失眠,故建议早、中服用。胃溃疡者慎用,禁与5-羟色胺再摄取抑制剂(SSRI)合用。

(4)DR激动剂 可直接刺激多巴胺受体而发挥作用。目前临床常用的是非麦角类DR激动剂。适用于早期帕金森病患者,也可与复方左旋多巴联用治疗中晚期患者。年轻患者病程初期首选MAO-B抑制剂或DR激动剂。激动剂均应从小剂量开始,逐渐加量。常见的副作用包括胃肠道症状,嗜睡,幻觉等。非麦角类DR激动剂有普拉克索、罗匹尼罗、吡贝地尔、罗替戈汀和阿扑吗啡。

(5)复方左旋多巴(包括左旋多巴/苄丝肼和左旋多巴/卡比多巴) 左旋多巴是多巴胺的前体。外周补充的左旋多巴可通过血脑屏障,在脑内经多巴脱羧酶的脱羧转变为多巴胺,从而发挥替代治疗的作用。苄丝肼和卡比多巴是外周脱羧酶抑制剂,可减少左旋多巴在外周的脱羧,增加左旋多巴进入脑内的含量以及减少其外周的副作用。

(6) 儿茶酚-氧位-甲基转移酶（COMT）抑制剂　通过抑制 COMT 减少左旋多巴在外周的代谢，从而增加脑内左旋多巴的含量。COMT 抑制剂包括恩他卡朋和托卡朋。帕金森病患者出现症状波动时可加用 COMT 抑制剂以减少"关期"。

2. 手术治疗

主要有两种，神经核毁损术和脑深部电刺激术（DBS）。神经核毁损术常用的靶点是丘脑腹中间核（Vim）和苍白球腹后部（PVP）。以震颤为主的患者多选取丘脑腹中间核，以强直为主的多选取苍白球腹后部作为靶点。脑深部电刺激术因其微创、安全、有效，已作为手术治疗的首选。帕金森病患者出现明显疗效减退或异动症，经药物调整不能很好地改善症状者可考虑手术治疗。手术对肢体震颤和肌强直的效果较好，而对中轴症状如姿势步态异常、吞咽困难等功能无明显改善。手术与药物治疗一样，仅能改善症状，而不能根治疾病，也不能阻止疾病的进展。术后仍需服用药物，但可减少剂量。

六、中医辨证论治

1. 气血两虚证

证候：肢体震颤日久，震颤程度严重，颈项强直，或肢体拘挛，活动减少，行走不稳，气短乏力，头晕眼花，自汗，口角流涎，舌胖，有齿痕，舌质暗淡，苔薄白或白腻，脉细无力。

治法：益气养血，息风通络。

方药：八珍汤合天麻钩藤饮加减。

2. 肝肾阴虚证

证候：表情呆板，肢体震颤幅度很大，动作迟缓，肢体拘挛，活动笨拙，头晕目眩，耳鸣健忘，急躁易怒，多梦，腰膝酸软，舌体瘦小，舌质红，苔少，脉弦细数。

治法：补肾养阴，柔肝息风。

方药：大定风珠加减。

3. 风痰阻络证

证候：肢体震颤，四肢拘挛，动作不利，胸胁满闷，痰涎增多，舌体胖，舌质淡，苔白腻，脉弦滑。

治法：行气化痰，息风通络。

方药：导痰汤加减。

4. 血瘀动风证

证候：表情呆板，面色灰暗，肢体强直，屈伸不利，震颤幅度较大，可有肩背疼痛，舌謇语涩，舌紫暗或夹有瘀斑，脉弦涩。

治法：活血化瘀，息风通络。

方药：补阳还五汤加减。

5. 阴阳两虚证

证候：震颤日久，表情呆板，肢体强直，行动迟缓，言语困难，日常生活能力严重下降，面色无华，神疲乏力，自汗畏寒，纳呆，失眠，舌淡，脉沉细弱。

治法：阴阳双补，兼以息风。

方药：地黄饮子加减。

第三十八节　病毒性肝炎

病毒性肝炎是由多种肝炎病毒引起的，以肝脏损害为主的一组全身性传染病。中医对于病毒性肝炎的认识，散见于黄疸、胁痛、郁证、鼓胀及癥积等病证中。

一、西医病因病理

1. 传播途径

(1) 甲型肝炎　甲型肝炎病毒主要从肠道排出，通过日常生活接触而经口传染。

(2) 乙型肝炎　乙型肝炎的传播途径主要有三种。①母婴围产期传播：主要系分娩时接触母血或羊血和产后密切接触引起。②医源性传播：通过输血、血浆、血制品或使用污染病毒的注射器针头、针灸用针、采血用具而传播。③密切接触传播：通过性接触传播或通过破损的皮肤黏膜造成的密切接触性传播。

(3) 丙型肝炎　主要通过输血而引起，本病约占输血后肝炎的 70% 以上。

(4) 丁型肝炎　传播途径与乙型肝炎基本相同，静脉注射禁品、男性同性恋和经常应用血制品或肾透析患者，为本病的高危人群。

(5) 戊型肝炎　主要通过被污染水源，经粪-口途径而感染。

2. 病理解剖

基本病变以肝损害为主，肝外器官可有一定损害。各型肝炎的基本病理改变表现为弥散性的肝细胞变性、坏死，同时伴有不同程度的炎症细胞浸润，间质增生和肝细胞再生。

3. 病理生理

（1）黄疸　黄疸以肝细胞性黄疸为主。由于胆小管壁上的肝细胞坏死，导致管壁破裂，胆汁反流入血窦。

（2）肝性脑病　肝性脑病产生因素是多方面的，主要有以下观点。血氨及其他毒性物质的贮积；支链氨基酸/芳香氨基酸比例失调；假性神经递质假说如羟苯乙醇胺等某些胺类物质由于肝衰竭不能被清除，通过血-脑脊液屏障，取代正常的神经递质，从而导致脑病。利尿引起的低钾和低钠血症、消化道大出血、高蛋白饮食、合并感染、使用镇静剂、大量放腹水等都可诱发肝性脑病发生。

（3）出血　肝细胞坏死使多种凝血因子合成减少，肝硬化脾功能亢进使血小板减少，重型肝炎时 DIC 导致凝血因子和血小板消耗等因素可引起出血。

（4）急性肾功能不全　又称肝肾综合征。在重型肝炎或肝硬化时，由于内毒素血症、肾血管收缩、肾缺血、前列腺素 E_2 减少、有效血容量下降等因素导致肾小球滤过率和肾血浆流量降低，从而引起急性肾功能不全。

（5）腹水　重型肝炎和肝硬化时，由于肾皮质缺血，肾素分泌增多，刺激肾上腺皮质分泌过多的醛固酮，导致钠潴留。利钠激素的减少也导致钠潴留。钠潴留是早期腹水产生的主要原因，而门脉高压、低蛋白血症和肝淋巴液生成增多则是后期腹水的主要原因。

二、中医病因病机

中医学认为，肝炎形成是由湿热疫毒隐伏，正气不能抗邪所致，其病变不仅涉及肝，且多乘胃、克脾、累肾。其病初期为肝气郁结，血行缓滞，气机受阻，脏腑功能失调，病变日久脾胃亦受损。然湿热瘀结，又使病深难解，亦可因肝脾功能失调，运化失职，呈现肝阴不足，肾阴亦亏，肾阴不足，肝阴亦虚。如此反复，气郁而湿滞，湿滞郁久化热，热郁而生痰，痰结而血不行。慢性肝炎后期，由于湿热血瘀相搏，气难行，血难生，病变日趋深化，肝脾功能日衰，从而影响人体津液的正常输布，血流壅滞，络脉瘀阻，形成痞块，结于肋下，谓之肝脾肿大。且出现全身瘀血征象，如皮下瘀斑、肢体血缕、红掌、肌肤甲错、舌质紫暗、有瘀点、脉弦涩等。气血水相因，癥积鼓胀相继而成。慢性病毒性肝炎，多表示正气已衰而湿热未清，余邪未尽。

三、临床表现

病毒性肝炎按病原学分为甲型肝炎、乙型肝炎、丙型肝炎、丁型肝炎、戊型肝炎、非甲-非戊型肝炎（未定型）。按临床表现将病毒性肝炎分为急性肝炎（包括急性黄疸型肝炎和急性无黄疸型肝炎）、慢性肝炎（分为轻、中、重三度）、重型肝炎（包括急性、亚急性、慢性三型）、淤胆型肝炎、肝炎肝硬化（静止型和活动型）。

1. 潜伏期

甲型肝炎 2～6 周，平均 4 周。乙型肝炎 1～6 个月，平均 3 个月。丙型肝炎 2 周～6 月，平均 40 天。丁型肝炎未确定，可能与乙型肝炎相同。戊型肝炎 2～9 周，平均 6 周。

2. 临床经过

（1）急性肝炎　各型病毒均可引起。甲、戊型不转为慢性，成年急性乙型肝炎约 10% 转为慢性，丙型超过 50%，丁型约 70% 转为慢性。

1）急性黄疸型肝炎：临床经过的阶段性较为明显，可分为三期，总病程 2～4 个月。

①黄疸前期：甲、戊型肝炎起病较急，可有畏寒、发热，约 80% 患者有发热，体温在 38℃～39℃ 之间，一般不超过 3 天。乙、丙、丁型肝炎起病相对较缓，仅少数有发热。此期主要症状有全身乏力、食欲减退、恶心、呕吐、厌油、腹胀、肝区痛、尿色加深等。肝功能改变主要为丙氨酸氨基转移酶（ALT）升高。本期持续 1～21 天，平均 5～7 天。

②黄疸期：自觉症状好转，发热消退，尿黄

加深，巩膜和皮肤出现黄疸，1～3周内黄疸达高峰。肝功能检查ALT和胆红素升高，尿胆红素阳性。本期持续2～6周。

③恢复期：症状逐渐消失，黄疸消退，肝、脾回缩，肝功能逐渐恢复正常。本期持续2周至4个月，平均1个月。

2）急性无黄疸型肝炎：除无黄疸外，其他临床表现与黄疸型肝炎相似。无黄疸型肝炎起病较缓慢，症状较轻，主要表现为全身乏力，食欲下降，恶心，腹胀，肝区痛，肝大，有轻压痛及叩击痛等。恢复较快，病程大多在3个月内。

3）急性丙型肝炎：临床表现一般较轻，多无明显症状或症状很轻，无黄疸型占2/3以上。多数病例无发热，血清ALT呈轻中度升高，即使是急性黄疸型病例，血清总胆红素一般不超过52μmol/L。

4）急性丁型肝炎：可与HBV感染同时发生（同时感染）或继发于HBV感染者中（重叠感染），其临床表现部分取决于HBV感染状态。同时感染者HBV复制是短暂的，因此，丁型肝炎病毒（HDV）的复制受到影响，其临床表现与急性乙型肝炎相似，大多数表现为黄疸型，有时可见双峰型ALT升高，分别表示HBV和HDV感染，预后良好，极少数发展为重型肝炎。

5）戊型肝炎：与甲型肝炎相似，但黄疸前期较长，平均10天，症状较重，自觉症状至黄疸出现后4～5天方可缓解，病程较长。HBV慢性感染者重叠戊型肝炎时病情较重，死亡率增高。一般认为戊型肝炎无慢性化过程，也无慢性携带状态。

（2）慢性肝炎　急性肝炎病程超过半年，或原有乙型、丙型、丁型肝炎或HBsAg携带史而因同一病原再次出现肝炎症状、体征及肝功能异常者。慢性肝炎仅见于乙、丙、丁三型肝炎。

轻度：病情较轻，可反复出现乏力，头晕，食欲减退，厌油，尿黄，肝区不适，睡眠不佳，肝稍大有轻触痛，可有轻度脾大。

中度：症状、体征、实验室检查居于轻度和重度之间。

重度：有明显或持续的肝炎症状，如乏力、纳差、腹胀、尿黄、便溏等，伴肝病面容、肝掌、蜘蛛痣、脾大，ALT和（或）天门冬氨酸氨基转移酶（AST）反复或持续升高，白蛋白降低或A/G比值异常，丙种球蛋白明显升高。凡A≤32g/L，TBil＞正常上限5倍，PTA60%～40%，CHE＜2500U/L，四项中有一项者，可诊断为重度慢性肝炎。

（3）重型肝炎（肝衰竭）　是病毒性肝炎中最严重的一种类型，占全部肝炎的0.2%～0.5%，病死率高。所有肝炎病毒均可引起重型肝炎，甲型、丙型少见。重型肝炎发生的病因及诱因复杂，包括重叠感染（如乙型肝炎重叠戊型肝炎）、妊娠、HBV前C区突变、过度疲劳、精神刺激、饮酒、应用肝损药物、合并细菌感染、有其他并发症（如甲状腺功能亢进、糖尿病）等。

1）急性重型肝炎：又称暴发型肝炎，发病多有诱因。以急性黄疸型肝炎起病，但病情发展迅猛，2周内出现极度乏力，严重消化道症状，出现神经、精神症状，表现为嗜睡、性格改变、烦躁不安、昏迷等，体检可见扑翼样震颤及病理反射，肝性脑病在Ⅱ度以上（按四度划分），黄疸急剧加深，胆酶分离，肝浊音界进行性缩小，有出血倾向，PTA小于40%，血氨升高，出现中毒性鼓肠、肝臭、急性肾衰竭（肝肾综合征）。本型病死率高。病程不超过3周。

2）亚急性重型肝炎：又称亚急性肝坏死。以急性黄疸型肝炎起病，15天至24周出现极度乏力、食欲缺乏、频繁呕吐、腹胀等中毒症状，黄疸进行性加深，胆红素每天上升≥17.1μmol/L或大于正常值10倍，明显腹胀，肝性脑病Ⅱ度以上，有明显出血现象，凝血酶原时间显著延长，凝血酶原活动度小于40%。本型病程较长，常超过3周，有的达数月。

3）慢性重型肝炎：临床表现同亚急性重型肝炎，但有如下发病基础：①慢性肝炎或肝硬化病史；②慢性HBV携带史；③无肝病史，无HBsAg携带史，但有慢性肝病体征（如肝掌、蜘蛛痣等）、影像学改变（如脾脏增厚等）及生化检测改变者（如A/G比值下降或倒置，丙种球蛋白升高）；④肝穿刺检查支持慢性肝炎；⑤慢性乙型或丙型肝炎，或慢性HBsAg携带者重叠甲型、戊型或其他肝炎病毒感染时要具体分析，应除外由甲型、戊型或其他肝炎病毒引起的急性或亚急性重型肝炎。

（4）淤胆型肝炎　是以肝内淤胆为主要表现的一种特殊临床类型，又称为毛细胆管炎型肝炎。急性淤胆型肝炎起病类似急性黄疸型肝炎，但自觉症状较轻。黄疸较深，持续3周以上，甚至持续数月或更长。有皮肤瘙痒，大便颜色变浅，肝大。肝功能检查血清胆红素明显升高，以直接胆红素为主，PTA＞60%，γ-谷氨酸转氨酶（γ-GT或GGT）、碱性磷酸酶（ALP或AKP）、总胆汁酸（TBA）、胆固醇（CHO）等升高。在慢性肝炎或肝硬化基础上发生上述表现者，为慢性淤胆型肝炎，其发生率较急性者多，预后较差。

（5）肝炎肝硬化　根据肝脏炎症情况分为活动型与静止型两型。①活动性肝硬化：有慢性肝炎活动的表现，ALT升高，乏力及消化道症状明显，黄疸，白蛋白下降，伴有腹壁、食管静脉曲张，腹水，肝缩小，质地变硬，脾进行性增大，门静脉、脾静脉增宽等门脉高压征表现。②静止性肝硬化：无肝脏炎症活动的表现，症状轻或无特异性，可有上述体征。

根据肝组织病理及临床表现分为代偿性肝硬化和失代偿性肝硬化：①代偿性肝硬化，指早期肝硬化，属Child-Pugh A级。A＞35g/L，TBil＞35μmol/L，PTA＞60%。可有门脉高压征，但无腹水、肝性脑病或上消化道大出血。②失代偿性肝硬化，指中晚期肝硬化，属Child-Pugh B、C级。有明显肝功能异常及失代偿征象，如A＜35g/L，A/G＜1.0，TBil＞35μmol/L，PTA＜60%。可有腹水、肝性脑病或门脉高压引起的食管、胃底静脉明显曲张或破裂出血。未达到肝硬化诊断标准，但肝纤维化表现较明显者，称肝炎肝纤维化。主要根据组织病理学做出诊断，B超及血清学指标如透明质酸（HA）、Ⅲ型前胶原肽（PⅢP）、Ⅳ型胶原（C-Ⅳ）、层粘连蛋白（LN）等可供参考。

四、实验室及其他检查

1. 血常规

急性肝炎初期白细胞总数正常或略高，一般不超过$10×10^9/L$，黄疸期白细胞总数正常或稍低，淋巴细胞相对增多，偶可见异型淋巴细胞。重型肝炎时白细胞可升高，红细胞下降，血红蛋白下降。肝炎肝硬化伴脾功能亢进者可有血小板、红细胞、白细胞减少的"三少现象"。

2. 尿常规

尿胆红素和尿胆原的检测是早期发现肝炎的简易有效方法，同时有助于黄疸的鉴别诊断。

3. 肝功能检查

（1）血清酶测定

①丙氨酸转氨酶（ALT）：是目前临床上反映肝细胞功能的最常用指标。急性肝炎时ALT明显升高，AST/ALT常小于1。慢性肝炎和肝硬化时ALT轻度或中度升高或反复异常，AST/ALT常大于1，比值越高，则预后愈差。

②天门冬氨酸转氨酶（AST）：肝病时血清AST升高，与肝病严重程度呈正相关。急性肝炎时如果AST持续高水平，有转为慢性肝炎的可能，心肌及其他脏器细胞受损时，AST亦升高。

③γ-谷氨酰转肽酶（γ-GT）：肝炎和肝癌患者可显著升高，在胆管阻塞的情况下更明显，γ-GT活性变化与肝脏病理改变有良好的一致性。

④碱性磷酸酶（ALP或AKP）：ALP测定主要用于肝病和骨病的临床诊断。当肝内或肝外胆汁排泄受阻时，肝组织表达的ALP不能排出体外而回流入血，导致血清ALP活性升高。

（2）血清蛋白　主要由白蛋白（A），$α_1$、$α_2$、β及γ球蛋白组成。前4种主要由肝细胞合成，γ球蛋白主要由浆细胞合成。在急性肝炎时，血清蛋白质和量可在正常范围内。慢性肝炎中度以上、肝硬化、重型肝炎时出现白蛋白下降，γ球蛋白升高，白/球（A/G）下降甚至倒置。

（3）胆红素　急性或慢性黄疸型肝炎时血清胆红素升高，活动性肝硬化时亦可升高且消退缓慢，重型肝炎常超过171μmol/L。一般情况下，肝损程度与胆红素含量呈正相关。直接胆红素在总胆红素中的比例尚可反映淤胆的程度。

（4）凝血酶原活动度（PTA） PTA高低与肝损程度成反比。<40%是诊断重型肝炎的重要依据，亦是判断重型肝炎预后的敏感指标。

（5）甲胎蛋白（AFP） AFP含量的检测是筛选和早期诊断肝细胞癌（HCC）的常规方法。肝炎活动和肝细胞修复时AFP有不同程度的升高，应进行动态观察。急性重型肝炎AFP升高时，提示有肝细胞再生，为预后良好的标志。

（6）胆汁酸 血清中胆汁酸含量很低，当肝炎活动时胆汁酸升高，检测胆汁酸有助于鉴别胆汁淤积和高胆红素血症。

4. 病原学检查

（1）甲型肝炎

①抗HAV-IgM：抗HAV-IgM在发病后数天即可阳性，是早期诊断甲型肝炎最简便而可靠的血清学标志，在流行病学上是新近感染的证据。

②抗HAV-IgG：出现稍晚，于2~3个月达到高峰，持续多年或终身。在急性后期和恢复期可有抗HAV-IgM和抗HAV-IgG同时阳性。

（2）乙型肝炎

①HBsAg与抗HBs：只要HBsAg阳性就可诊断HBV感染。HBsAg阴性不能排除HBV感染。抗HBs为保护性抗体，阳性表示对HBV有免疫力，见于乙型肝炎恢复期、过去感染及乙肝疫苗接种后。

②HBeAg与抗HBe：HBeAg的存在表示病毒复制活跃且有较强的传染性。

③HBcAg与抗HBc：HBcAg阳性表示HBV处于复制状态，有传染性。

④HBV DNA：是病毒复制和具有传染性的直接标志。检测HBV DNA目前已成为临床上最常用的手段，HBV DNA定量对于判断病毒复制程度、传染性大小、抗病毒药物疗效等有重要意义。

（3）丙型肝炎

①抗HCV-IgM和抗HCV-IgG：HCV抗体不是保护性抗体，是HCV感染的标志。抗HCV-IgM阳性提示现症HCV感染，抗HCV IgG阳性提示现症感染或既往感染。

②HCV RNA：HCV RNA阳性是病毒感染和复制的直接标志。HCV RNA尚可进行基因分型，基因分型在流行病学和抗病毒治疗等方面有一定意义。

（4）丁型肝炎

①HDAg、抗HD-IgM及抗HD-IgG：HDAg阳性是诊断急性HDV感染的直接证据。抗HD-IgM阳性是现症感染的标志。当感染处于HDAg和抗HD-IgG之间的窗口期时，可仅有抗HD-IgM阳性。高滴度抗HD-IgG提示感染的持续存在，低滴度提示感染静止或终止。

②HDV RNA：血清或肝组织中HDV RNA是诊断HDV感染最直接的依据。

（5）戊型肝炎

①抗HEV-IgM和抗HEV-IgG：抗HEV-IgM阳性是近期HEV感染的标志。急性肝炎病人抗HEV-IgM阳性，可诊断为戊型肝炎。抗HEV-IgG在急性期滴度较高，恢复期则明显下降。

②HEV RNA：采用RT-PCR法在粪便和血液标本中检测到HEV RNA可明确诊断。

5. 影像学检查

B超有助于鉴别阻塞性黄疸、脂肪肝及肝内占位性病变，对肝硬化有较高的诊断价值。

6. 肝组织病理检查

肝组织病理检查是明确诊断、衡量炎症活动度、纤维化程度及评估疗效的金标准。还可在肝组织中原位检测病毒抗原或核酸，以助确定病毒复制状态。

五、诊断与鉴别诊断

（一）诊断

1. 流行病学资料

（1）甲型肝炎 病前是否去过甲肝流行区，有无进食未煮熟海产品及饮用污染水史。多发生于冬春季，儿童多见。

（2）乙型肝炎 患者是否有输血、不洁注射史，是否有与HBV感染者接触史，家庭成员有无HBV感染者，特别是婴儿母亲是否HBsAg阳性等有助于乙型肝炎的诊断。

(3) 丙型肝炎 有输血及血制品、静脉吸毒、血液透析、多个性伴侣、母亲为HCV感染等病史的肝炎患者应怀疑丙型肝炎。

(4) 丁型肝炎 同乙型肝炎，我国以西南部感染率较高。

(5) 戊型肝炎 基本同甲型肝炎，暴发以水传播为多见，多累及成年人。

2. 临床诊断

(1) 急性肝炎 起病较急，常有畏寒、发热、乏力、头痛、纳差、恶心、呕吐等急性感染或黄疸前期症状，肝大，质偏软，ALT显著升高。黄疸型肝炎血清胆红素<17μmol/L，尿胆红素阳性。黄疸型肝炎的黄疸前期、黄疸期、恢复期三期经过明显，病程6个月以内。

(2) 慢性肝炎 病程超过半年或发病日期不明确而有慢性肝炎症状、体征、实验室检查改变者。常有乏力、厌油、肝区不适等症状，可有肝病面容、肝掌、蜘蛛痣、胸前毛细血管扩张、肝大质偏硬、脾大等体征。

(3) 重型肝炎 主要表现为极度疲乏；严重消化道症状如频繁呕吐、呕逆；黄疸迅速加深，出现胆酶分离现象；肝脏进行性缩小；出血倾向；PTA<40%；皮肤、黏膜出血；出现肝性脑病、肝肾综合征、腹水等严重并发症。急性黄疸型肝炎病情迅速恶化，2周内出现Ⅱ度以上肝性脑病或其他重型肝炎表现者，为急性重型肝炎；15天至24周出现上述表现者为亚急性重型肝炎；在慢性肝炎或肝硬化基础上出现的重型肝炎为慢性重型肝炎。

(4) 淤胆型肝炎 起病类似急性黄疸型肝炎，黄疸持续时间长，症状轻，有肝内梗阻的表现，注意排除其他原因引起的肝内外梗阻。

(5) 肝炎肝硬化 多有慢性肝炎病史。有乏力、腹胀、尿少、肝掌、蜘蛛痣、脾大、腹水、下肢水肿、胃底和食管下段静脉曲张、白蛋白下降、A/G倒置等肝功能受损和门脉高压表现。

3. 病原学诊断

(1) 甲型肝炎 有急性肝炎临床表现，并具备下列任何一项均可确诊为甲型肝炎：抗HAV-IgM阳性；抗HAV-IgG急性期阴性，恢复期阳性；粪便中检出HAV颗粒或抗原或HAV RNA。

(2) 乙型肝炎 有以下任何一项阳性，可诊断为现症HBV感染：血清HBsAg；血清HBV DNA；血清抗HBc-IgM；肝组织HBcAg和（或）HBsAg，或HBV DNA。

(3) 丙型肝炎 抗HCV阳性或HCV RNA阳性，可诊断为丙型肝炎。无任何症状和体征，肝功能和肝组织学正常者为无症状HCV携带者。

(4) 丁型肝炎 具备急、慢性肝炎临床表现，有现症HBV感染，同时血清HDAg或抗HD-IgM或高滴度抗HD-IgG或HDV RNA阳性，或肝内HDAg或HDV RNA阳性，可诊断为丁型肝炎。低滴度抗HD-IgG有可能为过去感染。不具备临床表现，仅血清HBsAg和HDV血清标记物阳性时，可诊断为无症状HDV携带者。

(5) 戊型肝炎 具备急性肝炎临床表现，同时血HEV RNA阳性，或粪便HEV RNA阳性或检出HEV颗粒，可确诊为戊型肝炎。抗HEV-IgG高滴度，或由阴性转为阳性，或由低滴度到高滴度，或由高滴度到低滴度甚至阴转，均可诊断为HEV感染。抗HEV-IgM阳性，可作为诊断参考，但需排除假阳性。

(二) 鉴别诊断

1. 其他原因引起的黄疸

(1) 溶血性黄疸 常有药物或感染等诱因，表现为贫血、腰痛、发热、血红蛋白尿、网织红细胞升高，黄疸大多较轻，主要为间接胆红素升高。

(2) 肝外梗阻性黄疸 常见病因有胆囊炎、胆石症、胰头癌、壶腹周围癌、肝癌、胆管癌、阿米巴肝脓肿等。有原发病症状、体征，肝功能损害轻，以直接胆红素升高为主。影像学证实有肝内外胆管扩张。

2. 其他原因引起的肝炎

(1) 其他病毒所致的肝炎 如巨细胞病毒感染、传染性单核细胞增多症等。应根据原发病的临床特点和病原学、血清学检查结果进行鉴别。

(2) 感染中毒性肝炎 如肾病综合征、出血热、恙虫病、伤寒、钩端螺旋体病、阿米巴肝病、急性血吸虫病、华支睾吸虫病等。主要根据原发病的临床特点和实验室检查加以鉴别。

（3）药物性肝损害　有使用肝损害药物的历史，停药后肝功能可逐渐恢复。肝炎病毒标志物阴性。

（4）酒精性肝病　有长期大量饮酒的历史，肝炎病毒标志物阴性。

（5）自身免疫性肝炎　主要有原发性胆汁性肝硬化（PBC）和自身免疫性慢性活动性肝炎（ACAH）。PBC主要累及肝内胆管，ACAH主要破坏肝细胞。诊断主要依靠自身抗体的检测。

（6）脂肪肝及妊娠期急性脂肪肝　脂肪肝大多继发于肝炎后或身体肥胖者。血中甘油三酯多增高，B超有较特异的表现。妊娠急性脂肪肝多以急性腹痛起病或并发急性胰腺炎，黄疸深，有严重低血糖及低蛋白血症，尿胆红素阴性。

六、西医治疗

1. 治疗思路

保证足够的休息、营养为主，辅以适当药物，避免饮酒、过劳和应用损害肝脏药物。

2. 治疗方法

（1）急性肝炎

1）一般治疗：饮食宜清淡，进易消化食物，适当补充维生素，蛋白质摄入争取达到每日1~1.5g/kg，热量不足者应静脉补充葡萄糖。

2）病原治疗：急性肝炎一般为自限性，多可完全康复，一般不采用抗病毒治疗。急性丙型肝炎则例外，早期应用抗病毒药可减少转慢率。可选用干扰素或长效干扰素，疗程至少26周，应同时加用利巴韦林治疗，剂量800~1000mg/d。

3）对症治疗：以药物对症及恢复肝功能为主，药物不宜太多，以免加重肝脏负担。具体参见慢性肝炎部分。

（2）慢性肝炎　根据病人具体情况采用综合性治疗方案，包括合理的休息和营养、心理平衡、改善和恢复肝功能、调节机体免疫、抗病毒、抗纤维化等治疗。

1）一般治疗

①适当休息：症状明显或病情较重者应卧床休息，卧床可增加肝脏血流量，有助于恢复。病情轻者以活动后不觉疲乏为度。

②合理饮食：适当的高蛋白、高热量、高维生素易消化食物有利于肝脏修复，不必过分强调高营养，以防发生脂肪肝。避免饮酒。

③心理平衡：嘱病人要有正确的疾病观，对肝炎治疗应有耐心和信心。切勿乱投医，以免延误治疗。

2）病原治疗：目的是抑制病毒复制，减少传染性；改善肝功能；减轻肝组织病变；提高生活质量；减少或延缓肝硬化和HCC的发生。符合适应证者应尽可能进行抗病毒治疗。

①干扰素（IFN）：可用于慢性乙型肝炎和丙型肝炎抗病毒治疗，它主要通过诱导宿主产生细胞因子起作用，在多个环节抗病毒，包括阻止病毒进入细胞，降解病毒mRNA，抑制病毒蛋白转录，抑制病毒增强子活性，抑制病毒包装等。干扰素疗效与病例选择有明显关系，以下是有利于提高干扰素疗效的因素：肝炎处于活动期，ALT升高；病程短；女性；HBV DNA滴度低；HCV非1b基因型；组织病理有活动性炎症存在等。

IFN-α治疗慢性乙型肝炎：适应证：有HBV复制（HBeAg阳性及HBV DNA阳性）同时ALT异常者。有下列情况之一者不宜用IFN-α：a. 血清胆红素＞正常值上限2倍；b. 失代偿性肝硬化；c. 有自身免疫性疾病；d. 有重要器官病变（严重心、肾疾患，糖尿病，甲状腺功能亢进或低下，以及神经精神异常等）。治疗方案（成年人）：每次3~5MU，推荐剂量为每次5MU，每周3次，皮下或肌肉注射，疗程4~6个月，根据病情可延长至1年。不良反应：a. 类流感综合征，通常在注射后2~4小时发生，可给予解热镇痛剂等对症处理，不必停药。b. 骨髓抑制，表现为粒细胞及血小板计数减少，一般停药后可自行恢复。当白细胞计数＜3.0×10^9/L或中性粒细胞＜1.5×10^9/L，或血小板＜40×10^9/L时，应停药。血象恢复后可重新恢复治疗，但需密切观察。c. 神经精神症状，如焦虑、抑郁、兴奋、易怒、精神病。出现抑郁及精神症状应停药。d. 失眠、轻度皮疹、脱发，视情况可不停药。e. 诱发自身免疫性疾病，如甲状腺炎、血小板减少性紫癜、溶血性贫血、风湿性关节炎、1型糖尿病等，亦应停药。

IFN-α治疗丙型肝炎：适应证：血清 HCV RNA 阳性，伴 ALT 升高者。联合利巴韦林可提高疗效。治疗方案：IFN-α每次 3MU，3 次/周，或长效干扰素 1 次 180μg，1 次/周。疗程 4~6 个月，无效者停药，有效者可继续治疗至 12 个月。疗程结束后随访 6~12 个月。利巴韦林每天 0.8~1.2g，分 4 次口服，疗程 3~6 个月。用药期间少数病例可发生溶血性贫血。孕妇禁用，用药期间及治疗结束后至少 6 个月应避孕。

②拉米呋啶：是一种逆转录酶抑制剂，具有较强的抑制 HBV 复制的作用，可使 HBV DNA 水平下降或阴转，ALT 复常，改善肝组织病变。其作用机制是竞争性抑制 HBV DNA 聚合酶，参与到 HBV DNA 合成过程中阻止新链合成。拉米呋啶虽然可抑制病毒复制，但与其他抗病毒药一样，不能清除细胞核内共价闭合环状 DNA（cccDNA），停药后 cccDNA 又启动病毒复制循环。

适合治疗对象：慢性乙型肝炎患者，年龄大于 12 岁，ALT 高于正常，胆红素低于 50μmol/L，并有 HBV 活动性复制（HBeAg 阳性，HBV DNA 阳性；HBeAg 阴性，HBV DNA 阳性者），考虑有前 C 区变异情况也适于治疗。剂量为每日 100mg，顿服。疗程至少 1 年，然后根据疗效来决定继续服药或停药。

3）免疫调节：如胸腺肽或胸腺素、转移因子、特异性免疫核糖核酸等。胸腺肽，每日 100~160mg，静脉滴注，3 个月为一疗程。胸腺肽 α_1 为合成肽，每次 16mg，皮下注射，每周 3 次，疗程 6 个月。

4）抗肝纤维化：主要有丹参、冬虫夏草、桃仁提取物、γ干扰素等。丹参抗纤维化作用有较一致共识，研究显示其能提高肝胶原酶活性，抑制 I、Ⅲ、Ⅳ型胶原合成。γ干扰素在体外试验中抗纤维化作用明显，有待更多临床病例证实。

5）对症治疗：①非特异性护肝药：维生素类（B 族、C 族）、还原型谷胱甘肽、肝泰乐、肌苷、氨基酸等；②降酶药：甘草提取物（甘草甜素、甘草酸苷等）、五味子类（联苯双酯等）、山豆根类（苦参碱等）、垂盆草、齐墩果酸等有降转氨酶作用；③退黄药物：丹参注射液、茵栀黄注射液、门冬氨酸钾镁、前列腺素 E_1、腺苷蛋氨酸、苯巴比妥、皮质激素等。应用皮质激素需慎重，肝内淤胆严重，症状较轻，其他退黄药物无效，无禁忌证时可选用。

（3）重型肝炎 原则是以支持和对症疗法为基础的综合性治疗，促进肝细胞再生，预防和治疗各种并发症。对于难以保守恢复的病例，有条件时可采用人工肝支持系统，争取行肝移植术。

1）一般支持疗法：患者应绝对卧床休息，实施重症监护，密切观察病情，防止院内感染。尽可能减少饮食中的蛋白质，以控制肠内氨的来源。进食不足者，可静脉滴注 10%~25% 葡萄糖注射液，每日热量 8000kJ 左右，液体量 1500~2000mL。补充足量维生素 B、C 及 K。输注新鲜血浆、白蛋白或免疫球蛋白以加强支持治疗。注意维持电解质及酸碱平衡。禁用对肝、肾有损害的药物。

2）促进肝细胞再生

①肝细胞生长因子（HGF）：临床上应用的 HGF 主要来自动物（猪、牛等）的乳肝或胎肝，为小分子多肽类物质。静脉滴注 160~200mg/d，疗程一个月或更长，可能有一定疗效。

②胰高血糖素-胰岛素（GI）疗法：胰高血糖素 1mg 和胰岛素 10U 加入 10% 葡萄糖注射液 500mL，缓慢静脉滴注，1 次/天，疗程 14 天。其疗效尚有争议。滴注期间应观察有无呕吐、心悸、低血糖等不良反应，并及时处理。

3）并发症的防治

①肝性脑病：低蛋白饮食；保持大便通畅，可口服乳果糖；口服诺氟沙星抑制肠道细菌等措施减少氨的产生和吸收。静脉用雅博司、乙酰谷酰胺、谷氨酸钠、精氨酸、门冬氨酸钾镁有一定的降血氨作用。纠正假性神经递质可用左旋多巴，左旋多巴在大脑转变为多巴胺后可取代羟苯乙醇胺等假性神经递质，从而促进苏醒。静脉滴

注 0.2~0.6g/d。维持支链/芳香氨基酸平衡可用氨基酸制剂。出现脑水肿表现者可用20%甘露醇和呋塞米（速尿）快速滴注，必要时可两者合用，但需注意水电解质平衡。治疗肝性脑病的同时，应积极消除其诱因。

②上消化道出血：预防出血可使用组胺 H_2 受体拮抗剂，如雷尼替丁、法莫替丁、西咪替丁，有消化道溃疡者可用奥美拉唑；补充维生素 K、C；输注凝血酶原复合物、新鲜血液或血浆、浓缩血小板、纤维蛋白原等；降低门静脉压力，如应用心得安等。出血时可口服凝血酶或去甲肾上腺素或云南白药，应用垂体后叶素、立止血、生长抑素、安络血。必要时在内镜下直接止血（血管套扎、电凝止血、注射硬化剂等）。肝硬化门脉高压引起的出血还可采用手术治疗。出血抢救时应消除患者紧张情绪。出血是其他严重并发症常见诱因。

③继发感染：重型肝炎患者极易合并感染，部分来自院内感染，因此必须加强护理，严格消毒隔离。感染多发生于胆道、腹膜、呼吸系、泌尿系等。一旦出现，应及早应用抗菌药物，根据细菌培养结果及临床经验选择抗菌药。胆系及腹膜感染以革兰阴性杆菌多见，常选用头孢菌素类，或喹诺酮类。腹膜感染者尚可试用腹腔内注射抗菌药。肺部感染怀疑革兰阳性球菌可选用去甲万古霉素。厌氧菌可用甲硝唑。严重感染可选用强效广谱抗生素如头孢拉啶、头孢曲松，或联合用药，但要警惕二重感染的发生。有真菌感染时，可选用氟康唑。

④肝肾综合征：避免肾损药物，避免引起血容量降低的各种因素。目前对肝肾综合征尚无有效治疗方法，可试用多巴胺、立其丁、呋塞米等，大多不宜透析治疗。

4）人工肝支持系统：非生物型人工肝支持系统已应用于临床，主要作用是清除患者血中毒性物质及补充生物活性物质，治疗后可使血胆红素明显下降，凝血酶原活动度升高，但部分病例几天后又恢复到原水平。非生物型人工肝支持系统对早期重型肝炎有较好疗效，对于晚期重型肝炎亦有助于争取时间让肝细胞再生或为肝移植做准备。由于肝细胞培养不易，生物型人工肝研究进展缓慢。近期有单位将分离的猪肝细胞应用于生物型人工肝，其效果及安全性有待评估。

5）肝移植：已在我国多家医疗单位开展，并已取得可喜的成效，为重型肝炎终末期患者带来希望。核苷类似物抗病毒药的应用，可明显降低移植肝的HBV再感染。肝移植是末期丙型肝炎患者的主要治疗手段，术后5年生存率可达30%~40%。由于肝移植价格昂贵，获供肝困难，有排异反应，常继发感染（如巨细胞病毒）等，阻碍了其广泛应用。

（4）淤胆型肝炎 早期治疗同急性黄疸型肝炎，黄疸持续不退时，可加用泼尼松40~60mg/d口服，或静脉滴注地塞米松10~20mg/d，2周后如血清胆红素显著下降，则逐步减量。

（5）肝炎肝硬化 可参照慢性肝炎和重型肝炎的治疗，有脾功能亢进或门脉高压明显时可选用手术或介入治疗。

（6）慢性乙型和丙型肝炎病毒携带者 可照常工作，但应定期检查，随访观察，并动员其做肝穿刺活检，以便进一步确诊和做相应治疗。

七、中医辨证论治

1. 急性黄疸型肝炎

（1）阳黄

证候：尿黄，身目俱黄，色泽鲜明，恶心，厌油，纳呆，口干苦，头身困重，胸脘痞满，乏力，大便干，小便黄赤；苔黄腻，脉弦滑数。

治法：清热解毒，利湿退黄。

方药：茵陈蒿汤合甘露消毒丹加减。

（2）阴黄

证候：身目发黄，色泽晦暗，形寒肢冷，大便溏薄；舌质淡，舌体胖，苔白滑，脉沉缓无力。

治法：健脾和胃，温化寒湿。

方药：茵陈术附汤加减。

2. 急性无黄疸型肝炎

（1）湿阻脾胃证

证候：脘闷不饥，肢体困重，怠惰嗜卧，或见浮肿，口中黏腻，大便溏泄；苔腻，脉濡缓。

治法：清热利湿，健脾和胃。

方药：茵陈五苓散加减。

（2）肝郁气滞证

证候：胁肋胀痛，胸闷不舒，善太息，情志抑郁，不欲饮食，或口苦喜呕，头晕目眩，苔白滑。妇女月经不调，痛经，或经期乳房作胀。

治法：疏肝理气。

方药：柴胡疏肝散加减。

3. 慢性病毒性肝炎

（1）湿热中阻证

证候：右胁胀痛，脘腹满闷，恶心厌油，身目黄或不黄，小便黄赤，大便黏滞臭秽；舌苔黄腻，脉弦滑数。

治法：清利湿热，凉血解毒。

方药：茵陈蒿汤合甘露消毒丹加减。

（2）肝郁脾虚证

证候：胁肋胀满，精神抑郁、性急，面色萎黄，纳食减少，口淡乏味，脘腹痞胀，大便溏薄；舌淡苔白，脉沉弦。

治法：疏肝解郁，健脾和中。

方药：逍遥散加减。

（3）肝肾阴虚证

证候：头晕耳鸣，两目干涩，咽干，失眠多梦，五心烦热，腰膝酸软，女子经少经闭；舌红体瘦少津或有裂纹，脉细数。

治法：养血柔肝，滋阴补肾。

方药：一贯煎加减。

（4）脾肾阳虚证

证候：畏寒喜暖，少腹腰膝冷痛，食少便溏，食谷不化，甚则滑泻失禁，下肢浮肿；舌质淡胖，脉沉无力或迟。

治法：健脾益气，温肾扶阳。

方药：附子理中汤合五苓散或四君子汤合肾气丸加减。

（5）瘀血阻络证

证候：面色晦暗或见赤缕红斑，肝脾肿大，质地较硬，或有蜘蛛痣、肝掌，女子行经腹痛，经水色暗有块；舌质暗紫或有瘀斑，脉沉细或细涩。

治法：活血化瘀，散结通络。

方药：膈下逐瘀汤加减。

4. 重型肝炎

（1）毒热炽盛证

证候：病势凶险，高热烦渴，或渴不欲饮，胸腹胀满，黄疸迅速加深，烦躁不安，神昏谵语，皮肤瘀斑；舌红绛，苔黄腻，脉弦数。

治法：清热解毒，凉血救阴。

方药：神犀丹加减。

（2）脾肾阳虚，痰湿蒙闭证

证候：黄疸色不鲜，面色白，神疲倦怠，口中黏腻，喉中有痰声，腰膝冷痛，腹胀尿少，便溏；舌淡胖，脉细小。

治法：健脾温肾，行气利水，化痰开窍。

方药：茵陈四逆汤合菖蒲郁金汤加减。

（3）气阴两虚，脉络瘀阻证

证候：极度乏力，面色黧黑，黄疸晦暗，皮肤花纹瘀斑，两胁胀痛，尿少甚或无尿；舌质暗红或绛，苔少或薄白，脉弦细涩。

治法：益气救阴，活血化瘀。

方药：生脉饮合桃红四物汤加减。

第三十九节 有机磷杀虫药中毒

有机磷杀虫药在生产、使用过程中如有不当，可使人体中毒，即有机磷杀虫药中毒。有机磷杀虫药根据毒性程度可分为以下4类：

剧毒类：甲拌磷（3911）、内吸磷（1059）、对硫磷（1605）、特普（TEPP）等。

高毒类：甲基对硫磷、甲胺磷、谷硫磷、三硫磷、氧乐果、敌敌畏（DDVP）等。

中毒类：乐果、乙硫磷、二嗪农、敌百虫等。

低毒类：马拉硫磷、氯硫磷、杀螟松、稻瘟净等。

一、西医病因病理

有机磷杀虫药在体内迅速与胆碱酯酶结合成磷酸化胆碱酯酶，使胆碱酯酶失去催化乙酰胆碱水解的能力，造成乙酰胆碱大量积聚，引起中枢神经和胆碱能神经兴奋，并由过度兴奋转入抑制。大量乙酰胆碱与胆碱能神经突触后膜的乙酰胆碱毒蕈碱受体结合，产生毒蕈碱样症状。在运动神经肌肉接头中蓄积，与突触后膜的乙酰胆碱烟碱受体结合，产生烟碱样症状。

二、中医病因病机

中医认为"中毒"属不内外因致病。急性中毒是毒物进入人体内，使气血顿生逆乱，阴阳失调，壅遏气机，阻闭脏腑、清窍所致，若治疗不及，则殆及生命。慢性中毒是毒物进入人体内逐渐引起的脏腑气血失和，其性属阴证且系痼疾。

三、临床表现

1. 急性中毒表现

急性中毒发病时间与毒物品种、剂量和侵入途径密切相关。口服中毒5~20分钟后发病；呼吸道吸入约30分钟后发病；皮肤吸收中毒，一般在接触2~6小时后出现症状。一旦中毒症状出现后，病情即迅速发展。

（1）主要症状和体征

①毒蕈碱样症状：又称为M样症状。主要是副交感神经末梢兴奋所致。这组症状出现最早，表现为平滑肌痉挛和腺体分泌增加。临床表现先有苍白、皮肤湿冷、多汗、恶心、呕吐、腹痛，还有流泪、流涕、流涎、腹泻、尿频、大小便失禁、心跳减慢和瞳孔缩小、支气管痉挛、呼吸道分泌物增多、咳嗽、气急，严重者出现肺水肿。

②烟碱样症状：又称为N样症状。乙酰胆碱在横纹肌神经肌肉接头处过度蓄积和刺激使运动神经终板兴奋。表现为横纹肌肌束颤动至全身肌肉抽搐，肌无力至全身瘫痪，血压升高或陡降、心率缓慢或增快等，最后可因呼吸肌麻痹而死亡。

③中枢神经系统症状：中枢神经系统受乙酰胆碱刺激后有头晕、头痛、疲乏、共济失调、烦躁不安、谵妄，严重者抽搐、昏迷，可因中枢性呼吸衰竭而死亡。

（2）迟发性多发性神经病 急性中毒一般无后遗症，少数重度中毒患者在症状消失后2~3周可出现迟发性神经病，主要累及肢体末端，且可出现下肢瘫痪、四肢肌肉萎缩等神经症状。少数严重患者留有癔症性瘫痪、精神抑郁、一过性狂躁、癫痫样发作等精神症状。

（3）中间型综合征 在急性中毒症状缓解后和迟发性神经病发病前，一般在急性中毒后24~96小时突然发生死亡，称"中间型综合征"。

（4）局部损害 敌敌畏、敌百虫、对硫磷、内吸磷接触皮肤后可引起过敏性皮炎，出现局部瘙痒、烧灼感、红肿，甚则出现水疱和剥脱性皮炎。有机磷杀虫药进入眼部可引起结膜充血和瞳孔缩小等局部损害。

此外，乐果、倍硫磷和马拉硫磷口服中毒后，经急救临床症状好转，可在数日至一周后突然再次昏迷，甚至发生肺水肿或突然死亡。症状复发可能是残留在皮肤、毛发和胃肠道的有机磷杀虫药重新吸收，或解毒药停用过早，或其他尚未阐明的机制所致。

2. 慢性中毒表现

多见于生产工人，由于长期少量接触有机磷杀虫药所致。症状多为神经衰弱综合征，如头痛、头昏、恶心、食欲缺乏、乏力、容易出汗。部分患者可出现毒蕈碱样或烟碱样症状，如瞳孔缩小、肌肉纤维颤动等。

四、实验室及其他检查

1. 全血胆碱酯酶活力测定

测定全血胆碱酯酶活力是诊断有机磷杀虫药中毒的特异性指标，对中毒程度、疗效判断和预后估计均极为重要。以正常人全血胆碱酯酶活力均值为100%，急性有机磷杀虫药中毒时，胆碱酯酶活力降至50%~70%为轻度中毒，30%~50%为中度中毒，30%以下为重度中毒。慢性有机磷杀虫药中毒时，胆碱酯酶活力在50%以下，但酶活力下降与症状轻重并不完全一致，有时酶活力已有明显抑制但症状却可能很轻微。

2. 呕吐物或胃内容物的有机磷浓度测定

具有诊断意义。

3. 尿中有机磷杀虫药分解产物测定

可作为毒物接触与吸收的指标。如敌百虫中毒时，尿中三氯乙醇含量增高；对硫磷、甲基对硫磷、氯硫磷、苯硫磷、异氯磷毒物吸收后，尿中有对硝基酚排出。

五、诊断与鉴别诊断

（一）诊断

1. 急性中毒

可根据有机磷杀虫药接触史结合临床呼出气多有大蒜刺激性气味、瞳孔针尖样缩小、大汗淋漓、腺体分泌增多、肌纤维颤动和意识障碍等中毒表现，结合实验室检查即可做出诊断。病情严重程度可分为三级：①轻度中毒：以 M 样症状为主，可有轻微的中枢神经系统症状，表现为头晕、头痛、乏力、恶心、呕吐、多汗、胸闷、视力模糊、瞳孔缩小；胆碱酯酶活力 50%～70%。②中度中毒：M 样症状加重，并出现 N 样症状，表现有肌纤维颤动、轻度呼吸困难、流涎、腹痛、腹泻、步态蹒跚、意识清楚或模糊；胆碱酯酶活力 30%～50%。③重度中毒：除 M、N 样症状外，合并肺水肿、抽搐、昏迷、呼吸肌麻痹和脑水肿等；胆碱酯酶活力 30% 以下。

2. 慢性中毒

主要根据长期少量接触有机磷杀虫药史，且全血胆碱酯酶活力下降至 50% 以下，便可确诊。

（二）鉴别诊断

1. 与急性胃肠炎、细菌性食物中毒、中暑和脑炎等鉴别

这几种病也常出现头晕、头痛、无力、恶心、呕吐和腹泻等症状，如同时具有接触有机磷杀虫药史时，则易误诊误治而导致不良后果，甚至有的病人死于阿托品中毒。其与有机磷杀虫药中毒的鉴别要点是这几种病均不出现瞳孔缩小、多汗、流涎、肌颤等症状，胆碱酯酶活力测定可以鉴别。

2. 与其他种类杀虫药中毒相鉴别

目前广泛使用的农业杀虫药主要为有机磷类、氨基甲酸酯类、拟除虫菊酯类和有机氮类。其他种类杀虫药中毒与有机磷杀虫药中毒的鉴别要点，除接触杀虫药种类不同外，临床表现也不同，有机磷杀虫药中毒者呼出气、体表或呕吐物一般有蒜味；而拟除虫菊酯类中毒无此特征；杀虫脒中毒多以嗜睡、发绀和出血性膀胱炎为主要表现，而无毒蕈碱样表现。全血胆碱酯酶活力测定亦可资鉴别。

六、治疗

（一）治疗思路

急性中毒者应立即离开中毒现场，迅速清除毒物，同时应争取时间及早期给予足量的胆碱酯酶复活药和抗胆碱药，最好给予由这两类药组成的急救复方如解磷定注射液或苯克磷注射液。应重视对症治疗，时刻保持呼吸道通畅。必要时可用换血疗法。恢复期患者可结合中医治疗，根据气血阴阳虚衰的不同情况，辨证施治，以促进康复。

（二）西医治疗

1. 急性中毒

（1）**迅速清除毒物** 应迅速脱离现场，去除污染的衣物，用大量清水或肥皂水清洗皮肤、毛发和指甲。口服中毒者应及时彻底洗胃，洗胃液常用清水、1：5000 高锰酸钾（对硫磷禁用）、2% 碳酸氢钠（敌百虫忌用）。洗胃后再给硫酸镁导泻。眼部污染可用生理盐水或 2% 碳酸氢钠连续冲洗，洗净后涂眼药膏。在迅速清除毒物的同时，尽可能及早应用有机磷特效解毒药缓解中毒症状。

（2）**抗毒药的使用** 使用原则是早期、足量、联合、重复用药。

1）抗毒蕈碱药：阿托品能拮抗乙酰胆碱对副交感神经和中枢神经系统的作用，消除和减轻毒蕈碱样症状和中枢神经系统症状，并能兴奋呼吸中枢，对抗呼吸中枢的抑制。阿托品对烟碱样症状无作用，也不能使抑制的胆碱酯酶活性复能。由于有机磷杀虫药中毒患者对阿托品的耐受量显著增加，用量可远远超过常规剂量，但是阿托品在体内代谢较快，而有机磷对酶抑制作用又较持久，所以要反复给药，直到"阿托品化"（瞳孔扩大、颜面潮红、口干、皮肤干燥、心率加快、肺部湿啰音消失），再减为维持量，24～48 小时后停药观察。在阿托品应用过程中应密切观察患者全身反应和瞳孔大小，随时调整用药剂量与给药时间。若患者出现瞳孔明显散大、神志模糊、狂躁不安、抽搐、昏迷和尿潴留等，提示阿托品中毒，应停药观察。

2）胆碱酯酶复活剂：常用氯解磷定（PAM-CI）、碘解磷定（PAM-I）及双复磷（DMO$_4$）等吡啶醛肟类化合物。该类化合物的肟基与磷原子有较强的亲和力，因而可夺取磷酸胆碱酯酶中的磷形成化合物，使其与胆碱酯酶的酯解部位分离，从而恢复乙酰胆碱酯酶活性。胆碱酯酶复活剂对各类有机磷中毒的疗效不尽相同，对1605、1059、3911中毒疗效好；对敌百虫、敌敌畏中毒疗效差；对乐果、马拉硫磷中毒疗效不显；对二嗪农、谷硫磷无效且有不良反应；对急性中毒迁延过久或慢性中毒者均无疗效。胆碱酯酶复活剂对已老化的磷酸化胆碱酯酶无复活作用，因此应及早给药，一般认为中毒48小时以后给复活剂疗效不佳。氯解磷定水溶性大，有效基团含量高，不良反应小，可有短暂眩晕、视觉模糊或复视，使用方便，静注和肌注均可，为当前首选药而取代最早使用于临床的解磷定。提倡阿托品与胆碱酯酶复活剂合用，可取长补短，并可减少阿托品用量。

3）对症治疗：有机磷杀虫药中毒的主要死因是肺水肿、呼吸肌麻痹或呼吸中枢衰竭。休克、急性脑水肿、心肌损害及心跳骤停等亦是重要死因。因此，对症治疗应以维持正常呼吸功能为重点，例如保持呼吸道通畅、给氧，必要时应用机械呼吸、注射呼吸兴奋剂以防治呼吸衰竭。肺水肿一般在应用足量阿托品后可较快消退。必要时可用地塞米松、呋塞米、西地兰等药物。重度中毒持续昏迷12小时以上者，容易发生脑水肿，故昏迷达4小时以上者即应注射甘露醇及地塞米松等；中毒性心肌损害者，可给予能量合剂、地塞米松及抗心律失常药物。抽搐者，可注射地西泮5～10mg（注意其呼吸抑制的不利影响）和可乐定15～30mg，每日2次，并有助于防止中间综合征和心血管并发症。

2. 慢性中毒

主要为对症治疗，脱离接触有机磷杀虫药，可短程、小剂量使用阿托品，待症状、体征基本消失，胆碱酯酶活性恢复，需2～4周。

（三）中医辨证论治

中医辨证论治适用于中毒的恢复期治疗。各类中毒总属毒邪伤正所致，其起病有急、缓，病位在脏腑、经络，病性有虚、实之分，治疗以扶正解毒为主。应根据不同情况，灵活辨证、立法、选方。

七、预防与调护

普及安全使用杀虫药知识的宣传教育。加强杀虫药生产过程中的防护工作，搞好杀虫药保管，专车运输，专库贮存，不要将杀虫药和粮食、种子、副食品、饲料等放在一起。喷洒有机磷杀虫药时，应严格遵守操作规程，做到穿长袖褂、长裤和鞋袜，戴口罩、风镜和帽子，站在上风处喷洒操作。使用杀虫药时绝不吸烟或进食。喷洒完杀虫药，须先用肥皂或碱水、后用清水洗涤皮肤，用盐水漱口；换下的衣服也须彻底清洗。但在喷洒敌百虫后，只宜用1:5000高锰酸钾溶液或清水冲洗。不食用喷洒杀虫药时间不久的蔬菜、瓜果。对作业工人在就业前进行体检，凡有肝、肾、心、肺器质性疾病患者，严重皮肤病、精神病、癫痫和对有机磷过敏者，妊娠及哺乳期妇女，均不宜进行有机磷作业。对作业工人定期体检并测定全血胆碱酯酶，发现慢性中毒者，早期脱离接触，积极治疗。急性中毒经抢救好转后，在恢复期应继续中西医结合康复治疗，密切观察，防止反复。急性中毒者治愈后3个月内，不得再接触有机磷，以防再度中毒。

第四十节 乳腺增生病

乳腺增生病又称慢性囊性乳腺病、纤维囊性乳腺病，是指乳腺的良性增生。增生可发生于腺管周围，并伴有大小不等的囊肿形成。也可发生在腺管内，表现为上皮的乳头样增生，伴乳管囊性扩张。另一类型是小叶实质增生。本病是妇女的常见病之一，多发生于30～50岁妇女，临床特点是乳房胀痛、乳房肿块及乳头溢液。属中医"乳癖"范畴。

一、西医病因病理

本病症状常与月经周期有密切关系，其发病与卵巢功能失调有关。可能是黄体酮的减少及雌激素的相对增多，二者比例失衡，使月经前的乳腺增生变化加剧，疼痛加重，时间延长，月经后的"复旧"也不完全，日久形成了乳腺增生病。其主要病理改变是导管、腺泡以及间质不同程度的增生。病理类型可分为乳痛症型（生理性的单纯性乳腺上皮增生症）、普通型腺病小叶增生症型、纤维腺病型、纤维化型和囊肿型（即囊肿性乳腺上皮增生症），各型之间的病理改变都有不同程度的移行。

二、中医病因病机

本病多因肝气不疏、冲任失调，致使乳房气滞血瘀，痰瘀凝结而成。

1. 肝气不疏

女性乳头属肝，乳房属胃。情志内伤，郁怒伤肝，忧思伤脾，以致肝气不疏，脾失健运，又肝气不疏亦可克伐脾土，致水湿失运、痰浊内生，从而致使痰气互结于乳房而发病。

2. 冲任失调

冲为血海，任主胞胎，冲任又隶属于肝肾。肝肾两亏，冲任失调，下不能通盛胞宫而致月经失调，上不能滋养乳房而致气血凝滞，痰瘀凝结而成本病。

三、临床表现

1. 症状

（1）乳房肿块

1）好发部位：好发于外上象限，也可局限于乳房的任何象限或分散于整个乳房。可出现于一侧或双侧乳房。

2）肿块性质：多发性，呈结节状，形态不规则，大小不等，质韧而不硬，与皮肤和深部组织之间无粘连，推之能移，但与周围组织分界并不清楚。肿块在月经来潮后可能有所缩小、变软。

3）腋窝淋巴结：不肿大。少数乳内肿块发生恶变时，可迅速增大、变硬。

（2）乳房胀痛

1）疼痛程度：轻者不被患者所注意，重者可影响工作和生活，也有的为乳房刺痛或灼痛。疼痛有时可向同侧腋下或肩背部放射。

2）胀痛特点：具有周期性，常发生或加重于月经前期，部分患者缺乏周期性，但不能否定本病的存在。

（3）乳头溢液

1）有5%～15%的患者可有乳头溢液，多为单侧性、自溢性。

2）乳房内大小不等的结节状肿块实际上是一个个大小不同囊状扩张的乳管，乳头溢液即来自这些囊肿。若病变与大导管相通，或导管内有多发性乳头状增生及乳头状瘤病，常可出现乳头溢液。

3）溢液性质：多呈黄绿色、棕色或血性，偶为无色浆液。

（4）其他症状　常可伴有胸闷不舒、心烦易怒、失眠多梦、疲乏无力、腰膝酸软、经期紊乱、经量偏少等表现。

2. 体征

乳房内可扪及多个形态不规则的肿块，多呈片块状、条索状或颗粒状结节，也可各种形态混合存在。乳房脂肪较多的患者，其片块状肿块常扪摸不清，而在小乳房则可扪摸清楚。肿块为厚薄不等的片块状，表面一般平滑，但有的可扪及许多小结节，呈砂粒状隆起，大者可呈黄豆大小，质地中等，或软而有韧性。结节状肿块常为圆形、椭圆形或梭形，表面光滑或稍感粗糙，中等硬度。各种形态的肿块边界都不甚清楚，与皮肤及深部组织无粘连，推之能活动，多有压痛。

四、实验室及其他检查

1. X线钼钯摄片为边缘模糊不清的阴影或有条索状组织穿越其间。

2. B超为不均匀的低回声区以及无回声囊肿。

3. 切除（或切取）活检是最确切的诊断。

五、诊断与鉴别诊断

1. 诊断

（1）患者多为中青年妇女，常伴有月经不调。

（2）乳房胀痛，有周期性，常发生或加重于月经前期，经后可减轻或消失，也可随情志的变化而加重或减轻。

（3）双侧或单侧乳房内有肿块，常为多发性，呈数目不等、大小不一、形态不规则的结节状，质韧而不硬，推之能移，有压痛。

（4）部分病人可有乳头溢液，呈黄绿色、棕色或血性，少数为无色浆液。

（5）钼靶X线乳房摄片、B型超声波检查、分泌物涂片细胞学检查、活体组织病理切片检查等均有助于诊断。

2. 鉴别诊断

（1）乳房纤维腺瘤　多见于20～30岁妇女；多为单个发病，少数属多发性；肿块多为圆形或卵圆形，表面光滑，边缘清楚，质地坚韧，活动，常在检查时的手指下滑脱；生长缓慢。

（2）乳腺导管扩张症　常发生于45～52岁的中老年妇女；常在乳头、乳晕及其附近部位出现细小的结节，乳头常溢出棕黄色或血性分泌物，有时可挤出粉渣样分泌物。

（3）乳腺癌　本病早期应注意与乳腺囊性增生病的结节状肿块鉴别。乳腺癌早期的肿块多为单发性，质地坚硬，活动性差，无乳房胀痛；主要应依据活体组织病理切片检查进行鉴别。

六、治疗

（一）治疗思路

1. 本病为中青年女性的多发病，目前尚无确切有效的治疗方法。乳房胀痛严重，肿块较多、较大者，可酌情使用维生素E及激素类药物。

2. 少数患者可发生癌变，确诊后应密切观察、随访。疑有癌变可能的患者应及时手术治疗。

3. 治疗过程中还应疏导情志，并配合药物局部外敷、针灸、激光照射、磁疗等方法。

4. 中医采用疏肝解郁、化痰散结、行气活血、调理冲任的方法治疗。临床上本病确诊后若可排除癌变，应及时内服中药治疗。

（二）西医治疗

1. 药物治疗

（1）维生素类药物　可口服维生素B_6与维生素E，或口服维生素A。

（2）激素类药物　对软化肿块、减轻疼痛有一定疗效。但应用激素治疗有可能进一步扰乱人体激素之间的细微平衡，不宜常规应用，仅在疼痛严重而影响工作或生活时才考虑应用。常可选用黄体酮、达那唑、丙酸睾酮等。

2. 手术治疗

对可疑病人应及时进行活体组织切片检查，如发现有癌变，应及时行乳癌根治手术。若病人有乳癌家族史，或切片检查发现上皮细胞增生活跃，可考虑施行单纯乳房切除手术。

（三）中医治疗

1. 肝郁气滞证

证候：乳房胀痛或有肿块，一般月经来潮前疼痛加重和肿块稍肿大，行经后好转；常伴有情绪抑郁，心烦易怒，失眠多梦，胸胁胀满等；舌质淡红，苔薄白，脉细涩。

治法：疏肝理气，散结止痛。

方药：逍遥散加减。

2. 痰瘀凝结证

证候：乳中结块，多为片块状，边界不清，质地较韧，乳房刺痛或胀痛；舌边有瘀斑，苔薄白或薄而微黄，脉弦或细涩。

治法：活血祛瘀，软坚化痰。

方药：失笑散合开郁散加减。

3. 气滞血瘀证

证候：乳房疼痛及肿块没有随月经周期变化的规律性，乳房疼痛以刺痛为主，痛处固定，肿块坚韧；伴有经行不畅，经血量少，色暗红，夹有血块，少腹疼痛；舌质淡红，边有瘀点或瘀斑，脉涩。

治法：行气活血，散瘀止痛。

方药：桃红四物汤合失笑散加减。

4. 冲任失调证

证候：乳房肿块表现突出，结节感明显，经期前稍有增大变硬，经后可稍有缩小变软，乳房胀痛较轻微，或有乳头溢液；常可伴有月经紊乱、量少色淡、腰酸乏力等症；舌质淡红，苔薄白，脉弦细或沉细。

治法：调理冲任，温阳化痰，活血散结。

方药：二仙汤加减。

第四十一节 急性阑尾炎

急性阑尾炎可发生于任何年龄，青壮年多见，男性发病率高于女性。急性阑尾炎是外科最常见的疾病，居各类急腹症发病之首。本病的特点是：转移性右下腹疼痛，伴恶心、呕吐、发热、右下腹压痛等。属中医"肠痈"范畴。

一、西医病因病理

1. 病因

急性阑尾炎的发病过程往往是复杂的，其发病有三种学说：

（1）阑尾腔梗阻学说 由于阑尾管腔细长，开口狭小，多种原因均易导致阑尾腔梗阻。

（2）细菌感染学说 阑尾炎的病理过程为细菌感染性炎症，致病菌多为各种革兰阴性杆菌及厌氧菌。机体抵抗能力低下时，阑尾腔内的细菌直接侵入损伤黏膜，或经过血液循环到达阑尾，发生炎症。

（3）神经反射学说 阑尾炎的发病与神经系统的活动密切相关。神经调节失调导致消化道功能障碍，包括血液供应障碍和运动功能障碍，导致管腔梗阻加重，组织抵抗力减弱，为细菌感染创造了条件。

以上三种因素在急性阑尾炎的发病过程中可相继出现，并互相影响，互为因果。

2. 病理

急性阑尾炎在不同的发展阶段可出现不同的病理变化，可归纳为四种临床类型：

（1）急性单纯性阑尾炎 炎症局限于阑尾黏膜及黏膜下层，逐渐扩展至肌层、浆膜层。阑尾轻度肿胀，浆膜充血，有少量纤维素性渗出物。阑尾壁各层均有水肿和中性粒细胞浸润，黏膜上有小溃疡形成。

（2）化脓性阑尾炎（蜂窝组织炎性阑尾炎） 炎症发展到阑尾壁全层，阑尾显著肿胀，浆膜充血严重，附着纤维素渗出物，并与周围组织或大网膜粘连，腹腔内有脓性渗出物。此时阑尾壁各层均有大量中性粒细胞浸润，壁内形成脓肿，黏膜坏死脱落或形成溃疡，腔内充满脓液。

（3）坏疽或穿孔性阑尾炎 阑尾壁全层坏死，变薄而失去组织弹性，局部呈暗紫色或黑色，可局限在一部分或累及整个阑尾，极易破溃穿孔，阑尾腔内脓液黑褐色而带有明显臭味，阑尾周围有脓性渗出。穿孔后感染扩散可引起弥散性腹膜炎或门静脉炎、败血症等。

（4）阑尾周围脓肿 化脓或坏疽的阑尾被大网膜或周围肠管粘连包裹，脓液局限于右下腹而形成阑尾周围脓肿或炎性肿块。

以上各型阑尾炎如能得到及时治疗，阑尾炎可以在不同阶段上得到控制，趋向好转或痊愈。根据炎症的程度和范围不同，大致有如下转归：轻者痊愈后阑尾可不留解剖上的改变；重者阑尾病理程度变化较大，痊愈后可遗留无腔阑尾或阑尾被完全破坏吸收而自截；部分病人急性炎症消退后，可因阑尾腔狭窄、部分梗阻，或阑尾周围粘连、扭曲而管腔引流不畅，成为再发的基础。

二、中医病因病机

1. 饮食不节

由于暴饮暴食，嗜食膏粱厚味，或恣食生冷，致脾胃功能受损，导致肠道功能失调，传导失司，糟粕积滞，生湿生热，遂致气血瘀滞，积于肠道而成痈。

2. 寒温不适

由于外感六淫之邪，外邪侵入肠中，导致经络阻塞，气血凝滞，郁久化热而成。

3. 情志不畅

由于郁闷不舒，致肝气郁结，气机不畅，肠道传化失职，易生食积，痰凝瘀积壅塞而发病。

4. 暴急奔走或跌仆损伤

由于劳累过度，或饱食后暴急奔走、跌仆损伤，致气血瘀滞，败血浊气壅遏肠中而成痈。

中医学认为急性阑尾炎病在肠腑，属里、热、实证。因饮食不节、过食油腻生冷或寒温不适、情志失调等，致肠道传化失司，气机痞塞，瘀血停聚，湿热内阻，血肉腐败而成肠痈。其总的病机为气滞、血瘀、湿阻、热壅，进而热毒炽盛，结于阳明或侵入营血，严重者可致阴竭阳脱之危候。

三、临床表现

1. 症状

（1）转移性右下腹疼痛　有70%~80%的急性阑尾炎病人具有这种典型的腹痛，腹痛多起始于上腹部或脐周围，呈阵发性疼痛并逐渐加重，数小时甚至1~2天后疼痛转移至右下腹部。这种特点主要是由于早期炎症只侵犯阑尾黏膜及黏膜下层，刺激内脏神经而反射性引起脐上或脐周疼痛。当炎症波及阑尾浆膜时，刺激体神经所支配的壁层腹膜而出现定位痛，引起阑尾所在的右下腹呈持续性疼痛，可阵发性加剧并逐渐加重。

腹痛的性质和程度与阑尾炎病理类型有一定的关系。单纯性阑尾炎多呈隐痛或钝痛，程度较轻；梗阻化脓性阑尾炎一般为阵发性剧痛或胀痛；坏疽性阑尾炎开始多为持续性跳痛，程度较重，而当阑尾坏疽后即变为持续性剧痛。

（2）胃肠道症状　发病初期常伴有恶心、呕吐，呕吐物多为食物，并多数伴有便秘、食欲减退。盆腔位阑尾炎刺激直肠可有腹泻和里急后重感。弥漫性腹膜炎时可出现麻痹性腹胀。

（3）全身症状　早期一般并不明显，体温正常或轻度升高，可有头晕、头痛、乏力、汗出、口干、尿黄、脉数等症状。当体温升高至38℃~39℃，应注意到阑尾有化脓、坏疽穿孔的可能性。少数坏疽性阑尾炎或导致门静脉炎时，可有寒战高热，体温高达40℃以上。

2. 体征

（1）压痛　右下腹局限性显著压痛是阑尾炎最重要的体征。压痛点通常在麦氏点，可随阑尾位置和阑尾尖端的部位发生变化，即使在早期，疼痛处于反射痛阶段时，阑尾处也可有局限性压痛。随着炎症的逐渐加重，压痛范围也随之扩大。

（2）反跳痛（Blumberg征）　将手指放在右下腹阑尾部位或腹部其他象限，逐渐缓慢地压迫至深部，然后迅速抬手放松，如果患者感到该区腹内剧痛为反跳痛阳性。在化脓性阑尾炎时即可出现，为炎症波及壁层腹膜的表现，可随炎症的加剧而加重。

（3）腹肌紧张　腹膜壁层受到刺激后可出现防御性腹肌紧张，其程度及范围大小是区别各型阑尾炎的重要依据。急性单纯性阑尾炎多无腹肌紧张，轻型化脓性阑尾炎可出现轻度腹肌紧张，严重化脓、坏疽穿孔性阑尾炎可出现显著腹肌紧张。

老人、小儿、孕妇、衰竭患者、肥胖及盲肠后位阑尾炎时，腹肌紧张可不明显。触觉敏感的病人容易出现假性腹肌紧张，临床需反复做细致轻柔的检查，才能做出准确的判断。

（4）右下腹包块　当出现阑尾周围脓肿时，右下腹可触及痛性包块，边界不清且固定。

（5）其他　以下检查方法可协助进行阑尾炎的定性、定位诊断：

1）结肠充气试验（Rovsing征）：一手按压左下腹降结肠，另一手沿结肠逆向挤压，出现右下腹疼痛为阳性，提示存在阑尾炎。

2）腰大肌试验（Psoas征）：患者左侧卧位，医生用左手扶住患者右髋部，右手将右下肢向后过伸，出现右下腹疼痛为阳性，提示炎性阑尾贴近腰大肌，多见于盲肠后位阑尾炎。

3）闭孔内肌试验（Obturator征）：患者仰卧，将右髋和右膝屈曲90°，并内旋髋关节，以拉紧右侧闭孔内肌，出现右下腹疼痛为阳性，提示炎性阑尾位置较低，贴近闭孔内肌，为盆腔位阑尾炎。

4）直肠指诊：直肠右侧前上方触痛，提示炎性阑尾位置较低。如有灼热、压痛、饱满或波动感，提示盆腔脓肿。

5）经穴触诊：阑尾穴压痛，尤以右侧明显而多见。60%~80%的急性阑尾炎患者会出现阑尾穴压痛。

四、实验室及其他检查

1. 血常规

多数患者白细胞升高，中性粒细胞比例不同

程度升高。白细胞计数常在（10～15）×10^9/L之间，出现阑尾穿孔合并腹膜炎或门静脉炎时，白细胞计数可达20×10^9/L以上。

2. 尿常规

阑尾炎刺激输尿管、膀胱，部分患者尿中可出现少量红细胞与白细胞，应注意与泌尿系疾病相鉴别。

3. 其他辅助检查

钡灌肠、超声显像、CT检查、放射性核素扫描等，对不典型的阑尾炎诊断有困难时可参考使用。

五、诊断与鉴别诊断

1. 诊断

根据转移性右下腹疼痛的病史，以及右下腹局限性压痛的典型阑尾炎的特点，一般即可做出诊断。症状不典型的阑尾炎，或异位阑尾炎的诊断有一定困难，应结合详细的病史、仔细的体格检查，并辅以化验及特殊检查，综合判断，以提高阑尾炎的诊断率。

2. 特殊类型急性阑尾炎

（1）小儿急性阑尾炎　发病率较成人低，多与上呼吸道感染、肠炎同时发生，病情较严重且进展较快。压痛范围一般较广而不局限，腹肌紧张不明显，易出现阑尾穿孔及其他严重并发症。患者高热、恶心呕吐出现早而频繁，常可引起脱水与酸中毒。

（2）老年人急性阑尾炎　老年人对痛觉迟钝、反应性差，症状、体征通常不典型，转移性右下腹痛常不明显，腹膜刺激征多不显著。有时炎症较重，但白细胞计数、中性粒细胞比例仍在正常范围。阑尾坏疽穿孔和其他并发症的发生率都较高。由于临床表现和病理变化往往不相符合，容易延误诊治，尤应提高警惕。

（3）妊娠期急性阑尾炎　临床较常见。特点是随着妊娠的月数增加，阑尾压痛点不固定，压痛、腹肌紧张均不明显。穿孔后由于胀大子宫的影响，腹膜炎症不易局限，炎症刺激子宫可导致早产或流产。

（4）异位急性阑尾炎　症状、体征多不典型，有盲肠后、盆腔内、腹膜外、左下腹、肝下等不同部位的阑尾炎。

3. 鉴别诊断

（1）胃十二指肠溃疡穿孔　多有上消化道溃疡病史，突然出现上腹部剧烈疼痛并迅速波及全腹。部分病人穿孔后，胃肠液可沿升结肠旁沟流至右下腹，出现类似急性阑尾炎的转移性右下腹痛，可出现休克，腹膜刺激征明显，多有肝浊音界消失，肠鸣音消失。X线检查：膈下游离气体。必要时可行诊断性腹腔穿刺。

（2）急性胃肠炎　多有饮食不洁史，临床表现与急性阑尾炎相似，腹部压痛部位不固定，肠鸣音亢进，无腹膜刺激征。大便常规检查：脓细胞、未消化食物。

（3）急性肠系膜淋巴结炎　腹痛常与上呼吸道感染并发，或腹痛前有头痛、发热、咽痛或其他部位淋巴结肿痛病史，早期即可有高热，白细胞数增高。腹痛和压痛相对较轻且较广泛，部位较阑尾点为高且接近内侧，在肠系膜区域内有时可触及肿大淋巴结。

（4）右肺下叶大叶性肺炎或右侧胸膜炎　右下腹反射性疼痛，常伴右侧胸痛及呼吸道症状。右下腹压痛和肌紧张，体温升高，腹部无固定性显著压痛点。胸部听诊可闻及啰音、摩擦音、呼吸音减弱等。胸部X线检查有鉴别意义。

（5）急性胆囊炎、胆石症　右上腹持续性疼痛，阵发性加剧，可伴有右肩部放射痛，部分病人可出现黄疸。高位阑尾炎时，腹痛位置较高，或胆囊位置较低时，腹痛点比正常降低。腹膜刺激征以右上腹为甚，墨菲（Murphy）征阳性，必要时可借助超声波和X线等检查。

（6）右侧输尿管结石　右侧腰腹部位突然出现剧烈绞痛，向会阴部及大腿内侧放射。可伴有尿频、尿急、尿痛或肉眼血尿等症状，多无发热。腹部体征不明显，肾区叩击痛明显。X线片：可见阳性结石。

（7）异位妊娠破裂　有停经史。有急性失血症状和下腹疼痛症状，妇科检查阴道内有血液，阴道后穹隆穿刺有血。

（8）急性附件炎　白带增多，或阴道有脓性分泌物。压痛部位以下腹两侧为主。阴道检查或肛门指诊有助于诊断。分泌物涂片检查：可见革兰阴性双球菌。盆腔B超有助于诊断。

（9）卵巢滤泡破裂 多出现在两次月经的中期，临床表现与异位妊娠相似，必要时行腹腔或阴道后穹隆穿刺。

（10）黄体破裂 多出现在月经中期后下次月经前14天以内，临床表现与异位妊娠相似，必要时行腹腔或阴道后穹隆穿刺。

六、治疗

（一）治疗思路

急性阑尾炎的治疗一般可分为手术疗法和非手术疗法两类。原则上应强调以手术治疗为主，急性单纯性阑尾炎或阑尾周围脓肿者，可采用中药治疗。六腑以通为用，通腑泻热是治疗肠痈的大法，及早应用清热解毒、活血化瘀法可缩短疗程。

（二）西医治疗

1. 诊断明确的急性阑尾炎，尤其是老年人、小儿、妊娠期急性阑尾炎，一般主张及早手术治疗。主要方法为阑尾切除术，近年对急性单纯性阑尾炎、慢性阑尾炎开展了经腹腔镜阑尾切除术。

2. 腹腔渗液严重，或腹腔已有脓液的急性化脓性或坏疽性阑尾炎，应同时行腹腔引流。

3. 阑尾周围脓肿如有扩散趋势，可行脓肿切开引流。

4. 较大和脓液多的阑尾周围脓肿，除药物治疗外，可进行脓肿穿刺抽脓，或在合适的位置放入引流管，以减少脓肿的张力，改善血液循环，并能进行冲洗或局部应用抗生素，利于脓肿的消散吸收。

（三）中医治疗

1. 内治

（1）瘀滞证

证候：转移性右下腹痛，呈持续性、进行性加剧，右下腹局限性压痛或拒按，伴恶心纳差，可有轻度发热；苔白腻，脉弦滑或弦紧。

治法：行气活血，通腑泻热。

方药：大黄牡丹汤合红藤煎剂加减。气滞重者加青皮、枳实、厚朴；瘀血重者加丹参、赤芍；恶心加法半夏、竹茹。

（2）湿热证

证候：腹痛加剧，右下腹或全腹压痛、反跳痛，腹皮挛急，右下腹可扪及包块；壮热，恶心纳差，便秘或腹泻；舌红苔黄腻，脉弦数或滑数。

治法：通腑泻热，利湿解毒。

方药：大黄牡丹汤合红藤煎剂加败酱草、白花蛇舌草、蒲公英。湿重者加藿香、佩兰、薏苡仁；热甚者加黄连、黄芩、生石膏；右下腹包块加炮山甲、皂刺。

（3）热毒证

证候：腹痛剧烈，全腹压痛、反跳痛，腹皮挛急，高热不退或恶寒发热，恶心纳差，便秘或腹泻；舌红绛苔黄厚，脉洪数或细数。

治法：通腑排毒，养阴清热。

方药：大黄牡丹汤合透脓散加减。若持续性高热或寒热往来，热在气分者加白虎汤，热在血分者加犀角地黄汤；腹胀加青皮、厚朴；腹痛剧烈者加玄胡、木香；口干舌燥加生地黄、玄参、天花粉；大便秘结加甘遂末1g，冲服。

2. 外敷药物

常用双柏散（大黄、侧柏叶各2份，黄柏、泽兰、薄荷各1份，研成细末），以水蜜调成糊状热敷右下腹，每日1次。或用消炎散（芙蓉叶、大黄、黄芩、黄连、黄柏、泽兰叶、冰片，共研细末），以黄酒或75%酒精调成糊状，按照炎症范围大小敷于患处，每日2次。

3. 针刺

取足三里、上巨虚、阑尾穴，配合右下腹压痛最明显处的阿是穴，每日2次，强刺激，每次留针30~60分钟。加用电针可提高疗效。

4. 中药灌肠

采用通里攻下、清热化瘀的中草药煎剂200mL或通腑泻热灌肠合剂（大黄、龙胆草、山栀子、芒硝、莱菔子、忍冬藤、虎杖）250mL作保留灌肠，每日2次。能充分发挥中药的局部和整体的治疗作用，抗炎消肿，并能促进肠蠕动，预防肠粘连和并发症的发生。

七、预防与调护

1. 卧床休息或半坐卧位。
2. 初期可根据食欲、病情，给予清淡饮食。
3. 养成良好的排便习惯，避免饮食不节及食后剧烈运动。
4. 非手术治疗症状消失后，仍需坚持服药。

第四十二节 肠梗阻

肠梗阻是以肠内容物不能正常顺利通过肠道为特征的疾病。是外科常见急腹症之一，具有病因复杂、病情严重、发展迅速等特点，并可引起一系列局部和全身的病理变化，若处理不当可危及生命。属中医"关格""腹痛""肠结"的范畴。

一、西医病因病理

1. 局部病理生理改变

（1）肠蠕动变化　机械性肠梗阻表现为梗阻上段肠管的蠕动增强，这是机体企图克服通过障碍的一种抗病反应。麻痹性肠梗阻则肠蠕动减弱或消失。

（2）肠腔膨胀、积气积液　肠腔内的气体70%是咽下的，30%则由血液弥散至肠腔内和肠腔内细菌发酵所产生。液体来源于胃、肠、胆、胰所分泌的消化液和饮入的液体。梗阻进一步发展，这些气体、液体不能顺利通过肠道，以及肠黏膜吸收功能障碍，造成梗阻上段肠管大量积液和积气，肠管随之逐渐扩张，肠壁变薄，梗阻以下肠管则塌陷空虚。

（3）肠壁充血水肿、通透性增加　若梗阻进一步发展，肠内压力逐渐增高，压迫肠壁血管，致肠壁静脉回流受阻，引起肠壁充血水肿。由于血运障碍，肠壁通透性增高，肠壁出现小出血点，并有血性渗出液渗入肠腔和腹腔。

（4）肠壁坏死穿孔　当出现动脉血运受阻，血栓形成，肠管可发生缺血坏死、溃破及穿孔。

2. 全身病理生理改变

（1）体液丧失　是肠梗阻主要的病理生理改变。正常胃肠道每天的分泌液约8000mL，绝大部分被肠道再吸收回到全身循环系统。肠梗阻时由于不能进食且频繁呕吐，大量的液体潴留在肠腔，以及肠壁静脉回流受阻，使肠壁水肿和血浆渗出于肠腔或腹腔内，同时正常的再吸收功能丧失，可迅速导致严重缺水、血容量减少和血液浓缩，甚至出现休克。

（2）电解质紊乱和酸碱平衡失调　液体大量丢失的同时，也带来大量电解质的丢失和酸碱平衡失调。其变化可因梗阻部位的不同而有区别。一般低位的小肠梗阻丧失的液体多为碱性或中性，钠、钾离子的丢失较氯离子为多，在低血容量和缺氧情况下酸性代谢产物增加，加之缺水、少尿，可引起严重的代谢性酸中毒。大量的钾离子丢失可加重肠麻痹，并可引起肌无力、心律失常等。

（3）感染和中毒　梗阻肠腔内的细菌数量明显增加，并产生多种毒素，通过变薄或坏死穿孔的肠壁渗入腹腔引起严重的腹膜炎，导致全身感染中毒，甚至因休克及重要器官功能衰竭而死亡。

二、中医病因病机

本病多因饮食不节、寒邪凝滞、热邪郁闭、气血瘀阻、燥屎内结等多种因素导致肠道通降功能失常，肠腑传化障碍，水谷精微不升，浊气不降而积于肠内，引起肠梗阻。

1. 饮食不节

由于暴饮暴食，嗜食膏粱厚味，或过食油腻，致湿邪食滞交阻，使肠道气机失其疏利，通降功能失常，壅滞上逆而引起。

2. 寒邪凝滞

寒邪凝滞肠间，血不得散，导致肠管气血瘀结，通降功能失常，壅滞上逆。

3. 热邪郁闭

由于外邪侵入肠中，导致经络阻塞，气血凝滞，瘀积日久，化热化火，热邪郁闭肠腑，或肠腑瘀久化热，伤阴损阳而致。

4. 气血瘀阻

情志不畅，郁怒伤肝，气机逆乱致脏腑功能

失调，络脉瘀滞而成。

5. 燥屎内结

过食辛辣厚味，致肠胃积热；或热性病后，余热留恋，津液不足致肠道燥热；或病后、产后及年老体弱，气血亏虚，气虚则大肠传导无力，血虚则津枯不能润肠，因而大肠干枯，燥屎内结，均可致肠腑气血痞结，肠腑传化障碍，水谷精微不升，浊气不降，积于肠内而成。

6. 蛔虫聚团

由于蛔虫堵塞肠道，引起肠腑通过障碍，气机逆乱而成。

总之，本病的病机演变可有痞结－瘀结－疸结三个阶段。病之初起为肠腑气机不利，滞塞不通，痰饮水停，呈现痛、吐、胀、闭四大症状；病变进展，肠腑瘀血阻滞，痛有定处，胀无休止，甚至瘀积成块或血不归经而致呕血、便血；进一步发展则气滞血瘀，郁久而化热生火，热与瘀血瘀积不散，热甚肠坏，血肉腐败，热毒炽盛，邪实正虚，正不克邪而产生亡阴亡阳之厥证。

三、临床表现

1. 症状

痛、呕、胀、闭是各类肠梗阻共同的四大症状。

（1）腹痛　单纯性机械性肠梗阻一般呈阵发性剧烈腹痛，这是由于梗阻以上部位的肠管强烈蠕动所致。这类疼痛的特点是：

1）每次疼痛发作均由轻到重，之后逐渐减轻或消失，间歇一段时间后再度发作。

2）腹痛发作时可感到有气体下降到某一部位时突然停止，此时腹痛最为剧烈，如果有气体通过，则腹痛立即减轻或消失。

3）腹痛发作时可出现肠型或肠蠕动波型，病人自觉似有包块移动。

4）腹痛时可听到肠鸣音亢进、气过水声或金属音。

绞窄性肠梗阻往往出现剧烈的持续性腹痛伴有阵发性加重，麻痹性肠梗阻多呈持续性胀痛。

（2）呕吐　在肠梗阻早期即可出现反射性呕吐，此后，呕吐随梗阻部位的高低而有所不同。高位肠梗阻呕吐出现早而频，呕吐物为食物、胃液、胆汁、胰液等；低位肠梗阻时呕吐出现晚而少，吐出物为带臭味的粪样物；结肠梗阻时呕吐到晚期才出现。如为绞窄性肠梗阻，呕吐物呈棕色或血性；麻痹性肠梗阻时，呕吐多呈溢出性。

（3）腹胀　其程度与梗阻部位有关。高位肠梗阻腹胀不明显，低位肠梗阻及麻痹性肠梗阻则全腹膨胀，因肠扭转或腹内疝等引起的闭袢性梗阻时，腹胀常不对称。

（4）停止排气排便　完全性梗阻发生后，排气排便即停止。少数病人由于梗阻以下肠管尚有残存粪便或气体，仍可在发病早期排出，不能因此而排除肠梗阻的诊断。不完全性肠梗阻可有少量的排气排便，但梗阻症状不能缓解。结肠癌梗阻或某些绞窄性肠梗阻可排出少量的黏液血便。

2. 体征

（1）全身情况　单纯性肠梗阻的早期一般无明显变化。梗阻晚期有脱水表现，出现唇干舌燥、全身虚弱乏力、眼窝内陷、皮肤弹性消失、尿少，严重脱水或绞窄性肠梗阻可出现休克表现。

（2）腹部体征

1）望诊：腹部膨胀，高位梗阻腹胀不明显，低位肠梗阻及麻痹性肠梗阻腹胀显著，并遍及全腹，闭袢性肠梗阻可出现不对称膨胀。机械性肠梗阻多可见肠型及肠蠕动波。同时应常规检查腹股沟部有无肿物，排除腹外疝引起的肠梗阻。

2）触诊：单纯性肠梗阻可有不定位的轻压痛；绞窄性肠梗阻则出现压痛、反跳痛、肌紧张等腹膜刺激征。肠套叠和蛔虫团梗阻时，常可触及腊肠样或条索状肿物；肠扭转或腹外疝嵌顿引起梗阻时，可触及痛性包块；癌肿引起梗阻时常可触及质硬而不平滑的肿块。

3）叩诊：肠胀气时一般呈鼓音，当绞窄性肠梗阻时腹腔有渗液，可出现移动性浊音。

4）听诊：肠鸣音亢进，呈高调金属音或气过水声，麻痹性肠梗阻时，则肠鸣音减弱或消失。

（3）直肠指检　应作为常规检查，不能忽视。直肠肿瘤引起肠梗阻时，可触及直肠内肿物；肠套叠、绞窄性肠梗阻时，指套可染有血迹。

四、实验室及其他检查

1. 实验室检查

（1）血液　严重失水，血液浓缩时，血红蛋白及红细胞压积升高；肠绞窄伴腹膜炎时，白细胞总数及中性粒细胞比例升高。血钾、钠、氯离子及二氧化碳结合力、血气分析等测定能判断电解质、酸碱平衡紊乱情况。

（2）尿液　脱水时尿量减少，尿比重升高。

（3）呕吐物及粪便检查　如有大量红细胞或潜血试验阳性，多表示肠管有血运障碍或出血性的病变。

2. X 线检查

腹部立位 X 线透视或平片检查是肠梗阻常用的检查方法，肠管的气液平面是肠梗阻特有的 X 线表现。X 线检查一般在肠梗阻发生 4~6 小时后进行。小肠梗阻者，一般显示小肠扩张积气，并有大小不等的阶梯状液平面；小肠高位梗阻者，空肠黏膜环状皱襞常呈"鱼骨刺"样；结肠梗阻者，盲肠、升结肠膨胀显著。麻痹性肠梗阻者，大肠、小肠皆广泛扩张；当怀疑肠套叠、乙状结肠扭转或结肠肿瘤时，应做钡剂灌肠检查，可见到钡剂通过受阻，呈杯口形、鸟嘴形、狭窄等不同特征。

五、诊断与鉴别诊断

1. 诊断

典型的肠梗阻具有痛、呕、胀、闭四大症状，腹部可见肠型及肠蠕动波，肠鸣音亢进，可出现全身脱水等体征；结合腹部 X 线检查，明确诊断并不困难。但有时并不完全具有这些典型表现，如某些绞窄性肠梗阻的早期，易与急性坏死性胰腺炎、输尿管结石、卵巢囊肿蒂扭转等疾病混淆，临床上应予以注意。

2. 鉴别诊断

（1）机械性与动力性肠梗阻的鉴别　机械性肠梗阻具有上述典型的症状及体征，早期腹胀不明显。麻痹性肠梗阻则腹胀显著，多无阵发性腹部绞痛，肠鸣音减弱或消失，常继发于腹腔内严重感染、腹膜后出血、腹部大手术后等，X 线检查可显示大、小肠全部均匀胀气。而机械性肠梗阻胀气限于梗阻以上的肠管，即使晚期并发肠绞窄和肠麻痹，结肠也不会全部胀气。

（2）单纯性与绞窄性肠梗阻的鉴别　这一区别极为重要，因为两者在预后和处理上截然不同。绞窄性肠梗阻的肠管存在血运障碍，若不及时手术处理，必导致肠坏死、腹膜炎而出现感染性休克，危及生命。单纯性肠梗阻多考虑采用非手术治疗。当肠梗阻有下列临床表现时，应考虑绞窄性肠梗阻的可能：

①腹痛发作急骤、剧烈，呈持续性并有阵发性加重。

②呕吐出现早而频繁，呕吐物为血性或肛门排出血性液体，或腹穿抽出血性液体。

③早期出现脉率加快，体温升高，白细胞增高，甚至出现休克。

④腹膜刺激征明显且固定，肠鸣音由亢进变为减弱，甚至消失。

⑤腹胀不对称，有局部隆起或可触及孤立胀大的肠袢。

⑥X 线检查可见孤立胀大的肠袢，位置固定，不随时间而改变，或肠间隙增宽，提示有腹腔积液。

⑦经积极非手术治疗后症状体征无明显改善。

（3）高位肠梗阻与低位肠梗阻的鉴别　高位小肠梗阻的特点是呕吐发生早而频繁，腹胀不明显；低位小肠梗阻的特点是腹胀明显，呕吐出现晚而次数少，并可吐出粪样物。结肠梗阻与低位小肠梗阻的临床表现相似，通过 X 线检查有助于鉴别诊断。低位小肠梗阻时，扩张的肠袢在腹中部，呈阶梯状液平，而结肠内无积气；结肠梗阻扩大的肠袢分布在腹部周围，可见结肠袋，胀气的结肠阴影在梗阻部位突然中断，盲肠胀气最显著，小肠内胀气不明显。并可借助钡剂灌肠造影明确诊断。

（4）完全性肠梗阻与不完全性肠梗阻的鉴别　完全性肠梗阻时呕吐频繁，如为低位梗阻则腹胀明显，完全停止排气排便。不完全性肠梗阻的呕吐与腹胀都较轻或无呕吐，尚有少量排气排便。

(5) 肠梗阻病因的鉴别 肠梗阻的病因应根据患者年龄、病史、体征、X线检查等多方面进行分析。新生婴儿以肠道先天性畸形最多见，2岁以下小儿则肠套叠多见，3岁以上儿童以蛔虫团堵塞所致的肠梗阻居多，老年人则以肿瘤及粪块堵塞常见。临床上最为常见的是粘连性肠梗阻，多发生在以往有过腹部手术、损伤或炎症病史的患者。嵌顿或绞窄性腹外疝也是常见的肠梗阻原因。肠系膜血管栓塞病人的动脉栓塞可能由于左心瓣膜病变，心内膜炎的血栓、赘生物脱落，或主动脉粥样钙化斑脱落引起，静脉血栓形成可因腹腔手术或创伤造成。麻痹性肠梗阻以弥漫性腹膜炎为其主要原因。

六、治疗

（一）治疗思路

肠梗阻的治疗原则是解除局部的梗阻和纠正因梗阻所引起的全身生理紊乱。具体的治疗方法要根据梗阻的病因、性质、部位、发展趋势和病人的全身情况而定。但不论采用手术疗法还是非手术疗法，纠正水、电解质和酸碱平衡的紊乱，积极防治感染和有效的胃肠减压，是治疗肠梗阻的基础疗法。

（二）非手术治疗

1. 适应证

（1）单纯性粘连性肠梗阻。

（2）动力性肠梗阻。

（3）蛔虫团、粪便或食物团堵塞所致的肠梗阻。不能手术治疗的肿瘤性肠梗阻。

（4）肠结核等炎症引起的不完全性肠梗阻、肠套叠早期。

2. 方法

（1）禁食与胃肠减压 是治疗肠梗阻的重要方法之一。通过禁食及胃肠减压，吸出胃肠内的气体和液体，降低肠腔内压力，减轻腹胀，减少肠腔内的细菌和毒素，改善肠壁血液循环，从而使局部和全身症状减轻。

胃肠减压一般采用较短的、只插入胃腔内的单腔胃管。对低位肠梗阻，可应用较长的双腔M-A管，其前端带有可注气的薄膜囊，借肠蠕动推动气囊，将导管带到梗阻处而发挥减压作用。

（2）纠正水、电解质和酸碱平衡紊乱 也是一项极为重要的措施。输液的量和种类需根据病人的呕吐、腹胀情况、脱水征象、血液浓缩程度、尿量及比重，并结合血清钾、钠、氯和二氧化碳结合力、血气分析等结果而定。最常用的是静脉输注葡萄糖等渗盐水，酌情补充必要的电解质，对高位肠梗阻出现频繁呕吐者，补钾尤为重要。代谢性酸中毒者应用碱剂纠正。病程较长的单纯性肠梗阻和绞窄性肠梗阻应输血浆或全血，以补充丧失至腹腔或肠腔内的血浆和血液，维持有效的血液循环。

（3）防治感染和脓毒症 应用抗生素对于防治细菌感染、减少毒素的产生有一定作用，尤其对绞窄性肠梗阻更为重要。

（4）灌肠疗法 能加强通里攻下的作用，常用肥皂水500mL灌肠。肠套叠者可用空气或钡剂灌肠，既可用于明确诊断，亦是有效的复位方法。

（5）颠簸疗法 适用于早期肠扭转的病人。病人取胸膝位，充分暴露腹部，医生站立在病床一侧，双手轻置于病人腹部两侧，由上而下或左右振荡，幅度由小渐大，以病人能耐受为度，每次5~10分钟，根据情况反复进行。

（6）其他 如穴位注射阿托品，嵌顿疝的手法复位回纳，腹部推拿按摩等。

在治疗期间需严密观察，如症状、体征不见好转或反而加重，即应进行手术治疗。

（三）手术治疗

1. 适应证

（1）绞窄性肠梗阻。

（2）有腹膜刺激征或弥漫性腹膜炎征象的各型肠梗阻。

（3）应用非手术疗法，病情不见好转，或腹痛、腹胀加重，肠鸣音减弱或消失，脉搏加快，血压下降或出现腹膜刺激征者。

（4）肿瘤及先天性肠道畸形等不可逆转的器质性病变引起的肠梗阻。

2. 方法

（1）解除梗阻病因 如粘连松解术、束带切断术、肠套叠和肠扭转复位术等。

（2）切除病变肠管行肠吻合术 对已有坏死的肠管、肠道肿瘤或判断已无生机的肠管予以切除行肠吻合术。

（3）短路手术 如不能切除病变的肠管，则可将梗阻近、远两侧肠袢做侧侧吻合，以恢复肠腔的通畅。

（4）肠造口术或肠外置术 对一般情况极差的病人或局部病变不能切除的低位结肠梗阻可行肠造口术，暂时解除梗阻。如已有肠坏死，宜切除坏死肠段并将断端处置做造口术，待以后二期手术再解决结肠病变。因结肠内细菌多，特别是左半结肠，且血液供应不如小肠丰富，行一期结肠吻合容易引起愈合不良而发生肠瘘。

（四）中医治疗

1. 内治

（1）气滞血瘀证

证候：腹痛阵作，胀满拒按，恶心呕吐，无排气排便；舌质淡红，苔薄白，脉弦或涩。

治法：行气活血，通腑攻下。

方药：桃核承气汤加减。若气滞较甚者加炒莱菔子、乌药、川楝子行气止痛；血瘀重者加赤芍、牛膝、当归活血祛瘀；如口渴，去桂枝，加山栀清热泻火。

（2）肠腑热结证

证候：腹痛腹胀，痞满拒按，恶心呕吐，无排气排便，发热，口渴，小便黄赤，甚者神昏谵语；舌质红，苔黄燥，脉洪数。

治法：活血清热，通里攻下。

方药：复方大承气汤加减。

（3）肠腑寒凝证

证候：起病急骤，腹痛剧烈，遇冷加重，得热稍减，腹部胀满，恶心呕吐，无排气排便，脘腹怕冷，四肢畏寒，舌质淡红，苔薄白，脉弦紧。

治法：温中散寒，通里攻下。

方药：温脾汤加减。

（4）水结湿阻证

证候：腹痛阵阵加剧，肠鸣辘辘有声，腹胀拒按，恶心呕吐，口渴不欲饮，无排气排便，尿少；舌质淡红，苔白腻，脉弦缓。

治法：理气通下，攻逐水饮。

方药：甘遂通结汤加减。

（5）虫积阻滞证

证候：腹痛绕脐阵作，腹胀不甚，腹部有条索状团块，恶心呕吐，呕吐蛔虫，或有便秘；舌质淡红，苔薄白，脉弦。

治法：消导积滞，驱蛔杀虫。

方药：驱蛔承气汤加减。

2. 外治

中药大承气汤水煎至200~300mL，从肛管缓慢注入或滴入作保留灌肠，能加强通里攻下作用。

3. 其他治疗

（1）针刺疗法 体针取足三里、内庭、天枢、中脘、曲池、合谷为主穴。呕吐加内关；腹痛加内关、章门；痉挛者耳穴取神门、大肠、胃、小肠。得针感后强刺激，留针30~60分钟，4~6小时1次。

（2）推拿按摩 病人仰卧，术者双手掌涂上滑石粉，轻而有力地紧贴腹壁按摩。先按顺时针或逆时针方向短时间进行，然后按病人自觉舒服乐于接受的方向继续进行。如疼痛反而加剧，应立即改变推拿方向。

第四十三节 胆石症

胆石症包括胆囊结石和胆管结石，常与胆道感染有关，其临床表现因结石部位不同和是否合并感染而存在差异，是外科常见病和多发病，其特点是胆囊结石发病率逐年上升，女性多于男性，胆固醇结石多于胆色素结石。属于中医"胆胀""胁痛""结胸""黄疸"等范畴。

一、西医病因病理

1. 胆石分类和化学组成

根据胆石的构成成分比例不同可分为胆固醇结石、胆色素结石和混合结石三类。

（1）胆固醇结石 含胆固醇70%~90%，

质地硬，外观呈白黄、灰黄或黄色，形状和大小不一，呈圆形或椭圆形，表面多光滑，剖面呈放射性条纹状。大者直径数厘米，小者如沙粒。多位于胆囊内，X线检查不显影。

（2）胆色素结石　分为黑色胆色素结石和棕色胆色素结石。前者呈黑色，形状不一，多位于胆囊内；后者外观呈棕色，可呈颗粒状或长条状等，多位于胆管内。

（3）混合结石　由胆红素、胆固醇和钙盐等多种成分混合而成，根据所含成分的比例不同可呈现不同的形状、颜色及剖面结构。

2. 病因

病因复杂。胆固醇结石和胆色素结石成因截然不同。

（1）胆固醇结石　均在胆囊内形成。目前认为胆固醇结石的形成原因为：

①胆汁内胆固醇浓度过高，或胆汁酸盐和卵磷脂含量相对减少，不足以转运胆汁中的胆固醇。

②胆汁中胆固醇成核过程异常，使溶解状态的胆固醇析出、成核。

③胆囊切除后，胆固醇结石不再复发，说明胆囊在胆固醇结石形成中的重要性。研究表明，胆固醇结石病人的胆囊对胆汁内水、电解质吸收功能增加，使胆汁浓缩；胆囊黏膜分泌黏糖蛋白增加，促进成核过程；胆囊收缩运动减弱，使胆汁蓄积在胆囊内，提供胆固醇结石形成的时间和场所。

（2）胆色素结石　主要发生在肝内、外胆道。胆道感染和梗阻是胆色素结石形成的主要原因。值得注意的是，胆道蛔虫症是胆道感染的重要原因，蛔虫残体又可作为胆结石核心，在胆色素结石形成中起重要作用。

3. 病理

根据结石所在的部位及有无并发症的不同，其病理变化存在差异。肝外胆管结石的病理变化主要为合并感染的病理变化。肝内胆管结石的病理改变主要有胆管炎症、梗阻、扩张和肝实质的病理改变。这些病理特殊性改变常与感染有关。胆管炎症使胆管壁纤维化、增厚、萎缩造成胆管狭窄，导致胆道感染、结石形成和胆道梗阻。梗阻的近端明显扩张积存大量结石，结石形成、感染和梗阻造成相应的肝段、肝叶萎缩，甚至严重的纤维化。健康肝脏呈代偿性肥大，肝脏变形移位。大面积的肝纤维化可致肝功能障碍，发生胆汁性肝硬化、门静脉高压等并发症。胆道结石无并发感染对全身影响不大。如果涉及严重肝脏损害时可能出现一系列的严重并发症如休克、多脏器功能衰竭等。

二、中医病因病机

1. 情志不遂，饮食失节，或蛔虫上扰，肝胆气机不畅，肝失疏泄，郁久化热，湿热蕴蒸于肝胆，湿热浊毒与胆汁互结，日久而成砂石，阻塞胆道而发病。

2. 久病耗阴，劳欲过度，或由于各种原因引起精血亏损，水不养木，肝阴不足，疏泄失常，累及胆腑，精汁通降不畅，久积成石。

3. 若郁久化热，可致胆汁溢于肌肤而发黄；热积不散，热毒炽盛而致热扰营血，可出现神昏谵语之症。

4. 由于胆石系胆汁久瘀，经久煎熬而成，砂石又可阻塞胆道，从而由病理产物转为致病因素，致使胆石为病，缠绵反复，难以彻底治愈。

三、临床表现

1. 胆囊结石

胆囊结石分为静止性结石和有症状结石，前者主要在体格检查、手术或尸体解剖时偶然发现。后者只有少数人出现，常表现为急性或慢性胆囊炎的临床表现。主要表现为胆绞痛。常见诱因为高脂肪饮食、暴饮暴食、过度疲劳等，伴有恶心、呕吐等消化系统症状。另外，有一部分病人只有上腹部钝痛。体格检查可有上腹部压痛及Murphy征阳性。

2. 肝外胆管结石

多数病人平时无症状或仅有上腹部不适，当结石造成胆管梗阻时，可出现腹痛或黄疸，如继发胆管炎时，可出现典型的夏柯（Charcot）三联征，即腹痛、寒战高热和黄疸的临床表现。体格检查：多数无阳性体征，发作时仅有剑突下和右上腹部深压痛，如合并有胆管炎时，可有不同程度的腹膜炎体征。并有肝区叩击痛，可触及肿大的胆囊，有触痛。

3. 肝内胆管结石

不合并感染时，主要表现为肝区持续性闷胀痛，如合并感染，可表现为急性胆管炎的临床表现，寒战、高热和腹痛及黄疸。一侧肝内胆管结石可无黄疸，出现黄疸多表示双侧肝内胆管受累。体格检查，一般无阳性体征，有时可能触及肝脏肿大或不对称的肝脏，肝区有压痛和叩击痛，有并发症时可出现相应的体征。

四、诊断与鉴别诊断

1. 诊断

（1）胆囊结石　有典型的胆绞痛病史，右上腹有轻度压痛，提示胆囊结石可能。影像学检查可确诊。B超阳性率可高达95%。

（2）肝外胆管结石　当出现典型的胆绞痛发作，伴有黄疸时，除考虑胆囊结石外，需考虑肝外胆管结石的可能，主要依据影像学检查。根据结石的部位和是否合并感染的不同，临床表现存在差异。结石位于肝总管则触不到胆囊，结石在胆总管，可触到肿大的胆囊。合并胆道感染时，有寒战、高热及右上腹和剑突下压痛，出现腹膜刺激征者较少。B超可见到扩张的肝内、外胆管及结石影像。CT、MRI和ERCP检查可有助于诊断。

（3）肝内胆管结石　其临床症状取决于结石的部位、范围、炎症轻重和梗阻程度。常有典型的胆石梗阻和急性胆管炎的病史。如不合并感染，常有肝区、胸背部的深在而持续性的疼痛。如肝内胆管结石脱落，成为继发肝外胆管结石，其临床症状和体征同肝外胆管结石的表现。肝区可有叩击痛，合并感染时临床表现和体征同胆管炎，影像学可确定诊断。

2. 鉴别诊断

（1）胃十二指肠溃疡　溃疡病多有反复发作病史，男性多于女性；胆石症多有胆绞痛发作诱因，如饱食、高脂肪性食物、暴饮暴食、过度疲劳等，女性多于男性。临床表现相似，鉴别存在困难。胃镜和B超可提供鉴别诊断。

（2）传染性肝炎　传染性肝炎常有肝炎接触病史及食欲不振、全身乏力等症状。肝脏可有肿大并触痛，很少有全身感染症状。胆石症一般有胆道感染病史，常有胆绞痛，寒战、高热症状，右上腹常有压痛阳性的体征。黄疸鉴别：胆石性梗阻引起黄疸以直接胆红素增高为主，胆炎引起黄疸直接、间接胆红素均可升高。肝炎引起的黄疸ALT、AST增高显著。血常规检查：肝炎周围血白细胞一般不高，有时淋巴细胞增高，胆石性梗阻多伴有不同程度感染，白细胞和中性粒细胞增高，B超、CT等影像学检查可见肝内外胆管扩张及结石影像。

（3）壶腹周围癌　主要鉴别其梗阻性黄疸，壶腹周围癌引起的梗阻性黄疸其特点多为无痛性、进行性、加重性黄疸。病程较长，黄疸无波动，常伴有皮肤瘙痒、全身进行性消瘦等特点。如果梗阻完全，大便可呈陶土色。胆石梗阻多先有腹痛或出现胆道感染症状后出现黄疸，黄疸呈波动性，完全梗阻少，病人的一般情况较好，病程短。一般影像学检查如B超、CT、MRCP和ERCP等可帮助鉴别诊断。

五、治疗

（一）治疗思路

六腑以通为用，疏肝利胆、清热利湿、通里攻下、活血解毒是主要治法。急性发作期应以攻邪为主，通降为先。若病情危重者应选择手术和中西医结合治疗。

（二）西医治疗

1. 胆囊结石

（1）手术治疗　胆囊切除术适用于有症状和（或）有并发症的胆囊结石。腹腔镜胆囊切除术（LC）为其首选。没有腹腔镜条件的也可小切口胆囊切除或常规胆囊切除术。对于静止性结石，一般不需积极手术治疗，可观察和随诊。但对于胆囊结石较大（≥3cm），伴有胆囊息肉（＞1cm）、胆囊壁增厚明显、钙化或瓷性胆囊和胆囊结石时间较长（＞10年）等，易引起恶变或失去胆囊功能等都可考虑手术治疗。

(2) 非手术治疗 主要适用于胆囊结石伴有急性期炎症、胆囊内结石较小（<0.5cm）或全身基础病不能耐受手术等。主要措施包括：解痉、止痛、消炎利胆、应用抗生素、纠正水、电解质紊乱及酸碱平衡失调等。溶石口服药物有鹅去氧胆酸和熊去氧胆酸，长期服用有一定效果，但停药后复发率高。排石疗法效果不肯定，且有将结石排入胆总管引起急性胆管炎的危险。

2. 肝外胆管结石

手术是治疗肝外胆管结石的主要方法，手术尽量取尽结石，解除梗阻。术后保持胆汁引流通畅。

（1）非手术治疗 适用于肝内外胆管结石直径<1cm或合并有严重心、肺、脑等严重疾病不能耐受手术，也可作为手术前的准备治疗。具体治疗措施同胆囊结石非手术治疗。

（2）手术治疗

①胆总管切开取石、T管引流术：方法有开腹或腹腔镜手术。适用于单纯胆总管结石、胆道上下端通畅无狭窄或其他病变者。若伴有胆囊结石和胆囊炎，可同时行胆囊切除术。

②胆肠吻合术：适用于胆总管远端炎症狭窄造成的梗阻无法解除、胆总管扩张、胆胰汇合部异常，胰液直接流入胆管或胆管病变切除后无法再吻合时，常用Roux-en-Y吻合术式。

（3）其他治疗 对于手术后残留结石，可经T管窦道胆道镜取石。也可经皮经肝穿刺胆道（PTCS）以及经十二指肠镜Oddi括约肌切开取石（EST）等。对于较大结石也可经上述途径导入激光、超声波、电力液压碎石探头直接接触胆石粉碎。

3. 肝内胆管结石

手术为主要治疗方法，治疗原则同肝外胆管结石治疗。

手术治疗：包括胆管切开取石、胆肠吻合术和肝脏切除术。肝内胆管结石术后最常见的为残留结石，有20%~40%，因此对残留结石的后续治疗极为重要。治疗措施包括：术后经引流管窦道胆道镜取石，激光、超声、微爆破碎石，经引流管溶石，体外震波碎石和中药排石等方法。

（三）中医治疗

1. 内治法

（1）肝郁气滞证

证候：右上腹间歇性绞痛或闷痛，有时可向右肩背部放射，右上腹有局限性压痛，伴低热，口苦，食欲减退；舌质淡红，苔薄白或微黄，脉弦紧。

治法：疏肝利胆，理气开郁。

方药：金铃子散合大柴胡汤加减。

（2）肝胆湿热证

证候：右上腹有持续性胀痛，多向右肩背部放射，右上腹肌紧张，有压痛，有时可摸到肿大之胆囊，伴高热，恶寒，口苦咽干，恶心呕吐，不思饮食，部分病人出现身目发黄；舌质红，苔黄腻，脉弦滑或弦数。

治法：疏肝利胆，清热利湿。

方药：茵陈蒿汤合大柴胡汤加减。

（3）肝胆脓毒证

证候：右上腹硬满灼痛，痛而拒按，或可触及肿大的胆囊，黄疸日深，壮热不止；舌质红绛，苔黄燥，脉弦数。

治法：泻火解毒，养阴利胆。

方药：茵陈蒿汤合黄连解毒汤加减。

（4）肝阴不足证

证候：胁肋隐痛，绵绵不已，可向右肩背部放射，遇劳加重，口干咽燥，心中烦热，两目干涩，头晕目眩；舌红少苔，脉弦细。

治法：滋阴柔肝，养血通络。

方药：一贯煎加减。

2. 外治法

可选用芒硝30g，生大黄60g，均研细末，大蒜头1个，米醋适量，共捣成糊状，布包外敷于胆囊区。

3. 针灸疗法

（1）体针 取阳陵泉、胆囊穴、中脘、太冲、胆俞等穴，每次选2~3穴，用泻法或平补平泻法，每次留针30分钟，每日2次。

（2）耳针 选用交感、神门、肝、胆、十二指肠等耳穴，针刺。

（3）耳穴压豆法　用耳穴探测仪探查耳穴压痛点后敷贴王不留行籽，每日按压数次。

六、预防与调护

1. 调节饮食，避免过食肥甘厚味。
2. 进行总攻疗法或估计有结石排出时，应留大便查石，最好对结石进行成分鉴定。
3. 结石发作绞痛、并发感染时，宜观察血压、脉搏、体温，特别是腹痛情况变化，以便及时更改治疗方法。
4. 手术取石病人按一般外科术后护理。

第四十四节　前列腺增生症

前列腺增生症又称良性前列腺增生症、前列腺肥大，是老年男性的常见病，发病率随年龄增长而增加，多于 50～70 岁发病。主要临床表现为尿频、排尿困难、尿潴留，重者可出现肾衰竭。本病属中医"癃闭""精癃"等范畴。

一、西医病因病理

1. 病因

目前仍不十分明确。一般认为与体内性激素水平紊乱有关，年龄老化与有功能的睾丸是公认的两个发病基础。前列腺的正常发育依赖于男性激素，当男性步入老龄，血清总睾酮、游离睾酮下降，使前列腺组织中的双氢睾酮增加。加之雌激素水平上升，雌、雄激素代谢失衡，各种生长因子的作用以及上皮和基质的相互作用，导致前列腺增生。近年的研究发现，细胞凋亡在前列腺增生中起一定作用。前列腺增生的病理切片中，细胞的有丝分裂较少见，DNA 合成比正常时少，提示前列腺增生是由细胞凋亡减少造成的，而非细胞增殖增多所致。

2. 病理

正常的前列腺分内、外两层，外层是周边带，内层是围绕尿道的尿道黏膜及黏膜下腺，两层之间有纤维膜分隔。前列腺增生始发于内层，先在前列腺段尿道黏膜下腺体内出现纤维结节、基质增生，随后发生腺上皮增生。增生组织将前列腺组织向外周挤压，被压迫的组织发生退行性变，形成前列腺包膜。增大的腺体在后尿道、膀胱颈部隆起，或突入膀胱内，使尿道受压，尿道变窄、伸长，膀胱颈部变小或呈唇状突起，导致排尿受阻，进而引起后尿道以上部位的病变。初期膀胱壁肌肉代偿性增厚，膀胱小梁形成，输尿管膀胱壁段延长僵硬，导致输尿管排空障碍。随着病情进展，膀胱颈部梗阻不能解除，逼尿肌无法代偿，张力减退，残余尿增多。尿潴留可导致膀胱壁变薄，形成无力性膀胱。膀胱内尿液逆流入上尿路，使上尿路压力增高，可造成输尿管、肾盂积水，最终发展为肾衰竭、尿毒症。膀胱结石也是常见的并发症。

二、中医病因病机

本病多因年老体弱，气血亏虚，阳气不足所致。气虚则血行缓慢，日久成瘀；阳虚及阴，虚火煎熬津液成痰，痰瘀互结，阻滞尿路，致排尿困难，小便滴沥不尽。

本病的发生与肺、脾、肾、膀胱、三焦密切相关。肺失清肃，不能通调水道，输布津液，则水湿内停，上窍不通，下窍亦塞。脾肾气虚，不能运化水湿，致痰湿凝聚，阻滞尿道。饮食不节，或外感湿热之邪，水湿停滞，郁而化热，下注膀胱，致膀胱气化不利，三焦瘀阻。肾阳亏虚，无力气化，膀胱传送无力，致小便不畅，点滴而下。

三、临床表现

多在 50 岁之后出现症状。症状的轻重取决于病变发展的速度，梗阻的程度，是否合并感染、结石，与前列腺本身的增生程度无关。

1. 症状

（1）尿频　早期表现为尿频，尤其夜尿次数明显增多，每夜 2 次以上。最初由前列腺充血刺激引起，随着梗阻加重，后尿道压迫情况日益严重，膀胱内尿液无法排空而出现残余尿，膀胱常处于部分充盈状态，有效容量缩小，尿频逐渐加重。

（2）排尿困难　进行性排尿困难是前列腺增生最重要的症状。增生的腺体压迫尿道，使尿道延长、变窄、弯曲，尿道阻力增加。当后尿道阻力超过逼尿肌的张力时，逼尿肌不能长时间保持收缩，无法排空膀胱，出现残余尿。轻度梗阻表现为排尿等待、中断、尿后滴沥不尽。梗阻加重则出现排尿费力、尿流变细、射程缩短，最终呈滴沥状排尿。

（3）血尿　前列腺增大使腺体黏膜表面小血管和毛细血管充血、张力增大，当膀胱收缩或扩张时，血管张力改变，可发生镜下血尿或肉眼血尿。当黏膜血管扩张破裂时，可出现大出血，血块可阻塞尿道或充满膀胱。膀胱颈部充血或并发炎症、结石时，也可出现血尿。

（4）尿潴留

1）急性尿潴留：表现为下腹部疼痛，膀胱区膨胀。由于气候变化、饮酒、劳累等诱因，使前列腺和膀胱颈部充血、水肿，导致排尿困难加重，尿液突然完全不能排出。

2）慢性尿潴留：残余尿随梗阻加重而增多，过多的残余尿使膀胱失去收缩能力，逐渐发生尿潴留。此时可并发充溢性尿失禁，即膀胱过度充盈，使少量尿液从尿道口溢出。

尿潴留常损害肾功能，严重者可导致肾衰竭。

(5) 其他症状　膀胱出口梗阻可导致膀胱结石、膀胱炎。排尿不畅，长期靠增加腹压排尿可引发痔疮、便血、脱肛等，还可形成腹外疝。

2. 体征

（1）直肠指检　可于直肠前壁触及增生的前列腺。正常前列腺表面光滑、柔软、界限清楚，中央可触及纵向浅沟，横径4cm，纵径3cm，前后径2cm，重约20g。临床按前列腺增生情况分为三度：

Ⅰ度：前列腺大小为正常的1.5~2倍，约鸡蛋大，质地中等，中央沟变浅，重量为20~25g。

Ⅱ度：前列腺大小为正常的2~3倍，约鸭蛋大，质地中等，中央沟极浅，重量为25~50g。

Ⅲ度：前列腺大小为正常的3~4倍，约鹅蛋大，质地硬韧，中央沟消失，重量为50~70g。

（2）触诊　严重尿潴留时，耻骨上可触及肿大的包块。梗阻引起严重肾积水时，上腹部两侧可触及肿大的肾脏。

四、实验室及其他检查

1. 尿流率检查

下尿路有无梗阻、梗阻的程度。

常用测定指标有最大尿流率（MFR）、平均尿流率（AFR）、排尿时间（T）、尿量（V）。排尿量超过150mL是评估MFR的前提，MFR<15mL/s说明排尿不畅，<10mL/s说明梗阻严重，需要治疗。

尿流动力学检查可鉴别逼尿肌、尿道括约肌失调和不稳定膀胱逼尿肌引起的排尿困难，还有助于确定手术适应证及判断手术后的疗效。

2. 血清前列腺特异抗原（PSA）测定

排除前列腺肿瘤。

当前列腺体积较大，质地较硬，或有结节时，应测定血清PSA。正常PSA<4ng/mL，如异常增高，应考虑癌肿。

3. B超检查

观察前列腺、测定残余尿。

经腹部B超可观察前列腺形态、结构、大小、突入腔内的情况。测定膀胱内残余尿量，有助于了解有无肾积水以及积水程度。经直肠B超可显示前列腺的断面像、前列腺病变发展程度及形态变化。

4. 膀胱镜检查

观察后尿道、膀胱颈形态、腔内前列腺增生情况。

有助于了解后尿路梗阻程度，发现膀胱内有无占位性病变及结石，对临床出现无痛性血尿的患者尤为必要。

5. 泌尿系X线检查

（1）静脉尿路造影　观察下尿路梗阻及肾盂、输尿管扩张程度。

造影剂充满膀胱时，显示充盈缺损，说明前列腺中叶或侧叶明显突出于膀胱内。排尿后摄片，可观察残余尿是否存在及程度。

（2）前列腺造影　观察前列腺形态、大小、密度及病变性质。

经会阴或直肠黏膜穿刺，分别将造影剂注入腺体的左右叶，注射后拍摄正侧位片，可清楚观察前列腺包膜轮廓。

6. CT及MRI检查

观察前列腺及与周围组织的关系。以形态、密度来判断前列腺大小、性质以及前列腺与周围组织的关系。有助于了解腺体与周围组织之间的关系，对外科手术治疗的选择有重要意义。

五、诊断与鉴别诊断

1. 诊断

男性50岁后出现进行性尿频、排尿困难，应考虑前列腺增生的可能。有的患者可出现急性尿潴留、充溢性尿失禁、血尿。部分老年患者虽无明显排尿困难，但有膀胱炎、膀胱结石、肾功能不全时，也应注意有无前列腺增生。结合其他体征、直肠指检、实验室检查可明确诊断。

2. 鉴别诊断

前列腺增生应与神经源性膀胱功能障碍、膀胱结石、尿路狭窄、膀胱颈痉挛、前列腺癌及膀胱癌相鉴别。

六、治疗

（一）治疗思路

治疗的目的在于改善排尿症状，减轻并发症，保护肾功能。前列腺增生未引起梗阻的患者无须治疗。梗阻较轻、不能耐受手术治疗的患者，可选择非手术疗法，或姑息性手术。梗阻严重、符合手术适应证的患者应及早手术治疗。

（二）西医治疗

1. 一般治疗

戒烟禁酒，不吃辛辣刺激性食物，气候变化时避免受凉，预防感染，保持心态平和，适当多饮水，不憋尿。

2. 药物治疗

（1）5α还原酶抑制剂　目前较为公认的药物为非那雄胺，常规用量为5mg，每日2次。前列腺内的睾酮需在5α还原酶作用下变为双氢睾酮，抑制5α还原酶可阻止睾酮变为双氢睾酮，抑制前列腺增生，使前列腺体积缩小，从而缓解或减轻排尿困难的症状。

（2）α受体阻滞剂　常用药物有特拉唑嗪、阿夫唑嗪、坦索罗辛。用法为特拉唑嗪5mg，每日2次；坦索罗辛0.2mg，每日1~2次。α受体对排尿影响较大，它主要分布在前列腺基质平滑肌中，兴奋时，前列腺基质平滑肌张力增加，使排尿阻力增大。阻滞α受体可降低平滑肌张力，使尿道阻力减小，改善排尿功能。

（3）植物药　常用药物有太得恩，用法为50mg，每日2次。此外还有普适泰及中药制剂。此类药物来源于天然植物，可抑制碱性成纤维细胞生长因子、表皮样生长因子，从而改善排尿症状。

3. 手术治疗

前列腺患者出现严重梗阻时应考虑手术治疗。

（1）开放性手术　经耻骨上前列腺摘除术、耻骨后前列腺摘除术、经会阴前列腺摘除术，特点是疗效好，治疗彻底，但创伤较大。

（2）非开放性腔内手术　经尿道前列腺电切术（TURP）、等离子双级切除术，特点是痛苦少、创伤小、恢复快，适用于年老体弱、增生不太大的患者。

两类手术的适应证不尽相同，临床应根据患者病情选择最适合的方法。

4. 其他疗法

（1）激光治疗　经膀胱镜置入激光导光束，接触式或非接触式直接作用于前列腺，通过切割、气化、消融等手段达到治疗增生的目的。

（2）前列腺尿道支架置入术　利用记忆合金制成的网状支架撑起前列腺尿道部，改善梗阻症状。

（3）经尿道气囊高压扩张术　经尿道插入带气囊的导管，利用气囊压力撑开前列腺，达到扩张尿道的目的。

（4）电磁波疗法　包括微波和射频治疗，原理都是局部热疗。治疗时应注意调节温度，避免灼伤尿道。

（5）高强度聚集超声治疗　通过超声传递能量，以"热消融"治疗前列腺增生。

（三）中医辨证论治

1. 湿热下注证

证候：小便频数，排尿不畅，甚或点滴而下，尿黄而热，尿道灼热或涩痛；伴小腹拘急胀痛，口苦而黏，或渴不欲饮；舌红，苔黄腻，脉弦数或滑数。

治法：清热利湿，通闭利尿。

方药：八正散加减。

2. 气滞血瘀证

证候：小便不畅，尿线变细或尿液点滴而下，或尿道闭塞不通，小腹拘急胀痛；舌质紫暗或有瘀斑，脉弦或涩。

治法：行气活血，通窍利尿。

方药：沉香散加减。

3. 脾肾气虚证

证候：尿频不爽，排尿无力，尿线变细，滴沥不畅，甚者夜间遗尿；伴倦怠乏力，气短懒言，食欲不振，面色无华，或气坠脱肛。舌淡，苔白，脉细弱无力。

治法：健脾温肾，益气利尿。

方药：补中益气汤加减。

4. 肾阳衰微证

证候：小便频数，夜间尤甚，排尿无力，滴沥不爽或闭塞不通，伴神疲倦怠，畏寒肢冷，面色㿠白。舌淡，苔薄白，脉沉细。

治法：温补肾阳，行气化水。

方药：济生肾气丸加减。

5. 肾阴亏虚证

证候：小便频数不爽，滴沥不尽，尿少热赤；伴神疲乏力，头晕耳鸣，五心烦热，腰膝酸软，咽干口燥。舌红，苔少或薄黄，脉细数。

治法：滋补肾阴，清利小便。

方药：知柏地黄丸加减。

第四十五节　下肢动脉硬化性闭塞症

动脉硬化性闭塞症是一种由于大中动脉硬化，内膜出现斑块，从而引发动脉狭窄、闭塞而导致下肢慢性缺血改变的周围血管常见疾病。本病是全身性疾病，多发生于大中动脉，临床以下肢慢性缺血性改变为主。临床特点为：下肢发凉、麻木，间歇性跛行，皮色苍白或潮红紫暗、肢端营养不良等。属于中医"脱疽"范畴。

一、西医病因病理

1. 病因

目前本病的病因和发病机制尚未完全清楚，高血压、高脂血症、吸烟、糖尿病、肥胖等是其高危因素。

2. 病理

其发病机制目前有如下三种学说：

（1）血管内膜损伤及平滑肌细胞增殖学说　这一理论认为高血压、血流动力学改变、血栓形成、激素或化学物质刺激、免疫复合物、细菌病毒、糖尿病及低氧血症等可损伤动脉内膜，继而刺激平滑肌细胞向内膜移行，随后发生增殖。增殖时细胞生长因子释放，导致内膜增厚及细胞外基质和脂质积聚。

（2）脂质浸润学说　脂质增多和代谢紊乱与动脉硬化有十分密切的关系，可导致脂质浸润并在动脉壁沉积而发生动脉狭窄或闭塞。

（3）血流动力学说　血流冲击在动脉分叉部位形成切力，或某些特殊的解剖部位，由于切力影响引起血管内皮细胞破坏，脱屑及平滑肌增殖，对动脉壁形成慢性损伤，可引起血流分层和淤滞，促使动脉斑块形成，动脉内膜变性或钙化，使腔内继发血栓，导致管腔狭窄、闭塞。严重者引发肢端坏死。

二、中医病因病机

中医学认为本病与饮食失节、脏腑亏虚、经脉瘀阻有密切关系。

饮食膏粱厚味，致油甘肥腻之物太过，久之瘀于脉道，又由于年老体衰、脏腑亏虚，心、脾、肾功能失司而致病。劳倦思虑过度伤于心，心血耗伤，血脉不畅，则脉道不通，渐致脉道闭阻；脾主四肢及运化，脾气虚则不得散精，气血难达四末；肾藏精生髓主骨，肾气虚衰，精气不足，卫外不固，易受寒湿之邪侵袭，寒凝血瘀而致经脉闭塞。经脉闭塞则气血凝滞。因气血不通，肢体失于濡养，故见疼痛、手足发冷、四肢麻木，甚或坏疽等。

三、临床表现

动脉硬化性闭塞症的表现与动脉硬化闭塞的程度、部位和侧支循环的多少有密切关系。

1. 症状

（1）早期的症状主要为肢体发凉、沉重无力。

（2）病情进一步加重则出现肢体酸痛麻木、间歇性跛行、刺痛、烧灼感。继而出现静息痛。

2. 体征

（1）皮肤温度下降　根据病变闭塞部位的不同，其皮肤温度由大腿股部至足部均可降低，但通常在远端足趾处其皮温明显下降。

（2）皮肤颜色变化　有闭塞的动脉血供不足时，根据其病程的长短、侧支循环情况，可有皮肤苍白、潮红、青紫、发绀等改变。初期一般呈苍白，如时间久者可出现潮红、青紫等。

（3）肢体失营养　主要表现为肌萎缩、皮肤萎缩变薄、骨质疏松、毛发脱落、趾甲增厚变形、坏疽或溃疡。坏疽以足趾远端为最常见。

（4）动脉搏动减弱或消失　根据闭塞部位，可触及胫后动脉、足背动脉、腘动脉、股动脉搏动减弱或消失。

四、实验室及其他检查

1. 一般检查

心电图、心功能、眼底检查及血脂、血糖检查。通过一般检查可判定患者的动脉硬化和高脂血症的情况以及是否患有糖尿病等。

2. 无创伤性血管检查

超声多普勒肢体血流检查或光电容积血流描记（PPG）检查。特别是彩色超声多普勒检查，可以清晰地显示血管腔形态及血流状态，还可测定节段动脉压，以了解病变部位和缺血严重程度。

3. 踝肱压指数（ABI）

即踝压（踝部胫前或胫后动脉收缩压）与同侧肱压相比，踝肱压指数＜0.9（正常在0.9～1.3之间）。

4. 影像学检查

数字减影（DSA）动脉造影和磁共振血管造影（MRA）检查能提供周围血管的形态及侧支循环、腔内斑块等情况，因而可更加直接地做出病情判断。有金属物于体内者，可以行CTA检查。

五、诊断与鉴别诊断

1. 诊断

（1）45岁以上发病，男性多见，常伴有高血压病、冠心病、糖尿病或脑血管硬化疾病等。

（2）可有眼底动脉硬化以及血胆固醇、甘油三酯、β-脂蛋白增高。

（3）X线可有高血压心脏病改变及动脉钙化斑点。

（4）心电图检查有冠状动脉供血不足、心律失常、陈旧性心梗等。

（5）超声多普勒肢体血流检查提示动脉内管腔狭窄或闭塞，动脉腔内有硬化斑块形成。

（6）磁共振血管造影（MRA）或数字减影（DSA）检查可直观地显示动脉闭塞改变。

（7）肢体远端缺血改变，如皮肤颜色苍白、潮红，皮温降低，足背及胫后动脉搏动减弱或消失等。

（8）踝肱压指数（ABI）＜0.9。

2. 鉴别诊断

（1）血栓闭塞性脉管炎　多见于青壮年；一般不伴有冠心病、高血压、高脂血症、糖尿病和其他动脉病变；受累血管为中小动静脉；可见游走性浅静脉炎表现；受累动脉无钙化改变，且在动脉造影中呈节段性闭塞，病变段的近、远侧血管壁光滑。

（2）大动脉炎　10～20岁女性好发；病变主要累及主动脉弓头臂动脉起始部，其次是腹主动脉和主要分支，髂、股动脉闭塞或狭窄少见；起病缓慢，多伴风湿症状。

六、治疗

（一）治疗原则

药物治疗主要是降血脂，改善血压，改善血液高凝状态，促进侧支循环形成。手术治疗主要是建立旁路血流、动脉内膜剥脱和截肢术。随着现代科技及腔内血管技术发展，动脉球囊扩张术、支架置入等已经运用于临床。糖尿病患者要注意基础血糖、血压及血脂的调整。

(二) 西医治疗

1. 药物治疗

（1）降血脂　根据不同的情况选用他汀类药物及烟酸等。

（2）扩血管　可选用丁咯地尔、前列地尔（PGE_1）、贝前列素钠、占替诺等药物。上述药物可扩张血管，促进侧支循环形成。

（3）抗凝祛聚　可选用阿司匹林、潘生丁、安步乐克（沙格雷酯）、华法林等药物。以上药物可防止血小板聚集。在治疗本病的手术后也常规应用抗凝药物，如肝素皮下或静脉给药。

（4）去纤溶栓　溶栓药有尿激酶，降纤药有降纤酶、蕲蛇酶、东菱巴曲酶等。根据纤维蛋白原和优球蛋白溶解时间调节用量。

（5）凝血酶抑制剂　如诺保思泰（阿加曲班）也可用于本病的治疗。

（6）其他　如抗生素应用、体液补充等对症治疗。

2. 手术疗法

（1）经皮腔内血管成形术（PTA）　适用于单处或多处短段狭窄者，其原理是：在管腔内应用球囊导管的球囊张力扩大病变管腔，使之恢复血流，如有可能，应用血管内支架可提高其远期通畅率。

（2）动脉旁路转流术　根据病变部位不同，以人工血管及自身大隐静脉于闭塞段的远近端做搭桥转流，可选择的术式有主髂或股动脉旁路术、腋腹动脉旁路术、双侧股动脉旁路术、股腘（胫）动脉旁路术。

（3）动脉内膜剥膜术　主要适用于短段的主髂动脉闭塞。手术直接剥除病变部位动脉增厚的内膜、斑块和血栓。

（4）截肢（趾）术　局部坏疽严重时可行截肢（趾）术。

(三) 中医治疗

1. 内治法

（1）寒凝血脉证

证候：肢体肢端发凉、冰冷，肤色苍白，肢体疼痛；舌质淡，苔白，脉沉迟或弦细。

治法：温经散寒，活血化瘀。

方药：阳和汤加减。

（2）血瘀脉络证

证候：肢体发凉麻木、刺痛，夜间静息疼痛，病位有瘀点或瘀斑，皮色潮红或紫红色；舌有瘀点、瘀斑，或舌质红绛、紫暗，脉弦涩或沉细。

治法：活血化瘀，通络止痛。

方药：桃红四物汤加减。

（3）热毒蕴结证

证候：肢体坏疽或呈干性或伴脓出，局部红肿疼痛，或伴瘀点瘀斑，可有发热，恶寒，严重者神志失常；舌质红绛，舌苔初白腻、黄腻，久之黄燥或黑苔，脉滑数、弦数或洪数。

治法：清热解毒，利湿通络。

方药：四妙勇安汤加减。

（4）脾肾阳虚证

证候：年老体弱，全身怕冷，肢体发凉，肌肉枯萎，神疲乏力，足跟及腰疼痛，阳痿，性欲减退，食少纳呆，膀胱胀满；舌质淡，苔白，脉沉细。

治法：补肾健脾，益气活血。

方药：八珍汤合右归丸或左归丸加减。

2. 外治法

（1）未溃者　可用当归、桑枝、威灵仙、苏木等适量活血化瘀通络之药物水煎熏洗，注意水温不要太高（40℃以下）。

（2）已溃者　可外用生肌玉红膏、紫草油、冲和膏、黄连膏等，以达祛腐生肌之功效。

3. 针灸治疗

针刺肩髃、合谷、曲池、足三里、阳陵泉、三阴交等穴位，可同时使用电疗仪。还可在曲池、内关、外关、足三里或三阴交等穴位注射丹参注射液等。

七、预防与调护

1. 保护肢体，避免外伤及寒冻。
2. 严格禁烟，清淡饮食，避免肥甘厚腻之品。
3. 控制糖尿病及高血压。
4. 保持乐观情绪，适当运动。

第四十六节 湿 疹

湿疹是一种具有渗出倾向的炎症性皮肤病，其特点是皮损对称分布，多形损害，剧烈瘙痒，有湿润倾向，反复发作，易成慢性等。根据病程可分为急性、亚急性、慢性三类。本病相当于中医的"湿疮"，属中医文献的"浸淫疮""血风疮"范畴。根据其发病部位不同，名称亦不相同，发于耳部的称"旋耳疮"，发于手部的称"病疮"，发于乳头的称"乳头风"，发于脐部的称"脐疮"，发于阴囊部的称"肾囊风"。

一、西医病因病理

湿疹的病因较复杂，多由于体内外因素相互作用所致。外在因素如生活环境、气候条件等均可导致湿疹的发生。外界因素如日光、紫外线、寒冷、火热、干燥、多汗、搔抓、摩擦以及各种动物皮毛、植物和化学物质等，有些日常生活用品如化妆品、香料、肥皂、人造纤维等均可诱发湿疹。某些食物如蛋类、鱼、虾及牛奶等也可使某些人湿疹加重。内在因素如过敏体质、新陈代谢障碍、内分泌和消化道功能紊乱、神经精神功能障碍、失眠、过度疲劳、精神紧张、过劳、情绪变化、病灶感染、肠寄生虫病等。

从发病机理上看，湿疹是主要由复杂的内外激发因子引起的一种迟发型变态反应。患者可能具有一定的素质，受遗传因素支配，故在特定的人群中发生，但又受健康情况及环境条件的影响。患者的敏感性很强，斑贴试验时可对许多物质发生阳性反应，除去某些致敏因子，湿疹病变不会很快消失，但也有的患者通过加强锻炼、改变环境等使机体的反应性发生变化，再受到诱发湿疹的各种刺激时可不再发生湿疹。

二、中医病因病机

本病总由禀赋不耐，风湿热之邪客于肌肤而成。由于禀赋不耐，饮食失节，或过食辛辣刺激、荤腥动风之物，脾胃受损，失其健运，湿热内生，又兼外受风邪，内外两邪相搏，风湿热邪浸淫肌肤所致。急性者以湿热为主，亚急性者多与脾虚湿恋有关；慢性者则多因血虚风燥、湿热蕴阻。病久耗伤阴血，血虚生风生燥，乃致肌肤失养，形成皮肤干燥、肥厚、脱屑。发于胸、腹、阴部者，多为肝经湿热；营养异常、代谢障碍则为脾虚湿热蕴阻；发于下肢者常由经脉弛缓、青筋暴露，气血运行不畅，湿热蕴阻，肤失濡养所致。

三、临床表现

湿疹皮损多样，形态各异，病因复杂，表现不一。可发生于任何部位，甚则泛发全身，但大多发生在人体的屈侧、折缝处，如耳后、肘窝、乳房下、阴囊、肛门周围等。根据病程和皮损特点，一般可分为急性、亚急性、慢性三类。

1. 急性湿疹

急性发病，皮损多为密集的粟粒大小的丘疹、丘疱疹，基底潮红，由于搔抓，丘疹、丘疱疹或水疱顶端抓破后流滋、糜烂及结痂，皮损中心较重，外周有散在丘疹、红斑、丘疱疹。病变常为片状或弥漫性，无明显边界。皮损呈多形性，常有红斑、潮红、丘疹、丘疱疹、水疱、脓疱、流滋、结痂等数种皮损共存。可发生在身体的任何部位，亦可泛发全身，但常发于头面、耳后、手足、阴囊、外阴、肛门等，多呈对称分布。急性湿疹如不转化为慢性，1~2个月后可脱去痂皮而愈。因搔抓继发感染可形成糜烂、渗液、化脓，可并发毛囊炎、局部淋巴结炎等。

2. 亚急性湿疹

常由于急性湿疹未能及时治疗，或处理不当，致病程迁延所致。皮损较急性湿疹轻，以丘疹、结痂、鳞屑为主，仅有少量水疱及轻度糜烂。

3. 慢性湿疹

由急性和亚急性湿疹处理不当、长期不愈或反复发作而成。部分病人一开始即表现为慢性湿疹的症状。皮损表现为皮肤肥厚粗糙、浸润，色暗红或紫褐色，有不同程度的苔藓样变。皮损表面常附有鳞屑伴抓痕、血痂、色素沉着，部分皮损可出现新的丘疹或水疱，抓破后有少量流滋。皮损多局限于某一部位，如小腿、手足、肘窝、腋窝、外阴、肛门等处。发生于手足及关节部位者常易出现皲裂，自觉疼痛，影响活动。患者自觉瘙痒，呈阵发性，夜间或精神紧张、饮酒、食辛辣发物时瘙痒加剧。病程较长，反复发作，时轻时重。

湿疹由于某些特定的环境或某些特殊的致病条件、某些特定部位，临床表现可有一定的特异性。常见特定部位湿疹有以下几种。

（1）头部湿疹　多由染发剂、生发剂、洗发剂等刺激所致。呈弥漫性，甚至累及整个头皮。急性者局部潮红、水疱、糜烂、渗出，结成黄痂，有时头发黏集成团，继发感染者则为脓疱疹，可发展成毛囊炎、疖，引起瘢痕性脱发。慢性者以瘙痒、脱屑为主。

（2）耳部湿疹　多发生在耳后，也可见于耳轮上部及外耳道，皮损表现为红斑、流滋、结痂及皲裂，有时带脂溢性，常两侧对称。

（3）面部湿疹　常见于额部、眉、耳前等处。皮损为淡色或微红的斑，其上有或多或少的鳞屑，常对称分布，自觉瘙痒，病情易反复发作。

（4）乳房湿疹　主要见于女性。损害局限于乳头，表现为潮湿、糜烂、流滋，上覆以鳞屑，或结黄色痂皮，反复发作，可出现皲裂、疼痛，自觉瘙痒，一般不化脓。

（5）脐部湿疹　皮损为位于脐窝的鲜红或暗红色斑片，或有糜烂、流滋、结痂，皮损边界清楚，不累及外周正常皮肤，常有臭味，自觉瘙痒，病程长。

（6）肘部湿疹　常见于肘关节下端伸侧，呈边缘局限性小斑片，分布常对称，皮损干燥、变厚，有少许鳞屑或薄痂，有的出现苔藓样变，边缘可呈斜坡形，如遇刺激可出现暂时性急性发作，病程缓慢。

（7）手部湿疹　好发于手背及指端掌面，可蔓延至手背和手腕部，皮损形态多样，边界不清，表现为潮红、糜烂、流滋、结痂。至慢性时，皮肤肥厚粗糙。因手指经常活动而出现皲裂，病程较长，顽固难愈。

（8）小腿湿疹　常见于小腿下1/3内侧，多伴有静脉曲张，皮损呈局限性暗红色，弥漫密集的丘疹、丘疱疹、糜烂、流滋，日久皮肤变厚，色素沉着。

（9）阴囊湿疹　局限于阴囊皮肤，有时延至肛周，甚至阴茎部。有潮湿型和干燥型两种，前者表现为整个阴囊肿胀、潮红、轻度糜烂、流滋、结痂，日久皮肤肥厚，皮色发亮，色素加深；后者潮红、肿胀不如前者，皮肤浸润变厚，呈灰色，上覆鳞屑，且有裂隙，因经常搔抓而有不规则小片色素消失，瘙痒剧烈，夜间更甚，常影响睡眠和工作。

（10）钱币状湿疹　是湿疹的一种特殊类型，因其皮损似钱币状而得名。常发于冬季，与皮肤干燥同时发生。皮损好发于手足背、四肢伸侧、肩、臀、乳房等处。皮损为红色小丘疹或丘疱疹，密集而呈钱币状，滋水较多。慢性者皮肤肥厚，表面有结痂及鳞屑，皮损的周围散发丘疹、水疱，常呈"卫星状"。自觉瘙痒剧烈，反复发作，不易治愈。

四、实验室及其他检查
血液中嗜酸性粒细胞比例可增加。

五、诊断与鉴别诊断

1. 诊断

主要根据病史、皮损特点及病程诊断。

（1）急性湿疹　本病起病较快。皮损呈多形性，对称分布，以头、面、四肢远端、阴囊等处多见，可泛发全身。自觉灼热、剧烈瘙痒。可发展成亚急性或慢性湿疹。

（2）亚急性湿疹　常由急性湿疹病程迁延所致。皮损渗出较少，以丘疹、丘疱疹、结痂、鳞屑为主。有轻度糜烂，颜色较暗红。自觉瘙痒剧烈。

（3）慢性湿疹　常由急性湿疹或亚急性湿疹长期不愈转化而来。皮损多局限于某一部位，境界清楚，有明显的肥厚浸润，表面粗糙，或呈苔藓样变，颜色褐红或褐色，常伴有丘疱疹、痂皮、抓痕。常反复发作，时轻时重，有阵发性瘙痒。

2. 鉴别诊断

（1）接触性皮炎　与急性湿疹相鉴别。本病有接触过敏物病史；常见于暴露部位或接触部位；皮损以红斑、水疱或大疱为主，边界清楚；去除病因后很快痊愈，不复发。

（2）药物性皮炎　与急性湿疹相鉴别。发病突然，皮损广泛而多样。一般发病前有明确的服药史。

（3）神经性皮炎　与慢性湿疹相鉴别。本病多发于颈、肘、尾骶部，常不对称。有典型的苔藓样变，无多形性皮损，无渗出。

六、治疗

（一）治疗思路

湿疹是一种变态反应性疾病，西医治疗以消炎止痒、镇静为主。中医治疗急性湿疹以清热利湿为主，慢性者以养血润肤为主。外治宜用温和的药物，以止痒、抗菌、消炎、收敛为主。

（二）西医治疗

1. 全身治疗

（1）抗组胺类药物　如扑尔敏、赛庚啶、息斯敏、西替利嗪、氯雷他定等，必要时可两种配合或交替使用。

（2）镇静剂　如5%溴化钠、冬眠灵等。

（3）非特异性脱敏疗法　急性或亚急性泛发性湿疹时，可静脉注射10%葡萄糖酸钙或硫代硫酸钠，每日1次，每次10mL，10次为1个疗程。维生素C静脉注射，每日1次，每次1g；或每次500mg，口服，每日3次。

（4）普鲁卡因静脉注射　0.25%普鲁卡因注射液10～20mL加维生素C 0.5g，静脉注射，每日1次。用药前需做普鲁卡因皮试。

（5）皮质类固醇激素　皮损广泛，多种疗法效果不明显者，可考虑应用皮质类固醇激素。一旦病情被控制后即应酌情减量撤除。

（6）抗生素应用　继发感染者应根据药敏试验选用有效抗生素，常用的有青霉素、大环内酯类抗生素、喹诺酮类抗生素。

2. 局部治疗

（1）急性湿疹　急性红肿，有大量浆液或脓液、或多或少痂皮的糜烂面和溃破面，宜用药湿敷，如醋酸铅、3%硼酸溶液、高锰酸钾溶液等；急性红肿，有丘疹、水疱，甚至脓疱疹，但无糜烂面或溢液，则采用干燥疗法，如用炉甘石洗剂或粉剂外搽。

（2）亚急性湿疹　炎症不显著或稍有溢液，宜用糊剂，如3%～5%糠馏油糊剂或含有2%～5%的硫黄煤焦油糊剂，3%黑豆馏油等。

（3）慢性湿疹　以止痒、抑制表皮细胞增生、促进真皮炎症浸润吸收为原则。常用药物有5%～10%复方松馏油软膏、10%～20%黑豆馏油软膏、皮质类固醇激素乳剂等。

（三）中医治疗

1. 内治法

（1）湿热浸淫证

证候：发病急，皮损潮红灼热，瘙痒无休，抓破渗液流脂水，伴身热，心烦，口渴，大便干，尿短赤；舌质红，苔黄或黄腻，脉滑或数。

治法：清热利湿。

方药：萆薢渗湿汤合三妙丸加减。

（2）脾虚湿蕴证

证候：发病缓慢，皮损潮红，瘙痒，抓后糜烂渗出，可见鳞屑，伴有纳少，腹胀便溏；舌淡胖，苔白或腻，脉弦缓。

治法：健脾利湿。

方药：除湿胃苓汤加减。

（3）血虚风燥证

证候：病程久，皮损色暗或色素沉着，剧痒，或皮损粗糙肥厚，伴口干不欲饮、纳差腹胀；舌质淡，苔白，脉弦细。

治法：养血润肤，祛风止痒。

方药：当归饮子加减。

2. 外治法

（1）急性湿疹　初期仅有潮红、丘疹，或少数水疱而无渗液时，外治宜清热利湿，避免刺激，可选用苦参、黄柏、地肤子、荆芥等煎汤温洗以清热止痒。或用10%黄柏溶液、炉甘石洗剂外搽。

若水疱糜烂、渗出明显时，外治宜收敛、消炎、促进表皮恢复，可选用黄柏、生地榆、马齿苋、野菊花等煎汤外洗；或10%黄柏溶液、三黄洗剂等外洗、湿敷；或用青黛散麻油调敷。

后期滋水减少时，可选用黄连软膏、青黛膏外搽。

（2）亚急性湿疹　外治以消炎、止痒、干燥、收敛为治疗原则，可用三黄洗剂、氧化锌油、10%生地榆氧化锌油、2%冰片外搽。

（3）慢性湿疹　可选用青黛膏、5%硫黄软膏、2%冰片等外搽。

七、预防与调护

1. 急性湿疹忌用热水烫洗，忌用肥皂等刺激物洗患处。
2. 湿疹患者应忌食辛辣、鱼、虾等发物，亦应忌食香菜、韭菜、姜、葱、蒜等辛香之品。
3. 应避免搔抓。
4. 急性湿疹或慢性湿疹急性发作期间应暂缓预防注射及接种疫苗。

第四十七节　功能失调性子宫出血

功能失调性子宫出血简称功血，是妇科常见病，属于异常子宫出血范畴。是指由调节生殖的神经内分泌机制失常引起的异常子宫出血。通常分为排卵型和无排卵型两类，其中无排卵型功血约占85%，多发生于青春期及绝经过渡期妇女。

一、西医病因与发病机制

1. 病因

当机体受到内部和外部各种因素如精神紧张、情绪变化、营养不良、代谢紊乱及环境、气候骤变等影响时，可通过大脑皮质和中枢神经系统引起下丘脑-垂体-卵巢轴功能调节或靶细胞效应异常，导致月经失调。

2. 发病机制

（1）无排卵型功血

1）不同时期功血病理生理变化：不同时期的功血其发病机制亦有异。无排卵型功血一般发生在青春期和绝经过渡期，也有发生在育龄期的。

2）子宫内膜出血的自限机制缺陷：无排卵型功血的异常子宫出血还与子宫内膜出血的自限机制缺陷有关。

（2）排卵型月经失调　较无排卵型功血少见，多发生于生育期妇女。患者有排卵，但黄体功能异常。常见有以下两种类型：

1）黄体功能不足。

2）子宫内膜不规则脱落。

（3）子宫内膜病理改变

1）无排卵型功血：根据血内雌激素含量和作用时间的长短以及子宫内膜对雌激素反应的敏感程度的不同，子宫内膜可出现不同程度的增生性变化，少数可呈萎缩性改变。

2）有排卵型功血（排卵型月经失调）。

二、中医病因病机

无排卵型功血可参照"崩漏"辨证论治，有排卵型功血归于"月经失调"范畴。

崩漏发病机制主要是冲任损伤，不能制约经血，胞宫蓄溢失常，经血非时而下。常见的病因有血热、肾虚、脾虚、血瘀等。

1. 血热

热伤冲任，迫血妄行。《傅青主女科》中有"冲脉太热而血即沸，血崩之为病，正冲脉之太热也"，指出了血热致崩漏病的缘由。其中又有虚热、实热之分。

（1）虚热　素体阴虚，或久病、失血以致阴伤，阴虚水亏，虚火内炽，扰动血海，故经血非时妄行。血崩则阴愈亏，冲任更伤，以致崩漏病反复难愈。

（2）实热　素体阳盛，肝火易动，或素性抑郁，郁久化火，或感受热邪，或过服辛辣助阳之品，酿成实热。热扰冲任，扰动血海，迫血妄行，致成崩漏病。

2. 肾虚

先天不足，天癸初至，肾气不足；或因绝经前后肾气渐衰；或多产房劳，损伤肾气，以致封藏失职，冲任失摄，经血妄行。若偏于肾阴虚者，为元阴不足，虚火妄动，血不守舍；偏于肾阳虚者，为命门火衰，不能固摄冲任，而为崩漏。

3. 脾虚

素体脾虚，或忧思不解，或饮食劳倦，损伤

脾气，气虚下陷，统摄无权，冲任不固，致成崩漏病。

4. 血瘀

经期产后，余血未尽，又感寒、热、湿邪，瘀血内阻，恶血不去，新血不得归经，发为崩漏。

综上所述，崩漏病因虽有血热、肾虚、脾虚、血瘀等，但由于损血耗气，日久均可以转化为气血两虚或气阴两虚，或阴阳俱虚。无论病起何脏，"四脏相移，必归脾肾"，"五脏之伤，劳必伤肾"，以致肾脏受病。可见崩漏发病机制复杂，常是因果相干，气血同病，多脏受累。

三、临床表现

最常见的症状是子宫不规则出血，表现为月经周期紊乱、经期长短不一、经量不定或增多，甚至大量出血。出血量多或时间长时常继发贫血，大量出血可导致休克。根据出血特点，分为以下几种：

1. 月经过多

周期规则，但经期延长（超过7天）或经量过多（超过80mL）。

2. 子宫不规则出血过多

周期不规则，经期延长，经量过多。

3. 子宫不规则出血

周期不规则，经期延长，经量正常。

4. 月经过频

月经频发，周期缩短，<21天。

四、实验室及其他检查

1. 血液测定

血红细胞计数、血细胞比容、血常规、血小板计数、出凝血时间和凝血酶原时间、活化部分凝血酶原时间等，以利于了解贫血程度和排除血液系统病变。

2. 尿妊娠试验或血HCG检测

有性生活者，应除外妊娠及妊娠相关疾病。

3. 盆腔B超检查

了解子宫大小、形态、宫腔内有无赘生物、子宫内膜厚度等，明确有无宫腔内占位病变及其他生殖道器质性病变等。

4. 基础体温测定

了解有无排卵及黄体功能。基础体温呈单相型提示无排卵；黄体功能不全时显示双相型，高温相9~11天；子宫内膜脱落不全时虽呈双相型但下降缓慢。

5. 诊断性刮宫

其作用一是止血，二是明确子宫内膜病理诊断。对年龄超过35岁，药物治疗无效或存在子宫内膜癌高危因素的异常子宫出血患者，应通过诊刮明确子宫内膜病变。施术时必须搔刮整个宫腔，并注意宫腔大小、形态，宫壁是否光滑，刮出物的性质和数量。未婚患者，在激素等保守治疗无效或疑有器质性病变情况下也应经患者或家属知情同意后考虑诊刮。为确定排卵和黄体功能应在经前期或月经来潮6小时内诊刮；若怀疑子宫内膜脱落不全，应在月经来潮第5天诊刮；不规则阴道流血者可随时进行诊刮。

6. 宫腔镜检查

通过宫腔镜的直视，选择病变区域进行活检，诊断宫腔病变。

7. 激素测定

黄体中期测孕酮呈卵泡期水平为无排卵；测血催乳激素水平及甲状腺功能，排除其他内分泌疾病。

8. 宫颈细胞学检查

用于排除宫颈癌及癌前病变。

五、诊断与鉴别诊断

1. 诊断

（1）**病史** 详细了解异常子宫出血的类型、发病时间、病程经过、流血前有无停经史及其以往的治疗情况。注意患者的年龄、月经史、婚育史、避孕措施、激素类药物的使用情况；既往是否患有肝病、血液病、甲状腺功能亢进或减退等。

（2）**临床表现** 不规则子宫出血。

（3）**体格检查** 检查有无贫血、甲减、甲亢、多囊卵巢综合征及出血性疾病的阳性体征。妇科检查应排除阴道、宫颈及子宫器质性病变；注意出血来自宫颈表面还是宫颈管内。

2. 鉴别诊断

妇女出现子宫出血原因很多，因此在诊断功血时必须排除生殖道局部病变或全身性疾病所导致的生殖道出血，尤其青春期少女的阴道或宫颈部恶性肿瘤，育龄妇女子宫黏膜下肌瘤和滋养细胞肿瘤，以及绝经过渡期、绝经期妇女子宫内膜癌所致出血最易误诊为功血，应特别注意鉴别。

（1）异常妊娠或妊娠并发症　如异位妊娠、流产、滋养细胞疾病、子宫复旧不良、胎盘残留、胎盘息肉等。

（2）生殖道肿瘤　如子宫内膜癌、子宫颈癌、滋养细胞肿瘤、子宫肌瘤、卵巢肿瘤等。

（3）生殖道感染　如急慢性子宫内膜炎、子宫肌炎等。

（4）性激素药物使用不当　如口服避孕药或口服其他激素类药引起的突破性或撤退性出血等。

（5）全身性疾病　如血液病、肝病、甲状腺功能亢进或低下、肾上腺功能失调等。

六、西医治疗

（一）治疗原则

排卵型功血促进黄体功能的恢复，青春期及生育期无排卵型功血以止血、调整周期、促排卵为主；绝经过渡期患者以止血、调整周期、减少经量、防止子宫内膜病变为原则。

（二）一般治疗

贫血者应补充铁剂、维生素C、蛋白质，严重贫血者需输血。流血时间长者，给予抗生素预防感染。出血期间应加强营养，避免过劳，保证充分休息。

（三）药物治疗

药物治疗是功血的一线治疗。常采用性激素止血和调整月经周期。出血期可辅用促进凝血和抗纤溶药物，促进止血。

1. 无排卵型功血

（1）止血　根据出血量选择合适的制剂和使用方法。对大量出血患者，应在8小时内明显见效，24～48小时内出血基本停止；若在96小时以上仍不止血，应修正功血的诊断。

①联合用药：性激素联合用药的止血效果优于单一药物。

②雌激素：应用大剂量雌激素可使子宫内膜迅速生长，短期内修复创面而止血，用于大量急性出血而有明显贫血的青春期功血者。需要注意大剂量雌激素止血禁用于血液高凝或有血栓性疾病史的患者。

③孕激素：体内有一定雌激素水平的患者，使用孕激素治疗，临床上又称"药物刮宫"。常用药物及剂量按临床出血量的多少而定。若服药仍不能按期止血者则应进一步查明原因。

④雄激素：雄激素有对抗雌激素、抑制子宫内膜生长、增加子宫平滑肌及子宫血管张力的作用，从而改善盆腔出血，减少出血。本法适用于绝经过渡期出血不多者。

⑤其他：其他止血药物，如选用卡巴克洛、酚磺乙胺等减少微血管通透性；对羧基苄氨、氨甲环酸等可抑制纤溶酶，有减少出血量的辅助作用。

（2）调整月经周期

①雌、孕激素序贯法：即人工周期，适于青春期功血或生育期功血内源性雌激素水平较低者。

②雌、孕激素联合法：开始即用孕激素以限制雌激素的促内膜生长作用，使撤药性出血逐步减少。适用于生育期功血内源性雌激素水平较高者或绝经过渡期功血。

③后半周期疗法：适用于青春期或绝经过渡期功血患者。可在月经周期后半周（撤药性出血的第16～25天）服用甲羟孕酮每日10mg，连用10天，连续3个周期为一个疗程。

④宫内孕激素释放系统：通过在宫内放置含孕酮或炔诺酮的宫内节育器，使孕激素在局部直接作用于子宫内膜，有减少经量的作用。

（3）促进排卵　青春期功血患者经上述调整周期药物治疗几个疗程后，通过雌孕激素对中枢的反馈调节作用，部分患者可以恢复自发排卵。青春期一般不提倡使用促排卵药物，有生育要求的无排卵不孕患者，可根据病因采取促排卵方案。

①氯米芬：适用于有一定内源性雌激素水平的无排卵者，是最常用的促排卵药物。

②促性腺激素：适用于低促性腺激素及氯米芬排卵失败者。常用 HMG/HCG 联合用药促排卵。HMG 或 FSH 一般每日剂量 75~150U，于撤药性出血 3~5 天开始，连续 7~12 天待优势卵泡达成熟标准时，再使用 HCG5000~10000U 促排卵。并发症为多胎妊娠和卵巢过度刺激综合征。

③促性腺激素释放激素（GnRH）：本药是天然十肽，利用其天然制品促排卵，是用脉冲皮下注射或静脉给药，适用于下丘脑性无排卵。

（4）手术治疗

①刮宫术：适宜于急性大出血或存在子宫内膜癌高危因素的功血患者。

②子宫内膜切除术：利用宫腔镜下电凝或热疗等方法，使子宫内膜组织凝固或坏死。适宜于经量多的绝经过渡期功血和激素治疗无效且无生育要求的生育期功血。缺点是子宫内膜组织受到热效应破坏影响病理诊断。

③子宫切除术：对年龄较大、无生育要求者及久治不愈、反复发作、出血多、伴有严重贫血者，在了解所有治疗功血的可行方法后，可以由患者和家属知情选择接受子宫切除术。

2. 有排卵型功血

（1）黄体功能不全

①促进卵泡发育：针对其发生原因，促进卵泡发育和排卵。

卵泡期使用低剂量雌激素：可于月经第 5 天起每日服妊马雌酮 0.625mg 或 17β-雌二醇 1mg，连续 5~7 天。

氯米芬：可在月经第 5 天开始口服氯米芬 50mg，每日 1 次，共 5 天。

②促进 LH 峰形成：在监测到卵泡成熟时，使用 HCG5000~10000U 一次或分两次肌注。

③黄体功能刺激疗法：在基础体温上升后开始，隔日肌注 HCG 1000~2000U，共 5 次。

④黄体功能替代疗法：一般选用天然黄体酮制剂，自排卵后开始每日肌肉注射黄体酮 10mg，共 10~14 天，以补充孕酮分泌的不足。

⑤黄体功能不足合并高催乳素血症的治疗：使用溴隐亭每日 2.5~5.0mg，可以使催乳素水平下降，并促进垂体分泌促性腺激素及增加卵巢雌、孕激素分泌，从而改善黄体功能。

（2）子宫内膜不规则脱落

①孕激素：自排卵后第 1~2 日或下次月经前 10~14 天开始，每日口服甲羟孕酮 10mg，连服 10 天。有生育要求者可注射黄体酮注射液。无生育要求者，可单服口服避孕药，从月经周期第 5 天起，每日 1 片，连服 21 天作为一周期。

②绒促性素：用法同黄体功能不足，HCG 有促进黄体功能的作用。

七、中医辨证治疗

崩漏治疗当本着"急则治其标，缓则治其本"的原则，灵活掌握"塞流""澄源""复旧"三法分步进行治疗。

塞流：即止血以固本。暴崩之际，急当止血防脱，常用固气摄血，收敛固涩止血，最根本的原则应视证型的寒、热、虚、实决定。虚者补而止之，实者泻而止之，寒者温而补之，热毒者清而止之，并非专事止涩所能获效。

澄源：是辨证求因、澄清本源之意，乃治疗崩漏的重要阶段。血止或病缓时仍需根据不同情况辨证论治，切忌一味温补，致犯虚虚实实之戒。

复旧：乃为调理善后之治。视其气血之盛衰、脏腑之虚实，多从调理肝脾、益肾固本入手，本固血充则经水自调。

治崩三法，临床并不能截然分开，往往是塞流需澄源，复旧当固本。治崩宜升提固涩，不宜辛温；寒凉凝血之品亦当慎用；治漏宜养血理气，不可偏于固涩。青春期患者，重在补肾气、益冲任；育龄期患者重在疏肝养肝，调冲任；绝经过渡期患者重在滋肾调肝，扶脾固冲任。

（一）出血期辨证论治

出血期以塞流、澄源为主。

1. 血热

（1）虚热

证候：经血非时突然而下，量多势急，或淋

沥少许，血色鲜红而质稠，烦躁、潮热，或小便黄少，或大便干结；苔薄黄，脉细数。

治法：滋阴清热，止血调经。

方药：上下相资汤。

人参 沙参 玄参 麦冬 玉竹 五味子 熟地黄 山萸肉 车前子 牛膝

（2）实热

证候：经血非时大下或忽然暴下，或淋沥日久不断，色深红，质稠，口渴烦热，小便黄，大便干结；舌红，苔黄，脉洪数。

治法：清热凉血，止血调经。

方药：清热固经汤。

黄芩 焦栀子 生地黄 地骨皮 地榆 生藕节 阿胶 陈棕炭 龟甲 牡蛎 生甘草

2. 肾虚

（1）肾气虚

证候：多见青春期少女或经断前后妇女出血经乱无期，出血量多势急如崩，或淋沥日久不净，或由崩而漏，由漏而崩反复发作，色淡红或淡暗，质清稀，面色晦暗，眼眶暗，小腹空坠，腰脊酸软；舌淡暗，苔白润，脉沉弱。

治法：补肾益气，固冲止血。

方药：加减苁蓉菟丝子丸。

熟地黄 肉苁蓉 覆盆子 当归 枸杞子 桑寄生 菟丝子 艾叶 党参 黄芪 阿胶

（2）肾阳虚

证候：经来无期，经量或多或少，色淡质清，畏寒肢冷，面色晦暗，腰腿酸软，小便清长；舌质淡，苔薄白，脉沉细。

治法：温肾固冲，止血调经。

方药：右归丸。

制附子 肉桂 熟地黄 山药 山萸肉 枸杞子 鹿角胶 当归 杜仲 菟丝子 党参 黄芪 三七

（3）肾阴虚

证候：经乱无期，出血量少，或淋沥不净，色鲜红，质黏稠，伴头晕耳鸣，腰膝酸软或心烦；舌质红，苔少，脉细数。

治法：滋肾养阴，调经止血。

方药：左归丸合二至丸。

熟地黄 山药 枸杞子 山萸肉 菟丝子 鹿角胶 龟甲胶 川牛膝

3. 脾虚

证候：经血非时暴下，继而淋沥不止，色淡，质稀，倦怠懒言，面色白，或肢体面目浮肿；舌淡，苔白，脉缓无力。

治法：补气摄血，固冲调经。

方药：固本止崩汤合举元煎。

人参 黄芪 白术 熟地黄 当归 黑姜

4. 血瘀

证候：经血骤然而下或淋沥不断，或经闭数日又忽然暴下，色暗质稠，夹有血块，小腹胀痛，块下则减；舌紫暗，苔薄白，脉涩。

治法：活血化瘀，止血调经。

方药：桃红四物汤合失笑散。

桃仁 红花 熟地黄 当归尾 白芍 川芎 蒲黄 五灵脂

（二）止血后治疗

以复旧为主，结合澄源。

1. 辨证论治

针对病因病机进行辨证论治，澄源以复旧，可参照出血各证型辨证论治，并配合补血以纠正贫血。

2. 按年龄阶段论治

对青春期尤其是生育期患者的复旧目标，主要是调整肾-天癸-冲任-胞宫轴，以达到调整月经周期或同时建立排卵功能。常可采用以补肾为主的中药周期疗法：分别按经后期滋肾养血，促进卵泡发育，经间期补肾活血促排卵，经前期调补肾阴阳和补肾疏肝以维持黄体功能，行经期活血化瘀通经，进行序贯治疗，一般连用三个周期。

八、预防与调护

1. 注意调节情志，避免过度精神刺激。
2. 重视饮食调养，勿过食辛辣、生冷食品。
3. 注意经期卫生。
4. 搞好计划生育。
5. 早期治疗月经先期、月经量多、经期延长等月经失调疾病。

6. 出血期间避免重体力劳动，必要时卧床休息。禁止性生活。

第四十八节 闭 经

闭经为妇科常见的症状，分为无月经或月经停止。根据既往有无月经来潮，分为原发性和继发性两类。按生殖轴病变和功能失调的部位分类，分为下丘脑性、垂体性、卵巢性、子宫性以及下生殖道发育异常导致的闭经。

一、西医病因与发病机制

1. 原发性闭经

多为遗传原因或先天发育缺陷引起。30%伴有生殖道异常。

2. 继发性闭经

下丘脑性闭经最常见，如精神应激、体重下降、运动和药物性闭经，颅咽管瘤。其次为垂体梗死、垂体肿瘤、空蝶鞍综合征引起的垂体性闭经；卵巢闭经主要有卵巢早衰、卵巢功能性肿瘤、多囊卵巢综合征；子宫性闭经主要有Asherman综合征、手术切除子宫或放疗。

二、中医病因病机

月经产生是脏腑、天癸、气血、冲任协调作用于胞宫的结果，肾、天癸、冲任、胞宫是产生月经的主要环节，其中任何一个环节发生失调都可导致血海不能满溢。究其原因不外虚实两端，虚者，多因肾气不足，冲任亏虚；或肝肾亏损，精血不足，或脾胃虚弱，气血乏源；或阴虚血燥精亏血少，导致冲任血海空虚，源断其流，无血可下而闭经；实者，多为气血阻滞，或痰湿流注下焦，使血流不畅，冲任阻滞，血海阻隔，经血不得下行而闭经。

1. 气血虚弱

素体气血不足或思虑、饮食损伤脾胃，生化不足，营血亏虚；或产后大出血、久病大病，或虫积噬血，耗伤气血，以致肝肾失养、冲任不充，血海空虚，无血可下。

2. 肾气亏虚

先天禀赋不足、精气未充、天癸亏乏不能应时泌至则冲脉不盛、任脉不通而闭经；或房事不节，日久伤及肾气，使冲任亏损；或体质虚弱，产育过多，肾气亏损，精血匮乏，源断其流，冲任失养，血海不足。

3. 阴虚血燥

素体阴血不足，或失血伤阴，或久病大病致营阴亏耗，虚火上炎，火逼水涸，精液不生。

4. 气滞血瘀

七情所伤，肝失疏泄，气行则血行，气结则血滞，瘀血阻于脉道。或经行之际，感受寒邪，血受寒则凝，瘀阻冲任，血不得下，血海不能满溢。

5. 痰湿阻滞

素体脾虚或饮食不节伤脾，脾虚运化失司，肾虚不能化气行水，水湿内停，聚湿生痰或痰湿之体，痰湿阻滞冲任二脉，使血不得下行而闭经。

三、临床表现

女子已逾16岁，未有月经初潮；或已建立月经周期后，停经已达6个月以上，注意有无周期性下腹胀痛、头痛及视觉障碍，有无溢乳、厌食、恶心，有无体重变化（增加或减轻）、畏寒或潮热或阴道干涩等症状。

四、实验室与其他检查

1. 功能试验

药物撤退性试验如孕激素试验、雌孕激素序贯试验。垂体兴奋试验等。

2. 激素测定

血甾体激素测定如性激素六项，胰岛素、OGTT、胰岛素释放试验等确定是否存在胰岛素抵抗、高雄激素血症或先天性21-羟化酶功能缺陷等。库欣综合征可测定24小时尿皮质醇或1mg地塞米松抑制试验排除。

3. 影像学检查

（1）盆腔超声检查

（2）子宫输卵管造影

（3）CT或MRI检查

（4）静脉肾盂造影

4. 宫腔镜检查

排除宫腔粘连。

5. 腹腔镜检查
6. 染色体检查
7. 其他

如基础体温检查、子宫内膜取样等。

五、诊断与鉴别诊断

1. 诊断

先寻找闭经原因，确定病变部位，然后再明确是何种疾病所引起。

（1）病史　详细询问月经史，包括初潮年龄、月经周期、经期、经量和闭经期限及伴随症状等。发病前有无导致闭经的诱因，已婚妇女需询问生育史及产后并发症史。原发闭经应询问第二性征发育情况，了解生长发育史，有无先天缺陷或其他疾病及家族史。

（2）体格检查　检查全身发育状况，有无畸形，包括智力、身高、体重，第二性征发育情况，有无体格发育畸形，甲状腺有无肿大，乳房有无溢乳，皮肤色泽及毛发分布。测量身高、体重、四肢与躯干比例，五官特征。原发性闭经伴性征幼稚还应检查有无嗅觉缺失。观察精神状态、智力发育、营养和健康状况。妇科检查还应注意内外生殖器发育，有无先天缺陷、畸形，已有性生活妇女可通过检查阴道及宫颈黏液了解体内雌激素的水平。此外，还要观察腹股沟区有无肿块、第二性征如毛发分布、乳房发育是否正常，乳房有无乳汁分泌等。其中第二性征检查有助于鉴别原发性闭经的原因，多数解剖异常可通过体格检查发现，但无阳性体征仍不能排除有解剖异常。

2. 鉴别诊断

（1）妊娠停经　生育妇女月经停闭达6个月以上者，需与妊娠停经相鉴别。妊娠停经虽有停经史，但可有厌食、择食、恶心呕吐等早孕反应，乳头着色、乳房增大等妊娠体征，妇科检查宫颈着色、软，B超提示子宫增大、宫腔内见胚芽甚至胚胎或胎儿。闭经者停经前大部分有月经紊乱，继而闭经，无妊娠反应和其他妊娠变化。

（2）围绝经期停经　年龄进入围绝经期，月经正常或紊乱，继而闭经，可伴有面部烘热汗出、心悸心烦失眠、心神不宁等围绝经期症状。妇科检查子宫大小正常或稍小，血清性激素可出现围绝经期变化。

六、西医治疗

1. 积极治疗全身性疾病，提高机体体质，供给足够营养，保持标准体重，同时对于应激或精神因素所致的闭经应耐心心理治疗，肿瘤或多囊卵巢综合征等引起的应进行特异性治疗。

2. 激素治疗、促排卵、溴隐亭、其他激素治疗。

3. 辅助生殖技术。

4. 手术治疗：针对病因采用相应手术治疗。

七、中医辨证治疗

治疗原则应根据病证，虚者补而通之，实者泻而通之，虚实夹杂者当补中有通，攻中有养。切不可不分虚实概以活血理气通之。治疗目的不是单纯月经来潮，见经行即停药，而是恢复或建立规律性月经周期，或正常连续自主有排卵月经。一般应以三个月经周期为准。

1. 气血虚弱

证候：月经周期延迟、量少、色淡红、质薄，渐至经闭不行，神疲肢倦，头晕眼花，心悸气短，面色萎黄；舌淡，苔薄，脉沉缓或细弱。

治法：益气养血调经。

方药：人参养荣汤。

人参　黄芪　白术　茯苓　陈皮　甘草　熟地黄　当归　白芍　五味子　远志　肉桂

2. 肾气亏损

证候：年逾16岁尚未行经，或月经初潮延迟，时有月经停经，或月经周期建立后，由月经周期延后、经量减少渐至月经停闭；或体质虚弱，全身发育欠佳，第二性征发育不良，或腰膝酸软，头晕耳鸣，倦怠乏力，夜尿频多；舌淡暗，苔薄白，脉沉细。

治法：补益肾气，调理冲任。

方药：加减苁蓉菟丝子丸。

肉苁蓉　淫羊藿　菟丝子　紫河车　覆盆子　枸杞子　熟地黄　当归　桑寄生　焦艾叶

3. 阴虚血燥

证候：月经周期延后，经量少，色红质稠，渐至月经停闭不行，五心烦热、颧红唇干，盗汗甚至骨蒸劳热，干咳或咳嗽唾血；舌红，苔少，脉细数。

治法：养阴清热调经。

方药：加减一阴煎。

生地黄　熟地黄　白芍　麦冬　知母　地骨皮　炙甘草　女贞子　黄精　丹参　制香附　炙甘草

4. 气滞血瘀

证候：月经停闭不行，胸胁、乳房胀痛，精神抑郁，少腹胀痛拒按，烦躁易怒，舌紫暗有瘀点，脉沉弦而涩。

治法：理气活血，祛瘀通经。

方药：血府逐瘀汤。

当归　川芎　生地黄　赤芍　桃仁　红花　柴胡　枳壳　甘草　桔梗　牛膝

5. 痰湿阻滞

证候：月经延后，经量少，色淡质黏腻，渐至月经停闭，伴形体肥胖，胸闷泛恶，神疲倦怠，纳少痰多或带下量多，色白；苔腻，脉滑。

治法：健脾燥湿化痰，活血调经。

方药：四君子汤合苍附导痰丸。

人参　茯苓　白术　甘草　苍术　香附　陈皮　法半夏　胆南星　枳壳　生姜　神曲　当归　川芎

八、预防与调护

1. 正确处理产程，防止产后大出血，注意精神调摄，保持精神乐观，情绪稳定，避免暴怒、过度紧张和压力过大。
2. 采取避孕措施，避免多次人流或刮宫。
3. 饮食适宜，少食辛辣、油炸、油腻之品。
4. 经行之际，避免冒雨涉水，忌食生冷。
5. 适当参加体育活动，避免剧烈运动，注意营养。
6. 不宜长期服用某些药物，如避孕药、减肥药等。

第四十九节　盆腔炎

盆腔炎性疾病（PID）指女性上生殖道及其周围组织感染引起的一组疾病，主要包括子宫内膜炎、输卵管炎、输卵管卵巢脓肿（TOA）和盆腔腹膜炎。通常，PID可局限于某一个部位，也可同时累及几个部位，其中最常见的是输卵管炎和输卵管卵巢炎。PID多发生在性活跃期、有月经的妇女，而初潮前、绝经后或未婚者很少发生，如若发生盆腔炎也往往是邻近器官炎症的扩散。

根据临床特点，本病在中医中，散见于"带下病""热入血室""妇人腹痛""癥瘕""不孕""产后发热"等病证范畴。

一、西医病因与发病机制

1. 病原体

包括外源性病原体（如淋病奈瑟菌、沙眼衣原体）与内源性病原体（阴道的菌群，包括需氧菌及厌氧菌），常为混合感染。

2. 感染途径

（1）沿生殖器黏膜上行蔓延　淋病奈瑟菌、沙眼衣原体及葡萄球菌沿此途径扩散。

（2）经淋巴系统蔓延　是产褥感染、流产后感染及放置宫内节育器后感染的主要传播途径，多见于链球菌、大肠杆菌、厌氧菌感染。

（3）经血循环传播　为结核菌感染的主要途径。

（4）直接蔓延　腹腔其他脏器感染后，直接蔓延到内生殖器，如阑尾炎可引起右侧输卵管炎。

3. 高危因素

年龄（高发年龄15～25岁）、性活动、下生殖道感染、宫腔内手术操作后感染、性卫生不良、邻近器官炎症直接蔓延、盆腔炎性疾病再次急性发作。

4. 病理及发病机制

（1）急性子宫内膜炎及急性子宫肌炎。

（2）急性输卵管炎、输卵管积脓、输卵管卵巢脓肿。

(3) 急性盆腔腹膜炎。

(4) 急性盆腔结缔组织炎。

(5) 败血症及脓毒血症。

(6) 肝周围炎（Fitz–Hugh–Curtis 综合征）。

5. 盆腔炎性疾病后遗症

若盆腔炎性疾病未得到及时正确的治疗，可能会发生一系列后遗症。主要病理改变为组织破坏、广泛粘连、增生及瘢痕形成，导致：①输卵管阻塞、输卵管增粗。②输卵管卵巢粘连形成输卵管卵巢肿块。③若输卵管伞端闭锁、浆液性渗出物聚集形成输卵管积水；或输卵管积脓或输卵管卵巢脓肿的脓液吸收，被浆液性渗出物代替形成输卵管积水或输卵管卵巢囊肿。④盆腔结缔组织表现为主，骶韧带增生、变厚，若病变广泛，可使子宫固定。盆腔炎的后遗症包括盆腔炎性疾病反复发作、慢性盆腔痛、不孕症和异位妊娠。

二、中医病因病机

由于产后、流产后、宫腔内手术后，或经期卫生保健不当之际，邪毒乘虚侵袭，稽留于冲任及胞宫脉络，与气血相搏结，邪正交争，而发热疼痛，邪毒炽盛则酿脓为腐，甚至热入血室。

1. 急性盆腔炎

（1）**热毒炽盛** 经期、产后、流产后，手术损伤，体弱胞虚，气血不足，房室不节，邪毒内侵，客于胞宫，滞于冲任，化热酿毒，致高热腹痛不宁。

（2）**湿热瘀结** 经行产后，余血未净，湿热内侵，与余血相搏，冲任脉络阻滞，瘀结不畅，则瘀血与湿热内结，滞于少腹，则腹痛带下日久，缠绵难愈。

2. 盆腔炎性后遗症

（1）**气滞血瘀** 七情内伤，肝气郁结，或外感湿热之邪，余毒未清，滞留于冲任胞宫，气机不畅，瘀血内停，脉络不通。

（2）**寒湿凝滞** 素体阳虚，下焦失于温煦，水湿不化，寒湿内结，或寒湿之邪乘虚侵袭，与胞宫内余血浊液相结，凝结瘀滞。

（3）**气虚血瘀** 素体虚弱，或正气内伤，外邪侵袭，留注于冲任，血行不畅，瘀血停聚；或久病不愈，瘀血内结，日久耗伤，正气亏乏，致气虚血瘀证。

三、临床表现

1. 症状

盆腔炎可因炎症轻重及范围大小而有不同的临床表现。轻者无症状或症状轻微。常见症状为下腹痛、发热、阴道分泌物增多。腹痛为持续性，活动或性交后加重。若病情严重可有寒战、高热、头痛、食欲缺乏。月经期发病可出现经量增多，经期延长。若有腹膜炎，则出现消化系统症状，如恶心、呕吐、腹胀、腹泻等。若有脓肿形成，可有下腹部包块及局部压迫刺激症状；包块位于子宫前方可出现膀胱刺激症状，如排尿困难、尿频，若引起膀胱肌炎还可有尿痛等；包块位于子宫后方可有直肠刺激症状；若在腹膜外可致腹泻、里急后重感和排便困难。若有输卵管炎症的症状及体征并同时有右上腹疼痛者，应怀疑有肝周围炎。盆腔炎的后遗症，患者可出现盆腔炎反复发作、慢性盆腔痛、不孕症和异位妊娠。

2. 体征

患者体征差异较大，轻者无明显异常发现，或妇科检查仅发现宫颈举痛或宫体压痛或附件区压痛。严重病例呈急性病容，体温升高，心率加快，下腹部有压痛、反跳痛及肌紧张，甚至出现腹胀，肠鸣音减弱或消失。

阴道可见脓性臭味分泌物；宫颈充血、水肿。穹隆触痛明显；宫颈举痛；宫体稍大，有压痛，活动受限；子宫两侧压痛明显。若为单纯输卵管炎，可触及增粗的输卵管，压痛明显。若为输卵管积脓或输卵管卵巢脓肿，则可触及包块且压痛明显，不活动。宫旁结缔组织炎时，可扪及宫旁一侧或两侧片状增厚，或两侧宫底韧带高度水肿、增粗，压痛明显。

四、诊断与鉴别诊断

1. 诊断

盆腔炎性疾病的诊断标准（2006 年美国 CDC 诊断标准）：

(1) 最低标准 宫颈举痛或子宫压痛或附件压痛。

(2) 附加标准 体温超过38.3℃（口表）；宫颈或阴道异常黏液脓性分泌物；阴道分泌物0.9%氯化钠溶液涂片见到大量白细胞；红细胞沉降率升高；血C反应蛋白升高；实验室证实的宫颈淋病奈瑟菌或衣原体阳性。

(3) 特异标准 子宫内膜活检组织学证实子宫内膜炎；阴道超声或磁共振检查显示输卵管增粗、输卵管积液，伴或不伴有盆腔积液、输卵管卵巢肿块，以及腹腔镜检查发现PID征象。

最低诊断标准提示性活跃的女性或者具有性传播疾病的高危人群，若出现下腹痛，并可排除其他引起下腹痛的原因，妇科检查符合最低诊断标准，即可给予经验性抗生素治疗。

附加标准可增加诊断的特异性，多数盆腔炎性疾病患者有宫颈黏液脓性分泌物，或阴道分泌物在0.9%生理盐水涂片中见到大量白细胞，若宫颈分泌物正常且镜下看不到白细胞，盆腔炎性疾病的诊断需谨慎。

特异标准基本可诊断盆腔炎性疾病，但因检查有创或费用较高，该标准仅适用于一些有选择的病例。

在做出盆腔炎性疾病的诊断后，还需进一步明确病原体。

2. 鉴别诊断

应与急性阑尾炎、输卵管妊娠流产或破裂、卵巢囊肿蒂扭转或破裂等急症相鉴别。

五、西医治疗

1. 药物治疗

主要为抗生素药物治疗。抗生素治疗可清除病原体，改善症状及体征，减少后遗症。经恰当的抗生素积极治疗，绝大多数PID能彻底治愈。抗生素的治疗原则：经验性、广谱、及时及个体化。

2. 手术治疗

经长期非手术治疗无效而症状明显或反复急性发作者，或已形成较大炎性包块者；脓肿持续存在；脓肿破裂，可采用手术治疗。

3. 物理疗法

对于炎症后期，温热的良性刺激可促进盆腔局部血液循环，改善组织的营养状态，提高新陈代谢，以利炎症的吸收和消退。常用的有短波、超短波、离子透入（可加入各种药物如青霉素、链霉素等）、蜡疗等。

六、中医辨证治疗

1. 热毒炽盛

证候：高热腹痛，恶寒或寒战，下腹疼痛拒按，咽干口苦，大便秘结，小便短赤，带下量多，色黄，或赤白相间，质稠，如脓血，味臭秽，月经量多或淋沥不净；舌红，苔黄厚，脉滑数。

治法：清热解毒，利湿排脓。

方药：五味消毒饮合大黄牡丹汤。

金银花 野菊花 蒲公英 紫花地丁 紫背天葵 大黄 牡丹皮 桃仁 冬瓜仁 芒硝

若热毒已入营血，高热神昏，烦躁谵语，下腹痛不减，斑疹隐隐，舌红绛，苔黄燥，脉弦细数，方宜清营汤加减。

若热入心包，症见壮热不退，神昏谵语者，甚至昏迷，面色苍白，四肢厥冷，舌红绛，脉微而数，方宜安宫牛黄丸，或紫雪丹。

2. 湿热瘀结

证候：下腹部疼痛拒按，或胀满，热势起伏，寒热往来，带下量多、色黄、质稠、味臭秽，经量增多，经期延长，淋沥不止，大便溏或燥结，小便短赤；舌红有瘀点，苔黄厚，脉弦滑。

治法：清热利湿，化瘀止痛。

方药：仙方活命饮加薏苡仁、冬瓜仁。

金银花 甘草 当归 赤芍 穿山甲 皂角刺 天花粉 贝母 防风 白芷 陈皮 乳香 没药

若少腹隐痛，或腹痛偶拒按，痛连腰骶，低热起伏，经行或劳累时加重，带下增多，色黄黏稠，胸闷纳呆、口干不欲饮，大便溏，或秘结，小便黄赤，舌胖大，色红，苔黄腻，脉弦数或滑数，方用银甲丸或当归芍药散加丹参、毛冬青、忍冬藤、田七片。

另外，对于盆腔炎性后遗症，可参考以下证候治疗。

1. 寒湿凝滞

证候：少腹冷痛，得温则舒或坠胀疼痛，月经后期，量少色暗有块，白带增多；舌略胖，色滞，苔白腻，脉沉迟。

治法：温经散寒，活血化瘀。

方药：少腹逐瘀汤。

小茴香 干姜 延胡索 没药 当归 川芎 官桂 赤芍 蒲黄 五灵脂

2. 气滞血瘀

证候：少腹胀痛或刺痛，带下增多，经行腹痛，血块排出则痛减，经前乳胀，情志抑郁；舌暗滞，有瘀点或瘀斑，苔薄，脉弦弱。

治法：理气活血，消癥散结。

方药：膈下逐瘀汤。

当归 川芎 赤芍 桃仁 红花 枳壳 延胡索 五灵脂 乌药 香附 丹皮 甘草

3. 气虚血瘀

证候：下腹部疼痛结块，缠绵日久，痛连腰骶，经行加重，经血量多有块，带下量多，精神不振，疲乏无力，食少纳呆；舌体暗红，有瘀点、瘀斑，苔白，脉弦涩无力。

治法：益气健脾，化瘀散结。

方药：理冲汤。

生黄芪 党参 白术 山药 天花粉 知母 三棱 莪术 生鸡内金

七、预防与调护

1. 注意性生活卫生。
2. 及时治疗下生殖道感染。
3. 加强公共卫生宣教，注意经期、孕期及产褥期卫生。提高妇科生殖道手术操作技术，严格遵守无菌操作规程，术后做好护理，预防感染。增强体质，提高机体抗病能力。积极彻底治愈急性盆腔炎，防止转为慢性。
4. 严格掌握妇科手术指征，做好术前准备。
5. 及时治疗盆腔炎性后遗症，防止后遗症的复发。

第五十节　先兆流产

流产是指妊娠不足28周、胎儿体重不足1000g而终止者。其中流产发生于妊娠12周前者称早期流产，发生在妊娠12周至不足28周者称晚期流产。

先兆流产表现为妊娠期间阴道少量出血，时出时止，或淋沥不断，而无腰酸、腹痛、小腹下坠者，中医归属于"胎漏"，亦称"胞漏"或"漏胎"。

妊娠期出现腰酸、腹痛、小腹下坠，或伴有少量阴道出血者，称为"胎动不安"。

妊娠在12周以内，胚胎自然殒堕者，称堕胎。

妊娠12至28周内，胎儿已成形而自然殒堕者，称小产。

堕胎或小产连续发生3次或3次以上者，称为"滑胎"，又称"屡孕屡堕""数堕胎"。

一、西医病因与发病机制

1. 遗传因素

胚胎染色体异常。

2. 母体因素

孕妇患传染病、全身感染、细菌毒素和病毒感染；孕妇患严重贫血、心力衰竭、高血压、慢性肾炎等疾病；生殖器官畸形、盆腔肿瘤（子宫肌瘤、卵巢肿瘤等）；黄体功能不足、甲状腺功能亢进或低下、糖尿病等；创伤刺激（严重休克、子宫创伤、精神创伤）；过量饮酒、吸烟、饮咖啡及吸毒等。免疫功能异常。

3. 免疫因素

4. 环境因素

二、中医病因病机

1. 胎元因素

2. 母体因素

肾虚、血热、气血虚弱和血瘀导致的冲任损伤、胎元不固。

三、临床表现

1. 先兆流产

先兆流产指妊娠28周前，出现少量阴道流

血和（或）下腹疼痛，宫口未开，胎膜未破，妊娠物尚未排出，子宫大小与停经周数相符者；先兆流产临床表现常为停经后有早孕反应，出现阴道少量流血，或时下时止，或淋沥不断，色红，持续数日或数周，无腹痛或有轻微下腹胀痛、腰痛及下腹坠胀感。

2. 难免流产

难免流产是由先兆流产发展而来，继续妊娠已不可能。主要表现为阴道出血量多，常超过正常月经量，或阵发性腹痛加重，腰痛如折，阴道流水（胎膜已破）。妇科检查发现子宫颈口已扩张，可见胚胎组织或胎囊堵塞于子宫颈口，子宫大小与停经月份相符或略小。

3. 不全流产

不全流产指妊娠物已部分排出体外，尚有部分残留宫腔内，影响子宫收缩，致流血持续不止，甚至流血过多而发生休克。妇科检查发现子宫颈口已扩张，不断有血液自宫颈口流出，有时可见胎盘组织堵塞于宫颈口或部分妊娠物已排出，而部分仍留在宫腔内，一般子宫小于停经月份。

4. 完全流产

完全流产指妊娠物已全部排出，阴道流血逐渐停止，腹痛亦随之消失。妇科检查发现子宫颈口已关闭，子宫接近正常大小。

四、实验室及其他检查

1. B型超声波检查

对疑为先兆流产者，根据妊娠囊的形态，有无胎心搏动，确定胚胎或胎儿是否存活，以指导正确的治疗方法。若妊娠囊形态异常或位置下移，预后不良。不全流产及稽留流产均可借助B型超声波检查协助确诊。

2. 妊娠试验

临床多采用尿早孕诊断试纸法，对诊断妊娠有价值。为进一步了解流产的预后，多选用各种敏感方法连续测定血HCG的水平，正常妊娠6～8周时，其值每日应以66%的速度增长，若48小时增长速度小于66%，提示妊娠预后不良。

3. 孕激素测定

测定血孕酮水平，能协助诊断先兆流产的预后。

五、诊断与鉴别诊断

1. 诊断要点

有无停经史，有无阴道流血及腹痛。

2. 鉴别诊断

（1）流产不同类型的鉴别要点

表9-18 流产不同类型的鉴别要点

流产类型	症状			妇科检查		辅助检查	
	出血	下腹痛	妊娠物排出	宫颈口	子宫大小	妊娠试验	B超检查
先兆流产	少	轻	无	闭合	与孕周相符	+	胚胎存活
难免流产	中→多	加剧	无	扩张	相符或略小	+或-	胚胎堵在宫口
不全流产	少→多	减轻	部分排出	扩张或有物堵塞	小于孕周	+或-	排空或有
完全流产	少→无	无	全部排出	闭合	正常或稍大	+或-	宫内无妊娠物

（2）疾病鉴别

1）异位妊娠：有腹痛、停经、不规则阴道出血症状，妇科检查宫颈有举痛，附件可触及包块，压痛，B超检查宫内无胚胎，宫外有包块或孕囊，尿妊娠试验阳性，后穹隆穿刺抽出不凝血。

2）葡萄胎：停经后阴道不规则出血，恶心、呕吐较重，子宫大于孕周，血HCG检查明显升高，B超检查不见胎体及胎盘的反射图像，只见雪花样影像称为"落雪状"改变。

3）功能失调性子宫出血：可引起阴道不规则流血，一般无停经史，无早孕反应，尿妊娠试验阴性，B超检查无宫内外妊娠迹象。

4）子宫肌瘤：子宫增大可不均匀，且子宫硬，一般无停经史，无早孕反应，尿妊娠试验阴性，可借助血 HCG 和 B 超检查鉴别。

六、西医治疗

卧床休息，减少活动，禁止性生活，避免不必要的阴道检查。

黄体功能不全的患者，黄体酮肌注每日或隔日 1 次，每次 10~20mg；绒毛膜促性腺激素肌肉注射，隔日 1 次，每次 2000U；也可口服维生素 E 保胎治疗。甲状腺功能低下者，可口服小剂量甲状腺片。

经治疗症状不缓解或反而加重者，应进行 B 超及血 HCG 测定，根据情况，给予相应处理。

七、中医辨证治疗

1. 肾虚

证候：妊娠期，阴道少量出血，色淡红或暗红，或伴腰酸腹坠痛，头晕耳鸣，小便频数而清长，或曾屡孕屡堕；舌淡苔白，脉沉滑尺弱。

治法：补肾健脾，益气安胎。

方药：寿胎丸加味。

菟丝子　桑寄生　续断　阿胶　党参　白术　白芍　甘草　荆芥炭　莲房炭　苎麻根

2. 气血虚弱

证候：妊娠期，阴道少量出血，色淡红质稀，或伴小腹空坠隐痛、腰酸，面色㿠白，心悸气短，神疲肢倦，舌质淡，苔薄白，脉细滑无力。

治法：益气养血，固肾安胎。

方药：胎元饮加味。

人参　当归　杜仲　熟地黄　白术　白芍　炙甘草　陈皮

3. 血热

证候：妊娠期，阴道少量出血，色红或深红，或腰腹坠胀作痛，不喜温按，心烦少寐，渴喜冷饮，手足心热，便秘溲赤，舌质红，苔黄，脉滑数。

治法：滋阴清热，养血安胎。

方药：保阴煎加味。

生地黄　熟地黄　黄芩　黄柏　白芍　山药　续断　甘草　桑寄生　苎麻根

4. 血瘀

证候：妊娠期，阴道少量流血，色红或暗红，质黏稠，或伴小腹疼痛拒按，舌暗红，或有瘀斑，脉弦滑。

治法：祛瘀消癥，固冲安胎。

方药：桂枝茯苓丸合寿胎丸加减。

桂枝　茯苓　桃仁　赤芍　丹皮　菟丝子　续断　桑寄生　党参　当归　熟地黄　黄芪　阿胶

5. 外伤

证候：妊娠期，跌仆闪挫，或劳累过度，致阴道少量出血，腰酸，或伴小腹坠痛，舌质正常，脉滑无力。

治法：益气养血，固肾安胎。

方药：圣愈汤。

人参　黄芪　当归　熟地黄　白术　川芎　白芍

第五十一节　异位妊娠

受精卵在子宫体腔以外着床称为异位妊娠，俗称为宫外孕。实际上两者稍有差别，后者仅指子宫以外的异常位置妊娠，不包括子宫颈妊娠和子宫残角妊娠。异位妊娠根据受精卵种植部位不同分为：输卵管妊娠、卵巢妊娠、腹腔妊娠、阔韧带妊娠、宫颈妊娠等。临床 95% 的异位妊娠为输卵管妊娠，其中以输卵管壶腹部最多见，约占 78%，其次为峡部、伞部，间质部较少见。本节主要介绍输卵管妊娠。

一、西医病因与发病机制

1. 病因

（1）输卵管炎症：是异位妊娠的主要病因。

（2）输卵管妊娠史或手术史。

（3）输卵管发育不良或功能异常。

（4）与辅助生殖技术的应用有关。

（5）宫内节育器避孕失败。

（6）输卵管周围肿瘤压迫影响受精卵运行。

2. 发病机制

（1）输卵管妊娠结局

①输卵管妊娠流产：多见于输卵管壶腹部妊娠，多在妊娠 8~12 周发病。

②输卵管妊娠破裂：输卵管肌层血运丰富，如破裂可造成迅速、大量出血，处理不及时可发生休克，甚至危及生命。

③继发性腹腔妊娠：输卵管妊娠流产或破裂，胚囊排到腹腔偶尔存活，继续发育形成继发性腹腔妊娠。

④陈旧性宫外孕：输卵管妊娠流产或破裂，长期反复出血形成血肿不消散，机化变硬与周围粘连，称作陈旧性宫外孕。

(2) 子宫的变化　和正常妊娠一样，月经停止来潮，子宫增大变软，内膜亦受激素影响而发生蜕膜反应，蜕膜剥离可发生阴道出血。

二、中医病因病机

中医认为该病发病与少腹宿有瘀滞，冲任不畅，或先天肾气不足等有关。由于孕卵未能移行胞宫，在输卵管内发育，以致胀破脉络，阴血内溢于少腹，发生血瘀、血虚、厥脱等一系列证候。

1. 气虚血瘀

素禀肾气不足，或早婚、房事不节，损伤肾气，或素体虚弱，饮食劳倦伤脾，中气不足，气虚运血无力，血行瘀滞，以致孕卵不能及时运达胞宫，而成异位妊娠。

2. 气滞血瘀

素性抑郁，或忿怒过度，气滞而致血瘀，或经期产后，余血未尽，不禁房事，或感染邪毒，以致血瘀气滞，气滞血瘀，胞脉不畅，孕卵阻滞，不能运达胞宫，而成异位妊娠。

三、临床表现

1. 症状

(1) 停经　临床有 20%～30% 患者无明显停经史。

(2) 腹痛　为输卵管妊娠主要症状。输卵管妊娠破裂或流产时出现一侧下腹部撕裂样疼痛，常伴有恶心、呕吐。

(3) 阴道出血　常有不规则阴道出血，色暗红、量少、淋沥不尽，一般不超过月经量，随出血可排出蜕膜管型或碎片。

(4) 晕厥休克　急性腹腔内出血及剧烈腹痛导致。

(5) 腹部包块

2. 体征

(1) 一般情况　腹腔内出血多时呈贫血貌。失血性休克时，患者面色苍白，四肢湿冷，脉搏快而细弱，血压下降。体温一般正常或略低，腹腔内血液吸收时体温可略升高。

(2) 腹部检查　下腹有明显压痛、反跳痛，尤以患侧为著，但腹肌紧张较轻，内出血多时可出现移动性浊音。少数患者下腹部可触及包块。

(3) 盆腔检查　阴道内可有少量暗红色血液，后穹隆可饱满、触痛，宫颈可有举痛或摆痛，子宫相当于停经月份或略大而软，宫旁可触及有轻压痛的包块。内出血多时，子宫有漂浮感。

HCG 值测定、孕酮测定、B 型超声诊断、腹腔镜检查、阴道后穹隆穿刺、诊断性刮宫等有助于诊断。

四、实验室及其他检查

HCG 值测定、孕酮测定、B 型超声检查、腹腔镜检查、阴道后穹隆穿刺、诊断性刮宫等有助于诊断。

五、诊断与鉴别诊断

1. 诊断

输卵管妊娠未发生流产或破裂前，临床表现不明显，诊断较困难，应结合以下辅助检查，协助尽早诊断。

(1) 血 β-HCG 定量　异位妊娠时，该值通常低于同期正常宫内妊娠。

(2) 血孕酮定量　输卵管妊娠时，孕酮一般偏低。

(3) 超声检查　有助于诊断异位妊娠，阴道超声优于腹部超声。超声与血 β-HCG 结合对确诊帮助很大。

(4) 阴道后穹隆穿刺　适用于疑有腹腔内出血的患者，可抽出不凝血液。

(5) 腹腔镜检查术　是诊断的"金标准"。

2. 鉴别诊断

应与流产、急性输卵管炎、急性阑尾炎、卵

巢囊肿蒂扭转、黄体破裂相鉴别。

六、西医治疗

1. 手术治疗

分为保守手术和根治手术。前者保留患侧输卵管，后者切除患侧输卵管。手术治疗适应证：①生命体征不稳定或有腹腔内出血征象者；②病情有进展（如HCG＞3000IU/L或持续升高，有胎心搏动，附件区包块大）；③诊断不明确者；④随诊不可靠者；⑤药物治疗禁忌或无效者。

2. 药物治疗

（1）应用药物治疗的条件 ①无药物治疗禁忌；②输卵管妊娠未破裂；③妊娠囊直径≤4cm；④HCG＜2000IU/L；⑤无明显内出血。

（2）方法 主要为化学药物治疗，常用甲氨蝶呤（MTX）。常用剂量0.4mg/（kg·d），肌肉注射，5天一个疗程。或者单次给药50mg/m²体表面积。治疗第4天和第7天复查血β-HCG，若下降＜15%，重复剂量给药，而后每周复查。药物治疗未必均能成功，故治疗期间应该随诊超声及检测β-HCG水平。如药物治疗无效或病情加重，甚至发生内出血，随时准备手术。并要注意化学药物的毒副反应。

七、中医辨证治疗

应用中医药治疗也要满足上述药物治疗的条件，根据病情的发展，病情急重的尚需要中西医结合治疗。异位妊娠辨证主要是少腹血瘀之实证，治疗始终以活血化瘀为主，要根据疾病不同时期遣方用药。仍遵循急则治标，缓则治本的原则。

1. 未破损期

指输卵管妊娠尚未破损者。

证候：停经后可有早孕反应，或下腹一侧有隐痛，双合诊可触及一侧附件有软性包块，有压痛，尿妊娠试验为阳性，脉弦滑。

治法：活血化瘀，消癥杀胚。

方药：宫外孕Ⅱ号方。

丹参 赤芍 桃仁 三棱 莪术 蜈蚣 全蝎 紫草

2. 已破损期

指输卵管妊娠流产或破裂者。临床有休克型、不稳定型及包块型。

（1）休克型 输卵管妊娠破裂后引起急性大量出血，有休克征象者。

证候：突发下腹剧痛，面色苍白，四肢厥逆，或冷汗淋漓，恶心呕吐，血压下降或不稳定，有时烦躁不安，脉微欲绝或细数无力，并有腹部及妇科检查的体征（详见诊断部分的有关内容）。

治法：益气固脱，活血祛瘀。

方药：生脉散合宫外孕Ⅰ号方。

赤芍 丹参 桃仁 人参 麦冬 五味子

（2）不稳定型 输卵管妊娠破损后时间不长，病情不够稳定，有再次发生内出血可能者。

证候：腹痛拒按，腹部有压痛及反跳痛，但逐渐减轻，可触及界限不清的包块，兼有少量阴道流血，血压平稳，脉细缓。

治法：活血祛瘀，佐以益气。

方药：宫外孕Ⅰ号方加党参、黄芪。

赤芍 丹参 桃仁

（3）包块型 指输卵管妊娠破损时间较长，腹腔内血液已形成血肿包块者。

证候：腹腔血肿包块形成，腹痛逐渐减轻，可有下腹坠胀或便意感，阴道出血逐渐停止，脉细涩。

治法：活血祛瘀消癥。

方剂：宫外孕Ⅱ号方。

丹参 赤芍 桃仁 三棱 莪术 蜈蚣 全蝎 紫草

八、预后转归

根据妊娠部位，就诊时间，诊断处理是否及时得当，预后不一。早期诊断，得到适当治疗，预后较好，病情重，就诊不及时，可危及生命。输卵管妊娠后，10%患者可再患输卵管妊娠，50%~60%患者继发不孕。

九、预防与调护

1. 减少宫腔手术及人工流产，避免产后及流产后感染。

2. 积极治疗盆腔炎及盆腔肿瘤等疾病。

3. 对有盆腔炎病史，放置宫内节育器，出现停经要警惕异位妊娠的发生。

4. 对疑诊异位妊娠患者，建议入院观察，尽量卧床休息，少活动，清淡饮食，保证大小便通畅，做好疾病宣教。

5. 出现内出血休克的患者，首先开放静脉通路，积极抢救休克，准备手术。

第五十二节 产褥感染

产褥感染指分娩及产褥期内生殖道受病原体侵袭而引起的局部或全身的感染。发病率为6%。产褥病率是指分娩24小时以后的10日内，用口表每日测量体温4次，间隔时间4小时，有2次体温≥38℃。产褥病率常由产褥感染引起，但也可由生殖道以外感染如急性乳腺炎、上呼吸道感染、泌尿系统感染、血栓静脉炎等原因所致。本病散见于中医的"产后发热""产后恶露不绝""产后腹痛""产后痉病"中。

一、西医病因与发病机制

1. 诱因

产妇体质虚弱、营养不良、孕期贫血、妊娠晚期性生活、胎膜早破、羊膜腔感染、慢性疾病、产科手术操作、产程延长、产前产后出血过多。

2. 病原体种类

（1）外源性 以性传播疾病的病原体为主，如支原体、衣原体、淋病奈瑟菌等。

（2）内源性 孕期及产褥期生殖道内寄生大量需氧菌、厌氧菌、假丝酵母菌及支原体等，以厌氧菌为主。许多非致病菌在特定环境下可致病，称为条件致病菌。

3. 感染途径

（1）外源性感染 外界病原菌进入产道所致的感染。可通过消毒不严或被污染的衣物、用具、各种手术器械及临产前性生活等途径侵入机体。

（2）内源性感染 寄生于产妇阴道内的细菌，在一定的条件下，其繁殖能力增强，或机体抵抗力下降，使原本不致病的细菌转化为致病菌引起感染。

二、中医病因病机

1. 感染邪毒

产后血室正开，胞脉空虚，若产时接生不慎，或产后护理不洁，邪毒乘虚入侵直犯胞宫，正邪交争可致发热。产后正虚，若邪毒炽盛，与血相搏，则传变迅速，热入营血，甚则逆传心包，出现危重症。

2. 血瘀

产后情志不遂，或为寒邪所客，瘀阻冲任，产后恶露不畅，当下不下，瘀血停滞，阻碍气机，营卫不通，郁而发热。

三、临床表现

主要症状为发热、下腹疼痛、异常恶露。

1. 急性外阴、阴道、宫颈炎

分娩时由于会阴部损伤或手术产而导致感染，表现为局部伤口红肿，伤口裂开，有脓性分泌物，严重时出现发热。若向深部蔓延，可引起盆腔结缔组织炎。

2. 急性子宫内膜炎、子宫肌炎

病原体经胎盘剥离面侵入，扩散到子宫蜕膜层称子宫内膜炎，侵入子宫肌层称子宫肌炎，两者常伴发。若为子宫内膜炎，子宫内膜充血、坏死，阴道内见大量脓性分泌物且有臭味。若为子宫肌炎，腹痛，恶露增多，呈脓性，子宫压痛明显，子宫复旧不良，可伴发高热、寒战、头痛、白细胞明显增高等全身感染症状。

3. 急性盆腔结缔组织炎、急性输卵管炎

病原体沿子宫旁淋巴或血行达宫旁组织，出现急性炎性反应而形成炎性包块，同时波及输卵管，形成急性输卵管炎。表现为下腹痛，伴肛门坠胀，可伴寒战、高热、心率增加等全身症状。下腹部压痛明显、反跳痛、肌紧张；宫旁一侧或两侧结缔组织增厚、压痛，可触及炎性包块，严重时形成"冰冻骨盆"。

4. 急性盆腔腹膜炎及弥漫性腹膜炎

炎症继续发展，扩散至子宫浆膜，形成盆腔腹膜炎。继而发展成弥漫性腹膜炎，出现全身中毒症状，高热、恶心呕吐、腹胀，下腹部出现明显压痛、反跳痛。可形成肠粘连，脓肿。

5. 血栓性静脉炎

厌氧菌是常见的致病菌，病变常为单侧性，患者多于产后 1~2 周，出现下肢持续性疼痛，局部静脉压痛或触及硬索状，若静脉回流受阻，可引起下肢水肿，出现"股白肿"。彩色超声多普勒检查可协助诊断。

6. 脓毒血症及败血症

表现为持续高热、寒战、全身明显中毒症状，可危及生命。

四、实验室及其他检查

B 型超声、彩色超声多普勒、CT、磁共振成像等检测手段能对产褥感染形成的炎性包块、脓肿以及静脉血栓做出定位及定性诊断。血、尿常规检查，血清 C 反应蛋白检测，有助于早期感染的诊断。

五、诊断与鉴别诊断

1. 诊断

（1）病史　详细询问病史及分娩经过，排除引起产褥病率的其他疾病。

（2）全身及局部体检　仔细检查腹部、盆腔及会阴伤口，确定感染的部位和严重程度。

（3）确定病原体　病原体培养，分泌物涂片检查，病原体抗原和特异抗体检查。

2. 鉴别诊断

主要与上呼吸道感染、急性乳腺炎、泌尿系感染相鉴别。

六、西医治疗

1. 支持疗法　加强营养，增强抵抗力，纠正贫血与电解质紊乱。

2. 处理感染灶　清除宫腔残留物，脓肿切开引流，采取半卧位以利于引流。

3. 应用抗生素　按药敏试验选用广谱高效抗生素。中毒症状严重者，可短期加用肾上腺糖皮质激素，提高机体应激能力。

4. 适量选用抗凝药物　对血栓性静脉炎者，在应用大量抗生素的同时，加用肝素、尿激酶，用药期间监测凝血功能。口服双香豆素、阿司匹林等。

5. 手术治疗　子宫感染严重，药物治疗无效，炎症继续扩散时，应及时行子宫全切术，清除感染源，抢救患者生命。

七、中医辨证治疗

1. 感染邪毒

证候：产后高热寒战，小腹疼痛拒按，恶露量多或少，色紫暗如败酱，有臭气，心烦口渴，尿少色黄，大便燥结，舌红，苔黄而干，脉数有力。

治法：清热解毒，凉血化瘀。

方药：五味消毒饮合失笑散加味或解毒活血汤加减。

金银花　野菊花　蒲公英　紫花地丁　紫背天葵　蒲黄　五灵脂

若高热不退，烦渴引饮，大便燥结，恶露不畅，秽臭如脓，小腹疼痛拒按，甚则全腹满痛，神昏谵语，舌紫暗，苔黄而燥，脉滑数者，为热结在里，应急下存阴，方用大黄牡丹汤。

2. 热入营血

证候：高热汗出，心烦不安，斑疹隐隐，舌红绛，苔黄燥，脉弦细数。

治法：清营解毒，凉血养阴。

方药：清营汤加味。

玄参　生地黄　麦冬　金银花　连翘　竹叶心　丹参　黄连　犀角

3. 热入心包

证候：壮热不退，神昏谵语，甚至昏迷，面色苍白，四肢厥冷，舌红绛，脉微而数。

治法：凉血托毒，清心开窍。

方药：清营汤送服安宫牛黄丸，或紫雪丹。也可用醒脑静、清开灵之类。

4. 血瘀

证候：产后乍寒乍热，恶露不下，或下亦甚少，色紫暗有块，小腹疼痛拒按，舌紫暗，或有瘀点瘀斑，脉弦涩有力。

治法：活血祛瘀，和营退热。

方药：生化汤。

当归　川芎　桃仁　黑姜　炙甘草　丹参　丹皮　益母草

八、预防与调护

1. 注意孕期卫生，保持外阴清洁，妊娠晚期避免盆浴及性交，加强营养，增强体质。
2. 治疗急性外阴炎、阴道炎及宫颈炎等并发症。
3. 避免胎膜早破、滞产、产道损伤与产后出血。
4. 产时严格无菌操作，减少不必要的阴道检查和手术操作。
5. 产后严密观察，对可能发生产褥感染者，可预防性应用抗生素。

第五十三节 子宫肌瘤

子宫肌瘤是女性生殖器最常见的良性肿瘤，多见于30～50岁妇女，20岁以下少见。

一、西医病因与发病机制

确切病因尚不清楚。相关因素有遗传因素、雌激素作用、孕激素作用。

1. 分类

（1）按生长部位分为宫体肌瘤和宫颈肌瘤。

（2）按与子宫肌壁的关系分为肌壁间肌瘤、浆膜下肌瘤和黏膜下肌瘤。

2. 肌瘤变性

肌瘤失去原有的典型结构称为肌瘤变性。常见有5种：

（1）玻璃样变 又称透明样变，最常见，肌瘤组织部分水肿变软，剖面旋涡状结构消失，代之以均匀透明样物质。

（2）囊性变 继玻璃样变后坏死，液化而形成多个囊腔，其间有结缔组织相隔，也可融合成大囊腔，腔内含清亮无色液体，凝固后呈胶冻状。

（3）红色样变 多发生于妊娠期或产褥期，可能为肌瘤内小血管退行性变引起血栓及溶血所致，是肌瘤的一种特殊类型的坏死。患者可有急性腹痛、发热，查体见肌瘤迅速增大、压痛等。

（4）肉瘤样变 发病率为0.4%～0.8%，多见于绝经后伴疼痛和出血的患者。

（5）钙化 多见于蒂部细小、血供不足的浆膜下肌瘤以及绝经后妇女的肌瘤。

二、中医病因病机

1. 气滞血瘀

情志不遂，肝失疏泄，气机不畅，或暴怒伤肝，肝郁气滞，血行受阻，瘀留胞宫，日久益增而为癥。

2. 寒湿凝滞

产时、产后、寒湿之邪乘虚入侵胞脉；经期冒雨涉水，过食生冷，致气血凝滞，瘀阻胞宫，日久渐增而成癥。

3. 痰湿瘀阻

饮食不节，嗜食肥甘生痰之品，或肝郁克脾，脾失健运，痰浊内生，痰停气滞，甚至血行受阻，脉络壅塞，痰浊与气血搏结，聚于胞宫而为癥。

4. 湿热夹瘀

经行、产后胞脉空虚，湿热之邪乘虚而入，或脾失健运，湿由内生，湿邪下流，郁于下焦，日久化热。湿热邪气阻滞气机，致瘀血内生，湿热瘀血互结，壅塞经脉，聚于胞宫，日渐增大，发为本病。

5. 阴虚血热

痰浊瘀血积聚胞宫，壅塞经脉，崩漏反复，营阴耗损，阴虚内热，热伤冲任，崩漏不愈。

三、临床表现

1. 常见症状

（1）月经异常 最常见症状，表现为月经量多，经期延长，或不规则阴道出血。

（2）下腹包块

（3）压迫症状 压迫膀胱出现尿频尿急；压迫肠道引起下腹坠胀、便秘；压迫宫颈部可出现排尿困难、尿潴留。

（4）其他 黏膜下肌瘤可引起阴道排液增多或有血性分泌物；浆膜下肌瘤蒂扭转可出现急性腹痛，肌瘤红色样变可有剧烈腹痛伴发热；长期出血可引起继发贫血等。

2. 体征

肌瘤大于孕3月子宫大小时，可在下腹部扪及实质性不规则肿块。妇科检查可发现子宫增大，表面不规则单个或多个结节或包块状突起，或触及单个球形肿块与子宫相连，质地硬。

四、实验室及其他检查

B型超声是常用的辅助检查，能区分子宫肌瘤与其他盆腔肿块。MRI可准确判断肌瘤大小、数目和位置。如有需要，还可选择宫腔镜、腹腔镜、子宫输卵管造影术等协助诊断。

五、诊断与鉴别诊断

1. 诊断

根据病史及体征诊断多无困难，B超是常用的辅助检查，能区分子宫肌瘤与其他盆腔肿块。MRI可准确判断肌瘤大小、数目和数量。

2. 鉴别诊断

应与下列疾病鉴别：

（1）妊娠 有停经史，早孕反应，尿HCG及B超可鉴别。

（2）卵巢肿瘤 一般无月经改变，B超可鉴别，难以鉴别时可在腹腔镜下明确。

（3）子宫腺肌病 有继发性、渐进性痛经病史，子宫多呈均匀增大，但很少超过孕3月子宫大小，质硬，亦可有经量增多等症状，B超检查可鉴别。

（4）子宫肥大症 多发生于经产妇，其子宫增大一般不超过孕2月子宫大小，外形规则、均匀、无结节，宫腔形态正常，B超有助于诊断。

（5）盆腔炎性包块

子宫附件炎性包块与子宫紧密粘连，尤其是输卵管结核，有时也需与子宫肌瘤相鉴别。盆腔炎性包块往往有急性或亚急性生殖道感染史。妇检以双侧性肿块为多，固定且压痛，质地较肌瘤软，B超检查有助于鉴别。

六、西医治疗

1. 药物

增大子宫似妊娠子宫2个月大小以内，症状不明显或较轻，近绝经年龄及全身情况不能适应手术者。主要用药有雄激素、促性腺激素释放激素类似物、米非司酮。

2. 介入治疗

要掌握好适应证及禁忌证。

3. 手术治疗

适用于肌瘤大于孕10周大小子宫或症状明显致继发性贫血者。有两种术式——肌瘤摘除术，子宫切除术。

七、中医辨证治疗

1. 气滞血瘀

证候：小腹包块坚硬，月经量少、经行不畅，精神抑郁，经前乳房胀痛，胸胁胀痛，或心烦易怒，腹有癥瘕，小腹胀痛或有刺痛；舌苔薄，舌边有瘀点或瘀斑，脉弦。

治法：行气活血，软坚散结。

方药：膈下逐瘀汤。

当归 川芎 赤芍 桃仁 红花 枳壳 玄胡 五灵脂 丹皮 乌药 香附 甘草

2. 寒湿凝滞

证候：小腹包块坚硬，月经后期、量少色暗有血块，或量多色暗，经期延长，下腹冷痛喜温，四末不温，带下多色白清稀，大便不坚；舌淡紫，苔薄白而润，脉沉紧。

治法：温经散寒，活血消癥。

方药：少腹逐瘀汤。

肉桂 小茴香 干姜 当归 川芎 玄胡 制没药 蒲黄 五灵脂 赤芍 艾叶 刘寄奴 吴茱萸

3. 痰湿瘀阻

证候：小腹有包块，月经后期，量少不畅，或量多有块，色紫暗，或夹黏稠白带，下腹胀满，脘痞多痰，形体肥胖；舌胖紫，苔白腻，脉沉滑。

治法：化痰除湿，活血消癥。

方药：开郁二陈汤加减。

半夏 陈皮 茯苓 青皮 香附 川芎 莪术 木香 槟榔 甘草 苍术 丹参 水蛭

4. 湿热夹瘀

证候：小腹包块，经行量多色红有血块，经期延长，下腹疼痛，腰骶酸痛下坠，时有发热，带下多色黄而臭；舌红苔黄腻，脉滑数。

治法：清热利湿，活血消癥。

方药：清宫消癥汤。

半枝莲　白花蛇舌草　皂角刺　夏枯草　败酱草　石见穿　紫草　莪术　三棱　桃仁　赤芍　丹参

5. 阴虚内热

证候：经行量不多，偶尔崩下，经色暗红，头晕心悸，腰酸，口干咽燥，大便干结；舌红苔薄，脉细数。

治法：养阴清热，凉血止血。

方药：清海丸。

熟地黄　山萸肉　山药　丹皮　五味子　麦冬　白术　白芍　龙骨　桑叶　地骨皮　玄参　沙参　石斛

第五十四节 小儿肺炎

肺炎系由不同病原体或其他因素所致的肺部炎症。临床以发热、咳嗽、气促、呼吸困难及肺部固定湿啰音为主要表现。发病季节以冬春二季为多发，寒冷地区发病率高。肺炎可发生在任何年龄，但以婴幼儿为多发。

一、临床表现

（一）轻症肺炎

轻症肺炎以呼吸系统症状为主，无全身中毒症状。

1. 症状　起病急，发病前多数有上呼吸道感染表现。以发热、咳嗽、气促为主要症状。热型不定，多为不规则发热，也可表现为弛张热或稽留热，新生儿及体弱儿可表现为不发热。咳嗽较频，早期为刺激性干咳，以后咳嗽有痰，痰色白或黄，新生儿、早产儿则表现为口吐白沫。气促多发生于发热、咳嗽之后，月龄＜2个月，呼吸≥60次/分；月龄2~12个月，呼吸≥50次/分；1~5岁，呼吸≥40次/分。气促加重，可出现呼吸困难，表现为鼻翼扇动、点头呼吸、三凹征等。

2. 体征　肺部体征早期可不明显或仅有呼吸音粗糙，以后可闻及固定的中、细湿啰音；若病灶融合，出现肺实变体征，则表现为语颤增强、叩诊浊音、听诊呼吸音减弱或管状呼吸音。新生儿肺炎肺部听诊仅可闻及呼吸音粗糙或减低，病程中亦可出现细湿啰音或哮鸣音。

（二）重症肺炎

重症肺炎除呼吸系统受累外，其他系统亦受累，且全身中毒症状明显。

1. 循环系统

常见心肌炎和心力衰竭。心力衰竭的表现为：①心率突然加快，超过180次/分；②呼吸突然加快，超过60次/分；③突然发生极度烦躁不安，明显发绀，皮肤苍白发灰，指（趾）甲微血管再充盈时间延长；④心音低钝，有奔马律，颈静脉怒张；⑤肝脏迅速增大；⑥颜面、眼睑或下肢水肿，尿少或无尿。具有前五项者即可诊断为心力衰竭（以上表现不包括新生儿）。重症革兰阴性杆菌感染还可发生微循环衰竭。

2. 神经系统

常见烦躁不安、嗜睡，或两者交替出现。继而出现昏迷，惊厥，前囟隆起，呼吸不规则，瞳孔对光反应迟钝或消失，及有脑膜刺激征。

3. 消化系统

常见食欲不振、呕吐、腹泻、腹胀等。重症肺炎可见中毒性肠麻痹，肠鸣音消失，腹胀严重时致使膈肌上升，压迫胸部，使呼吸困难加重。

二、实验室及其他检查

1. 外周血检查

（1）血白细胞检查　细菌性肺炎白细胞总数和中性粒细胞多增高，甚至可见核左移，胞浆有中毒颗粒；病毒性肺炎白细胞总数正常或降低，淋巴细胞增高，有时可见异型淋巴细胞。

（2）C反应蛋白（CRP）　细菌感染时，CRP浓度上升；非细菌感染时则上升不明显。

2. 病原学检查

（1）细菌培养和涂片　采取痰液、肺泡灌洗液、胸腔穿刺液或血液等进行细菌培养，可明确病原菌，同时应进行药物敏感试验。亦可做涂片染色镜检，进行初筛试验。

（2）病毒分离　应于起病7日内取鼻咽或气管分泌物标本做病毒分离，阳性率高，但需时间较长，不能做早期诊断。

（3）病原特异性抗体检测　发病早期血清中主要为 IgM 抗体，但持续时间较短；后期或恢复期抗体产生较多，以 IgG 为主，持续时间较长。因此，急性期特异性 IgM 测定有早期诊断价值；急性期与恢复期双份血清特异性 IgG 检测 4 倍以上增高或降低，对诊断有重要意义。

（4）细菌或病毒核酸检测　应用杂交或 PCR 技术，通过检测病原体特异性核酸（RNA 或 DNA）来发现相关的细菌或病毒，此法灵敏，可进行微量检测。

（5）其他试验　鲎珠溶解物试验有助于革兰阴性杆菌肺炎的诊断。

3. 血气分析

对重症肺炎有呼吸困难的患儿，可做 PaO_2、$PaCO_2$ 及血 pH 值测定，以此了解缺氧、酸碱失衡的类型及程度，有助于诊断、治疗和判断预后。

4. X 线检查

支气管肺炎可表现为点状或小斑片状肺实质浸润阴影，以两肺下野、心膈角区及中内带较多；也可见小斑片病灶部分融合在一起成为大片状浸润影，甚至可类似节段或大叶肺炎的形态。肺不张可见均匀致密的阴影，占据一侧胸部、一叶或肺段，阴影无结构，肺纹理消失；肺气肿可见病侧肋间距较大，透明度增强；并发脓胸可见肋膈角变钝，积液多可见一片致密阴影，肋间隙增大，纵隔、心脏向健侧移位；肺大泡时则见完整的薄壁、多无液平面的大泡影。

三、诊断与鉴别诊断

1. 诊断

根据临床有发热、咳嗽、气促或呼吸困难，肺部有较固定的中、细湿啰音，一般不难诊断。胸片有斑片影，可协助诊断。确诊后，应进一步判断病情的轻重，有无并发症，并做病原学诊断，以指导治疗和评估预后。

2. 鉴别诊断

（1）急性支气管炎　以咳嗽为主，一般无发热或仅有低热，肺部听诊呼吸音粗糙或有不固定的干、湿啰音。

（2）支气管异物　吸入异物可继发感染引起肺部炎症。根据异物吸入史，突然出现呛咳及胸部 X 线检查可予以鉴别，支气管纤维镜检查可确定诊断。

（3）肺结核　婴幼儿活动性肺结核的临床症状及 X 线影像改变与支气管肺炎有相似之处，但肺部啰音常不明显。应根据结核接触史、结核菌素试验、血清结核抗体检测、X 线胸片随访观察加以鉴别。

四、西医治疗

（一）病因治疗

根据不同病原选择药物。

1. 细菌感染

宜采用抗生素治疗。抗生素使用原则：

（1）根据病原菌选择敏感药物。

（2）早期治疗。

（3）选用渗入下呼吸道浓度高的药物。

（4）足量、足疗程。

（5）重症宜联合用药，经静脉给药。

根据不同的病原体选择抗生素，若肺炎球菌感染，首选青霉素或羟氨苄青霉素；若金黄色葡萄球菌感染，甲氧西林敏感者首选苯唑西林钠或氯唑西林钠，耐药者选用万古霉素或联用利福平；若流感嗜血杆菌感染，首选阿莫西林加克拉维酸（或加舒巴坦）；若大肠杆菌和肺炎杆菌感染，首选头孢曲松或头孢噻肟；若绿脓杆菌肺炎首选替卡西林加克拉维酸。肺炎支原体、衣原体感染，选用大环内酯类抗生素，如红霉素、罗红霉素、阿奇霉素等。用药时间应持续至体温正常后 5～7 天，临床症状基本消失后 3 天。肺炎支原体肺炎至少用药 2～3 周，以免复发。葡萄球菌肺炎疗程宜长，一般于体温正常后继续用药 2 周，总疗程 ≥6 周。

2. 病毒感染

目前尚无理想的抗病毒药物，临床可选用三氮唑核苷（病毒唑），每日 10mg/kg，肌注或静脉滴注，亦可超声雾化吸入，对合胞病毒、腺病毒有效。干扰素，抑制病毒在细胞内复制，早期使用疗效好。

（二）对症治疗

1. 氧疗

凡有呼吸困难、喘憋、口唇发绀、面色苍白等低氧血症表现者，应立即给氧。多采取鼻前庭给氧，氧流量为 0.5～1L/min，氧浓度不超过 40%，氧气宜湿化，以免损伤气道纤毛上皮细胞和使痰液变黏稠。缺氧严重者可用面罩给氧，氧流量为 2～4L/min，氧浓度为 50%～60%。若出现呼吸衰竭，则需用人工呼吸器。

2. 保持呼吸道通畅

及时清除鼻咽分泌物和吸痰，使用祛痰剂，雾化吸入；喘憋严重者选用支气管解痉剂；保证液体摄入量，有利于痰液排出。

3. 腹胀的治疗

低钾血症引起者及时补钾。若中毒性肠麻痹，应禁食，胃肠减压，用酚妥拉明每次 0.5mg/kg，加入 10% 葡萄糖液 20～30mL 中静滴。

4. 肺炎合并心力衰竭的治疗

主要是镇静、给氧，增强心肌收缩力，减慢心率，增加心搏出量，减轻心脏负荷。

（三）糖皮质激素的应用

糖皮质激素可减少炎性渗出，解除支气管痉挛，改善血管通透性，降低颅内压，改善微循环。适应证：①中毒症状明显；②严重喘憋；③伴有脑水肿、中毒性脑病；④伴有感染中毒性休克、呼吸衰竭等；⑤胸膜有渗出者。可用琥珀酸氢化可的松每日 5～10mg/kg 或用地塞米松每日 0.1～0.3mg/kg 静脉点滴，疗程 3～5 天。

（四）并存症和并发症的治疗

对并存佝偻病、营养不良者，应给予针对相应疾病的治疗。对并发脓胸、脓气胸者，应及时抽脓、抽气。对年龄小、中毒症状重，或脓液黏稠，经反复穿刺抽脓不畅者，或张力性气胸都宜考虑胸腔闭式引流。

五、中医辨证论治

（一）常证

1. 风寒闭肺证

证候：恶寒发热，无汗，呛咳气急，痰白而稀，口不渴，咽不红，舌质不红，舌苔薄白或白腻，脉浮紧，指纹浮红。

治法：辛温开闭，宣肺止咳。

方药：华盖散加减。常用麻黄、杏仁、甘草、桑白皮、紫苏子、赤茯苓、陈皮等。

2. 风热闭肺证

证候：发热恶风，微有汗出，咳嗽气急，痰多，痰黏稠或黄，口渴咽红，舌红，苔薄白或黄，脉浮数。重证则见高热，咳嗽微喘，气急鼻扇，喉中痰鸣，面赤，便干尿黄，舌红，苔黄，脉滑数，指纹浮紫或紫滞。

治法：辛凉开闭，清肺止咳。

方药：银翘散合麻杏石甘汤加减。常用银花、连翘、豆豉、牛蒡子、荆芥、薄荷、桔梗、生甘草、竹叶、芦根、麻黄、石膏、杏仁等。

3. 痰热闭肺证

证候：发热，烦躁，咳嗽喘促，气急鼻扇，喉间痰鸣，口唇青紫，面赤口渴，胸闷胀满，泛吐痰涎，舌质红，舌苔黄腻，脉弦滑。

治法：以清热涤痰，开肺定喘。

方药：五虎汤合葶苈大枣泻肺汤加减。常用麻黄、杏仁、石膏、甘草、细茶、葶苈子、大枣等。

4. 毒热闭肺证

证候：高热持续，咳嗽剧烈，气急鼻扇，喘憋，涕泪俱无，鼻孔干燥，面赤唇红，烦躁口渴，小便短黄，大便秘结，舌红而干，舌苔黄，脉滑数。

治法：清热解毒，泻肺开闭。

方药：黄连解毒汤合麻杏石甘汤加减。常用黄芩、黄连、黄柏、山栀、麻黄、石膏、杏仁、甘草等。

5. 阴虚肺热证

证候：病程较长，干咳少痰，低热盗汗，面色潮红，五心烦热，舌质红乏津，舌苔花剥、少苔或无苔，脉细数。

治法：养阴清肺，润肺止咳。

方药：沙参麦冬汤加减。常用沙参、麦冬、玉竹、甘草、桑叶、白扁豆、天花粉等。

6. 肺脾气虚证

证候：咳嗽无力，喉中痰鸣，低热起伏不

定，面白少华，动辄汗出，食欲不振，大便溏，舌质偏淡，舌苔薄白，脉细无力。

治法：补肺健脾，益气化痰。

方药：人参五味子汤加减。常用人参、白术、茯苓、五味子、麦冬、炙甘草、生姜、大枣。

（二）变证

1. 心阳虚衰证

证候：突然面色苍白，口唇青紫，呼吸困难，或呼吸浅促，额汗不温，四肢厥冷，烦躁不安，或神萎淡漠，肝脏迅速增大，舌质略紫，苔薄白，脉细弱而数，指纹青紫，可达命关。

治法：温补心阳，救逆固脱。

方药：参附龙牡救逆汤加减。常用人参、附子、龙骨、牡蛎、白芍、炙甘草。

2. 邪陷厥阴证

证候：壮热烦躁，神昏谵语，四肢抽搐，口噤项强，两目窜视，舌质红绛，指纹青紫，可达命关，或透关射甲。

治法：以平肝息风，清心开窍。

方药：羚角钩藤汤合牛黄清心丸加减。常用羚羊角、桑叶、川贝、生地黄、钩藤、菊花、白芍、生甘草、竹茹、茯神等。

第五十五节 小儿腹泻

小儿腹泻，或称腹泻病，是一组由多病原、多因素引起的消化道疾病，临床以大便次数增多和大便性状改变为特点。本病一年四季均可发生，夏秋季节尤其易于发病，不同季节发生的腹泻，临床表现有所不同。6个月~2岁婴幼儿发病率高，是造成小儿营养不良、生长发育障碍和死亡的主要原因之一。

一、临床表现

（一）腹泻的共同临床表现

1. 胃肠道症状

大便次数增多，每日数次至数十次，多为黄色水样或蛋花样大便，含有少量黏液，少数患儿也可有少量血便。食欲低下，常有呕吐，严重者可吐咖啡色液体。

2. 其他症状

重型腹泻除较重的胃肠道症状外，常有较明显的脱水、电解质紊乱和全身中毒症状。

（1）脱水　由于吐泻丢失体液和摄入量不足，使体液总量尤其是细胞外液量减少，导致不同程度脱水。患儿表现为皮肤黏膜干燥，弹性下降，眼窝、囟门凹陷，尿少、泪少，甚则出现四肢发凉等末梢循环改变。由于腹泻患儿丧失的水和电解质的比例不尽相同，可造成等渗、低渗、高渗性脱水，以前两者多见。

（2）代谢性酸中毒　发生的原因有吐泻丢失大量碱性物质；进食量少，热卡不足，肠吸收不良，机体得不到正常能量供应导致脂肪分解增加，产生大量酮体；脱水时血容量减少，血液浓缩，血流缓慢，组织缺氧致乳酸堆积；脱水使肾血流量亦不足，其排酸、保钠功能低下使酸性代谢产物滞留体内。患儿可出现精神不振、口唇樱红、呼吸深大等症状，但小婴儿症状很不典型。

（3）低钾血症　胃肠液中含钾较多，吐泻导致大量钾盐丢失；进食少，摄入钾不足等均可致体内缺钾。但脱水酸中毒时钾由细胞内转移到细胞外，血清钾大多正常。当脱水酸中毒被纠正，排尿后钾排出增加、大便继续失钾以及输入葡萄糖消耗钾等因素使血钾迅速下降，随即出现不同程度的缺钾症状。表现为精神不振、无力、腹胀、心律不齐等。

（4）低钙和低镁血症　腹泻患儿进食少，吸收不良，从大便丢失钙、镁，可使体内钙、镁减少，活动性佝偻病和营养不良患儿更多见，脱水、酸中毒纠正后易出现低钙症状（手足搐搦和惊厥）；极少数久泻和营养不良患儿输液后出现震颤、抽搐，用钙治疗无效时应考虑低镁血症的可能。

（二）几种常见类型肠炎的临床特点

1. 轮状病毒肠炎

轮状病毒是秋、冬季小儿腹泻最常见的病原，故轮状病毒肠炎又称秋季腹泻。呈散发或小流行，经粪-口传播，也可以气溶胶形式经呼吸道感染而致病。潜伏期1~3天，多发生在6~24个月的婴幼儿。起病急，常伴发热和上呼吸道感染症状，病初即有呕吐，常先于腹泻；大便次数多，量多，水分多，黄色水样便或蛋花样便带少量黏液，无腥臭味，常并发脱水、酸中毒及电解质紊乱。大便镜检有少量白细胞。感染后1~3天即有大量病毒自大便中排出，最长可达6天。血清抗体一般在感染后3周上升。病毒较难分离，有条件可直接用电镜或免疫电镜检测病毒，或用大便乳胶凝集试验检测病毒抗原，或PCR及核酸探针技术检测病毒基因。本病为自限性疾病，病程3~8天，少数病程较长。

2. 产毒性细菌引起的肠炎

潜伏期1~2天，起病较急。轻症仅大便次数稍增，性状轻微改变；重症腹泻频繁，量多，呈水样或蛋花样，混有黏液，伴呕吐，常发生脱水、电解质和酸碱平衡紊乱。镜检无白细胞，本病为自限性疾病，病程3~7天，亦可较长。

3. 侵袭性细菌引起的肠炎

常见的侵袭性细菌有侵袭性大肠杆菌、空肠弯曲菌、耶尔森菌、鼠伤寒杆菌等。潜伏期长短不一。起病急，腹泻频繁，大便呈黏冻状，带脓血。常伴恶心、呕吐、高热、腹痛和里急后重，可出现严重的中毒症状，如高热、意识改变，甚至出现休克。大便镜检有大量白细胞和数量不等的红细胞，大便细菌培养可找到相应的致病菌。

4. 出血性大肠杆菌肠炎

大便次数增多，开始为黄色水样便，后转为血水便，有特殊臭味；大便镜检有大量红细胞，常无白细胞。临床常伴腹痛。个别病例可伴发溶血性尿毒综合征和血小板减少性紫癜。

5. 抗生素诱发的肠炎

长期应用广谱抗生素可使肠道菌群失调，肠道内耐药的金黄色葡萄球菌、绿脓杆菌、变形杆菌、某些梭状芽孢杆菌和白色念珠菌大量繁殖而引起肠炎。多见于营养不良、免疫功能低下，或长期应用肾上腺皮质激素患儿，婴幼儿病情多较重。金黄色葡萄球菌肠炎的典型大便为暗绿色，量多带黏液，少数为血便。大便镜检有大量脓细胞和成簇的革兰阳性球菌，培养有葡萄球菌生长，凝固酶阳性。真菌性肠炎多为白色念珠菌所致，大便次数增多，黄色稀便，泡沫较多，带黏液，有时可见豆腐渣样细块（菌落）。大便镜检有真菌孢子和菌丝。

二、实验室及其他检查

1. 大便常规检查

大便显微镜检查，注意有无脓细胞、白细胞、红细胞及吞噬细胞，有无虫卵、寄生虫、真菌孢子和菌丝。

2. 血常规检查

病毒性肠炎白细胞总数一般不增高，细菌性肠炎白细胞总数可增高或不增高，50%以上的患儿有杆状核增高，杆状核>10%，有助于细菌感染的诊断。

3. 大便培养

对确定腹泻病原有重要意义，一次粪便培养阳性率较低，需多次培养，新鲜标本立即培养可提高阳性检出率。

4. 大便乳胶凝集实验

对某些病毒性肠炎有诊断价值，如轮状病毒、肠道腺病毒等，有较好敏感性和特异性，对空肠弯曲菌肠炎的诊断有帮助。

5. 血生化检查

对腹泻较重的患儿，应及时检查pH、二氧化碳结合力、碳酸氢根、血钠、血钾、血氯、血渗透压等，对诊断及治疗有重要意义。

6. 其他

对迁延性和慢性腹泻者，必要时做乳糖、蔗糖或葡萄糖耐量试验等。

三、诊断与鉴别诊断

1. 诊断

根据发病季节、病史（包括喂养史和流行病学资料）、临床表现和大便性状易于做出临床诊断。必须判定有无脱水（程度和性质）、电解质紊乱和酸碱失衡；同时注意寻找病因，一般大便无或偶见少量白细胞者，为侵袭性细菌以外的病因（如病毒、非侵袭性细菌、寄生虫等肠道内、外感染或喂养不当）引起的腹泻，多为水泻，有时伴脱水症状；大便有较多白细胞者，常由各种侵袭性细菌感染所致。

2. 鉴别诊断

（1）**生理性腹泻** 多见于6个月以内婴儿，外观虚胖，常有湿疹，生后不久即出现腹泻，除大便次数增多外，无其他症状，食欲好，不影响生长发育。近年来发现此类腹泻可为乳糖不耐受的一种特殊类型，添加辅食后，大便即转为正常。

（2）**导致小肠消化吸收功能障碍的各种疾病** 如乳糖酶缺乏、葡萄糖-半乳糖吸收不良、失氯性腹泻、原发性胆酸吸收不良、过敏性腹泻等，可根据各病特点进行鉴别。

（3）**细菌性痢疾** 常有流行病学接触史，便次多，量少，脓血便伴里急后重，大便镜检有较多脓细胞、红细胞和吞噬细胞，大便细菌培养有痢疾杆菌生长可确诊。

（4）**坏死性肠炎** 中毒症状较严重，腹痛，腹胀，频繁呕吐，高热，大便糊状呈暗红色，渐出现典型的赤豆汤样血便，常伴休克，腹部X线摄片呈小肠局限性充气扩张，肠间隙增宽，肠壁积气等。

四、西医治疗

（一）饮食疗法

腹泻时应注意进行饮食调整，减轻胃肠道负担，但是由于肠黏膜的修复及蛋白丢失导致机体对蛋白质需求增加，故控制饮食应适当，以保证机体生理的需要量，补充疾病消耗，利于疾病的恢复。母乳喂养的患儿可继续母乳喂养；混合喂养或人工喂养的患儿，用稀释牛奶或奶制品喂养，逐渐恢复正常饮食；儿童则采用半流质易消化饮食，然后恢复正常饮食。有严重呕吐者可暂时禁食4~6小时，但不禁水，待病情好转，再由少到多，由稀到稠逐渐恢复正常饮食；病毒性肠炎多有继发性双糖酶缺乏，可采用去乳糖饮食，如用去乳糖配方奶粉或去乳糖豆奶粉。有些患儿在应用无双糖饮食后腹泻仍不改善，需要考虑蛋白过敏引起的过敏性腹泻，改用其他种类饮食。腹泻停止后，继续给予营养丰富的饮食，并每日加餐一次，共两周。

（二）液体疗法

主要是纠正水、电解质紊乱及酸碱失衡。脱水往往是急性腹泻死亡的主要原因，合理的液体疗法是降低病死率的关键。治疗小儿腹泻常用的液体疗法有口服补液法和静脉补液法。

1. 口服补液

世界卫生组织推荐的口服补液盐（ORS）可用于预防和纠正腹泻轻、中度脱水而无明显周围循环障碍者。轻度脱水50~80mL/kg，中度脱水80~100mL/kg，少量频服，8~12小时将累积损失量补足。脱水纠正后维持补液，将ORS液加等量水稀释使用。新生儿和有明显呕吐、腹胀、休克、心肾功能不全或其他严重并发症的患儿，不宜采用口服补液。使用过程中如发现眼睑浮肿可改白开水口服。

2. 静脉补液

适用于中度以上脱水，病情重、呕吐腹泻剧烈或腹胀患儿。静脉补液首先要根据脱水的程度和性质制定"三定"，即定量（输液总量）、定性（溶液种类）、定速（输液速度），然后根据患儿具体病情适当调整方案。

第1天补液：

（1）**定量** 包括补充累积损失、生理需要及继续损失的液体总量。根据脱水的程度确定，轻度脱水时90~120mL/kg，中度脱水时120~150mL/kg，重度脱水时150~180mL/kg。对少数营养不良，肺、心、肾功能不全的患儿应根据具体病情再做详细计算。

（2）**定性** 溶液中电解质溶液与非电解质溶液的比例应根据脱水的性质而定。等渗性脱水用1/2张含钠液，低渗性脱水用2/3张含钠液，高渗性脱水用1/3张含钠液。如临床判断脱水性质有困难，可先按等渗脱水处理。

（3）**定速** 输液的速度主要取决于脱水的程度和继续损失的量和速度。原则上是先快后慢，有重度脱水或有休克表现需尽快补充血容量，可用等渗含钠液20mL/kg，在30~60分钟内快速输入。累积损失量（扣除扩容液量）应在8~12小时补完，每小时8~10mL/kg；在脱水基本纠正后，补充继续损失量和生理需要量时速度宜减慢，于12～16小时内补完，约每小时5mL/kg；若吐泻缓解，可酌情减少补液量或改为口服补液。

（4）纠正酸中毒　治疗重点应是纠正引起代谢性酸中毒的原发病及尽早恢复肾循环和肾功能。轻度酸中毒能随脱水的改善而得到纠正，不需另给碱性药物。对重度酸中毒可根据临床症状结合血气测定结果用1.4%碳酸氢钠进行纠正。

（5）钾的补充　低钾的纠正一般可按10%氯化钾每日1～3mL/kg计算，浓度一般不超过0.3%（新生儿常用0.15%～0.2%）。每日静脉滴入的总量不应少于8小时，切忌将钾盐静脉直接推注。因细胞内钾浓度恢复正常要有一个过程，一般静脉补钾要持续4～6天。患儿能口服或缺钾不严重时，可用口服方法，剂量同静脉注射。患儿若能恢复原来饮食的半量时，即可考虑停止钾的补充。一般情况下，补钾的原则是见尿补钾，因为无尿时补钾则钾潴留在体内，有引起高钾可能。

（6）其他电解质的补充　在补液过程中，如出现手足搐搦（尤多见于营养不良、佝偻病患儿），可由静脉缓慢推入10%葡萄糖酸钙5～10mL（用等量葡萄糖溶液稀释）。如用钙剂后搐搦不见缓解反而加重，考虑低镁的可能，或经血镁测定证实时，可给25%硫酸镁，每次0.1mg/kg，每日2～3次，深部肌肉注射，症状消失后停用。

第2天及以后的补液量：

根据继续损失和生理需要量补充。病情明显缓解者，可改为口服补液。若腹泻仍频繁或呕吐者，应继续采用静脉补液。生理需要量则按每日60～80mL/kg计算，用1/3张含钠液补充，能口服则减量；继续损失的补充原则为丢失多少补多少，一般给1/3～1/2张含钠液；同时仍需注意继续补钾和纠正酸中毒。

3. 药物治疗

（1）控制感染　病毒性及非侵袭性细菌所致，一般不用抗生素，应合理使用液体疗法，选用微生态制剂和肠黏膜保护剂。但对重症患儿、新生儿、小婴儿和免疫功能低下的患儿应选用抗生素。根据大便培养和药敏试验结果进行调整。黏液、脓血便患者多为侵袭性细菌感染，针对病原选用第三代头孢菌素类、氨基糖苷类抗生素。婴幼儿选用氨基糖苷类和其他有明显副作用的药物时应慎重。

（2）微生态疗法　长期腹泻者大多与肠道功能及肠道菌群失调有关，故切忌滥用抗生素，可用微生态疗法。微生态制剂有助于恢复肠道正常菌群的生态平衡，抑制病原菌的定植和侵袭，有利于控制腹泻。常用的有双歧杆菌、嗜乳酸杆菌、粪链球杆菌、需氧芽孢杆菌等菌制剂。如肠道菌群严重紊乱，应选用两种以上的菌制剂进行治疗。

（3）肠黏膜保护剂　与肠道黏液蛋白相互作用可增强其屏障功能，同时能吸附病原体和毒素，阻止病原微生物的攻击，维持肠细胞的吸收和分泌功能，如蒙脱石粉。

（4）补锌治疗　世界卫生组织（WHO）/联合国儿童基金会建议，对于急性腹泻患儿，应每日给予元素锌20mg（超过6个月的患儿），6个月以下婴儿每日10mg，疗程10～14天。

注意避免用止泻剂，由于它具有抑制胃肠动力的作用，从而增加细菌繁殖和毒素吸收，感染性腹泻应用时很危险。

4. 迁延性和慢性腹泻病的治疗

主要是积极寻找病程迁延的原因，针对病因治疗；同时实施液体疗法、营养治疗和药物疗法。

（1）液体疗法　预防和治疗脱水，纠正电解质紊乱，调节酸碱平衡。

（2）营养治疗　此类患儿多有营养障碍，因此继续饮食是十分必要的。应继续母乳喂养；人工喂养者应调整饮食，6个月以下小儿，用牛奶加等量米汤或水稀释，或用酸奶，也可用奶-谷类混合物，每日喂6次，以保证足够的热量；6个月以上的可用已习惯的日常饮食，应由少到多，由稀到稠；双糖不耐受患儿宜采用去双糖饮食，如豆浆或去乳糖配方奶粉。少数严重病例不能耐受口服营养物质，可采用静脉营养。

（3）药物疗法　抗生素应慎用，仅用于分离出特异病原的患儿,并要依据药物敏感试验结果选用。注意补充微量元素与维生素,同时给予微生态疗法和肠黏膜保护剂。

五、中医辨证论治

(一)常证

1. 风寒泻

证候:大便清稀,夹有泡沫,臭气不甚,肠鸣腹痛,或伴恶寒发热,鼻流清涕,咳嗽,舌质淡,苔薄白,脉浮紧,指纹淡红。

治法:疏风散寒,化湿和中。

方药:藿香正气散加减。常用药物大腹皮、白芷、紫苏、茯苓、半夏、白术、陈皮、厚朴、桔梗、藿香、甘草等。

2. 湿热泻

证候:大便水样,或如蛋花汤样,泻下急迫,量多次频,气味秽臭,或泻下不爽,腹痛时作,食欲不振,或伴呕恶,神疲乏力,或发热烦闹,口渴,小便短黄,舌质红,苔黄腻,脉滑数,指纹紫。

治法:清肠解热,化湿止泻。

方药:葛根黄芩黄连汤加减。常用药物葛根、黄芩、黄连等。

3. 伤食泻

证候:大便稀溏,夹有乳凝块或食物残渣,气味酸臭,或如败卵,脘腹胀满,便前腹痛,腹痛拒按,泻后痛减,嗳气酸馊,或有呕吐,不思乳食,夜卧不安,舌苔厚腻,或微黄,脉滑实,指纹滞。

治法:消食化滞,运脾和胃。

方药:保和丸加减。常用药物山楂、神曲、莱菔子、半夏、陈皮、茯苓、连翘等。

4. 脾虚泻

证候:大便稀溏,色淡不臭,多于食后作泻,时轻时重,神疲倦怠,面色萎黄,腹胀纳呆,舌淡苔白,脉缓弱,指纹淡。

治法:健脾益气,助运止泻。

方药:参苓白术散加减。常用药物人参、白术、茯苓、山药、薏苡仁(炒)、桔梗、甘草、白扁豆、莲子肉、砂仁、大枣等。

5. 脾肾阳虚泻

证候:久泻不止,大便清稀,澄澈清冷,完谷不化,或见脱肛,形寒肢冷,面色㿠白,精神萎靡,睡时露睛,舌淡苔白,脉细弱,指纹色淡。

治法:温补脾肾,固涩止泻。

方药:附子理中汤合四神丸加减。常用药物人参、白术、炮姜、炙甘草、附子、肉豆蔻、补骨脂、五味子、吴茱萸、大枣等。

(二)变证

1. 气阴两伤

证候:泻下过度,质稀如水,心烦不安或精神不振,啼哭少泪,目眶及囟门凹陷,皮肤干燥或枯瘪,口渴引饮,小便短少,甚至无尿,唇红而干,舌红少津,苔少或无苔,脉细数。

治法:益气养阴,酸甘敛阴。

方药:人参乌梅汤加减。常用药物人参、莲子(炒)、炙甘草、乌梅、木瓜、山药等。

2. 阴竭阳脱

证候:泻下不止,次频量多,面色青灰或苍白,精神萎靡,表情淡漠,哭声微弱,啼哭无泪,少尿或无尿,四肢厥冷,舌淡无津,脉沉细欲绝。

治法:挽阴回阳,救逆固脱。

方药:生脉散合参附龙牡救逆汤加减。常用药物人参、麦冬、五味子、附子、龙骨、牡蛎等。

第五十六节 急性肾小球肾炎

急性肾小球肾炎(AGN)是指一组病因不一,临床表现为急性起病,多有前期感染,以血尿为主,伴不同程度的蛋白尿、水肿、高血压或肾功能不全为特点的肾小球疾患。可分为急性链球菌感染后肾小球肾炎(APSGN)和非链球菌感染后肾小球肾炎。小儿时期以前者占绝大多数。本节内容主要介绍APSGN,该病任何年龄皆可发病,5~14岁为多见,2岁以下少见。男女发病比例约为2∶1。预后一般良好,多数在半年内恢复正常,少数尿轻微改变持续1年左右。

一、临床表现

(一) 前驱感染

发病前 1~3 周有上呼吸道或皮肤等前驱感染。经 1~3 周无症状的间歇期而急性起病。

(二) 典型表现

起病时可有低热、疲倦乏力、食欲不振、恶心呕吐、咳嗽等，肾炎症状主要表现为水肿、血尿和高血压。

1. 浮肿少尿

浮肿为早期最常见的症状，自颜面眼睑开始，1~2 日渐及全身，呈非凹陷性。少数亦可有胸水、腹水，浮肿时尿量减少，多在一周后随尿量增多而水肿消退。

2. 血尿

几乎所有病例都有镜下血尿，50%~70% 病例有肉眼血尿。中性或碱性尿呈鲜红色或洗肉水样，酸性尿呈浓茶样。肉眼血尿通常在 1~2 周转为镜下血尿。镜下血尿一般持续 1~3 个月，少数病例可延续半年或更久。

3. 少尿

水肿时尿量减少，肉眼血尿严重者可伴排尿困难。

4. 蛋白尿

可有不同程度的蛋白尿，多数 <3g/d，约 20% 可达肾病水平。

5. 高血压

病程早期 30%~80% 患儿有高血压。在 1~2 周后随尿量增多血压可逐渐下降，少数可迁延 1~2 个月。

(三) 严重表现

1. 严重的循环充血

由于水钠潴留，血容量增加而出现循环充血。表现为呼吸急促、肺部闻及湿啰音，严重者可出现呼吸困难、颈静脉怒张、胸闷及频咳、吐粉红色泡沫痰，两肺满布湿啰音，甚至出现心界扩大、肝大及压痛，水肿加剧。症状和体征与急性心力衰竭相似，而发病机理并非真正心肌泵血功能衰竭。但血压增高加重心脏负担和引起心肌受损时，也可能发展为真正的心力衰竭。

2. 高血压脑病

由于血压骤升，脑血管痉挛，导致脑组织缺血、缺氧、血管渗透性增高而发生脑水肿。常见于病程早期，血压在 150~160/100~110mmHg 以上，并有剧烈头痛、恶心呕吐、视力障碍、惊厥、昏迷等临床表现。

3. 急性肾功能衰竭

常发生于疾病初期，由于尿量减少可表现为暂时血尿素氮增高，不同程度的高钾血症及代谢性酸中毒，一般持续 3~5 日或 1 周以上，随尿量增加而好转。少数严重病例可持续数周不恢复，预后较差。

(四) 非典型表现

1. 无症状性急性肾炎

患儿仅有血尿或血补体 C_3 降低而无临床症状。

2. 肾外症状性急性肾炎

以水肿和（或）高血压起病，严重者有高血压脑病或循环充血症状，而尿改变轻微或无改变，但有链球菌前驱感染和血补体 C_3 明显降低。

3. 以肾病综合征表现的急性肾炎

患儿起病或在病程中出现大量蛋白尿、低蛋白血症和高胆固醇血症，水肿严重并部分转变为凹陷性。此类患儿肾活检病理改变类似典型病例；亦有报告此型患者肾小球毛细血管袢免疫物质沉积较一般患者为多。预后较差。

二、实验室及其他检查

1. 尿常规检查

血尿，尿镜检除见多少不等的红细胞外，可见白细胞、颗粒管型、细胞管型等。尿蛋白多在（+）~（+++）之间，且与血尿的程度相平行。

2. 血常规检查

白细胞计数可增高或正常；血沉加快。

3. 肾功能检查

血尿素氮和肌酐可增高，肌酐清除率降低，随利尿消肿多数迅速恢复正常。

4. 血清补体检查

急性期绝大多数患儿总补体（CH_{50}）及 C_3、

$C_5 \sim C_9$ 下降，90% 以上于病后 8 周前恢复。

5. 抗链球菌抗体检查

上呼吸道链球菌感染者，其抗链球菌溶血素 O（ASO）60%～80% 滴度升高，一般于 10～14 天后开始上升，3～5 周达高峰，半数患儿半年后恢复正常。皮肤感染后 APSGN 者 ASO 升高不明显，抗脱氧核糖核酸和抗透明质酸酶滴度升高。

三、诊断与鉴别诊断

1. 诊断

根据急性起病，1～3 周前有链球菌感染史（上呼吸道或皮肤感染），典型表现为浮肿、高血压和血尿，不同程度蛋白尿，急性期血清 ASO 滴度升高，总补体及 C_3 暂时性下降，可临床诊断为急性肾炎。

2. 鉴别诊断

（1）其他病原体感染后肾炎　细菌、病毒、支原体等多种病原体可引起急性肾炎。可从原发感染灶及各自临床特点相区别。

（2）IgA 肾病　以血尿为主要症状，表现为反复发作的肉眼血尿，多在上呼吸道感染 24～48 小时出现，多无水肿、高血压，血清 C_3 正常，肾脏组织活检可确诊。

（3）继发性肾炎　因过敏性紫癜性肾炎、狼疮性肾炎、乙型肝炎病毒相关性肾炎等一些继发性肾炎也可以急性起病，故应注意排除。

（4）原发性肾病综合征　具有肾病综合征表现的急性肾炎需与原发性肾病综合征鉴别。若患儿呈急性起病，有明确的链球菌感染的证据，血清 C_3 降低，肾活检病理为毛细血管内增生性肾炎者有助于急性肾炎的诊断。

（5）慢性肾炎急性发作　既往肾炎史不详，无明显前期感染，除有肾炎症状外常有贫血，肾功能异常，低比重尿或固定低比重尿，尿改变以蛋白增多为主。

四、西医治疗

（一）休息

急性期必须卧床休息 2～3 周，待肉眼血尿消失，水肿减退，血压正常后方可下床轻微活动。血沉正常后可上学，3 个月内应避免剧烈的体力活动。当尿沉渣细胞绝对计数正常后恢复正常活动。

（二）饮食

有水肿、高血压者应限盐及限水；有氮质血症者应限制蛋白摄入；尿少尿闭时，应限制高钾食物。

（三）防治感染

有链球菌感染灶者应用青霉素 10～14 天，以彻底清除体内病灶中残余细菌，减轻抗原抗体反应。

（四）利尿

水肿、尿少、高血压时可口服氢氯噻嗪，每日 1～2mg/kg，分 2 次口服；明显循环充血患者可用呋塞米，每次 1mg/kg 静脉注射，每日 1～2 次。

（五）降压

凡经休息、限水、限盐、利尿而血压仍高者，或血压迅速升高至 140mmHg/90mmHg（18.5/12kPa），且有明显自觉症状时，应给予降压。①卡托普利，为血管紧张素转换酶抑制剂，剂量自每日 0.3～0.5mg/kg 起，最大剂量每日 5～6mg/kg，分 3 次口服，作用较快，15 分钟即见效，与硝苯地平交替使用降压效果更佳；②硝苯地平（心痛定），开始剂量为每日 0.25mg/kg，最大剂量为每日 1mg/kg，分 3 次口服或舌下含服。

（六）严重并发症的治疗

1. 高血压脑病

选用降压效力强而迅速的药物。首选硝普钠，对伴肺水肿者尤宜，起效快，但维持时间短，停用后 5 分钟作用消失，须维持静滴，小儿可给 5～20mg 溶于 100mL 葡萄糖液中以每分钟 1μg/kg 速度开始静滴，视血压调整，输液瓶及输液管均应黑纸包裹避光。对持续抽搐者可应用地西泮每次 0.1～0.3mg/kg，总量不超过 10mg，静脉注射，利尿剂有协助降压的效果，宜采用速效有力的利尿剂和脱水剂。

2. 急性严重循环充血

严格卧床休息，限制水钠摄入量，使用强利

尿剂（如呋塞米或利尿酸静脉注射）。必要时加用酚妥拉明或硝普钠以减轻心脏前后负荷，经上述治疗仍未能控制者可行腹膜透析、血液滤过或血液透析，以及时迅速缓解循环的过度负荷。

3. 急性肾功能衰竭

急性肾功能衰竭是急性肾炎的主要死亡原因。治疗原则是保持水、电解质及酸碱平衡，严格控制24小时入液量，供给足够热量，防止并发症，促进肾功能的恢复。

五、中医辨证论治

（一）常证

1. 风水相搏

证候：起病迅速，头面眼睑先肿，继而四肢及全身水肿，皮肤光亮，压之凹陷，随手即起，尿少或有血尿，常有发热，恶风，咳嗽，肢痛，苔薄白，脉浮。

治法：疏风利水。

方药：麻黄连翘赤小豆汤加减。常用麻黄、连翘、赤小豆、杏仁、桑白皮、生姜、大枣、甘草等。

2. 湿热内侵

证候：浮肿或轻或重，尿少色赤，皮肤生疮或咽喉肿痛，头身困重，脘闷纳呆，口渴口苦，心烦，大便秘结或溏而不爽，或伴发热，舌红，苔黄腻，脉滑数。

治法：清热利湿，凉血止血。

方药：五味消毒饮合小蓟饮子加减。常用金银花、野菊花、蒲公英、紫花地丁、紫背天葵子、生地黄、小蓟、滑石、木通、蒲黄、藕节、淡竹叶、当归、栀子、炙甘草等。

3. 气虚邪恋

证候：水肿不著，身倦乏力，面色萎黄，纳少便溏，自汗出，易于感冒，或有镜下血尿，舌淡红，苔白腻，脉缓弱。

治法：健脾益气，兼化湿浊。

方药：参苓白术散加减。常用人参、白术、茯苓、甘草、薏苡仁、桔梗、山药、白扁豆、莲子肉、砂仁、大枣等。

4. 阴虚邪恋

证候：水肿不著，血尿迁延，时轻时重，神倦头晕，手足心热，盗汗，或有反复咽红，舌红少苔，脉细数。

治法：滋阴补肾，兼清余热。

方药：知柏地黄丸合二至丸加减。常用知母、黄柏、熟地黄、山药、山萸肉、茯苓、泽泻、丹皮、女贞子、墨旱莲等。

（二）变证

1. 水凌心肺

证候：全身浮肿，尿少或无尿，咳嗽气急，心悸，胸闷，烦躁不能平卧，口唇青紫，四末不温，指甲发绀，舌苔白或白腻，脉细数无力。

治法：泻肺逐水，宁心安神。

方药：己椒苈黄丸合参附汤加减。常用防己、椒目、葶苈子、大黄、人参、附子、生姜、大枣等。

2. 邪陷心肝

证候：面目肢体浮肿，尿少色赤，头痛眩晕，视物模糊，口苦烦躁，甚或神昏抽搐，舌红，苔黄糙，脉弦。

治法：平肝泻火，清心利水。

方药：龙胆泻肝汤合羚角钩藤汤加减。常用龙胆草、黄芩、栀子、泽泻、木通、车前子、当归、柴胡、生地黄、羚羊角、桑叶、川贝、钩藤、菊花、白芍、生甘草、竹茹、茯神等。

3. 水毒内闭

证候：全身浮肿，尿少或尿闭，头晕，头痛，恶心呕吐，纳差，畏寒肢冷，神疲无力，嗜睡，甚或昏迷，舌质淡胖，苔腻，脉弦或数。

治法：辛开苦降，辟秽解毒。

方药：温胆汤合附子泻心汤加减。常用半夏、陈皮、甘草、竹茹、枳实、生姜、大黄、黄芩、黄连、附子等。

第五十七节 过敏性紫癜

过敏性紫癜又称亨－舒综合征（HSP），是一种以小血管炎为主要病变的全身性血管炎性综合征，以皮肤紫癜、关节肿痛、腹痛、便血及血尿、蛋白尿为主要临床表现。各年龄均可发病，常见发病年龄为2~8岁,男孩发病率高于女孩,一年四季均有发病,以春秋两季多见。

一、临床表现

发病一般较急,多数病儿在发病前1~3周有上呼吸道感染史,多以皮肤紫癜为首发症状,一般在1~4周内渐呈现一组典型的临床综合征。主要症状和体征有:

1. 皮肤紫癜

病程中反复出现皮肤紫癜为本病特点。多见于下肢、臀部,部分累及上肢、躯干,面部少见。典型皮疹初为小型荨麻疹或紫红色斑丘疹,高出皮肤,此后红斑中心发生点状出血,颜色加深,呈棕褐色,并可融合成片,压之不褪色,重症患儿大片融合成大疱伴出血性坏死。皮疹无压痛,不痒或微痒,分批出现,新旧并存,呈对称性分布。一般4~6周消退,不留痕迹,也可迁延数周或数月。有时发病早期手臂、足背、眼周、前额、头皮及会阴部出现血管神经性水肿,肿胀处可有压痛。

2. 消化道症状

约2/3患儿出现消化道症状,以脐周或下腹部绞痛伴呕吐为主。约半数病儿大便潜血试验阳性,部分病儿出现便血,甚至呕血。少数患儿可并发肠套叠、肠梗阻、肠穿孔及出血性小肠炎,需外科手术治疗。如果腹痛在皮肤症状之前出现,易被误诊为外科急腹症,甚至错行开腹手术。

3. 关节症状

近1/3病例出现多发性大关节肿痛,以膝、踝受累多见,肘、腕次之,可单发也可多发,呈游走性、对称性,常反复发作,关节腔内为浆液性渗出积液,数日后消失,不留畸形。

4. 肾脏症状

30%~60%患儿出现肾脏损害的临床表现。多在皮疹出现后1个月出现,也可出现于皮疹消退后或疾病静止期。肾脏症状轻重不一,多数患儿出现血尿和蛋白尿,少数重症患儿伴浮肿及高血压,为紫癜性肾炎。少数呈肾病综合征表现。肾脏病变轻重与预后关系密切,多数病儿肾脏病变能完全恢复,少数患儿在几年后发展为慢性肾炎,偶有发生急性肾功能衰竭,死于尿毒症。

5. 其他表现

中枢神经系统病变是本病潜在危险之一,偶可发生颅内出血、惊厥、昏迷、失语等。

二、实验室及其他检查

1. 血常规检查

白细胞正常或增加,嗜酸性粒细胞可增高;血小板计数正常或升高;出血和凝血时间正常,血块收缩试验正常。部分患儿毛细血管脆性试验阳性。血沉轻度增快。

2. 尿常规检查

肾脏受累时可出现镜下血尿及蛋白尿,重症有肉眼血尿。

3. 大便常规检查

有消化道症状,如腹痛患儿,大便潜血试验可阳性。

4. 免疫学检查

约半数病人IgA水平升高,IgG、IgM水平升高或正常,补体C_3、C_4正常或升高。抗核抗体及RF阴性。

5. 其他

腹部超声检查有利于早期诊断肠套叠;头颅MRI对有中枢神经系统症状患儿可予确诊;肾脏症状较重和迁延患儿可行肾穿刺以了解病情,并给予相应治疗。

三、诊断与鉴别诊断

1. 诊断

主要依靠典型的皮肤紫癜,或同时伴腹痛、便血、关节肿痛、肾损害等表现来进行诊断。

2. 鉴别诊断

以单一症状起病的初期需与以下疾病鉴别:

(1) 特发性血小板减少性紫癜 皮肤、黏膜可见出血点及瘀斑,不高出皮肤,分布在全身各处,血小板计数减少,出血时间延长,骨髓中成熟巨核细胞减少。

(2) 细菌感染 如脑膜炎双球菌菌血症、败血症及亚急性细菌性心内膜炎均可出现紫癜样皮疹,这些疾病的紫癜一开始即为瘀血斑,其中部位可有坏死。起病急骤，全身中毒症状重，血培养阳性。

（3）急腹症　在皮疹出现前发生腹痛等症状应与急腹症鉴别。儿童期出现急性腹痛者，要考虑过敏性紫癜的可能，此时应仔细寻找典型皮肤紫癜，注意关节、腹部、肾脏的综合表现。

（4）其他　肾脏症状明显时应与链球菌感染后肾小球肾炎、IgA肾病等相鉴别；有关节症状者应注意与风湿性关节炎鉴别。

四、西医治疗

（一）对症治疗

有腹痛时应用654-2、阿托品等解痉药物；有消化道症状时应限制粗糙饮食，大剂量维生素C、钙剂及抗组胺药可降低过敏反应强度，缓解部分病人腹痛症状；有消化道出血时应禁食并考虑输血，可静脉滴注西咪替丁，每日20～40mg/kg。

（二）肾上腺皮质激素与免疫抑制剂

激素的使用对缓解严重的血管神经水肿、关节痛、腹痛有效。一般采用短程用药，在急性发作症状明显时服用泼尼松，每日1～2mg/kg，分次口服1～2周，或甲基泼尼松龙每日5～10mg/kg，分2次静滴，症状缓解后逐渐减量停药。若并发肾炎且经激素治疗无效者，可考虑联合用免疫抑制剂如硫唑嘌呤、环磷酰胺（冲击或口服）或雷公藤多苷片以抑制严重免疫损伤，有利于保护残存肾功能。

（三）抗凝治疗

阿司匹林每日3～5mg/kg，每日1次口服；潘生丁每日2～3mg/kg，分次口服，可阻止血小板聚集和血栓形成，改善微循环。以过敏性紫癜肾炎为主要表现时可选用肝素钠，每次120～150U/kg，每天1次静脉滴注，连用5天。

五、中医辨证论治

1. 风热伤络

证候：起病较急，紫癜以下肢和臀部为多，呈对称性，颜色鲜红，呈丘疹或红斑，大小形态不一，可融合成片，或有痒感，伴发热恶风，咳嗽咽痛，舌质红，苔薄黄，脉浮数。

治法：疏风清热，凉血止血。

方药：银翘散加减。常用金银花、连翘、豆豉、牛蒡子、荆芥、薄荷、桔梗、生甘草、竹叶、芦根等。

2. 血热妄行

证候：起病急骤，面赤咽干，皮肤瘀点瘀斑密集或成片，或伴关节肿痛，或伴腹痛，便血尿血，或有发热，大便干燥，舌质红绛，苔黄燥，脉弦数。

治法：清热解毒，凉血化斑。

方药：犀角地黄汤加减。常用犀角、生地黄、丹皮、芍药等。

3. 湿热痹阻

证候：皮肤紫癜多见于关节周围，尤以膝踝关节为主，关节肿胀灼痛，影响肢体活动，偶见腹痛、尿血，舌质红，苔黄腻，脉滑数或弦数。

治法：清热利湿，通络止痛。

方药：四妙丸加减。常用黄柏、苍术、牛膝、薏苡仁等。

4. 阴虚火旺

证候：起病缓慢，时发时隐，或紫癜已退，仍有腰背酸软，五心烦热，潮热盗汗，头晕耳鸣，尿血，便血，舌质红，少苔，脉细数。

治法：滋阴补肾，活血化瘀。

方药：知柏地黄丸加减。常用防己、黄芪、白术、甘草、生姜、大枣等。

5. 气虚血瘀

证候：病情反复发作，斑疹紫暗，腹痛绵绵，神疲倦怠，面色少华，纳少，舌淡边尖有瘀点瘀斑，苔薄白，脉细弱。

治法：补中益气，化瘀止血。

方药：补中益气汤加减。常用黄芪、人参、白术、炙甘草、当归、陈皮、升麻、柴胡、生姜、大枣等。

第五十八节　水　痘

水痘系由水痘-带状疱疹病毒引起的小儿常见急性传染病，临床特征为发热，皮肤黏膜分批出现瘙痒性斑、丘、疱疹及结痂，且上述各期皮疹可同时存在。全年均可发生，以冬春季节多见，多为散发性，但偏僻地区偶可暴发，城市可每2~3年发生周期性流行。发病年龄6~9岁多见。水痘患者为其主要传染源，通过空气飞沫或接触病人疱疹内的疱浆可传播，人群对水痘普遍易感。感染水痘后可获得持久的免疫力，但以后可以发生带状疱疹。水痘的潜伏期为10~21天，结痂后病毒消失，传染期为自发疹前24小时至病损结痂，约10天。

一、临床表现

（一）典型水痘

潜伏期10~20天，平均14天。临床上可分为前驱期和出疹期。前驱期可无症状或仅有轻微症状，可见低热或中等程度发热、头痛、全身不适、乏力、食欲减退、咽痛、咳嗽等，持续1~2天即迅速进入出疹期。

皮疹特点：

1. 初为红斑疹，数小时后变为深红色丘疹，再经数小时发展为疱疹。位置表浅，形似露珠水滴，椭圆形，3~5mm大小，壁薄易破，周围有红晕。疱液初透明，数小时后变为混浊，若继发化脓性感染则成脓疱，常因瘙痒使患者烦躁不安。

2. 皮疹呈向心分布，先出现于头面、躯干，继为四肢，四肢远端、手掌及足底均较少。部分患者鼻、咽、口腔、结膜和外阴等处黏膜可发疹，黏膜疹易破，形成溃疡而疼痛。

3. 水痘皮疹先后分批陆续出现，每批历时1~6天，皮疹数目为数个至数百个不等。同一时期常可见斑、丘、疱疹和结痂同时存在。

4. 疱疹持续2~3天后从中心开始干枯结痂，再经1周痂皮脱落，一般不留疤痕，若继发感染则脱痂时间延长，甚至可能留有疤痕。

（二）重症水痘

免疫功能低下者易形成播散性水痘，表现为高热及全身中毒症状重，皮疹多而密集，易融合成大疱型或呈出血性，或伴有血小板减少而发生暴发性紫癜。此外，重症水痘还可出现水痘肺炎、水痘脑炎、横贯性脊髓炎、水痘肝炎、心肌炎及肾炎等并发症。若多脏器受病毒侵犯，病死率极高。

（三）先天性水痘

妊娠早期感染水痘可能引起胎儿先天畸形（如肢体萎缩、头小畸形、白内障等）；若发生水痘后数天分娩亦可发生新生儿水痘。该型水痘易发生弥漫性水痘感染，呈出血性，并累及肺和肝，病死率高。

二、实验室及其他检查

1. 血常规检查

白细胞总数正常或稍低。

2. 疱疹刮片

刮取新鲜疱疹基底组织涂片，瑞氏染色见多核巨细胞，苏木素-伊红染色可见细胞核内包涵体。

3. 病毒分离

将疱疹液直接接种于人胚纤维母细胞，分离出病毒再做鉴定，仅用于非典型病例。

4. 血清学检测

检测水痘病毒特异性IgM抗体或双份血清特异性IgG抗体4倍以上升高可协助诊断。

三、诊断与鉴别诊断

1. 诊断

典型水痘根据流行病学资料、临床表现，尤其皮疹形态、分布特点，不难做出诊断。非典型病例需靠实验室检测进行确诊。

2. 鉴别诊断

（1）丘疹样荨麻疹　本病多见于婴幼儿，系皮肤过敏性疾病，皮疹多见于四肢，可分批出现，为红色丘疹，顶端有小水疱，壁较坚实，痒感显著，周围无红晕，不结痂。

（2）手足口病　本病皮疹多以疱疹为主，疱疹出现的部位以口腔、臀部、手掌、足底为主，疱疹分布以离心性为主。

四、西医治疗

（一）对症治疗

皮肤瘙痒可局部应用炉甘石洗剂。

（二）抗病毒治疗

对重症或有并发症或免疫功能受损的患者应

及早使用抗病毒药。首选阿昔洛韦（无环鸟苷，ACV）每次 10mg/kg 静脉滴注，每 8 小时一次，疗程 7~10 天。一般应在皮疹出现后 24 小时内开始应用。此外，早期应用 α-干扰素可促进疾病恢复。

继发皮肤细菌感染时加用抗菌药物。糖皮质激素对水痘病程有不利影响，可导致病毒播散，应禁用。

五、中医辨证治疗

1. 邪郁肺卫

证候：无热或微热，鼻塞流涕，偶有轻咳，24 小时左右出小红疹，数小时到 1 天后，大多变成椭圆形疱疹，疹壁薄，疱浆清亮，根盘微红晕，痘疹稀疏，多见于躯干、颜面及头皮，舌质淡，苔薄白，脉浮数。

治法：疏风清热，解毒利湿。

方药：银翘散加减。常用金银花、连翘、豆豉、牛蒡子、荆芥、薄荷、桔梗、生甘草、竹叶、芦根。

2. 毒炽气营

证候：壮热烦躁，口渴引饮，面赤唇红，口舌生疮，痘疹密布，疹色紫暗，疱浆混浊，甚至出现出血性皮疹，大便干结，小便黄赤，舌质红绛，舌苔黄糙而干，脉洪数。

治法：清气凉营，化湿解毒。

方药：清胃解毒汤加减。常用升麻、黄连、丹皮、生地黄、黄芩、石膏等。

第五十九节 流行性腮腺炎

流行性腮腺炎是由腮腺炎病毒所引起的急性呼吸道传染病，临床以腮腺肿胀、疼痛为主要特征。腮腺炎病毒除侵犯腮腺外，还可能累及其他腺体和器官，引起脑膜炎、脑膜脑炎、睾丸炎、卵巢炎和胰腺炎等。本病一年四季都有发生，冬春两季较易流行。早期患者及隐性感染者均为传染源。其传播途径主要通过直接接触或飞沫传播。任何年龄均可发病，尤以 5~15 岁儿童为多，能在儿童集体中流行。感染后具有持久免疫力。

一、临床表现

（一）典型临床表现

潜伏期为 2~3 周。常无前驱期症状，腮腺肿大多是疾病的首发体征，通常先于一侧肿大，继之累及对侧。腮腺肿胀以耳垂为中心，向前、后、下发展，边缘不清，触之有弹性感及触痛，表面皮肤不红，张口、咀嚼困难，当进食酸性食物促使唾液腺分泌时疼痛加剧。腮腺导管口（位于上颌第二磨牙旁的颊黏膜处）在早期常有红肿。腮肿 1~3 天达高峰，1 周左右逐渐消退。有时颌下腺或舌下腺可以同时受累。不典型病例可无腮腺肿胀而以单纯睾丸炎或脑膜脑炎的症状出现，也有仅见颌下腺、舌下腺肿胀者。

（二）并发症

流行性腮腺炎是全身性疾病，病毒常侵犯中枢神经系统及其他腺体而出现症状。甚至某些并发症可不伴有腮腺肿大而单独出现。

1. 脑膜脑炎

较为常见。一般发生在腮腺炎发病后 4~5 天，个别患儿脑膜脑炎先于腮腺炎。其临床表现及脑脊液改变与其他病毒性脑炎相似。一般预后良好。重症患儿有高热、谵妄、抽搐、昏迷，可能留有神经系统后遗症甚至引起死亡。

2. 生殖器并发症

睾丸炎是男孩最常见的并发症，多为单侧。多数在腮腺肿大开始消退时，患儿又出现发热、头痛，睾丸明显肿胀疼痛，可并发附睾炎。30%~50% 的病例发生不同程度萎缩，但很少引起不育症。卵巢炎的发生率比睾丸炎小，临床可见腰部酸痛、下腹疼痛和压痛，目前未见影响生育的报道。

3. 胰腺炎

常发生于腮腺肿大数日后。表现为上腹疼痛和压痛，伴有体温骤然上升、恶心和呕吐等症。由于单纯腮腺炎即可引起血、尿淀粉酶升高，故不宜作为诊断依据。检测血脂肪酶升高有助于胰腺炎的诊断。

4. 其他并发症

如心肌炎、乳腺炎、甲状腺炎、关节炎、肝

炎等，部分患儿遗留耳聋。

二、实验室及其他检查

1. 血清和尿液中淀粉酶测定

90%患儿发病早期有血清淀粉酶和尿淀粉酶增高，有助于该病的诊断。无腮腺肿大的脑膜炎患儿，血淀粉酶和尿淀粉酶也可升高。故测定淀粉酶可与其他原因引起的腮腺肿大或其他病毒性脑膜炎相鉴别。血脂肪酶增高，有助于胰腺炎的诊断。

2. 血清学检查

（1）抗体检查　ELISA法检测血清中腮腺炎病毒的IgM抗体可作为近期感染的诊断依据。

（2）病原检查　近年来有应用特异性抗体或单克隆抗体来检测腮腺炎病毒抗原，可作早期诊断。应用PCR技术检测腮腺炎病毒RNA，可大大提高可疑患者的诊断率。

3. 病毒分离

应用患儿的唾液、血、尿或脑脊液，可分离出腮腺炎病毒。

三、诊断与鉴别诊断

1. 诊断

主要根据流行病学史、接触史以及腮腺肿大疼痛的临床表现，诊断一般不困难。对疑似病例需根据血清学检查或病毒分离确诊。

2. 鉴别诊断

（1）化脓性腮腺炎　中医名发颐。多为一侧腮腺肿大，局部疼痛剧烈拒按，红肿灼热明显，挤压腮腺时有脓液自腮腺管口流出。无传染性。白细胞总数和中性粒细胞百分数明显增高。

（2）其他病毒性腮腺炎　流感病毒、副流感病毒、肠道病毒中的柯萨奇A组病毒等均可以引起腮腺炎，对再次发生病毒性腮腺炎的病例，需根据血清学检查和病毒分离进行鉴别。

（3）急性淋巴结炎　耳前、颈部、颌下淋巴结炎，有时易与腮腺炎、颌下腺炎相混淆，应注意鉴别。淋巴结发炎时，局部疼痛较重，肿胀的淋巴结边缘清楚，质地较硬，不以耳垂为中心，局部红肿灼热明显，腮腺管口无红肿，常有头面或口咽部感染灶，周围血象白细胞总数及中性粒细胞增高。

四、西医治疗

对高热患儿可采用物理降温或使用解热药；严重头痛和并发睾丸炎者可酌情使用止痛药。合并睾丸炎时，用丁字带托住阴囊。对并发脑膜脑炎、心肌炎的患儿，可短期应用氢化可的松，每日5mg/kg，静脉滴注。合并胰腺炎时应禁食，静脉输液加用抗生素，也可使用干扰素。

五、中医辨证论治

（一）常证

1. 邪犯少阳

证候：轻微发热，一侧或双侧耳下腮部或颌下漫肿疼痛，边缘不清，触之痛甚，咀嚼不便，或有咽红，舌质红，舌苔薄白或薄黄，脉浮数。

治法：疏风清热，散结消肿。

方药：柴胡葛根汤加减。常用柴胡、天花粉、干葛、黄芩、桔梗、连翘、牛蒡子、石膏、甘草、升麻等。

2. 热毒蕴结

证候：高热不退，多见两侧腮部肿胀疼痛，坚硬拒按、张口、咀嚼困难，口渴引饮，烦躁不安，或伴头痛，咽红肿痛，食欲不振，呕吐，便秘溲赤，舌质红，舌苔黄，脉滑数。

治法：清热解毒，软坚散结。

方药：普济消毒饮加减。常用黄芩、黄连、陈皮、甘草、玄参、柴胡、桔梗、连翘、板蓝根、马勃、牛蒡子、薄荷、僵蚕、升麻等。

（二）变证

1. 邪陷心肝

证候：在腮部尚未肿大或腮肿后4～5天，壮热不退，头痛项强，嗜睡，严重者昏迷，惊厥，抽搐，舌质绛，舌苔黄，脉数。

治法：清热解毒，息风开窍。

方药：清瘟败毒饮加减。常用石膏、生地黄、犀角、黄连、栀子、桔梗、黄芩、知母、赤芍、玄参、芦根、钩藤、僵蚕、生甘草等。

2. 毒窜睾腹

证候：腮部肿胀渐消，男性多有一侧或两侧

睾丸肿胀疼痛，女性多有一侧或两侧少腹疼痛，伴有发热、呕吐，舌质红，舌苔黄，脉数。

治法：清肝泻火，活血止痛。

方药：龙胆泻肝汤加减。常用龙胆草、黄芩、栀子、泽泻、木通、车前子、当归、柴胡、甘草、生地黄等。

第六十节 桡骨下端骨折

一、解剖特点

桡骨下端骨折是指距桡骨下端关节面3cm以内的骨折，临床上较为常见，多见于老年人。

桡骨下端关节面呈背侧向掌侧、桡侧向尺侧的凹面，其背侧边缘长于掌侧，故形成向掌侧倾斜为10°～15°的掌倾角；桡骨下端外侧的茎突，较其内侧长1～1.5厘米，故形成向尺侧倾斜为20°～25°的尺倾角。

桡、尺骨下端共同与腕骨近侧列形成腕关节。桡骨下端内侧缘切迹与尺骨头形成下尺桡关节，切迹的下缘为三角纤维软骨的基底部附着，三角纤维软骨的尖端起于尺骨茎突基底部。前臂旋转时，桡骨以尺骨头为中心沿尺骨头回旋。

这些解剖关系在骨折时常被破坏，在整复时应尽可能恢其复正常解剖关系。

二、病因病理

直接暴力和间接暴力均可造成桡骨下端骨折，但多为间接暴力引起，少数是直接暴力所致。在20岁以前，桡骨下端骨骺尚未闭合，可发生骨骺分离。桡骨下端骨折根据其受伤姿势和骨折移位的不同，临床分为伸直型和屈曲型两种。

1. 伸直型骨折

又称科雷斯（Colle's或Colles）骨折，临床多见。

跌倒时，腕关节呈背伸位、手掌部着地，躯干向下的重力与地面向上的反作用力交集于桡骨下端而发生骨折，骨折远端向桡侧、背侧移位，桡骨下端关节面向掌侧倾斜和向尺侧倾斜的角度减小或完全消失，甚至形成相反的倾斜。掌侧屈肌腱及背侧伸肌腱亦发生相应的扭转和移位。严重移位时两折端可重叠。

常合并有下桡尺关节脱位及尺骨茎突骨折，如合并尺骨茎突骨折，下桡尺关节的三角纤维软骨盘随骨折片移向桡、背侧；如尺骨茎突完整，骨折远端移位明显时，三角纤维软骨盘附着点必然破裂。

老年人骨质疏松骨折常呈粉碎性并可波及关节面。

骨折若畸形愈合可使腕关节的功能产生严重障碍。

2. 屈曲型骨折

又称史密斯（Smith's）骨折，临床少见。

跌倒时，腕关节呈掌屈位、手背着地，骨折远端向桡侧、掌侧移位。

三、临床表现

1. 症状

伤后腕关节疼痛，局部肿胀，活动障碍。

2. 体征

（1）桡骨下端肿胀、压痛、畸形，可触及骨擦感。无移位或不完全骨折时，肿胀多不明显，仅觉得局部疼痛和压痛，可有纵轴压痛。

（2）伸直型骨折，骨折远端向背侧移位时，可见"餐叉样"畸形；向桡侧移位时，呈"枪上刺刀状"畸形；缩短移位时，可触及上移的桡骨茎突。

（3）屈曲型骨折，移位明显者可有"锅铲样"畸形。

四、实验室及其他检查

腕关节正侧位X线片

可明确骨折类型和移位方向及程度、骨折线是否涉及关节面、是否合并尺桡关节脱位及尺骨茎突骨折等。

（1）伸直型骨折的典型征象　可见骨折远端向背、桡侧移位；骨折处向掌侧成角，骨折端重叠，骨折处背侧骨质嵌入或粉碎骨折，掌倾角和尺偏角减小或呈负角；常见合并有尺骨茎突骨折及不同程度的分离，严重者向桡侧移位。

（2）屈曲型骨折的典型征象　骨折线斜行，自背侧关节面的边缘斜向近侧和掌侧，骨折远端连同腕骨向掌侧、近侧移位；亦有少数骨折线呈横形，自背侧通达掌侧，未波及关节面，掌侧骨皮质常见碎裂；较少发生断端嵌插，尺骨茎突骨折亦少见。

五、诊断与鉴别诊断

1. 诊断

根据受伤史、临床症状、体征及 X 线检查可做出诊断。

2. 鉴别诊断

（1）无移位或不完全骨折时，肿胀多不明显，患者仅感局部轻微疼痛，也可有纵向叩击痛，腕和指运动不便，需注意与腕部软组织损伤相鉴别。

（2）伸直型桡骨下端骨折与巴通背侧缘骨折相鉴别，巴通背侧缘骨折为桡骨远端关节面之背侧缘骨折；屈曲型桡骨下端骨折与巴通掌侧缘骨折相鉴别，巴通掌侧缘骨折为桡骨远端关节面之掌侧缘骨折。X 线检查可进行鉴别诊断。

六、治疗方法

（一）手法整复

1. 无移位或不完全骨折，无须整复。

2. 移位骨折需根据骨折类型，采用相应的方法整复。

（1）整复体位　患者取坐位或卧位，肩外展90°、肘屈曲90°、前臂中立位。

（2）伸直型骨折　骨折线未进入关节、骨折段完整者，一助手把住上臂，术者两拇指并列置于骨折远端背侧，其他四指置于其腕掌部，扣紧大小鱼际肌，先顺势拔伸2～3分钟，待重叠移位完全纠正后，将骨折远段旋前，并利用牵引力，骤然猛抖，同时迅速尺偏、掌屈，使之复位。若仍未完全复位，则由两助手维持牵引，术者用两拇指迫使骨折远端尺偏、掌屈，即可达到解剖对位。骨折线进入关节或骨折块粉碎者，则在助手和术者拔伸牵引纠正重叠移位后，术者双手拇指在背侧按压骨折远端，双手余指置于近端的掌侧，按压远端向掌侧、端提近端向背侧，以矫正掌、背侧移位，恢复其掌倾角，同时使腕掌屈、尺偏，以纠正侧方移位，恢复其尺倾角。

（3）屈曲型骨折　由两助手拔伸牵引，术者双手拇指置于骨折远端的掌侧，余指置于骨折近端的背侧，相对用力挤压、端提，以纠正骨折远端的掌侧移位及恢复其掌倾角；然后术者捏住骨折部，牵引手指的助手徐徐将腕关节背伸，使屈肌腱紧张，防止复位的骨折块移位。

（二）固定方法

1. 无移位或不全骨折，仅用夹板固定2～3周即可。

2. 有移位骨折整复后根据骨折类型，采用相应的方法固定。

（1）伸直型骨折　在维持牵引下，先在骨折远端的背侧和近端的掌侧分别放一平垫，然后放置夹板。夹板上端达前臂中、上1/3，桡、背侧夹板下端应超过腕关节，置腕关节于轻度掌屈尺偏位固定，限制腕关节的桡偏和背伸活动。压垫夹板置妥后用3条布带捆扎固定，将前臂悬挂胸前，固定4～6周。

（2）屈曲型骨折　在维持牵引下，先在骨折远端的掌侧和近端的背侧分别放一平垫，然后放置夹板。桡、掌侧夹板下端应超过腕关节，置关节于轻度背伸位固定，限制腕关节的桡偏和掌屈活动。压垫夹板置妥后用3条布带捆扎固定，将前臂悬挂胸前，固定4～6周。

（三）手术治疗

1. 对于一些不稳定及粉碎性的骨折闭合整复失败者，可考虑行切开复位内固定术，骨缺损及粉碎区域应以自身松质骨植骨填充。

2. 陈旧性骨折畸形愈合者，如畸形较轻，腕部功能障碍不甚者，可不予处理；如畸形较重，前臂旋转障碍和腕部的活动痛，应考虑手术治疗。

（四）药物治疗

1. 儿童骨折，初期治宜活血祛瘀、消肿止痛，中后期内服药可减免。

2. 中年人骨折，按三期辨证用药。

3. 老年人骨折，中后期着重养气血、壮筋骨、补肝肾。

4. 解除固定后，均应用中药熏洗以舒筋活络，通利关节。

（五）练功活动

1. 固定期间，积极做指间关节、指掌关节屈伸锻炼及肩肘部活动。
2. 解除固定后，做腕关节屈伸和前臂旋转活动锻炼。

第六十一节 肩关节脱位

一、解剖特点

肩关节脱位亦称肩肱关节脱位，是临床常见的脱位之一。多发生于20～50岁的男性青壮年。肩关节脱位分为前脱位和后脱位，因后脱位临床罕见，在此不予叙述。

1. 肩关节由肱骨头及肩胛盂构成。肱骨头大，肩胛盂面积小且浅，只占肱骨头关节面的1/3～1/4，骨性结构的稳定性较差，而肩关节囊松弛薄弱，前方尤为明显。这种结构为增大肩关节的活动度提供了良好的条件，但对关节的稳定性则是不利的因素。
2. 肩关节的稳定性主要依靠纤维关节囊、盂唇、盂肱韧带、喙肱韧带，以及肩袖肌群和三角肌、胸大肌、喙肱肌、肱二头肌、肱三头肌及背阔肌等跨关节的肌肉结构。这些肌群对于维持盂肱关节静态或动态的稳定性至关重要。若肩部的主要肌肉麻痹或部分肌肉受损伤，肌力下降，可破坏关节的相对稳定性而发生复发性肩关节脱位。

二、病因病理

1. 致伤暴力

直接暴力或间接暴力均可造成肩关节前脱位，但以间接暴力为常见。

（1）间接暴力 ①传达暴力：患者于肩关节外展、外旋位跌倒，手掌或肘部着地，暴力经肱骨上传致肱骨头冲破关节囊前下方薄弱部，脱至关节外，一般多位于喙突下，形成喙突下脱位（较多见）。②杠杆作用：当肩关节处于极度外展、外旋位跌倒，或肩关节处于后伸位时跌倒受伤，由于肱骨颈部与肩峰相接触，成为杠杆支点，迫使肱骨头向前下方脱至关节盂下，形成盂下脱位。脱位时，若伴有一侧方应力作用，可使肱骨头向内侧移位至锁骨下，形成锁骨下脱位（较为少见）；若暴力足够强大，甚至可使肱骨头戳断肋骨进入胸腔，则形成胸腔内脱位（甚为罕见）。

（2）直接暴力 患者受伤时向后跌倒，肩外侧或后外侧着地，或因来自后方的冲击力，使肱骨头向前脱位。

2. 并发症

（1）肩袖损伤 肩关节本身严重疼痛和功能障碍，常常混淆和掩盖了肩袖损伤的体征，因此对肩关节脱位在复位后，应详细检查肩外展功能。

（2）骨折 肱骨大结节撕脱性骨折（最为常见）、肱骨外科颈骨折、肩胛盂边缘骨折。

（3）肱二头肌长腱滑脱 嵌顿于关节盂与肱骨头之间而妨碍复位。

（4）血管、神经损伤 偶见腋动脉或腋神经损伤。血管损伤后前臂及手部发冷和发绀，桡动脉搏动持续减弱或消失；神经损伤后三角肌瘫痪，肩部前外、后侧的皮肤感觉消失。

（5）其他 肩关节脱位晚期可并发肩关节强直及复发性肩关节脱位。

三、临床表现

1. 症状

（1）伤后患肩疼痛、肿胀，活动障碍，若合并骨折者肿胀更明显且可出现瘀斑。

（2）患者常以健手扶持患肢前臂，头倾向患侧以减轻肩部疼痛。

2. 体征

（1）由于肱骨头内移脱位，三角肌下空虚，肩峰突出，肩部失去正常圆钝平滑的曲线轮廓，故检查时可见患肩呈"方肩"畸形。

（2）患肩呈外展20°～30°位的弹性固定，活动受限，试图做任何方向的活动都可引起疼痛加重。

（3）触诊时可感觉肩峰下明显空虚，常可在喙突下、腋窝处或锁骨下触到脱位的肱骨头。

（4）搭肩试验（Duga's 征）阳性。

四、实验室及其他检查

肩关节正位和穿胸侧位 X 线摄片，可确定肩关节前脱位的诊断及其类型，并可明确是否合并有骨折。

五、诊断与鉴别诊断

1. 诊断

根据患者的外伤史、典型的临床表现及 X 线检查所见，一般即可做出诊断，但查体时应注意患肢有无神经、血管损伤的表现。

X 线摄片检查，可确定脱位的类型及有无并发骨折。

2. 鉴别诊断

肩关节脱位与肱骨外科颈骨折：两者患部均有疼痛、肿胀及功能障碍等表现，特别是合并骨折时，两者有诸多相同的临床表现。其主要鉴别要点是脱位所特有的弹性固定、"方肩"畸形及肩峰下关节盂空虚等体征。

六、治疗方法

肩关节脱位应及早进行手法复位、固定治疗，因早期局部瘀肿疼痛与肌肉痉挛较轻，便于复位操作。复位时应注意手法轻柔准确，切忌暴力，以免发生合并伤。若患肢肌肉紧张，可在臂丛麻醉下待肌肉松弛后再予以手法复位。

（一）手法复位

1. 手牵足蹬法

此法最为常用。

以右侧为例。患者仰卧，术者立于右侧，将右足掌抵住患者右侧腋窝部，同时双手握住患者右侧腕部，先沿畸形方向做顺势牵引后，将伤肩外展、外旋，再逐渐内收、内旋，闻及入臼声，即表明复位成功。

2. 牵引回旋法

此法适用于肌肉发达的患者，老年骨质疏松患者慎用此法，以免发生外科颈骨折。

以右肩前脱位为例，患者坐位或卧位，术者右手握住患肢肘部、屈肘90°位，左手握住腕部，先沿上臂畸形方向牵引，在维持牵引下外旋上臂至极限位，再内收上臂，使肘关节贴近胸壁，至肘接近体中线时内旋上臂，使患侧手掌搭于对侧肩上，即可复位。

3. 拔伸托入法

此法稳妥、安全、有效，尤其适用于年老患者。

患者坐位或卧位，近端助手用布带套住固定患肩及躯干，远端助手握患肢肘部和腕上部，徐徐将患肢向外下方做拔伸牵引；术者立于患侧肩部外侧，用两拇指压住患侧肩峰，余指置入腋下，钩托脱位的肱骨头向外上方；与此同时，令远端助手将患肢在牵引下慢慢内收、内旋，直至肱骨头有回纳感觉，复位即告完成。

（二）固定方法

1. 复位后必须予以妥善固定，使受伤的软组织得以修复，以防日后形成习惯性脱位。

2. 一般采用胸壁绷带固定，将患侧上臂保持在内收、内旋位，肘关节屈曲60°～90°，腋窝部衬以软垫，前臂依附胸前，用绷带将上臂固定在胸壁上，前臂用颈腕带或三角巾悬吊于胸前。

3. 固定时间一般为2～3周。

（三）手术治疗

1. 合并神经、血管损伤临床症状明显者，肱二头肌长头肌腱后移至肱骨头后、断裂的肩袖嵌入肩盂阻碍复位者，可行切开复位术。

2. 陈旧性脱位6个月以内的青壮年或陈旧性脱位时间短但合并肱骨外科颈骨折、肱骨大结节撕脱骨折，闭合复位不成功者，可行切开复位术。

（四）药物治疗

1. 新鲜脱位

（1）初期 宜活血祛瘀、消肿止痛，内服舒筋活血汤、活血止痛汤等；外敷活血散、消肿止痛膏。

（2）中期 肿痛减轻，宜服舒筋活血、强壮筋骨之剂，可内服壮筋养血汤、补肾壮筋汤等；外敷舒筋活络膏。

（3）后期 体质虚弱者，可内服八珍汤、补中益气汤等；外洗方可选用苏木煎、上肢损伤洗方等，煎水熏洗患处，促进肩关节功能的恢复。

2. 习惯性脱位

应内服补肝肾、壮筋骨之剂，如补肾壮筋汤、健步虎潜丸等。

3. 合并骨折

按骨折三期辨证用药。

4. 合并神经损伤

应加强祛风通络，加用地龙、僵蚕、全蝎等。

5. 合并血管损伤

应加强活血祛瘀通络，可合用当归四逆汤加减。

（五）练功活动

1. 复位固定后，即可开始手指、腕关节的功能锻炼。

2. 在制动期间，限制肩关节外展、外旋活动，以利于损伤的软组织修复，防止因关节囊修复不良而导致复发性脱位。

3. 解除外固定后，逐渐开始肩关节各方向的主动锻炼，但应禁止强力被动牵拉患肢，以防损伤软组织及并发骨折等。

第六十二节 颈椎病

颈椎病是指因颈椎间盘退行性变、颈椎骨质增生或颈部受伤等引起脊柱内外平衡失调，刺激或压迫脊神经、脊髓、椎动脉、交感神经所产生的以颈臂疼痛、麻木或眩晕为主要表现，严重者甚至导致瘫痪的疾病，本病又称颈椎综合征或颈肩综合征。

一、西医病因病理

颈椎病的病因及病理变化主要有以下几个方面。

1. 由于急性创伤、慢性劳损（与颈部长期劳累有关，多发于教师、打字员、会计、文秘等长期伏案工作者），而致颈椎间盘发生退行性变。

2. 当椎间盘变性后，椎间盘软弱，椎间隙狭窄，椎体间不稳会产生错动，牵拉纤维环及四周纵韧带，纤维环和纵韧带牵拉椎体边缘，可引起骨膜下出血、血肿、机化、骨化即导致骨质增生，形成骨刺或骨嵴，压迫周围的神经根、脊髓和椎动脉。其中尤以钩椎关节骨质增生较易发生，而钩突与椎动脉及神经根的关系十分密切。

3. 由于椎间盘的髓核脱水变薄，附近的组织如小关节囊、棘上韧带（项韧带）、前后纵韧带、黄韧带均有相应改变，特别常见的是黄韧带肥厚。

4. 脊神经根或脊髓由于受到颈椎及椎间盘向后（前）外侧突出物的挤压，可发生炎症、变性，以及血运障碍而引起不同程度的病理变化。颈段脊髓侧柱接近前角灰质处的交感神经细胞可与前角细胞混处，若颈椎病理改变刺激脊神经，可以产生与刺激交感神经相同的症状和体征。

5. 椎动脉从颈后动脉的后上方上升，经颈椎横突孔向上进入颅腔，组成基底动脉。受颈椎病的病理改变，如骨刺、椎间盘病变、动脉硬化，特别是骨刺的影响而引起同侧椎-基底动脉的供血不足。当颈椎间盘发生变性后，颈椎长度缩短而椎动脉则相对地变长；当椎动脉本身畸形或有动脉硬化时，无论是颈部活动对其牵拉，还是血流冲击作用，均可使之变长，产生折叠或扭曲而影响血液循环。正常情况下，转头时虽可使一侧椎动脉的血运减少，但另一侧椎动脉可以代偿，故不出现症状；在病理改变的情况下，因转头过猛或颈部挥鞭样损伤，或因拔牙、全身麻醉、插管等均可使椎动脉血液循环受到影响而产生椎动脉型颈椎病症状。

二、中医病因病机

1. 病因

中医认为颈椎病的发病原因，不外乎内因和外因两个方面，但以内因为主。

（1）内因　人到中年，肝肾不足、筋骨懈惰，引起颈部韧带肥厚钙化、椎间盘发生退变、骨质增生等病变，导致椎间孔变窄、神经根受压，即逐渐出现颈椎病各种症状。

（2）外因　颈部的冷刺激、外邪的侵袭、毒邪的感染，均可诱发或加重颈椎病症状。

2. 病机

（1）风寒湿阻　风为百病之长，寒性收引、凝滞、湿性重着。风寒湿三邪夹杂侵袭颈部筋肉，使颈筋气血凝滞、经络闭阻、筋脉不舒而发生颈项疼痛，此种情况多在睡眠时颈肩外露，遭受风寒湿邪侵袭而发病。

（2）气滞血瘀　由于颈部筋肉急性损伤或慢性劳损，而使颈筋损伤撕裂，血不循经、溢于脉外、瘀阻不行、气机受阻，不通则痛而发为本病。

（3）痰湿阻络　肾阳亏虚，阳虚水停，加之风邪侵入，风痰相搏、阻滞经络，或风痰上扰清空，或痰湿阻于中焦，而见头痛、眩晕，或脘闷不舒。

（4）气血亏虚　年老体弱或久病劳损，以致气血虚弱，不能濡养经筋，营行不利，相搏而痛，肌肉、筋脉失于濡养则可使肩臂麻木不仁，血虚不能上荣可见头晕、面色不华。

（5）肝肾不足　素体虚弱或年老体衰，肝肾亏虚、筋骨失健、筋弛骨痿、气血不足、循行不畅，或因疲劳过度，或因复遭风寒侵袭，从而导致经络受阻、气血运行不畅、筋肉僵凝疼痛而发病，此为本虚标实之证。

三、临床表现

临床上将颈椎病可分为颈型、神经根型、脊髓型、椎动脉型、交感神经型和混合型。

（一）颈型

1. 症状

主要表现为颈部疼痛，可放射到枕部或肩部，颈肌僵硬，头颈活动受限。

2. 体征

头颈往往限制在一定位置，一侧疼痛者头偏向另一侧，患者常用手托住下颌以缓解疼痛。

（二）神经根型

1. 症状

（1）首先表现为颈肩背疼痛，枕部和后枕部酸痛，并按神经根分布向下放射到前臂和手指。

（2）轻者为持续性酸痛、胀痛，重者可如刀割样、针刺样，有的皮肤过敏，抚摩即有触电感，有的麻木如隔布感。

（3）颈部后伸等活动时，或咳嗽、喷嚏、用力大便时疼痛加剧。

（4）部分患者会出现手无力、沉重感或持物不稳等，要考虑有无脊髓受压；若出现耳鸣、头晕、眼花、头痛、视物不清等，可能伴有椎动脉受压症状，应进一步检查。

2. 体征

（1）颈部活动受限，颈项肌肉较紧张，且可在斜方肌、冈上肌、冈下肌、菱形肌或胸大肌上有压痛点。

（2）受压神经根皮肤节段分布区感觉减退。颈5~6椎间病变时，刺激颈6神经根引起患侧拇指或拇、食指感觉减退；颈6~7椎间病变时，则刺激颈7神经根而引起食、中指感觉减退。

（3）腱反射异常，肌力减弱。肱二头肌及肱三头肌腱反射早期活跃，久之则反射减退或消失。

（4）臂丛神经牵拉试验阳性，颈椎间孔挤压试验阳性。

（三）脊髓型

1. 症状

（1）以慢性进行性四肢瘫痪为特征。

（2）早期双侧或单侧下肢发紧、麻木、疼痛、僵硬发抖、无力、打软腿或易绊倒，步态笨拙，走路不稳或有踩棉花感。

（3）手部肌肉无力，发抖，活动不灵活，细小动作失灵，如穿针、写小字不能，持物易坠落。

（4）重症者可出现四肢瘫痪、小便潴留或失禁、卧床不起，常有头颈部疼痛、半边脸发烧、面部出汗异常等。

2. 体征

（1）可发现颈部活动受限不明显，上肢动作欠灵活。

（2）四肢肌张力增高，腱反射亢进；重症时常可引出病理反射，如Hoffman征、Babinski征等阳性，甚至踝阵挛和髌阵挛。

（四）椎动脉型

1. 症状

（1）常有头痛、头晕，颈后伸或侧弯时眩晕加重，甚至猝倒，猝倒后颈部位置改变而立即清醒。

（2）较少见的症状有声音嘶哑、吞咽困难、视物不清、听力下降、Horner 征，还可有心脏症状，如心动过速或过缓，多汗或少汗，若伴有神经根压迫则症状更复杂。

2. 体征

（1）颈椎棘突部有压痛。

（2）颈椎间孔挤压试验阳性，仰头或转头试验阳性（头部后仰或者旋转时，眩晕、恶心的症状发作或加重）。

（五）交感神经型

1. 可与神经根型合并发生。

2. 有交感神经兴奋和抑制的症状。

（1）兴奋症状 如头痛或偏头痛，头晕特别在转头时加重，有时伴恶心、呕吐，视物模糊或视力下降、瞳孔扩大、眼窝胀痛、心跳加速、心律不齐、心前区痛、血压升高、四肢冰凉、汗多、耳鸣、听力下降、发音障碍等。

（2）抑制症状 主要表现为头昏眼花、眼睑下垂、流泪、鼻塞、心动过缓、血压下降及胃肠胀气等。

（六）混合型颈椎病

两种以上压迫同时存在时，如脊髓型、神经根型两者同时存在，神经根型和椎动脉型混合，也可称混合型，也有脊髓、神经根和椎动脉三者混合型。

四、实验室及其他检查

（一）局部型

X 线检查可出现颈椎生理弧度在病变节段中断，此节段小关节分开，有时称之为半脱位。因肌痉挛头偏歪，侧位 X 线片上出现椎体后缘一部分有重影，小关节也有重影，称双边双突。

（二）神经根型

1. X 线检查

可出现颈椎生理弧度平直或呈反弓，第 3～7 颈椎骨质增生，椎间隙变窄，项韧带钙化等；伸屈运动颈椎侧位片上会出现病变节段过度松动，斜位片上可看到骨刺突入椎间孔。

2. CT 检查

可出现颈椎间盘突出，侧隐窝狭窄，或神经根、硬膜囊受压等。

3. MRI 检查

可出现颈椎某节段脊髓有压迹现象。

（三）脊髓型

1. X 线检查

颈椎生理弧度变直或向后成角，颈椎骨质增生，椎间隙狭窄，椎间孔缩小。后纵韧带骨化者，侧位片上椎体后有钙化阴影，呈点状、条状，连续型者可自颈 2 至颈 7 连成一长条。

2. CT 检查

骨质增生占位在椎体后椎管前壁，使椎管明显狭窄。

3. MRI 检查

对脊髓、椎间盘组织显示清晰，对椎间盘脱出、脊髓受压的诊断和治疗均有帮助。

（四）椎动脉型

1. X 线检查

钩椎关节有骨质增生，向侧方隆突，以及椎间孔变小。

2. 椎动脉造影

对诊断有所帮助，但有一定危险性，除个别诊断困难者或拟行手术的病例外，一般不做椎动脉造影检查。

（五）交感神经型

X 线、CT、MRI 等检查结果与神经根型相似。

五、诊断与鉴别诊断

1. 诊断

（1）有慢性劳损或外伤史，或有颈椎先天性畸形、颈椎退行性病变，多发于 40 岁以上的中年人、长期低头工作者，往往呈慢性发病。

（2）颈、肩背疼痛，头痛头晕，颈部板硬，上肢麻木。

（3）颈部活动受限，病变颈椎棘突、患侧肩胛骨内上角常有压痛，可摸到条索状硬块，可有上肢肌力减弱和肌肉萎缩。

（4）臂丛牵拉试验阳性，颈椎间孔挤压试验阳性。

（5）X线正位摄片显示钩椎关节增生，张口位可有齿状突偏歪；侧位片显示颈椎曲度变直，椎间隙变窄，有骨质增生或钙化；斜位片可见椎间孔变小等改变。CT和MRI检查可进行定性、定位诊断。

2. 鉴别诊断

（1）脊髓肿瘤 脊髓型颈椎病与脊髓肿瘤有类似之处，但脊髓肿瘤多逐渐加重，而颈椎病症状多有间歇性。X线片、脊髓造影、MRI可鉴别。

（2）肩周炎 肩周炎主要症状和体征是肩关节疼痛及功能受限，有自愈倾向。

（3）颈椎骨关节炎 颈椎骨关节炎可有颈背痛或一侧上肢麻木，但无放射痛及感觉障碍或腱反射异常。

（4）冠状动脉供血不全 冠状动脉供血不全有心前区疼痛、胸闷、气短等症，无上肢颈脊神经根刺激的体征，心电图可有异常改变，服用硝酸甘油类药物可缓解。

（5）胸廓出口综合征 胸廓出口综合征有上肢麻木不适并向手部放射，但检查锁骨上窝有压痛，Adson试验与上肢过度外展试验时桡动脉搏动减弱。

六、治疗方法

（一）手法治疗

1. 操作步骤

首先用轻柔的滚、按、拿、一指禅推等手法，在颈椎两侧及肩部施术，使紧张痉挛的肌肉放松，以减轻因肌肉紧张增加而造成对颈脊柱的牵拉力，从而加强局部气血运行，促进水肿吸收，为下一步手法治疗创造条件。

患者坐位，头部前屈至适当的角度，医生一手用拇指按住患椎棘突，一手用肘部托住病人颏部，向前上方牵引，同时向患侧旋转头部，此时往往可听到整复的弹响声。患者仰卧时，肩后用枕垫高。医生立于床头，右手紧托病人枕部，左手托住颏部，将病人头部自枕上拉起，使颈与水平面呈45°，牵引持续1～2分钟，然后轻轻将头向左右旋转和前后摆动，此时往往可听到整复时的弹响声。

2. 注意事项

（1）手法治疗是重要而有效的方法，操作时要注意动作宜轻柔和缓，力度适中，不宜粗暴猛烈地旋转头部，以免发生寰枢椎骨折、脱位或椎动脉在寰椎上面被枕骨压伤等。

（2）不宜做颈侧方用力的推扳手法，以免引起脊髓损伤、四肢瘫痪，对有动脉硬化的老年患者尤应注意。

（3）禁止在麻醉下进行颈椎按摩、推拿。

（4）脊髓型禁用旋扳手法。

（二）牵引治疗

1. 牵引作用

颈椎牵引适用于神经根型，是重要而有效的方法。

颈椎牵引有利于颈部充血、水肿的消退，缓解颈部肌肉的痉挛，使颈椎间隙增宽，以扩大椎间孔，缓解神经根所受的刺激和压迫，松解神经根与周围组织的粘连，并有利于向外突出的纤维环组织回纳。

2. 牵引方法

（1）颈椎牵引通常采用颌枕带牵引。

（2）轻症患者采用坐位间断牵引，牵引姿势以头部略向前倾为宜，牵引悬重从3kg开始，可增至12kg。每次20～30分钟，每日1～2次，15天为1个疗程。

（3）重症患者采用卧位牵引，根据患者性别、年龄、体质强弱、颈部肌肉情况和临床症状酌情处理。

3. 注意事项

（1）颈椎牵引后症状加重者，不宜再用。

（2）脊髓型应慎用，因效果不明显，有时症状会加重。

（3）对椎动脉型或交感神经型宜采用轻重量牵引，从1.5kg开始，逐渐增至4～5kg，也可采用卧位、轻重量2～3kg，若有不良反应停止牵引。

(三) 中药治疗

1. 风寒湿阻型

证候：可见颈、肩、上肢串痛麻木，以痛为主，头有沉重感，颈部僵硬，活动不利，恶寒畏风。舌淡红，苔薄白，脉弦紧。

治法：祛风除湿，温经通络。

方药：羌活胜湿汤加减。

2. 气滞血瘀型

证候：可见颈肩部、上肢刺痛，痛处固定，伴有肢体麻木。舌质暗，有瘀斑，脉弦。

治法：行气活血，化瘀通络。

方药：活血舒筋汤加减。

3. 痰湿阻络型

证候：可见头晕目眩，头重如裹，四肢麻木不仁，纳呆。舌暗红，苔厚腻，脉弦滑。

治法：除湿化痰，蠲痹通络。

方药：天麻钩藤饮加减。

4. 肝肾不足型

证候：可见眩晕头痛，耳鸣耳聋，失眠多梦，肢体麻木，面红目赤。舌红少津，苔薄或苔少，脉弦。

治法：补益肝肾，活血通络。

方药：六味地黄丸加减。

5. 气血亏虚型

证候：可见头晕目眩，面色苍白，心悸气短，四肢麻木，倦怠乏力。舌淡苔少，脉细弱。

治法：益气养血，活血通络。

方药：黄芪桂枝五物汤加减。

(四) 针灸疗法

主穴：华佗夹脊、后溪。

痹痛证：配肩髃、外关、合谷，加温灸。

眩晕证：配印堂、百会、太阳、风池、太冲。

气虚证：配神门、内关、足三里、三阴交。

瘫痪证：配上下肢三阳经穴位及太冲、行间。

(五) 西药治疗

1. 可使用非甾体类抗炎药、肌肉松弛剂及镇静剂对症治疗。

2. 局部有固定且范围较小的压痛时，可局部封闭治疗。

(六) 手术治疗

1. 适应证

(1) 各型颈椎病经严格的非手术治疗无效，症状严重者。

(2) 神经根与脊髓压迫症状逐渐加重或反复发作者。

2. 常用的术式

(1) 前路椎间盘及骨刺切除、椎体间植骨融合术：主要适用于神经根型和脊髓型颈椎病。

(2) 侧方减压和椎间融合术：主要适用于椎动脉型和神经根型颈椎病。

(3) 颈椎后路减压术或椎管扩大术：适用于经前路手术后效果不佳，多节段椎管狭窄者。

第六十三节 腰椎间盘突出症

腰椎间盘突出症是指由于某些原因造成纤维环破裂、髓核突出，压迫或刺激神经根、硬膜囊，产生以腰痛及下肢放射痛为主要症状的病证。是临床上常见的腰腿痛疾患，多见于20～50岁的青壮年。

一、西医病因病理

发生腰椎间盘突出的基本要素是腰椎间盘的退变。

在腰椎间盘退变的基础上受到其他诱因，如外伤、慢性劳损以及感受寒湿等因素的作用，使纤维环在薄弱的部位发生破裂，髓核由破裂处突（脱）出，突（脱）出的髓核和碎裂的纤维环组织进入椎管，压迫脊髓圆锥、脊神经根或马尾神经，引起坐骨神经痛或股神经痛。

多数髓核向后侧方突出为侧突型，单侧突出者出现同侧的下肢症状；髓核自后纵韧带两侧突出为两侧突型，则出现双下肢症状，多为一先一后，一轻一重，似有交替现象；髓核向后中部突出为中央型，巨大的突出可压迫马尾神经，出现马鞍区麻痹及双下肢症状。

腰椎间盘突出症患者中约1/3有腰部扭伤史，1/3有腰部受凉史，其他与脊柱畸形、长期震动、妊娠、腰穿等因素有关。

腰椎间盘突出后产生腰腿疼痛的机理，主要有机械压迫学说、化学性神经根炎学说和自身免疫学说。

二、中医病因病机

1. 中医学将腰椎间盘突出症归属于"腰痛"或"痹证"的范畴。
2. 病证具有本虚标实的临床特点。
3. 引起腰腿痛的原因有风、寒、湿、热、闪挫、瘀血、气滞、痰饮等，而其根本在于肾虚。
4. 痹是气血闭塞不通所致的肢体痛，骨节错落、风寒湿邪外袭、气血虚弱、运化乏力是其原因。因此，本病的病因病机在于肝肾不足、筋骨不健、复受扭挫，或感风寒湿邪、经络痹阻、气滞血瘀，不通则痛。病延日久，则气血益虚、瘀滞凝结而缠绵难愈。

三、临床表现

1. 症状

（1）多数患者先有腰痛或腰酸，2~3个月后出现腿痛，随后两者可同时或交替出现；少数患者始终只有腰痛或腿痛；一般在腿痛出现后腰痛明显减轻。

（2）腰腿疼痛可因咳嗽、打喷嚏、用力排便等导致腹腔内压升高时加剧，步行、弯腰、伸膝起坐等牵拉神经根的动作也使疼痛加剧。

（3）腰前屈活动受限，屈髋屈膝、卧床休息可使疼痛减轻；重者卧床不起，翻身极感困难。

（4）病程较长者，其下肢放射痛部位感觉麻木、冷感、无力；中央型突出造成马尾神经压迫症状为会阴部麻木、刺痛、二便功能障碍，阳痿或双下肢不全瘫痪。

2. 体征

（1）腰椎生理前凸变浅或消失，甚至后凸；当突出物位于神经根的内下方，腰椎偏向患侧；突出物在神经根外上方，则腰椎偏向健侧。

（2）急性期因保护性腰肌痉挛，而致腰椎活动受限，尤以腰部后伸困难较为明显；慢性期和复发时，前屈和向患侧弯腰受限较多，强制弯曲时，将加重放射痛。

（3）突出间隙的棘上韧带、棘间韧带及棘突旁（椎间隙偏外2~3cm处）常有压痛，并伴有放射性神经痛。L3~4椎间盘突出多压迫L4神经根，其放射痛经股前，下行小腿内前方到足背内侧；L4~5椎间盘突出多压迫L5神经根，其放射痛经臀部、股后侧、小腿外侧至外踝；L5~S1椎间盘突出多压迫S1神经根，其放射痛经股前侧、腘窝、小腿外侧至足背及小趾。

（4）受累神经根所支配区域的皮肤可出现感觉异常，早期多为皮肤过敏，继而出现麻木或感觉减退。L3~4椎间盘突出，引起小腿前内侧皮肤感觉异常；L4~5椎间盘突出，引起小腿前外侧、足背前内侧和足底皮肤感觉异常；L5~S1椎间盘突出，引起小腿后外侧、足背外侧皮肤感觉异常。中央型突出则表现为马鞍区麻木，并可出现膀胱、肛门括约肌功能障碍，大小便失禁等。

（5）L4神经根受压，引起股四头肌肌力减退、肌肉萎缩；L5神经根受压，引起伸𧿹肌肌力减退，趾背伸困难；S1神经根受压，引起踝跖屈功能减弱。

（6）L4神经根受压，引起膝腱反射减弱或消失；S1神经根受压，引起跟腱反射减弱或消失。

（7）直腿抬高试验阳性，直腿抬高加强试验阳性，屈颈试验阳性。

四、实验室及其他检查

1. X线检查

部分患者可显示腰椎间盘突出的一些间接征象，如生理前凸平浅或消失甚至后凸、椎间隙变窄、骨质增生等；可排除或与腰椎疾患相关的疾病进行鉴别诊断。

2. CT扫描

可直接显示椎间盘突出物的位置、大小、形状及其与周围结构的关系；可显示硬膜囊和（或）神经根受压变形、移位、消失的压迫征象；还可显示黄韧带肥厚、椎体后缘骨赘、小关节突增生、中央椎管及侧隐窝狭窄等伴发征象。

3. MRI检查

对软组织的分辨率较CT高，能清楚地显示椎间盘退变、突出状态和椎管内硬膜囊、神经根受压状态,对腰椎间盘突出症的诊断价值较大。

4. 肌电图检查

根据异常肌电图的分布范围,可判定受累神经根的节段及其对所支配肌群影响的程度。

五、诊断与鉴别诊断

1. 诊断

(1) 大多数患者在一般情况下,依据有腰痛加腿痛、压痛和放射痛等症状,结合病史、临床表现与体征,可初步考虑腰椎间盘突出症之可能。

(2) 配合影像学等检查所见,可做出诊断和突出间隙的定位诊断。

2. 鉴别诊断

凡可出现腰痛、腿痛或腰腿痛并存的疾病都应与之相鉴别,其中较常见的鉴别疾病有:

(1) 腰椎结核　腰痛可伴有坐骨神经痛,常有全身症状,午后低热,乏力盗汗,腰部强直,血沉增快,下腹部可触及冷脓肿;X线片显示椎间隙模糊、变窄,椎体相对边缘有骨质破坏等表现。

(2) 马尾神经瘤　以神经纤维瘤为多见,初期一般腰痛及局部压痛不明显,也无脊柱侧凸、下腰椎活动受限等症状;发病较为缓慢但持续加重,无间歇性缓解,卧床时感到疼痛加重,夜不能眠;严重者可由肿瘤压迫马尾神经,发生下肢感觉和运动障碍,以及括约肌功能紊乱;脑脊液总蛋白量增高;脊髓造影显示有占位性改变。

(3) 椎弓峡部裂和脊柱滑脱　腰痛常伴有坐骨神经痛,多数发生在L4~5,椎弓峡部裂在斜位X线片上显示椎弓峡部有裂隙和骨缺损;脊柱滑脱时腰椎前凸增加,椎体或棘突有台阶样表现,X线片显示椎弓峡部有裂隙,腰椎体前移。

(4) 强直性脊柱炎　中年男性多见,身体瘦弱,腰背及骶髂关节疼痛,脊柱强直,各方向活动均受限;症状多与气候变化有关,血沉较快,病变呈进行性发展;X线片早期可见骶髂关节及腰椎小关节模糊,后期脊柱呈竹节样改变。

(5) 梨状肌综合征　主要症状是臀部痛或臀腿痛,患侧髋关节内收、内旋活动时疼痛加重,严重者可有跛行;梨状肌肌腹体表投影处可有明显的压痛,并可向下肢放射,部分患者可触及深部的条索状结节或痉挛的肌块;梨状肌紧张试验阳性;梨状肌局部封闭后疼痛会消失。

六、治疗方法

(一) 基础治疗

1. 急性期、症状重者,应绝对卧床休息3周。卧床休息可以减缓体重对病变椎间盘的压力,有利于由于髓核突出所引起的非特异性炎症反应的吸收和消散,从而减轻或消除对神经根的刺激或压迫。

2. 慢性期或症状缓解后,可与功能锻炼交替进行。

(二) 手法治疗

主要适用于首次发作,病程较短,或病程虽长,但症状较轻,诊断为单侧隐藏型和突出型,同时影像学显示椎管无狭窄或无骨质疏松者,尤其对大多数青壮年患者更为适用。

(1) 循经按揉法　患者取俯卧位,术者先以滚法沿脊柱两侧自上而下数次放松骶棘肌,力度适中,侧重腰部肌肉的放松;继以大鱼际或掌根循两侧足太阳膀胱经反复按揉3遍;再以双手叠掌,掌根自胸腰椎督脉向下逐次移动按压,以患者能耐受为度。

(2) 穴位点压法　以两手拇指指腹对应,在腰椎横突上及秩边、环跳、殷门、承山等穴按压,至患者感觉酸胀时止,再以掌根轻柔按摩。

(3) 脊柱斜扳法　患者取侧卧位,术者面向患者,术者一手按肩后部,一手按髂前上棘,两手同时做相反方向斜扳,通常可闻及一清脆的弹响声。

(4) 拔伸按腰法　患者取俯卧位,嘱患者双手上举拉住床头,一助手双手握患者双踝做拔伸牵引,术者叠掌按压突出部位棘突,在助手持续拔伸牵引下骤然向上抖动时用力下压掌根,要配合默契,动作协调。

(5) 屈膝屈髋法　患者仰卧位屈膝屈髋,术者两手扶患者双膝关节做正、反方向环转后用力下按,尽量使膝关节贴近胸壁,然后将患肢由屈膝屈髋位拉向伸直位，反复3次。

(6) 俯卧扳腿法　患者俯卧位，术者一手按压突出部位棘突，一手托住患者对侧膝部，使下肢尽量后伸，双手同时协调用力，左右各1次。

(7) 直腿抬高法　患者仰卧位，嘱尽量抬高患侧下肢，术者以一手推膝部，另一手握足前部，使踝关节尽量背伸。

(8) 坐位旋转法　患者取坐位，下肢相对固定，术者一手拇指按压突出部位偏歪的棘突旁，一手穿过偏歪一侧的腋下按颈后部，双手相对用力，使脊柱做顺时针或逆时针方向旋转。

上述手法，可根据病情需要及患者的具体情况有针对性地选用。

对中央型突出者，或骨质增生明显、突出物有钙化者，或骨质疏松者，或病程长、反复发作以及已经多次手法治疗效果欠佳者，则不宜手法治疗。

(三) 牵引治疗

1. 骨盆牵引多采用仰卧、略微屈膝屈髋位，每侧牵引悬重在10～15kg之间，牵引方向一般在水平线向上15°左右，亦可在大腿后侧垫一枕头，使腰部平直，体位舒适，有利于腰腿肌肉放松。

2. 牵引治疗一般每日1次，每次30分钟，10次为1个疗程。

3. 牵引可对抗腰部肌肉痉挛，适当增宽椎间隙及椎间盘内减压，有利于突出物与神经根之间的位置产生松动或位移。

(四) 针灸治疗

1. 侧重于循经取穴与局部取穴为主，亦可取患椎旁华佗夹脊穴（棘突下旁开0.5寸）。

2. 常用穴位有腰阳关、肾俞、腰夹脊、八髎、环跳、承扶、殷门、风市、阳陵泉、委中、承山、昆仑、悬钟等。

3. 一般患侧取穴，每次3～5穴，针刺以泻法或平补平泻，或用电针；可留针15～20分钟左右，其间以强刺激泻法捻针1次；以红外线灯做穴位透热照射，至皮色潮红，患者能耐受为度；每日或隔日1次，10次为1个疗程。

(五) 封闭疗法

常用方法有局部痛点封闭、硬膜外封闭、骶管封闭。

(六) 药物治疗

1. 中药治疗

(1) 以辨证论治为基础。

(2) 疼痛、麻木、酸胀等主症，选用活血化瘀、祛风通络、温经利湿的方药，常用身痛逐瘀汤、大活络丹、独活寄生汤等。

(3) 症状缓解后，宜补益肝肾，选用益肾固腰汤。

2. 西药治疗

(1) 主要用于早期对症治疗。

(2) 急性期，用地塞米松与脱水剂静脉滴注。

(3) 常用口服药，有非甾体类抗炎镇痛药，如芬必得、美洛昔康等；中枢性肌肉松弛剂，如苯丙氨酯、乙哌立松；神经营养药，如维生素B_{12}、维生素B_1、甲钴胺等。

(七) 功能锻炼

1. 积极的功能锻炼，以增强腰背肌和脊柱的稳定性，减少各种后遗症的发生。

2. 功能锻炼可选择"三点式""五点式""拱桥式"和"飞燕点水式"，以及直腿抬高、仰卧蹬腿等练习方法。

3. 下地行走时可先在腰围保护下循序渐进地练习慢步行走，而后以太极拳、八段锦、易筋经等方式锻炼。

(八) 手术治疗

1. 适用于病程超过半年以上，反复发作，经2～3个月系统保守治疗无效者；或急性髓核突出，虽初次发作但症状重，并影响生活或工作者；出现马尾神经受压的症状体征者。

2. 手术方式较多，主要有全椎板切除术、半椎板切除术、开窗减压术等，目的在于解除突出的髓核对硬膜囊、神经根、马尾神经的压迫，必要时还需切除部分肥厚的黄韧带、增生的椎板或关节突等。

第六十四节 肺 胀

肺胀是指多种慢性肺系疾患反复发作，迁延不愈，导致肺气胀满，不能敛降的一类病证。临床表现为胸部膨满，憋闷如塞，喘息上气，咳嗽痰多，烦躁，心悸，面色晦暗，或唇甲青紫，脘腹胀满，肢体浮肿等。其病病程缠绵，时轻时重，经久难愈，严重者可出现神昏、惊厥、出血、喘脱等危重证候。

肺胀是内科常见病、多发病。根据肺胀的临床表现，与西医学中慢性阻塞性肺气肿、慢性肺源性心脏病、老年性肺气肿相似，肺性脑病则常见于肺胀的危重变证，亦可参考肺胀进行辨证论治。

一、病因病机

本病的发生，多因久病肺虚，痰浊潴留，而致肺不敛降，气还肺间，肺气胀满，每因复感外邪诱使本病发作或加剧。

（一）病因

1. 久病肺虚

如内伤久咳、支饮、喘哮、肺痨等肺系慢性疾患，迁延失治，痰浊潴留，壅阻肺气，气失出纳，气还肺间，日久导致肺虚，成为发病的基础。

2. 感受外邪

肺虚久病，卫外失固，六淫外邪每易乘袭，诱使本病发作，病情日益加重。

（二）病机

病变首先在肺，继而影响脾、肾，后期病及于心。因肺主气，开窍于鼻，外合皮毛，职司卫外，为人身之藩篱，故外邪从口鼻、皮毛入侵，每多首先犯肺，以致肺之宣降功能不利，气逆于上而为咳，升降失常而为喘。久者肺虚，肺之主气功能失常，影响呼吸出入，肺气壅滞，还于肺间，导致肺气胀满，不能敛降。若肺病及脾，子盗母气，脾失健运，则可导致肺脾两虚。肺为气之主，肾为气之根，若久病肺虚及肾，金不生水，致肾气衰惫，肺不主气，肾不纳气，则气喘日益加重，呼吸短促难续，吸气尤为困难，动者更甚。肺主治节、朝百脉，辅助心脏治理、调节心血的运行，心阳根于命门真火，故肺虚治节失职，或肾虚命门火衰，均可病及于心，使心气、心阳衰竭，甚则可以出现喘脱等危候。

病理因素主要为痰浊、水饮与血瘀互为影响，兼见同病。如痰从寒化则成饮；饮溢肌表则为水；痰浊久留，肺气郁滞，心脉失畅则血郁为瘀；瘀阻血脉，"血不利则为水"。一般早期以痰浊为主，渐而痰瘀并见，终至痰浊、血瘀、水饮错杂为患。

病程中由于肺虚卫外不固，尤易感受外邪而使病情诱发或加重。若复感风寒，则可成为外寒内饮之证。感受风热或痰郁化热，可表现为痰热证。如痰浊壅盛，或痰热内扰，闭阻气道，蒙蔽神窍，则可发生烦躁、嗜睡、昏迷等变证。若痰热内郁，热动肝风，可见肉瞤、震颤，甚则抽搐；或因动血而致出血。

病理性质多属标实本虚，但有偏实、偏虚的不同，且多以标实为急。外感诱发时则偏于邪实，平时偏于本虚。早期由肺而及脾、肾，多属气虚、气阴两虚；晚期以肺、肾、心为主，气虚及阳，或阴阳两虚，纯属阴虚者罕见。正虚与邪实每多互为因果，故虚实诸候常夹杂出现，每致愈发愈频，甚则持续不已。

二、诊断与病证鉴别

（一）诊断

1. 有慢性肺系疾患病史多年，反复发作，时轻时重，经久难愈。多见于老年人。

2. 临床表现为咳逆上气，痰多，胸中憋闷如塞，胸部膨满，喘息。动则加剧，甚者鼻扇气促，张口抬肩，目胀如脱，烦躁不安，日久可见心慌动悸，面唇发绀，脘腹胀满，肢体浮肿，严重者可出现喘脱。

3. 常因外感而诱发。其他如劳倦过度、情志刺激等也可诱发。

（二）病证鉴别

肺胀与哮病、喘证：肺病与哮病、喘证均以咳而上气、喘满为主症。区别在于肺胀是多种慢性肺系疾病日久积累而成，除咳喘外，尚有心悸、唇甲发绀、胸腹胀满、肢体浮肿等症状；哮病是一种反复发作性的疾病，以喉中哮鸣有声为特征；喘证是多种慢性疾病的一个症状，以呼吸急促困难为主要表现。从三者关系来看，肺胀可隶属于喘证的范畴，哮与喘病久不愈又可发展为肺胀。此外，肺胀因外感诱发，病情加剧时，还可表现为痰饮病中的"支饮"证。

三、辨证论治

（一）辨证要点

辨证总属标实本虚，但有偏实、偏虚的不同，因此应分清其标本虚实的主次。一般感邪时偏于邪实，平时偏于本虚。偏实者须分清痰浊、水饮、血瘀的偏盛。早期以痰浊为主，渐而痰瘀并重，并可兼见气滞、水饮错杂为患。后期痰瘀壅盛，正气虚衰，本虚与标实并重。偏虚者当区别气（阳）虚、阴虚的性质，肺、心、肾、脾病变的主次。早期以气虚为主，或为气阴两虚，病在肺、脾、肾；后期气虚及阳，甚则可见阴阳两虚，病变以肺、肾、心为主。

（二）治疗原则

治病应抓住治标、治本两个方面，祛邪与扶正共施，依其标本缓急有所侧重。标实者依其病邪的性质，分别采用祛邪宣肺，降气化痰，温阳利水，甚或开窍、息风、止血等法。本虚者，当以补养心肺、益肾健脾为主，或气阴兼调，或阴阳两顾。正气欲脱时应扶正固脱，救阴回阳。

（三）证治分类

1. 外寒里饮证

证候：咳逆喘满不得卧，气短气急，咳痰稀白量多，呈泡沫状，胸部胀满。口干不欲饮，面色青暗，周身酸楚，头痛，恶寒，无汗，舌体胖大，舌质暗淡，苔白滑，脉浮紧。

治法：温肺散寒，涤痰降逆。

方药：小青龙汤加减。

2. 痰浊壅肺证

证候：胸膺满闷，短气喘息，稍劳即著，咳嗽痰多，色白黏腻或呈泡沫，畏风易汗，脘痞纳少，倦怠乏力，舌暗，苔薄腻或浊腻，脉小滑。

治法：宣肺健脾，化痰降逆。

方药：二陈汤合三子养亲汤加减。

3. 痰热郁肺证

证候：咳逆，喘息气粗，胸满，烦躁，目胀睛突，痰黄或白，黏稠难咳，或伴身热，微恶寒，有汗不多，口渴欲饮，溲赤，便干，舌边尖红，苔黄或黄腻，脉数或滑数。

治法：清肺化痰，降逆平喘。

方药：越婢加半夏汤或桑白皮汤加减。

4. 痰蒙神窍证

证候：神志恍惚，表情淡漠，谵妄，烦躁不安，撮空理线，嗜睡，甚则昏迷，或伴肢体颤动，抽搐，咳逆喘促，咳痰不爽，苔白腻或黄腻，舌质暗红或淡紫，脉细滑数。

治法：涤痰，开窍，息风。

方药：涤痰汤加减。

5. 阳虚水泛证

证候：心悸，喘咳，咳痰清稀，面浮，下肢浮肿，甚则一身悉肿，腹部胀满有水，脘痞，纳差，尿少，怕冷，面唇青紫，苔白滑，舌胖质暗，脉沉细。

治法：温肾健脾，化饮利水。

方药：真武汤合五苓散加减。

6. 肺肾气虚证

证候：呼吸浅短难续，声低气怯，甚则张口抬肩，倚息不能平卧，咳嗽，痰白如沫，咳吐不利，胸闷心慌，形寒汗出，或腰膝酸软，小便清长，或尿有余沥，舌淡或暗紫，脉沉细数无力，或有结代。

治法：补肺纳肾，降气平喘。

方药：参蛤散合补肺汤加减。

第六十五节 不 寐

不寐是以经常不能获得正常睡眠为特征的一类病证，主要表现为睡眠时间、深度的不足，轻者入睡困难，或寐而不酣，时寐时醒，或醒后不能再寐，重则彻夜不寐，常影响人们的正常工作、生活、学习和健康。

西医学的神经官能症、更年期综合征、慢性消化不良、贫血、动脉粥样硬化症等以不寐为主要临床表现时，可参考本节内容辨证论治。

一、病因病机

每因饮食不节，情志失常，劳倦、思虑过度及病后、年迈体虚等因素，导致心神不安，神不守舍，不能由动转静而致不寐病证。

（一）病因

1. 饮食不节

暴饮暴食，宿食停滞，脾胃受损，酿生痰热，壅遏于中，痰热上扰，胃气失和，而不得安寐。此外，浓茶、咖啡、酒之类饮料也是造成不寐的因素。

2. 情志失常

喜怒哀乐等情志过极均可导致脏腑功能的失调，而发生不寐病证。或由情志不遂，暴怒伤肝，肝气郁结，肝郁化火，邪火扰动心神，神不安而不寐；或由五志过极，心火内炽，扰动心神而不寐；或由喜笑无度，心神激动，神魂不安而不寐；或由暴受惊恐，导致心虚胆怯，神魂不安，夜不能寐。

3. 劳逸失调

劳倦太过则伤脾，过逸少动亦致脾虚气弱，运化不健，气血生化乏源，不能上奉于心，以致心神失养而失眠。或因思虑过度，伤及心脾，心伤则阴血暗耗，神不守舍；脾伤则食少，纳呆，生化之源不足，营血亏虚，不能上奉于心，而致心神不安。

4. 病后体虚

久病血虚，年迈血少，引起心血不足，心失所养，心神不安而不寐。亦可因年迈体虚，阴阳亏虚而致不寐。若素体阴虚，兼因房劳过度，肾阴耗伤，阴衰于下，不能上奉于心，水火不济，心火独亢，火盛神动，心肾失交而神志不宁。

（二）病机

不寐的病因虽多，但其病理变化，总属阳盛阴衰，阴阳失交。一为阴虚不能纳阳，一为阳盛不得入于阴。其病位主要在心，与肝、脾、肾密切相关。因心主神明，神安则寐，神不安则不寐。而阴阳气血之来源，由水谷之精微所化，上奉于心，则心神得养；受藏于肝，则肝体柔和；统摄于脾，则生化不息；调节有度，化而为精，内藏于肾，肾精上承于心，心火下交于肾，则神志安宁。若肝郁化火，或痰热内扰，神不安宅者以实证为主。心脾两虚，气血不足，或由心胆气虚，或由心肾不交，水火不济，心神失养，神不安宁，多属虚证，但久病可表现为虚实兼夹，或为瘀血所致。

二、诊断与病证鉴别

（一）诊断依据

1. 轻者入寐困难或寐而易醒，醒后不寐，连续3周以上，重者彻夜难眠。

2. 常伴有头痛、头昏、心悸、健忘、神疲乏力、心神不宁、多梦等症。

3. 本病证常有饮食不节，情志失常，劳倦、思虑过度，病后，体虚等病史。

（二）病证鉴别

不寐应与一时性失眠、生理性少寐、他病痛苦引起的失眠相区别。不寐是指单纯以失眠为主症，表现为持续的、严重的睡眠困难。若因一时性情志影响或生活环境改变引起的暂时性失眠不属病态。至于老年人少寐早醒，亦多属生理状态。若因其他疾病痛苦引起失眠者，则应以祛除有关病因为主。

三、辨证论治

（一）辨证要点

本病辨证首分虚实。虚证，多属阴血不足，心失所养，临床特点为体质瘦弱，面色无华，神疲懒言，心悸健忘。实证为邪热扰心，临床特点为心烦易怒，口苦咽干，便秘溲赤。次辨病位，病位主要在心。由于心神的失养或不安，神不守舍而不寐，且与肝、胆、脾、胃、肾相关。如急躁易怒而不寐，多为肝火内扰；脘闷苔腻而不寐，多为胃腑宿食，痰热内盛；心烦心悸，头晕健忘而不寐，多为阴虚火旺，心肾不交；面色少华，肢倦神疲而不寐，多属脾虚不运，心神失养；心烦不寐，触事易惊，多属心胆气虚等。

（二）治疗原则

治疗当以补虚泻实，调整脏腑阴阳为原则。实证泻其有余，如疏肝泻火，清化痰热，消导和中；虚证补其不足，如益气养血，健脾补肝益肾。在此基础上安神定志，如养血安神，镇惊安神，清心安神。

（三）证治分类

1. 肝火扰心证

证候：不寐多梦，甚则彻夜不眠，急躁易怒，伴头晕头胀，目赤耳鸣，口干而苦，不思饮食，便秘溲赤，舌红苔黄，脉弦而数。

治法：疏肝泻火，镇心安神。

方药：龙胆泻肝汤加减。

2. 痰热扰心证

证候：心烦不寐，胸闷脘痞，泛恶嗳气，伴口苦，头重，目眩，舌偏红，苔黄腻，脉滑数。

治法：清化痰热，和中安神。

方药：黄连温胆汤加减。

3. 心脾两虚证

证候：不易入睡，多梦易醒，心悸健忘，神疲食少，伴头晕目眩，四肢倦怠，腹胀便溏，面色少华，舌淡苔薄，脉细无力。

治法：补益心脾，养血安神。

方药：归脾汤加减。

4. 心肾不交证

证候：心烦不寐，入睡困难，心悸多梦，伴头晕耳鸣，腰膝酸软，潮热盗汗，五心烦热，咽干少津，男子遗精，女子月经不调，舌红少苔，脉细数。

治法：滋阴降火，交通心肾。

方药：六味地黄丸合交泰丸加减。

5. 心胆气虚证

证候：虚烦不寐，触事易惊，终日惕惕，胆怯心悸，伴气短自汗，倦怠乏力，舌淡，脉弦细。

治法：益气镇惊，安神定志。

方药：安神定志丸合酸枣仁汤加减。

第六十六节 头 痛

头痛是临床上常见的自觉症状，凡由外感六淫或内伤杂病引起的以头痛为主症的病证，均可称为头痛。头痛可以单独出现，亦可出现于多种急、慢性疾病中。头痛剧烈，经久不愈，反复发作者，又称为"头风"。

头痛之因多端，但总不外乎外感和内伤两大类，当分虚、实、寒、热兼变而治之。

一、病因病机

头痛的病因多端，但总不外乎外感和内伤两大类。头为"诸阳之会""清阳之府"，五脏精华之血、六腑清阳之气皆上注于头。因其位置高属阳，在内、外因中以风邪和火邪最易引起头痛，所谓巅顶之上唯风可到，火性炎上。

1. 外感引起

因起居不慎、坐卧当风等感受六淫之邪，上犯巅顶，清阳之气受阻，气血凝滞，阻碍脉络而致头痛，外感六淫所致头痛以风邪为主，多夹寒、热、湿邪。

2. 内伤所致

内伤所致头痛主要与肝、脾、肾三脏病变及瘀血有关。脑主要依赖肝肾精血及脾胃运化水谷精微、输布气血以濡养，故肝、脾、肾病影响于脑而致头痛。

（1）肝阳上亢　郁怒伤肝，肝气郁结，气郁化火，火性炎上，上扰清窍则为头痛；或肝阴不足，或肾阴素亏，水不涵木，肝阳亢盛，风火相扇，火随气窜，上扰清窍则为头痛。

（2）肾精亏虚　禀赋不足或房劳过度，耗伤肾精，肾精亏虚，脑髓化生不足，脑髓空虚则发为头痛；或肾阴久损，阴损及阳，或久病体虚，致肾阳虚弱，清阳不展而为头痛。

（3）脾胃虚弱　饥饱、劳倦或病后、产后体虚，脾胃虚弱，气血化源不足，致使营血亏损，不能上荣于脑髓脉络而致头痛；或饮食不节，嗜酒肥甘，脾失健运，痰湿内生，阻遏清阳，上蒙清窍而为头痛。

（4）瘀血头痛 外伤或久病入络，均可致气滞血瘀。久病气虚，气虚血瘀；头部外伤气血瘀滞，瘀血阻于脑络，则发为头痛。

总之，本病病位在头，涉及脾、肝、肾等脏腑，风、火、痰、瘀、虚为致病的主要因素，脉络阻闭，神机受累，清窍不利为其病机。外感头痛多为外邪上扰清空，塞滞经络，络脉不通，以实证为主，内伤头痛多与肝、脾、肾三脏的功能失调有关，以虚实相兼为多。虚实之间可以相互转化，例如痰浊中阻日久，脾胃受损，气血生化不足，营血亏虚，不荣头窍，可转为气血亏虚之头痛。肝阳、肝火日久，阳热伤阴，肾虚阴亏，可转为肾精亏虚的头痛，或阴虚阳亢，虚实夹杂之头痛。各种头痛迁延不愈，病久入络，又可转变为瘀血头痛。

二、辨证论治

本病的治疗，一般而言，初病为外感多实，治宜祛邪，以祛风散邪为主，根据不同的病因施以不同治法，如风寒头痛则以疏风散寒为治，风热头痛则以疏风清热为治，风湿头痛则以祛风胜湿为治。久病多为内伤，病证多虚，以滋养阴血补虚为主。有虚中夹实者，如瘀血、痰浊等，当权衡主次，随证治之。

1. 风寒头痛

证候：头痛起病较急，痛连项背，恶风畏寒，遇风受寒加重，常喜裹头，口不渴，或兼鼻塞流清涕等症；舌苔薄白，脉浮或浮紧。

治法：疏风散寒。

方药：川芎茶调散加减。

2. 风热头痛

证候：头痛而胀，甚则头痛如裂，发热恶风，面红目赤，口渴喜饮，大便不畅或便秘，小便黄；舌红苔黄，脉浮数。

治法：祛风清热。

方药：芎芷石膏汤加减。

3. 风湿头痛

证候：头痛如裹，肢体困重，胸闷纳呆，大便溏薄，小便不利；苔白腻，脉濡滑。

治法：祛风胜湿。

方药：羌活胜湿汤加减。

4. 肝阳头痛

证候：头痛而眩，时作筋掣，两侧为甚，心烦易怒，睡眠不宁，胁痛，面红目赤，口苦；舌红，苔薄黄，脉弦有力或弦细数。

治法：平肝潜阳。

方药：天麻钩藤饮加减。

5. 肾虚头痛

证候：头痛且空，每兼眩晕，腰痛酸软，神疲乏力，遗精带下，耳鸣少寐；舌红少苔，脉细无力。

治法：补肾填精。

方药：大补元煎加减。

6. 血虚头痛

证候：头痛而晕，心悸不宁，面色少华，神疲乏力；舌质淡，苔薄，脉细。

治法：养血滋阴。

方药：加味四物汤加减。

7. 痰浊头痛

证候：头痛昏蒙，胸脘满闷，纳呆呕恶；舌苔白腻，脉滑数或弦滑。

治法：化痰降逆。

方药：半夏白术天麻汤加减。

8. 瘀血头痛

证候：头痛经久不愈，痛处固定不移，痛如锥刺，或有头部外伤史；舌紫或有瘀斑、瘀点，苔薄白，脉沉细或涩。

治法：化瘀通窍。

方药：通窍活血汤加减。

可按照头痛的部位选用不同的引经药，对发挥药效有实际意义。如太阳头痛，选用羌活、蔓荆子、川芎；阳明头痛，选用葛根、白芷、知母；少阳头痛选用柴胡、黄芩、川芎；太阴头痛选用苍术；少阴头痛选用细辛；厥阴头痛选用吴茱萸、藁本等。

三、辨病思路

头痛是指额、顶、颞及枕部的疼痛，为最常见的临床症状之一。西医学的偏头痛、群集性头痛、紧张性头痛，高血压病、副鼻窦炎、颅内肿瘤等出现以头痛为主症者，均可参考本病辨证论治。

1. 偏头痛

偏头痛为发作性的血管-神经功能障碍，以反复发生的偏侧或双侧头痛为特征。部分患者有头部不适、烦躁等前驱症状及视觉改变（暗点、亮光、异彩或较复杂的幻觉）的先兆。发作频率不定，每年一至数次或者每月一至数次不等；女性多于男性。

2. 三叉神经痛

原发性三叉神经痛常呈阵发性电击样剧痛，沿三叉神经分布区域放射。

3. 群集性头痛

群集性头痛是一种表现为眶部和头部疼痛的神经-血管功能障碍，以反复的密集性发作为特征。男性多于女性。部分病人有家族史。

4. 紧张性头痛

大多由于忧虑或焦虑所致的持久性头、面、颈部的血管收缩所引起；女性较常见。

5. 高血压病头痛

与血压升高的水平相关，恼怒、失眠、劳累是诱发和（或）加重头痛的因素，血压检测有助于诊断。

6. 副鼻窦炎

头痛是由于副鼻窦的炎症引起，脓性鼻涕与头痛并见是本病的临床特点。

7. 颅内肿瘤

持续性、加重性头痛是其临床特征，头颅CT、MRI等有占位改变。

第六十七节 眩 晕

眩晕是目眩与头晕的总称。目眩即眼花或眼前发黑，视物模糊；头晕即感觉自身或外界景物旋转，站立不稳。二者常同时并见，故统称为"眩晕"。其轻者闭目可止，重者如坐车船，旋转不定，不能站立，或伴有恶心、呕吐、汗出、面色苍白等症状，严重者可突然仆倒。

一、病因病机

本病的发生属于虚者居多，阴虚、血少、精亏均可致眩晕。痰浊上干清窍，瘀血痹阻脑络，亦可形成眩晕。

1. 肝阳上亢

素体阳盛之人，肝阳上亢，发为眩晕；或忧郁、恼怒太过，肝气郁结，气郁化火伤阴，肝阴耗伤，风阳易动，上扰头目，发为眩晕；或肾阴素亏不能养肝，水不涵木，肝阳上亢，肝风内动，发为眩晕。

2. 气血亏虚

忧思劳倦或饮食失节，损伤脾胃；或先天禀赋不足；或年老阳气虚衰，脾胃虚弱，不能化生气血；或久病不愈，耗伤气血；或失血之后，气随血耗，气虚则清阳不振，清气不升，血虚则脑失所养，皆能发生眩晕。

3. 肾精不足

肾为先天之本，主藏精生髓，髓聚而成脑。若先天不足，肾阴不充，或年老肾亏，或久病伤肾，或房劳过度，导致肾精亏耗，不能生髓，而脑为髓之海，髓海不足，上下俱虚，则发生眩晕。

4. 痰湿中阻

饮食不节，肥甘厚味太过，或忧思、劳倦损伤脾胃，健运失司，水湿内停，聚湿成痰；或肾虚不能化气行水，水泛为痰，痰湿中阻，清阳不升，清窍失养，故头目眩晕。

5. 瘀血内阻

跌仆坠损，头脑外伤，瘀血停留，阻滞经脉，而致气血不能上荣于头目，故眩晕时作。

眩晕一证病位在清窍，与肝、脾、肾三脏密切相关。眩晕的病性为本虚标实，气血不足，肝肾阴虚为病之本，风、火、痰、瘀为病之标。眩晕的发病过程中，各种病因病机可以相互影响，相互转化，形成虚实夹杂；或阴损及阳，阴阳两虚；或肝风痰火上蒙清窍，阻滞经络，形成中风，或突发气机逆乱，清窍暂闭或失养而引起晕厥。

二、辨证论治

眩晕的治疗原则是补虚泻实，调整阴阳。补虚以滋肾养肝、益气补血、健脾和胃为主。泻实以燥湿祛痰、重镇潜降、清肝泻火、活血通窍为主。本证多属本虚标实之证，所以一般常须标本兼顾，或者在标证缓解后，即须考虑治本。

1. 肝阳上亢证

证候：眩晕耳鸣，头胀痛，急躁易怒，失眠多梦，脉弦。或兼面红、目赤、口苦、便秘尿赤，舌红苔黄，脉弦数；或兼腰膝酸软，健忘，遗精，舌红少苔，脉弦而数，甚或眩晕欲仆，泛泛欲呕，头痛如掣，肢麻震颤，语言不利，步履不正。

治法：平肝潜阳，清火息风。

方药：天麻钩藤饮或羚羊角汤加减。

2. 气血亏虚证

证候：眩晕，动则加剧，劳累即发，神疲懒言，气短声低，面白少华，心悸失眠，纳减，或兼食后腹胀，大便溏薄，或兼畏寒肢冷，唇甲淡白，或兼诸失血症，舌质淡胖嫩，边有齿印，苔少或厚，脉细或虚大。

治法：补益气血，健运脾胃。

方药：八珍汤加减。

3. 肾精不足证

证候：眩晕，精神萎靡，腰膝酸软，或遗精、滑泄、耳鸣、发落、齿摇、少寐多梦、健忘，舌瘦嫩或嫩红，少苔或无苔，脉弦细或弱或细数。

治法：补益肾精，充养脑髓。

方药：河车大造丸加减。

4. 痰浊内蕴证

证候：眩晕，倦怠或头重如蒙，胸闷恶心，呕吐痰涎，少食多寐，舌胖，苔白腻，脉弦滑。

治法：燥湿祛痰，健脾和胃。

方药：半夏白术天麻汤加减。

5. 瘀血阻窍证

证候：眩晕，头痛，兼见健忘，失眠，心悸，精神不振，耳鸣耳聋，面唇紫暗，舌暗有瘀斑，脉涩或细涩。

治法：祛瘀生新，活血通窍。

方药：通窍活血汤加减。

三、辨病思路

在临床上脑动脉硬化症、高血压病、椎-基底动脉供血不足、低血压、低血糖、贫血、慢性充血性心力衰竭、梅尼埃病等病均可表现以头晕目眩为主要症状。

1. 脑动脉硬化症

多见于60岁左右的中老年人，眩晕缠绵难愈，常伴有记忆力减退、腰膝酸软，头颅影像学检查可见脑沟变宽，少数患者可发展为痴呆。

2. 高血压病

有血压的升高（舒张压升高、收缩压升高，或二者共同升高），常伴面部潮红、性情焦躁、失眠等症状。

3. 椎-基底动脉供血不足

眩晕多伴复视、共济失调、平衡障碍、偏瘫等，脑多普勒可见动脉血流改变。

4. 低血压

临床特点是血压的下降低于正常标准，常伴面色苍白、乏力、汗出，眩晕症状的出现常与体位的改变相关。

5. 低血糖

低血糖是以患者血清中糖的浓度降低为特点，除了头晕目眩、面色苍白、乏力外，甚至出现晕厥。

6. 贫血

外周血液在单位体积中的血红蛋白浓度、红细胞计数和（或）红细胞压积低于正常最低值，其中以血红蛋白的浓度最重要。皮肤、黏膜苍白是各种贫血的共同特点，心悸、气短是贫血的常见症状。

7. 慢性充血性心力衰竭

由于心脏排血量的降低、循环淤血，导致大脑血液灌注不足引起头晕目眩，常有心脏病史、心衰体征，心脏B超有助鉴别。

8. 梅尼埃病

梅尼埃病是由于内耳前庭系统病变引起的，以眩晕及共济失调的临床表现为特征，有耳鸣和听力下降。

第六十八节 呕 吐

呕吐是由于胃失和降、胃气上逆所致的以饮食、痰涎等胃内之物从胃中上涌，自口而出为临床特征的一种病证。一般认为有物有声谓之呕，有物无声谓之吐，无物有声谓之干呕，临床上呕与吐常同时发生，很难截然分开，故现一般统称呕吐。

呕吐可见于多种疾病，如神经性呕吐、急性胃炎、胃黏膜脱垂症、幽门梗阻、幽门痉挛、贲门痉挛、十二指肠壅积症。其他如肠梗阻、急性胰腺炎、急性胆囊炎、尿毒症、心源性呕吐、颅脑疾病，表现以呕吐为主症时，亦可参照本节进行辨证论治。

一、病因病机

（一）病因

1. 感受外邪

感受风、寒、暑、湿、燥、火六淫之邪，或秽浊之气，侵犯胃腑，胃失和降之常，水谷随逆气上出，发生呕吐。由于季节不同，感受的病邪亦会不同，但一般以受寒居多。

2. 饮食所伤

饮食过量，暴饮暴食，多食生冷、醇酒辛辣、甘肥及不洁之食物，皆可伤胃滞脾，每易引起食滞不化，胃气不降，上逆而为呕吐。

3. 情志失调

恼怒伤肝，肝失条达，横逆犯胃，胃气上逆；忧思伤脾，脾失健运，食停难化，胃失和降，上逆而为呕吐。易可因脾胃素虚，运化无力，水谷易于停留，偶因气恼，食随气逆，导致呕吐。

4. 病后体虚

脾胃素虚，或病后虚弱，劳倦过度，耗伤中气，胃虚不能受盛水谷，脾虚不能化生精微，食滞胃中，上逆成呕。

（二）病机

呕吐的发病机理总为胃失和降，胃气上逆。其病理表现不外乎虚实两类，实证因外邪、食滞、痰饮、肝气等邪气犯胃，以致胃气壅塞，升降失调，气逆作呕；虚证为脾胃气阴亏虚，运化失常，不能和降，其中又有阳虚、阴虚之别。一般初病多实。若呕吐日久，损伤脾胃，可由实转虚。亦有脾胃素虚，复因饮食所伤，而出现虚实夹杂之证。

二、诊断与病证鉴别

（一）诊断

1. 初起呕吐量多，呕吐物多有酸腐气味，久病呕吐，时作时止，呕吐物不多，酸臭气味不甚。

2. 新病邪实，呕吐频频，常伴有恶寒发热、脉实有力。久病正虚，呕吐无力，常伴精神萎靡、倦怠、面色萎黄、脉弱无力等症。

3. 本病常有饮食不节、过食生冷、恼怒气郁，或久病不愈等病史。

（二）病证鉴别

1. 反胃与呕吐

两者同系胃部病变，同系胃失和降，胃气上逆，同有呕吐的临床表现。反胃病机多系脾胃虚寒，胃中无火，难以腐熟食入之谷物所致，症状特点以朝食暮吐，暮食朝吐，食后或吐前胃脘胀满，吐后转舒，呕吐与进食时间相距较长，吐出量一般较多；呕吐的病机为胃失和降，胃气上逆，症状特点是呕吐与进食无明确的时间关系，吐出物多为当日之食，呕吐量有大有小，食后或吐前胃脘并非一定胀满。

2. 噎膈与呕吐

两者皆有呕吐症状。然噎膈虽有呕吐症状，症状特点是饮食咽下过程中梗塞不顺，初起并无呕吐，后期格拒时出现呕吐，甚至因噎废食，系饮食不下或食入即吐，呕吐与进食时间关系密切，因食停食管，并未入胃，故吐出量较小，多伴胸膈疼痛，噎膈病情较重，病程较长，治疗困难，预后不良；呕吐病位在胃，病机为胃失和降，胃气上逆，症状特点是进食顺利，食已入胃，呕吐与进食无明确的时间关系，呕吐量有大有小，可伴胃脘疼痛。

三、辨证论治

（一）辨证要点

应首辨虚实。实证呕吐多由外邪、饮食、情志所伤，起病较急，病程较短，呕吐量多，呕吐物多酸腐臭味。虚证呕吐，多属内伤，有气虚、阴虚之别，呕吐物不多，常伴有精神萎靡、倦怠乏力等症。

呕吐物常能直接反映病因，病变的脏腑，以及寒热虚实。若呕吐物酸腐难闻，多为食积化热；吐黄水苦水，多为胆热犯胃；吐酸水绿水，多为肝气犯胃；吐痰浊涎沫，多为痰饮停胃；泛吐清水，多为胃中虚寒，或有虫积；只呕吐少量黏沫，多属胃阴不足。

（二）治疗原则

根据呕吐胃失和降，胃气上逆的基本病机，其治疗原则为和胃降逆止呕。但应分虚实辨证论治，实者重在祛邪，分别施以解表、消食、化痰、理气、解郁之法。虚者重在扶正，分别施以益气、温阳、养阴之法。虚实并见者，当审其标本缓急主次而治之。

（三）证治分类

1. 实证

（1）外邪犯胃证

证候：突然呕吐，胸脘满闷，恶寒发热，头身疼痛，舌苔白腻，脉濡缓。

治法：疏邪解表，化湿和中。

方药：藿香正气散加减。

（2）饮食停滞证

证候：呕吐酸腐，脘腹胀满，嗳气厌食，大便或溏或结，舌苔厚腻，脉滑实。

治法：消食化滞，和胃降逆。

方药：保和丸加减。

（3）痰饮内阻证

证候：呕吐清水痰涎，脘闷不食，头眩心悸，舌苔白腻，脉滑。

治法：温中化饮，和胃降逆。

方药：小半夏汤合苓桂术甘汤加减。

（4）肝气犯胃证

证候：呕吐吞酸，嗳气频繁，胸胁胀痛，舌质红，苔薄腻，脉弦。

治法：疏肝理气，和胃降逆。

方药：四七汤加减。

2. 虚证

（1）脾胃虚弱证

证候：食欲不振，食入难化，恶心呕吐，脘部痞闷，大便不畅，舌苔白滑，脉象虚弦。

治法：健脾益气，和胃降逆。

方药：香砂六君子汤加减。

（2）脾胃阳虚证

证候：饮食稍多即吐，时作时止，面白，倦怠乏力，喜暖恶寒，四肢不温，口干而不欲饮，大便溏薄，舌质淡，脉濡弱。

治法：温中健脾，和胃降逆。

方药：理中汤加减。

（3）胃阴不足证

证候：呕吐反复发作，或时作干呕，似饥而不欲食，口燥咽干，舌红少津，脉象细数。

治法：滋养胃阴，降逆止呕。

方药：麦门冬汤加减。

第六十九节 腹 痛

腹痛是指胃脘以下、耻骨毛际以上部位发生疼痛为主症的病证。腹部分大腹、小腹和少腹。脐以上为大腹，属脾胃，为足太阴、足阳明经脉所主；脐以下为小腹，属肾、大小肠、膀胱、胞宫，为足少阴、手阳明、手足太阳经脉及冲、任、带脉所主；小腹两侧为少腹，属肝、胆，为足厥阴、足少阳经脉所过。

腹痛是临床上极为常见的一个症状，内科腹痛常见于西医学的肠易激综合征、消化不良、胃肠痉挛、不完全性肠梗阻、肠粘连、肠系膜和腹膜病变、腹型过敏性紫癜、泌尿系结石、急慢性胰腺炎、肠道寄生虫等，以腹痛为主要表现者，均可参照本节内容辨证施治。凡外科、妇科疾病及内科疾病中的痢疾、积聚等出现的腹痛应参考相关科目。

一、病因病机

感受外邪、饮食所伤、情志失调及素体阳虚等，均可导致气机阻滞、脉络瘀阻或经脉失养而发生腹痛。

（一）病因

1. 外感时邪

外感风、寒、暑、热、湿邪，侵入腹中，均

可引起腹痛。风寒之邪直中经脉则寒凝气滞，经脉受阻，不通则痛。若伤于暑热，或寒邪不解，郁而化热，或湿热壅滞，可致气机阻滞，腑气不通而见腹痛。

2. 饮食不节

暴饮暴食，饮食停滞，纳运无力；过食肥甘厚腻或辛辣，酿生湿热，蕴蓄胃肠；或恣食生冷，寒湿内停，中阳受损，均可损伤脾胃，腑气通降不利而发生腹痛。其他如饮食不洁，肠虫滋生，攻动窜扰，腑气不通则痛。

3. 情志失调

情志不遂，则肝失条达，气机不畅，气机阻滞而痛作。

4. 阳气素虚

素体脾阳亏虚，虚寒中生，渐致气血生成不足，脾阳虚馁而不能温养，出现腹痛，甚至病久肾阳不足，相火失于温煦，脏腑虚寒，腹痛日久不愈。

此外，跌仆损伤，络脉瘀阻；或腹部术后，血络受损，亦可形成腹中血瘀，中焦气机升降不利，不通则痛。

（二）病机

腹中有肝、胆、脾、肾、大小肠、膀胱、胞宫等脏腑，并为足三阴、足少阳、手足阳明、冲、任、带等经脉循行之处，上述诸病因，皆可导致相关脏腑功能失调，使气血郁滞，脉络痹阻，不通则痛。

1. 寒邪内阻

风寒之邪直中经脉，寒邪凝注，气机阻滞，经脉受阻，不通则痛。

2. 湿热壅滞

伤于暑热，或寒邪不解，郁而化热，或湿热壅滞，湿热交阻，使气机不和，传导失职，腑气不通而见腹痛。

3. 饮食积滞

饮食不节，食滞中阻，损伤脾胃，腑气通降不利而发生腹痛。

4. 肝郁气滞

情志不遂，则肝失条达，气机不畅，气机阻滞，腹气不通而发腹痛。

5. 瘀血内停

跌仆损伤，络脉瘀阻；或腹部术后，血络受损，亦可形成腹中血瘀，中焦气机升降不利，不通则痛，发为腹痛。

6. 中虚脏寒

素体脾阳亏虚，虚寒中生，脾阳虚馁而不能温养，或病久肾阳不足，相火失于温煦，脏腑虚寒，腹痛日久不愈。

总之，本病的基本病机为脏腑气机阻滞，气血运行不畅，经脉痹阻，"不通则痛"，或脏腑经脉失养，不荣而痛。若急性暴痛，治不及时，或治不得当，气血逆乱，可致厥脱之证；若湿热蕴结肠胃，蛔虫内扰，或术后气滞血瘀，可造成腑气不通，气滞血瘀日久，可变生积聚。

二、诊断与病证鉴别

（一）诊断

1. 凡是以胃脘以下，耻骨毛际以上部位的疼痛为主要表现者，即为腹痛。

其疼痛性质各异，若病因外感，突然剧痛，伴发症状明显者，属于急性腹痛；病因内伤，起病缓慢，痛势缠绵者，则为慢性腹痛。

2. 注意与腹痛相关的病因，与脏腑经络相关的症状。

如涉及肠腑，可伴有腹泻或便秘；寒凝肝脉痛在少腹，常牵引睾丸疼痛；膀胱湿热可见腹痛牵引前阴，小便淋沥，尿道灼痛；蛔虫作痛多伴嘈杂吐涎，时作时止；瘀血腹痛常有外伤或手术史；少阳表里同病腹痛可见痛连腰背，伴恶寒发热，恶心呕吐。

3. 注意鉴别受病脏腑。

根据性别、年龄、婚况，与饮食、情志、受凉等关系，起病经过，其他伴发症状，以资鉴别何脏何腑受病，明确病理性质。

（二）病证鉴别

1. 腹痛与胃痛

胃处腹中，与肠相连，腹痛常伴有胃痛的症状，胃痛亦时有腹痛的表现，常需鉴别。胃痛部位在心下胃脘之处，常伴有恶心、嗳气等胃病见症，腹痛部位在胃脘以下，上述症状在腹痛中较少见。

2. 腹痛与其他内科疾病中的腹痛症状

许多内科疾病常见腹痛的表现，此时的腹痛只是该病的症状。如痢疾之腹痛，伴有里急后重，下痢赤白脓血；积聚之腹痛，以腹中包块为特征等。而腹痛病证，当以腹部疼痛为主要表现。

3. 腹痛与外科、妇科腹痛

内科腹痛常先发热后腹痛，疼痛一般不剧，痛无定处，压痛不显；外科腹痛多后发热，疼痛剧烈，痛有定处，压痛明显，见腹痛拒按，腹肌紧张等。妇科腹痛多在小腹，与经、带、胎、产有关，如痛经、先兆流产、宫外孕、输卵管破裂等，应及时进行妇科检查，以明确诊断。

三、辨证论治

（一）辨证要点

1. 辨腹痛性质

腹痛拘急，疼痛暴作，痛无间断，坚满急痛，遇冷痛剧，得热则减者，为寒痛；痛在脐腹，痛处有热感，时轻时重，或伴有便秘，得凉痛减者，为热痛；腹痛时轻时重，痛处不定，攻冲作痛，伴胸胁不舒，腹胀，嗳气或矢气则胀痛减轻者，属气滞痛；少腹刺痛，痛无休止，痛处不移，痛处拒按，经常夜间加剧，伴面色晦暗者，为血瘀痛；因饮食不慎，脘腹胀痛，嗳气频作，嗳后稍舒，痛甚欲便，便后痛减者，为伤食痛。暴痛多实，伴腹胀、呕逆、拒按等；久痛多虚，痛势绵绵，喜揉喜按。

2. 辨腹痛部位

胁腹、两侧少腹多属肝经病证；大腹疼痛，多为脾胃病证；脐腹疼痛多为大小肠病证；脐以下小腹痛多属肾、膀胱、胞宫病证。

（二）治疗原则

治疗腹痛多以"通"字立法，应根据辨证的虚实寒热，在气在血，确立相应治法。在通法的基础上，结合审证求因，标本兼治。属实证者，重在祛邪疏导；对虚痛，应温中补虚，益气养血，不可滥施攻下。对于久痛入络，绵绵不愈之腹痛，可采取辛润活血通络之法。

（三）证治分类

1. 寒邪内阻证

证候：腹痛拘急，遇寒痛甚，得温痛减，口淡不渴，形寒肢冷，小便清长，大便清稀或秘结，舌质淡，苔白腻，脉沉紧。

治法：散寒温里，理气止痛。

方药：良附丸合正气天香散加减。

2. 湿热壅滞证

证候：腹痛拒按，烦渴引饮，大便秘结，或溏滞不爽，潮热汗出，小便短黄，舌质红，苔黄燥或黄腻，脉滑数。

治法：泄热通腑，行气导滞。

方药：大承气汤加减。

3. 饮食积滞证

证候：脘腹胀满，疼痛拒按，嗳腐吞酸，厌食呕恶，痛而欲泻，泻后痛减，或大便秘结，舌苔厚腻，脉滑。

治法：消食导滞，理气止痛。

方药：枳实导滞丸加减。

4. 肝郁气滞证

证候：腹痛胀闷，痛无定处，痛引少腹，或兼痛窜两胁，时作时止，得嗳气或矢气则舒，遇忧思恼怒则剧，舌质红，苔薄白，脉弦。

治法：疏肝解郁，理气止痛。

方药：柴胡疏肝散加减。

5. 瘀血内停证

证候：腹痛较剧，痛如针刺，痛处固定，经久不愈，舌质紫暗，脉细涩。

治法：活血化瘀，和络止痛。

方药：少腹逐瘀汤加减。

6. 中虚脏寒证

证候：腹痛绵绵，时作时止，喜温喜按，形寒肢冷，神疲乏力，气短懒言，胃纳不佳，面色无华，大便溏薄，舌质淡，苔薄白，脉沉细。

治法：温中补虚，缓急止痛。

方药：小建中汤加减。

第七十节 泄 泻

泄泻是以排便次数增多，粪质稀溏或完谷不

化，甚至泻出如水样为主症的病证。古有将大便溏薄而势缓者称为泄，大便清稀如水而势急者称为泻，现临床一般统称泄泻。

泄泻可见于多种疾病，凡属消化器官发生功能或器质性病变导致的腹泻，如急性肠炎、炎症性肠病、肠易激综合征、吸收不良综合征、肠道肿瘤、肠结核等，或其他脏器病变影响消化吸收功能以泄泻为主症者，均可参照本节进行辨证论治。

一、病因病机

（一）病因

1. 感受外邪

外感寒湿暑热之邪均可引起泄泻，其中以湿邪最为多见。湿邪易困脾土，寒邪和暑热之邪，既可侵袭皮毛肺卫，从表入里，使脾胃升降失司，亦能夹湿邪为患，直接损伤脾胃，导致运化失常，清浊不分，引起泄泻。

2. 饮食所伤

误食馊腐不洁之物，使脾胃受伤，或饮食过量，停滞不化，或恣食肥甘辛辣，致湿热内蕴，或恣啖生冷，寒气伤中，均能化生寒、湿、热、食滞之邪，使脾运失职，升降失调，清浊不分，发生泄泻。

3. 情志失调

忧郁恼怒，精神紧张，易致肝气郁结，木郁不达，横逆犯脾；忧思伤脾，土虚木乘，均可使脾失健运，气机升降失常，遂致本病。

4. 病后体虚

久病失治，脾胃受损，日久伤肾，脾失温煦，运化失职，水谷不化，积谷为滞，湿滞内生，遂成泄泻。

5. 禀赋不足

由于先天不足，禀赋虚弱，或素体脾胃虚弱，不能受纳运化某些食物，易致泄泻。

（二）病机

脾病湿盛，脾胃运化功能失调，肠道分清泌浊、传导功能失司，是泄泻的主要病因。

1. 寒湿内盛

外感寒湿，从表入里，或恣啖生冷，寒气伤中，使脾运失职，升降失调，清浊不分，发生泄泻。

2. 湿热伤中

暑热之邪，从表入里，或恣食肥甘辛辣，致湿热内蕴，脾运失职，升降失调，清浊不分，发生泄泻。

3. 食滞肠胃

饮食不节，停滞不化，脾运失职，升降失调，清浊不分，发生泄泻。

4. 脾胃虚弱

久病失治，脾胃受损，或素体脾胃虚弱，水谷不化，遂成泄泻。

5. 肾阳虚衰

先天不足，禀赋虚弱，或久病失治，日久伤肾，脾失温煦，运化失职，遂成泄泻。

6. 肝气乘脾

情志失调，致肝气郁结，木郁不达，横逆犯脾，脾失健运，气机升降失常，遂致泄泻。

泄泻病因虽然复杂，但其基本病机变化为脾病与湿盛，致肠道功能失司而发生泄泻。病位在肠，主病之脏属脾，同时与肝、肾密切相关。病理因素主要是湿，湿为阴邪，易困脾阳，但可夹寒、夹热、夹滞。脾主运化，喜燥恶湿，大小肠司泌浊、传导。若脾运失职，小肠无以分清泌浊，则发生泄泻。病理性质有虚实之分。一般来说，暴泻以湿盛为主，多因湿盛伤脾，或食滞生湿，壅滞中焦，脾为湿困所致，病属实证。久泻多偏于虚证，由脾虚不运而生湿，或他脏及脾，如肝木克脾，或肾虚火不暖脾，水谷不化所致。而湿邪与脾病，往往相互影响，互为因果，湿盛可困遏脾运，脾虚又可生湿。虚实之间又可相互转化夹杂。

急性泄泻，经及时治疗，绝大多数在短期内痊愈，有少数病人，暴泻不止，损气伤津耗液，可成痉、厥、闭、脱等危证，特别是伴有高热、呕吐、热毒甚者尤然。急性泄泻因失治或误治，可迁延日久，由实转虚，转为慢性泄泻。日久脾病及肾，肾阳亏虚，脾失温煦，不能腐熟水谷，可成命门火衰之五更泄泻。

二、诊断与病证鉴别

（一）诊断

1. 以大便粪质稀溏为诊断的主要依据，或完谷不化，或粪如水样，大便次数增多，每日三五次以至十数次以上。

2. 常兼有腹胀、腹痛、肠鸣、纳呆。

3. 起病或急或缓。暴泻者多有暴饮暴食或误食不洁之物的病史。迁延日久，时发时止者，常由外邪、饮食或情志等因素诱发。

（二）病证鉴别

1. 泄泻与痢疾

两者均为大便次数增多、粪质稀薄的病证。泄泻以大便次数增加，粪质稀溏，甚则如水样，或完谷不化为主症，大便不带脓血，也无里急后重，或无腹痛。而痢疾以腹痛、里急后重、便下赤白脓血为特征。

2. 泄泻与霍乱

霍乱是一种上吐下泻并作的病证，发病特点是来势急骤，变化迅速，病情凶险，起病时先突然腹痛，继则吐泻交作，所吐之物均为未消化之食物，气味酸腐热臭，所泻之物多为黄色粪水，或吐下如米泔水，常伴恶寒、发热，部分病人在吐泻之后，津液耗伤，迅速消瘦，或发生转筋，腹中绞痛。若吐泻剧烈，可致面色苍白，目眶凹陷，汗出肢冷等津竭阳衰之危候。而泄泻以大便稀溏，次数增多为特征，一般预后良好。

三、辨证论治

（一）辨证要点

1. 辨暴泻与久泻

暴泻者起病较急，病程较短，泄泻次数频多；久泻者起病较缓，病程较长，泄泻呈间歇性发作。

2. 辨寒热

大便色黄褐而臭，泻下急迫，肛门灼热者，多属热证；大便清稀，或完谷不化者，多属寒证。

3. 辨虚实

急性暴泻，泻下腹痛，痛势急迫拒按，泻后痛减，多属实证；慢性久泻，病程较长，反复发作，腹痛不甚，喜温喜按，神疲肢冷，多属虚证。

4. 辨证候特征

外感泄泻，多兼表证；食滞泄泻，以腹痛肠鸣，粪便臭如败卵，泻后痛减为特点；肝气乘脾之泄泻，每因情志郁怒而诱发，伴胸胁胀闷，嗳气食少；脾虚泄泻，大便时溏时稀，伴神疲肢倦；肾阳虚衰之泄泻，多发于五更，大便稀溏，完谷不化，伴形寒肢冷。

（二）治疗原则

泄泻的治疗大法为运脾化湿。急性泄泻多以湿盛为主，重在化湿，佐以分利，再根据寒湿和湿热的不同，分别采用温化寒湿与清化湿热之法。夹有表邪者，佐以疏解；夹有暑邪者，佐以清暑；兼有伤食者，佐以消导。久泻以脾虚为主，当以健脾。因肝气乘脾者，宜抑肝扶脾。因肾阳虚衰者，宜温肾健脾。中气下陷者，宜升提。久泻不止者，宜固涩。暴泻不可骤用补涩，以免关门留寇；久泻不可分利太过，以防劫其阴液。若病情处于虚寒热兼夹或互相转化时，当随证而施治。

（三）证治分类

1. 暴泻

（1）寒湿内盛证

证候：泄泻清稀，甚则如水样，脘闷食少，腹痛肠鸣，或兼外感风寒，则恶寒、发热，头痛，肢体酸痛，舌苔白或白腻，脉濡缓。

治法：芳香化湿，解表散寒。

方药：藿香正气散加减。

（2）湿热伤中证

证候：泄泻腹痛，泻下急迫，或泻而不爽，粪色黄褐，气味臭秽，肛门灼热，烦热口渴，小便短黄，舌质红，苔黄腻，脉滑数或濡数。

治法：清热燥湿，分利止泻。

方药：葛根芩连汤加减。

（3）食滞肠胃证

证候：腹痛肠鸣，泻下粪便臭如败卵，泻后痛减，脘腹胀满，嗳腐酸臭，不思饮食，舌苔垢浊或厚腻，脉滑。

治法：消食导滞，和中止泻。

方药：保和丸加减。

2. 久泻

（1）脾胃虚弱证

证候：大便时溏时泻，迁延反复，食少，食

后脘闷不舒，稍进油腻食物，则大便次数增加，面色萎黄，神疲倦怠，舌质淡，苔白，脉细弱。

治法：健脾益气，化湿止泻。

方药：参苓白术散加减。

（2）肾阳虚衰证

证候：黎明前脐腹作痛，肠鸣即泻，完谷不化，腹部喜暖，泻后则安，形寒肢冷，腰膝酸软，舌淡苔白，脉沉细。

治法：温肾健脾，固涩止泻。

方药：四神丸加减。

（3）肝气乘脾证

证候：泄泻肠鸣，腹痛攻窜，矢气频作，伴有胸胁胀闷，嗳气食少，每因抑郁恼怒，或情绪紧张而发，舌淡红，脉弦。

治法：抑肝扶脾。

方药：痛泻要方加减。

第七十一节 便 秘

便秘是指粪便在肠内滞留过久，秘结不通，排便周期延长，或周期不长，但粪质干结，排出艰难，或粪质不硬，虽有便意，但便而不畅的病证。

西医学的功能性便秘，同时肠道激惹综合征、肠炎恢复期肠蠕动减弱引起的便秘，直肠及肛门疾患引起的便秘，药物性便秘，内分泌及代谢性疾病的便秘，以及肌力减退所致的排便困难等，可参照本节内容，并结合辨病处理。

一、病因病机

（一）病因

1. 肠胃积热

素体阳盛，或饮酒过多，或过食辛辣厚味，或误服温燥之药而致热毒内盛，或热病之后，余热留恋，或肺燥热下移于大肠，均可以导致胃肠积热，耗伤津液，以致肠道干涩燥结，形成热结。

2. 气机郁滞

忧愁思虑过度，或久坐不动，或跌打损伤，伤及胃肠，或虫积肠道，或肺失肃降，腑气不通，均可以导致肠道气机郁滞，传导失职，糟粕内停而形成气秘。

3. 阴亏血少

4. 阴寒凝滞

恣食寒凉生冷，或过用苦寒药物，或年老体弱，真阳不足，或脾肾阳气虚弱，温煦无权，不能蒸化津液，使之阴寒内结，糟粕不行，凝结肠道而成冷秘。

（二）病机

便秘的基本病变属大肠传导失常，同时与肺、脾、胃、肝、肾等脏腑的功能失调有关。

1. 热秘

饮酒过多，过食辛辣肥甘厚味，或热病之后，导致肠胃积热，大便干结而成热秘。

2. 气秘

情志失调，致气机郁滞，不能宣达，于是通降失常，传导失职，糟粕内停，不得下行，而致大便秘结。

3. 冷秘

外感寒邪，或恣食生冷，导致阴寒内盛，凝滞胃肠，失于传导，糟粕不行而成冷秘。

4. 气虚秘

素体虚弱，或病后、产后及年老体虚之人，气虚则大肠传送无力，而致大便秘结。

5. 血虚秘

素体虚弱，或病后、产后及年老体虚之人，血虚则津枯肠道失润，而致大便秘结。

6. 阴虚秘

阴亏则肠道失荣，大肠失润，可致大便干燥，排便困难。

7. 阳虚秘

阳虚则肠道失于温煦，阴寒内结，导致便下无力，大便艰涩。

便秘的病性可概括为寒、热、虚、实四个方面。四者之中，又以虚实为纲，热秘、气秘、冷秘属实，阴阳气血不足的便秘属虚。而寒、热、虚、实之间，常又相互兼夹或相互转化。如热秘久延不愈，津液渐耗，可致阴津亏虚，肠失濡润，病情由实转虚。气机郁滞，久而化火，则气滞与热结并存。气血不足者，如受饮食所伤或情志刺激，则虚实相兼。阳气虚衰与阴寒凝结可以互为因果，见阴阳俱虚之证。

关于本病的预后，单纯性便秘，只需用心调治，则其愈较易，预后较佳。若属他病兼便秘者，则须察病情的新久轻重。若热病之后，余热未清，伤津耗液而大便秘结者，调治得法，热去津复，预后易佳。噎膈重症，常兼便秘，甚则粪质坚硬如羊矢，预后甚差。此外，老年性便秘和产后便秘，多属虚证。因气血不复，大便难畅，阳气不通，阴寒不散，便秘难除，因而治疗时难求速效。

二、诊断与病证鉴别

（一）诊断

1. 排便间隔时间超过自己的习惯1天以上，或两次排便时间间隔3天以上。
2. 大便粪质干结，排出艰难，或欲大便而艰涩不畅。
3. 常伴腹胀、腹痛、口臭、纳差及神疲乏力、头眩心悸等症。
4. 本病常有饮食不节、情志内伤、劳倦过度等病史。

（二）病证鉴别

便秘与肠结：两者皆为大便秘结不通。但肠结多为急病，因大肠通降受阻所致，表现为腹部疼痛拒按，大便完全不通，且无矢气和肠鸣音，严重者可吐出粪便。便秘多为慢性久病，因大肠传导失常所致，表现为腹部胀满，大便干结艰行，可有矢气和肠鸣音，或有恶心欲吐，食纳减少。

三、辨证论治

（一）辨证要点

便秘的辨证当分清虚实，实者包括热秘、气秘和冷秘，虚者当辨气虚、血虚、阴虚和阳虚的不同。

（二）治疗原则

便秘的治疗应以通下为主，但绝不可单纯用泻下药，应针对不同的病因采取相应的治法。实秘为邪滞肠胃、壅塞不通所致，故以祛邪为主，给予泻热、温散、通导之法，使邪去便通；虚秘为肠失润养、推动无力而致，故以扶正为先，给予益气温阳、滋阴养血之法，使正盛便通。

（三）证治分类

1. 实秘

（1）热秘

证候：大便干结，腹胀腹痛，口干口臭，面红心烦，或有身热，小便短赤，舌红，苔黄燥，脉滑数。

治法：泻热导滞，润肠通便。

方药：麻子仁丸加减。

（2）气秘

证候：大便干结，或不甚干结，欲便不得出，或便而不爽，肠鸣矢气，腹中胀痛，嗳气频作，纳食减少，胸胁痞满，舌苔薄腻，脉弦。

治法：顺气导滞。

方药：六磨汤加减。

（3）冷秘

证候：大便艰涩，腹痛拘急，胀满拒按，胁下偏痛，手足不温，呃逆呕吐，舌苔白腻，脉弦紧。

治法：温里散寒，通便止痛。

方药：温脾汤合半硫丸加减。

2. 虚秘

（1）气虚秘

证候：大便并不干硬，虽有便意，但排便困难，用力努挣则汗出短气，便后乏力，面白神疲，肢倦懒言，舌淡苔白，脉弱。

治法：益气润肠。

方药：黄芪汤加减。

（2）血虚秘

证候：大便干结，面色无华，头晕目眩，心悸气短，健忘，口唇色淡，舌淡苔白，脉细。

治法：养血润燥。

方药：润肠丸加减。

（3）阴虚秘

证候：大便干结，如羊屎状，形体消瘦，头晕耳鸣，两颧红赤，心烦少眠，潮热盗汗，腰膝酸软，舌红少苔，脉细数。

治法：滋阴通便。

方药：增液汤加减。

(4) 阳虚秘

证候：大便干或不干，排出困难，小便清长，面色㿠白，四肢不温，腹中冷痛，或腰膝酸冷，舌淡苔白，脉沉迟。

治法：温阳通便。

方药：济川煎加减。

第七十二节 胁痛

胁痛是指以一侧或两侧胁肋部疼痛为主要表现的病证，是临床上比较多见的一种自觉症状。胁，指侧胸部，为腋以下至第十二肋骨部的总称。

一、病因病机

胁痛的病因主要有情志不遂、饮食不节、跌仆损伤、久病体虚等多种因素。这些因素导致肝气郁结，肝失条达；瘀血停着，痹阻胁络；湿热蕴结，肝失疏泄；肝阴不足，络脉失养等诸多病理变化，最终导致胁痛发生。

1. 情志不遂

肝乃将军之官，性喜条达，主调畅气机。若因情志所伤，或暴怒伤肝，或抑郁忧思，皆可使肝失条达，疏泄不利，气阻络痹，可发为肝郁胁痛。

2. 跌仆损伤

气为血帅，气行则血行。或因跌仆外伤，或因强力负重，致使胁络受伤，瘀血停留，阻塞胁络，亦发为胁痛。

3. 饮食所伤

饮食不节，过食肥甘，损伤脾胃，湿热内生，郁于肝胆，肝胆失于疏泄，可发为胁痛。

4. 外感湿热

湿热之邪外袭，郁结少阳，枢机不利，肝胆经气失于疏泄，可以导致胁痛。

5. 劳欲久病

久病耗伤，劳欲过度，使精血亏虚，肝阴不足，血不养肝，脉络失养，拘急而痛。

胁痛的基本病机为肝络失和，其病理变化可归结为"不通则痛"与"不荣则痛"两类。其病理性质有虚实之分，其病理因素，不外乎气滞、血瘀、湿热三者。因肝郁气滞、瘀血停着、湿热蕴结所导致的胁痛多属实证，是为"不通则痛"。而因阴血不足，肝络失养所导致的胁痛则为虚证，属"不荣则痛"。

胁痛的病变脏腑主要在于肝胆，又与脾胃及肾有关。因肝居胁下，经脉布于两胁，胆附于肝，其脉亦循于胁，故胁痛之病，当主要责之肝胆。脾胃居于中焦，主受纳水谷，运化水湿，若因饮食所伤，脾失健运，湿热内生，郁遏肝胆，疏泄不畅，亦可发为胁痛。肝肾同源，精血互生，若因肝肾阴虚，精亏血少，肝脉失于濡养，则胁肋隐隐作痛。

胁痛病证有虚有实，而以实证多见。实证中以气滞、血瘀、湿热为主，三者又以气滞为先。虚证多属阴血亏损，肝失所养。虚实之间可以相互转化，故临床常见虚实夹杂之证。

二、辨证论治

胁痛的治疗要辨在气在血，大抵胀痛多属气郁，且疼痛游走不定，时轻时重，症状轻重与情绪变化有关；刺痛多属血瘀，且痛处固定不移，疼痛持续不已，局部拒按，入夜尤甚。注意辨别虚实，实证之中以气滞、血瘀、湿热为主，多病程短，来势急，症见疼痛较重而拒按，脉实有力。虚证多为阴血不足，脉络失养，症见其痛隐隐，绵绵不休，且病程长，来势缓，并伴见全身阴血亏耗之证。治疗上当根据"通则不痛"的理论，以疏肝和络止痛为基本治则，结合肝胆的生理特点，灵活运用。实证之胁痛，宜用理气、活血、清利湿热之法；虚证之胁痛，宜补中寓通，采用滋阴、养血、柔肝之法。

1. 肝郁气滞证

证候：胁肋胀痛，走窜不定，甚则引及胸背肩臂，疼痛每因情志变化而增减，胸闷腹胀，嗳气频作，得嗳气而胀痛稍舒，纳少口苦，舌苔薄白，脉弦。

治法：疏肝理气。

方药：柴胡疏肝散加减。

2. 肝胆湿热证

证候：胁肋胀痛或灼热疼痛，口苦口黏，胸闷纳呆，恶心呕吐，小便黄赤，大便不爽，或兼有身热恶寒，身目发黄，舌红苔黄腻，脉弦滑数。

治法：清热利湿。

方药：龙胆泻肝汤加减。

3. 瘀血阻络证

证候：胁肋刺痛，痛有定处，痛处拒按，入夜痛甚，胁肋下或见有癥块，舌质紫暗，脉象沉涩。

治法：祛瘀通络。

方药：血府逐瘀汤或复元活血汤加减。

4. 肝络失养证

证候：胁肋隐痛，悠悠不休，遇劳加重，口干咽燥，心中烦热，头晕目眩，舌红少苔，脉细弦而数。

治法：养阴柔肝。

方药：一贯煎加减。

三、辨病思路

1. 病毒性肝炎

胁痛以右侧为主者，多与肝胆疾患相关。检测肝功能指标以及甲、乙、丙、丁、戊等各型肝炎病毒指标，有助于病毒性肝炎的诊断。

2. 肝硬化

慢性肝炎病史及症状可供参考。如有典型蜘蛛痣、肝掌应高度怀疑。肝质地较硬或不平滑及（或）脾大＞2cm，质硬，而无其他原因解释，是诊断早期肝硬化的依据。肝功能可以正常。蛋白电泳或可异常，单氨氧化酶、血清P-Ⅲ-P升高有助诊断。必要时肝穿病理检查或腹腔镜检查以利确诊。

3. 肝癌

肝区疼痛、消瘦、进行性肝肿大、甲胎蛋白（AFP）检测和B型超声等影像学检查，有助于诊断。

4. 胆囊炎

（1）急性胆囊炎 ①多以食用油腻食物为诱因。②突发右上腹持续性剧烈疼痛伴阵发性加重，可向右肩胛部放射，常有恶心、呕吐、发热。③右上腹有压痛、肌紧张，墨菲征阳性，少数可见黄疸。④白细胞及中性粒细胞计数增高，血清黄疸指数和胆红素可能增高。⑤B超可见胆囊肿大，胆囊壁增厚或毛糙，囊内有浮动光点，伴有结石时可见结石影像。⑥X线检查：胆囊区腹部平片可有胆囊增大阴影。

（2）慢性胆囊炎 ①持续性右上腹钝痛或不适感，或伴有右肩胛区疼痛。②有恶心、嗳气、反酸、腹胀和胃部灼热等消化不良症状，进食油腻食物后加重。③病程长，病情经过有急性发作和缓解交替的特点。④胆囊区可有轻度压痛的叩击痛。⑤胆汁中黏液增多，白细胞成堆，细菌培养阳性。⑥B超可见胆囊结石，胆囊壁增厚，胆囊缩小或变形。⑦胆囊造影可见胆结石，胆囊缩小或变形，胆囊收缩功能不良，或胆囊显影淡薄等。

5. 急性渗出性胸膜炎

临床表现主要为中度发热、初起胸痛以后减轻、呼吸困难。体格检查、X线检查及超声波检查可做出胸液的诊断。诊断性胸腔穿刺、胸液的常规检查、生化检查和细菌培养等为诊断的必要措施。

第七十三节 水 肿

水肿是指由外邪、饮食、劳倦等病因，引起肺失通调、脾失转输、肾失开阖、膀胱气化不利，导致津液输布失常，水液潴留，泛滥肌肤，以眼睑、头面、四肢、腹背，甚至全身浮肿为主要临床表现的一类病证。严重者还可伴有胸水、腹水。

一、病因病机

水液的正常运行，依赖肺气的通调，脾气的转输，肾气的开阖，三焦气化畅行，小便通利。若外邪侵袭、饮食不节、禀赋不足、久病劳倦，导致肺、脾、肾三脏功能失调，气化不利，水液停聚，泛溢肌肤，而成水肿。

1. 风邪外袭

肺为水之上源，能通调水道，下输膀胱，又

外合皮毛，主一身之表。若风邪外袭，内舍于肺，肺失宣降，不能通调水道，下输膀胱，以致风遏水阻，风水相搏，流溢肌肤，发为水肿。

2. 疮毒内犯

肺主皮毛，脾主肌肉。肌肤患痈疡疮毒，未能清解消透，疮毒内攻，损伤肺脾。肺失通调，津液气化失常；脾失健运，不能运化水湿，导致水液潴留，溢于肌肤，发为水肿。

3. 外感水湿

脾主运化，喜燥恶湿。若久居湿地，或冒雨涉水，衣里冷湿，水湿内侵，困遏脾阳，健运失司，不能升清降浊，水无所制，泛溢肌肤，发为水肿。如湿郁化热，湿热交蒸，三焦壅滞，水道不通，亦能导致水肿。

4. 饮食不节，劳倦过度

过食肥甘，嗜食辛辣，久则湿热中阻；或饥饱无常，过食生冷；或生活饥馑，营养不足；或劳倦太过，均可损伤脾胃，或脾气失养，导致脾运不健，脾失转输，水湿壅滞，泛溢肌肤，而发为水肿。

5. 禀赋不足，久病不愈

先天禀赋薄弱，或因纵欲无节，生育过多，久病不愈或产后，损伤肾气。肾者主水，水液的输布有赖于肾阳的蒸化、开阖作用。肾气亏虚，不能化气行水，开阖不利，水液内停，泛溢肌肤，则为水肿。

水肿发病的机理主要在于肺失通调，脾失转输，肾失开阖，三焦气化不利。其病位在肺、脾、肾，而关键在肾。在发病过程中三脏又是相互联系，相互影响的。正如《景岳全书·肿胀》篇指出："凡水肿等证，乃肺、脾、肾三脏相干之病。盖水为至阴，故其本在肾；水化于气，故其标在肺；水唯畏土，故其制在脾。今肺虚则气不化津而化水，脾虚则土不制水而反克，肾虚则水无所主而妄行。"肺肾之间是母子相传关系，若肺经受邪，肺气不宣，肺失通调，水湿内聚，影响于肾，阻碍气机，水肿愈甚；相反，肾水上泛，逆于肺，使肺气不降，失去通调水道之功，促使肾气更虚，水邪更盛。在脾与肾之间，是相制相助关系，若脾虚不能制水，水湿壅盛，必损其阳，故脾虚的进一步发展，必然导致肾阳亦衰；反之，如果肾阳衰微，不能温养脾土，则可使水肿更加严重。因此，肺脾肾三脏与水肿之发病，是以肾为本，以肺为标，而以脾为制水之脏，实为水肿发病的关键所在。

二、辨证论治

水肿的辨证以阴阳为纲，首辨阳水、阴水，区分其病理属性。阳水多因风邪、疮毒、水湿所致。发病较急，每成于数日之间，肿多由面目开始，自上而下，继及全身，肿处皮肤绷急光亮，按之凹陷即起，兼有发热恶寒等表证；或烦热口渴，小便赤涩，大便秘结，皮肤疮疡等毒热证，属表证、属实证，一般病程较短。阴水病因多为饮食劳倦、先天或后天因素所致脾肾亏损。发病缓慢，或反复发作，或由阳水转化而来。肿多由足踝开始，自下而上，继及全身，肿处皮肤松弛，按之凹陷不易恢复，甚则按之如泥，兼见神疲乏力，纳呆便溏，腰酸冷痛，恶寒肢冷等脾肾两虚之证。属里、属虚或虚实夹杂，病程较长。

阳水与阴水虽有区别，但在一定程度上又可相互转化。如阳水日久不愈，正气日渐耗伤，或因失治、误治，损伤脾胃，水邪日盛，可转为阴水；若阴水复感外邪，水肿剧增，呈现阳水的证候，而成本虚标实之证。

水肿的治疗，《素问·汤液醪醴论》提出"开鬼门""洁净府""去菀陈莝"三条基本原则，对后世影响深远，一直沿用至今，具体应用视阴阳虚实不同而异。阳水以祛邪为主，应予发汗、利水或攻逐，同时配合清热解毒、理气化湿等法；阴水当以扶正为主，健脾、温肾，同时配以利水、养阴、活血、祛瘀等法。对于虚实夹杂者，则当兼顾，或先攻后补，或攻补兼施。

1. 阳水

（1）风水泛滥证

证候：眼睑浮肿，继则四肢全身皆肿，来势迅速，多有恶风发热、肢节酸楚、小便不利等症。偏于风热者，伴咽喉红肿疼痛，舌质红，脉浮滑数。偏于风寒者，兼恶寒、咳喘，舌苔薄白，脉浮滑或浮紧。如水肿较甚，亦可见沉脉。

治法：散风清热，宣肺行水。

方药：越婢加术汤加减。

（2）湿毒浸淫证

证候：眼睑头面浮肿，延及全身，皮肤光亮，尿少色赤，身发疮痍，甚者溃烂，恶风发热，舌质红，苔薄黄，脉浮数或滑数。

治法：宣肺解毒，利湿消肿。

方药：麻黄连翘赤小豆汤合五味消毒饮加减。

（3）水湿浸渍证

证候：全身水肿，按之没指，小便短少，身体困重，胸闷，纳呆，泛恶，腹胀，苔白腻，脉沉缓，起病缓慢，病程较长。

治法：健脾化湿，通阳利水。

方药：五皮饮合胃苓汤加减。

（4）湿热壅盛证

证候：遍体浮肿，皮肤绷急光亮，胸脘痞闷，烦热口渴，小便短赤，或大便干结，舌红，苔黄腻，脉沉数或濡数。

治法：分利湿热。

方药：疏凿饮子加减。

2. 阴水

（1）脾阳虚衰证

证候：水肿日久，腰以下为甚，按之凹陷不易恢复，脘腹胀闷，纳呆便溏，面色萎黄，神疲乏力，四肢倦怠，小便短少，舌质淡，苔白腻或白滑，脉沉缓或沉弱。

治法：温运脾阳，以利水湿。

方药：实脾饮加减。

（2）肾阳衰微证

证候：水肿反复消长不已，面浮身肿，腰以下肿甚，按之凹陷不起，腰部冷痛酸重，尿量减少，四肢厥冷，怯寒神疲，面色灰滞或㿠白，甚者心悸胸闷，喘促难卧，腹大胀满，舌质淡胖，苔白，脉沉细或沉迟无力。

治法：温肾助阳，化气行水。

方药：济生肾气丸合真武汤加减。

（3）瘀水互结证

证候：水肿延久不退，肿势轻重不一，四肢或全身浮肿，以下肢为主，皮肤瘀斑，腰部刺痛，或伴血尿，舌质紫暗或有瘀斑，苔白，脉沉细涩。

治法：活血祛瘀，化气行水。

方药：桃红四物汤合五苓散加减。

三、辨病思路

过多的体液在组织间隙或体腔中积聚称为水肿。按病因分类常见的有肾源性、心源性、肝源性、营养不良性、内分泌性和特发性水肿等，临床均可参照本节内容辨证论治。

1. 肾性水肿

肾性水肿的特点是疾病早期只于早晨起床时发现眼睑或颜面浮肿，后来才扩布至全身。由于肾脏疾病的不同，所以引起的水肿表现也有很大差异。肾性水肿在临床常见于肾病综合征、急性肾小球肾炎和慢性肾小球肾炎的患者。

（1）肾病综合征肾病性水肿　常表现为全身高度水肿，而眼睑、面部更显著。尿液中含大量蛋白质并可见多量脂性和蜡样管型，但无血尿。血浆白蛋白减少，胆固醇增加。

（2）急性肾炎　其水肿的程度多为轻度或中度，有时仅限于颜面或眼睑。水肿可以骤起，迅即发展到全身。急性期（2~4周）过后，水肿可以消退。

（3）慢性肾炎　一般不如急性肾炎性水肿明显且多见。有时水肿仅限于眼睑。患者除水肿外常见有轻度血尿、中度蛋白尿及管型尿。肾功能显著受损，血压升高，特别是舒张压升高。

2. 心源性水肿

心脏机能障碍而引起的水肿。常见于风湿病、高血压病、梅毒等各种病因及瓣膜、心肌等各种病变引起的充血性心力衰竭、缩窄性心包炎等。轻度的心源性水肿可以仅表现为踝部有些浮肿，重度的病例不仅两下肢有水肿，上肢、胸部、背部、面部均可发生，甚至出现胸腔、腹腔及心包腔积液。心脏病患者由于心功能障碍，多呈现端坐呼吸，被迫采取坐位或半坐位。因此心源性水肿多出现在两下肢的足部、踝部、骶骨部及阴囊等处，明显受体位的影响。水肿的程度与心功能的发展和变化密切相关，心力衰竭好转水肿将明显减轻。

3. 肝源性水肿

往往以腹水为主要表现，而两下肢足、踝等部位表现却不明显，多有慢性肝炎的病史，肝、脾肿大，质硬，腹壁有侧支循环，食道静脉曲张，有些患者皮肤可见蜘蛛痣和肝掌。化验室检查可见肝功能明显受损，血浆白蛋白降低。

4. 营养不良性水肿

营养不良性水肿是由于营养物质缺乏所引起。水肿发生较慢，其分布一般是从组织疏松处开始，然后扩展到全身皮下。当水肿发展到一定程度之后，低垂部位如两下肢水肿表现明显。营养不良性水肿患者血浆白蛋白降低，尿液正常，血压不高，常合并有贫血及乏力，营养改善后水肿应消退。

5. 内分泌性水肿

内分泌性水肿指内分泌激素过多或过少干扰了水盐代谢或体液平衡而引起的水肿。

（1）垂体前叶功能减退症　此症多由产后大出血引起。国内报告此症病人45%表现有水肿，并有皮肤增厚、干而有鳞屑，毛发脱落。

（2）肾上腺皮质功能亢进　糖皮质激素以皮质醇为代表，皮质醇分泌过多的综合征即库欣综合征。皮质醇可促进肾远曲小管及肠壁等对钠的重吸收，因而分泌过多可致水肿。继发性醛固酮分泌增多往往是许多全身性水肿（如心源性水肿、肾性水肿等）发病的重要因素之一。

（3）甲状腺功能异常　甲状腺功能低下及甲状腺功能亢进二者均可出现水肿，且均为黏液性水肿。患者常表现为颜面和手足浮肿，皮肤粗厚，呈苍白色。甲状腺功能亢进患者可出现眼睑和眼窝周围组织肿胀，眼裂增宽，且眼球突出，结膜可有水肿，颈前区局部皮肤增厚，称颈前区黏液性水肿。

6. 特发性水肿

特发性水肿为一种原因尚不明的全身性水肿，只见于女性，且以中年妇女占多数。水肿受体位的影响且呈昼夜周期性波动。病人在晨起时仅表现轻微的眼睑、面部及两手浮肿，随着起立及白天时间的推移，水肿将移行到身体下半部，足、踝部有明显凹陷性水肿，一般到傍晚时水肿最为明显。一昼夜体重的增减可超过1.4kg，因此每天多次称量体重是诊断的重要依据之一。立卧位水试验有助于此病的诊断，立位时的尿量低于卧位时尿量的50%以上即可认为异常，有诊断意义。

第七十四节　郁　证

郁证是由于情志不舒，气机郁滞所致，以心情抑郁、情绪不宁、胸部满闷、胁肋胀痛，或易怒喜哭，或咽中如有异物梗塞等症为主要临床表现的一类病证。郁证有广义、狭义之分。广义的郁，是指外邪、情志等因素所致之郁；狭义之郁，即专指情志不舒为病因的郁。本节着重讨论情志致郁，尤以气机郁滞为基本病变，是内科病证中最为常见的一种。

一、病因病机

郁证的病因总属情志所伤，使肝气郁结，心气不舒，从而逐渐引起五脏气机不和，主要是肝、脾、心三脏受累以及气血失调而成。情志失调，尤以郁怒、悲忧、思虑太过最易致病。

1. 郁怒不畅，肝气郁结

因七情所伤，情志不遂，或郁怒伤肝，使肝失条达，气机郁滞不畅成气郁，这是郁证的主要病机。因气为血帅，气行则血行，气滞则血瘀，气郁日久，影响及血，使血液循行不畅而形成血郁；若气郁日久化火，则发生肝火上炎的病变，而形成火郁。

2. 忧愁思虑，脾失健运

长期情志抑郁，思虑不解，劳倦伤脾或肝郁抑脾，均能使脾失健运，水谷不得运化，蕴湿生痰，导致气滞痰郁食滞；若湿浊停留，或食滞不消，或痰湿化热，则可发展为湿郁、食郁、热郁等。

3. 情志过极，心失所养

情志不畅，谋虑不遂，耗伤心气，营血渐亏，心失所养，神失所主，即所谓忧郁伤神；若久郁伤脾，饮食减少，生化乏源，则可致气血不足，心脾两虚；郁火暗耗营血，阴虚火旺，或心肝阴虚，久则心肾同病。

情志失调是郁证的基本病因，但情志所伤是否造成郁病，除与情志刺激的强度及持续时间的长短有关外，还与机体本身的状况有着极为密切的关系。素体肝旺或体质虚弱之人，更易发病。

总之，郁证的发生，因郁怒、思虑、悲哀、忧愁七情之所伤，导致肝失疏泄，脾失运化，心神失养，脏腑阴阳气血失调而成，但总以气机郁滞为病理基础，源于肝气郁结，久致五脏气血失调，其病位在肝，涉及心、脾、肾。初起肝气郁结，横逆乘土，见肝脾失和之证。肝郁化火，可致心火偏亢。因气滞而夹湿、痰、食积、火郁者，则多属实证；久病由气及血，由实转虚，如久郁伤神，心脾俱亏，阴虚火旺，心肾阴虚等均属虚证。

二、辨证论治

理气开郁、调畅气机、怡情易性是治疗郁证的基本原则。对于实证，首当理气开郁，并应根据是否兼有血瘀、火郁、痰结、湿滞、食积等而分别采用活血、降火、祛痰、化湿、消食等法。虚证则应根据伤及的脏腑及气血阴精亏虚的不同情况而补之，或养心安神，或补益心脾，或滋养肝肾。对于虚实夹杂者，则又当视虚实的偏重而虚实兼顾。郁证本为精神因素刺激而发病，因此，精神治疗也十分重要。

1. 肝气郁结证

证候：精神抑郁，情绪不宁，胸部满闷，胁肋胀痛，痛无定处，脘闷嗳气，不思饮食，大便不调，舌淡红，苔薄腻，脉弦。

治法：疏肝解郁，理气畅中。

方药：柴胡疏肝散加减。

2. 气郁化火证

证候：性情急躁易怒，胸胁胀满，口苦而干，或头痛，目赤，耳鸣，或嘈杂吞酸，大便秘结，舌质红，苔黄，脉弦数。

治法：疏肝解郁，清肝泻火。

方药：丹栀逍遥散加减。

3. 痰气郁结证

证候：精神抑郁，胸部闷塞，胁肋胀满，咽中如有物梗塞，吞之不下，咳之不出，苔白腻，脉弦滑。

治法：行气开郁，化痰散结。

方药：半夏厚朴汤加减。

4. 忧郁伤神证

证候：精神恍惚，心神不宁，多疑易惊，悲忧善哭，喜怒无常，或时时欠伸，或手舞足蹈，骂詈喊叫，舌质淡，苔薄白，脉弦。

治法：甘润缓急，养心安神。

方药：甘麦大枣汤加减。

5. 心脾两虚证

证候：多思善疑，头晕神疲，心悸胆怯，失眠健忘，纳差，面色不华，舌质淡，苔薄白，脉细。

治法：健脾养心，补益气血。

方药：归脾汤加减。

6. 心肾阴虚证

证候：情绪不宁，心悸，健忘，失眠，多梦，五心烦热，盗汗，口咽干燥，舌红少津，脉细数。

治法：滋养心肾，养心安神。

方药：天王补心丹合六味地黄丸加减。

三、辨病思路

根据临床表现及病因特点，郁证主要见于西医学的神经衰弱、癔症、焦虑症等，也可见于更年期综合征及反应性精神病。当这些疾病以郁证为主要表现时，可参考本节论治。

1. 更年期综合征

多发于45~52岁女性，伴有潮热、出汗、头痛、耳鸣、眼花等自主神经紊乱的症状，有性激素水平的改变。

2. 抑郁症

女性多于男性，表现为心情压抑，郁闷沮丧，失望，缺乏信心，心理测试、抑郁量表检查有助于鉴别。

3. 癔病

又称歇斯底里症，表现多样，起病急骤，常在精神因素刺激下发病，心理测试和人格调查有助于鉴别。

4. 反应性精神病

发病前有强烈精神刺激因素，症状内容与精神刺激因素明显相关，以妄想、严重情绪障碍为主要症状，排除病因或改变环境后症状迅速缓解。

第七十五节 血 证

凡因人体的阴阳平衡失调，造成血液不循经脉运行，上溢于口、鼻、眼、耳诸窍，下泄于前后二阴或渗出肌肤之外的病证，统称为血证。血证包括：衄血、咯血、呕血、便血、尿血、紫斑等。凡血液不循经脉运行而溢于口、鼻、眼、耳诸窍者称为衄血，如鼻衄、齿衄等；因损伤肺及气道络脉而引起痰血相兼、唾液与血液同出的病证称为咯血；血从胃或食道而来，从口中吐出的病证称为吐血；血从肛门而下，在大便前或大便后下血的病证称为便血；从尿道尿出血液或尿中夹有血丝、血块而无疼痛的病证称为尿血；血溢于肌肤之间，皮肤出现青紫瘀斑、瘀点的病证称为紫斑或肌衄。

一、病因病机

外感六淫、饮食不节、情志内伤、烦劳过度、大病久病之后均可引起血液不循经脉运行，溢于脉外而致血证的发生。

1. 外感六淫

外感风热燥邪，热伤肺络，迫血上溢而致咯血、鼻衄；湿热之邪，侵及肠道，络伤血溢，从下而泄可致便血；热邪留滞，侵及下焦，损伤尿道，络脉受损，导致尿血。

2. 饮食不节

过食辛辣或饮酒过多，一则损伤脾胃，脾虚失摄，统血无权，血溢脉外而致出血；二则湿热蕴积胃肠，化火扰动血络而外溢，形成衄血、吐血、便血。

3. 情志内伤

情志不舒，郁怒伤肝，肝火偏盛，横逆犯胃，胃络受伤，以致吐血；肝气郁滞，气郁化火，木火刑金，而致衄血、咯血。

4. 烦劳过度

烦劳伤神，耗伤心阴，心火亢盛，热移小肠，迫血下行而致尿血；劳欲过度，肾阴亏损，相火妄动，迫血妄行而成尿血；体劳过度，损伤脾气，脾不统血，气虚失摄，血无所归，血溢脉外而致吐血、衄血、尿血等。

5. 病后诱发

大病久病，正气损伤，气虚失摄，血溢脉外而致出血；久病热病，阴津耗伤，阴虚火旺，火迫血行而致出血；久病入络，血脉瘀阻，流行不畅，血不归经而发生出血。

出血的病因虽然复杂，但多与火或气有关。血证的共同病机为火热偏盛、迫血妄行以及气虚失摄、血溢脉外这两大方面。火热之中，又有实火、虚火之分。外感风热燥火、湿热内蕴和肝郁化火等均属实火；阴虚之火则属虚火。气虚之中，又分为单纯气虚和气损及阳而致阳气虚衰等两种情况。从证候虚实上来说，火热亢盛所致者属于实证，阴虚火旺或气虚不摄所致者属于虚证。从病机变化上来说，又常发生实证向虚证的转化。

二、辨证论治

血证的治疗，首先辨其病证，探明病因病位；其次辨明虚实轻重而后治之。临证多以治火、治气和治血为基本原则。实火当清热泻火，虚火当滋阴降火；实证当清气降气，虚证当补气益气；实火亢盛，扰动血脉者当凉血止血；气虚失摄，出血不止者当补血摄血；瘀血阻滞，血难归经者当活血止血。同时在血证的不同阶段，可采用止血、祛瘀、宁血和补虚四大治法。

1. 鼻衄

（1）风热伤肺证

证候：鼻燥而衄，血色鲜红，恶寒发热，口干咽燥，咳嗽痰黄，舌质红，苔薄黄，脉数。

治法：清肺泄热，凉血止血。

方药：桑菊饮加减。

（2）肝火上炎证

证候：鼻衄目赤，烦躁易怒，头痛眩晕，口苦耳鸣，舌质红，苔黄，脉弦数。

治法：清肝泻火，凉血止血。
方药：栀子清肝汤加减。

（3）胃热炽盛证

证候：鼻衄色红，鼻燥口臭，胃脘不适，口渴引饮，烦躁不安，便秘，舌质红，苔黄，脉数。

治法：清胃泻火，凉血止血。
方药：玉女煎加减。

（4）气血亏虚证

证候：鼻衄或兼肌衄、齿衄，血色淡红，神疲乏力，心悸气短，夜难成寐，面白头晕，舌质淡，苔白，脉细或弱。

治法：益气摄血。
方药：归脾汤加减。

2. 齿衄

（1）胃火炽盛证

证候：齿衄血色鲜红，齿龈红肿疼痛，口渴欲饮，头痛口臭，大便秘结，舌质红，苔黄，脉洪数。

治法：清胃泻火，凉血止血。
方药：清胃散合泻心汤加减。

（2）阴虚火旺证

证候：齿衄血色淡红，齿摇龈浮，头晕目眩，舌质红，苔少，脉细数。

治法：滋阴降火，凉血止血。
方药：知柏地黄丸合茜根散加减。

3. 咯血

（1）燥热犯肺证

证候：喉痒咳嗽，痰中带血，口干鼻燥，或有发热，咳痰不爽，舌质红，苔薄黄，脉数。

治法：清热润肺，宁络止血。
方药：桑杏汤加减。

（2）阴虚肺热证

证候：咳嗽少痰，痰中带血或血色鲜红，反复咯血，口干咽燥，两颧红赤，潮热盗汗，舌质红，苔少，脉细数。

治法：滋阴润肺，凉血止血。
方药：百合固金汤加减。

（3）肝火犯肺证

证候：咳嗽阵作，痰中带血，或纯血鲜红，胸胁牵痛，烦躁易怒，口苦目赤，舌质红，苔薄黄，脉弦数。

治法：清肝泻肺，凉血止血。
方药：泻白散加黛蛤散加减。

4. 吐血

（1）胃中积热证

证候：胃脘灼热作痛，吐血鲜红或紫暗，或夹有食物残渣，便秘而黑，口臭，舌质红，苔黄而干，脉数。

治法：清胃泻热，凉血止血。
方药：泻心汤合十灰散加减。

（2）气虚血溢证

证候：吐血缠绵不止，时轻时重，血色淡暗，体倦神疲，面色苍白，心悸气短，舌质淡，苔白，脉细弱。

治法：益气摄血。
方药：归脾汤加减。

（3）肝火犯胃证

证候：吐血色红或紫暗，脘胁胀痛，目赤口干，烦躁易怒，寐少梦多，舌质红，苔黄，脉弦数。

治法：泻肝清胃，凉血止血。
方药：龙胆泻肝汤加减。

5. 便血

（1）肠道湿热证

证候：便血鲜红，大便不畅，腹痛，口苦，纳谷不香，舌质红，苔黄腻，脉滑数。

治法：清热化湿，凉血止血。
方药：地榆散合槐角丸加减。

（2）脾胃虚寒证

证候：便血紫暗或色黑，脘腹隐痛，喜按喜暖，便溏纳差，畏寒肢冷，面色无华，神疲懒言，舌质淡，苔白，脉细。

治法：温阳健脾，养血止血。
方药：黄土汤加减。

6. 尿血

（1）下焦热盛证

证候：小便黄赤灼热，尿血鲜红，心烦口渴，面赤口疮，夜寐不安，舌质红，苔薄黄，脉数。

治法：清热泻火，凉血止血。
方药：小蓟饮子加减。

(2) 脾不统血证

证候：久病尿血，面色无华，体倦食少，气短声低，或兼见皮肤紫斑、齿衄，舌质淡，脉细弱。

治法：补脾益气生血。

方药：归脾汤加减。

(3) 肾虚火旺证

证候：小便短赤带血，头晕耳鸣，颧红潮热，神疲，腰膝酸软，舌质红，少苔，脉细数。

治法：滋阴降火，凉血止血。

方药：知柏地黄丸加减。

(4) 肾气不固证

证候：久病尿血，血色淡红，头晕耳鸣，腰脊酸痛，神疲乏力，舌质淡，脉弱。

治法：补益肾气，固摄止血。

方药：无比山药丸加减。

7. 紫斑

(1) 血热妄行证

证候：皮肤青紫斑点或斑块，或伴有鼻衄、齿衄、便血、尿血，发热口渴，溲赤便秘，烦躁不安，舌质红，苔薄黄，脉弦数。

治法：清热解毒，凉血止血。

方药：十灰散加减。

(2) 气不摄血证

证候：久病不愈，紫斑反复出现，神疲乏力，头晕目眩，面色苍白，食欲不振，舌质淡，苔白，脉细弱。

治法：补气摄血。

方药：归脾汤加减。

(3) 阴虚火旺证

证候：皮肤青紫斑点或斑块，时发时止，常伴齿衄、鼻衄、月经过多，两颧红赤，心烦口渴，手足心热，潮热盗汗，舌质红，苔少，脉细数。

治法：滋阴降火，宁络止血。

方药：茜根散加减。

三、辨病思路

西医学中许多急慢性疾病所引起的出血都可归属于中医血证。如：支气管扩张、肺结核等所引起的咯血；二尖瓣狭窄等所引起的咯血；十二指肠溃疡、肝硬化、溃疡性结肠炎等所引起的呕血、便血；急性肾小球肾炎、急性肾盂肾炎、肾结核等所引起的尿血；特发性血小板减少性紫癜、过敏性紫癜及其他出血性疾病所引起的皮肤、黏膜和内脏的出血等均可按血证进行辨证论治。

1. 支气管扩张

多发生在幼年；常继发于麻疹、百日咳后的支气管炎；慢性反复咳嗽、咳大量脓痰；两肺下部可闻及固定性湿啰音；支气管碘油造影可确诊。

2. 肺结核

常有咳嗽，多干咳或少痰，不同程度的咯血；有低热、乏力、盗汗等全身中毒症状；湿啰音多位于肺上部；X线检查有肺结核特征；结核菌素纯蛋白衍生物（PPD）阳性；痰结核菌培养阳性是诊断肺结核的主要依据。

3. 二尖瓣狭窄

常有呼吸困难，可有咯血甚或咳粉红色泡沫样痰；心尖区有"隆隆"样舒张期杂音；第一心音亢进和开瓣音；可有肺动脉高压和右心室增大的心脏体征；X线及心电图显示左心房增大；超声心动图检查可确诊。

4. 胃及十二指肠溃疡

多发生于秋冬和冬春之交；有慢性周期性节律性上腹痛史；X线钡餐检查出现龛影是诊断的可靠依据；胃镜检查优于X线钡餐检查。

5. 肝硬化

有病毒性肝炎、长期饮酒等病史；有肝功能减退和门脉高压的临床表现；肝功能试验常有阳性发现；肝活组织检查见假小叶形成有确诊价值。

6. 溃疡性结肠炎

多呈反复发作慢性病程；表现为腹泻、黏液脓血便、腹痛；X线钡剂灌肠检查和结肠镜检查有特征性改变。

7. 急性肾小球肾炎

于链球菌感染或其他细菌感染之后2~3周发病；可有水肿、高血压及全身表现；有少尿、血尿、蛋白尿等明显的尿改变；尿沉渣检查可见多量红细胞，甚至有红细胞管型。

8. 肾结核

有尿频、尿急、尿痛，一般抗菌药治疗无效；尿培养结核菌阳性，尿沉渣可找到结核抗酸杆菌；血清结核菌抗体测定阳性；静脉肾盂造影可发现结核病灶X线征象；部分患者可有肺、睾丸等肾外结核。

9. 特发性血小板减少性紫癜

广泛出血累及皮肤黏膜及内脏；多次检查血小板计数减少；骨髓巨核细胞增多或正常，有成熟障碍；血小板相关抗体（PAIg）及血小板相关补体阳性；血小板生存时间缩短。

10. 过敏性紫癜

发病前1~3周有低热、咽痛、全身不适或上呼吸道感染史；典型四肢皮肤紫癜，可伴腹痛、关节肿痛和血尿；血小板计数、血小板功能及凝血检查正常。

第七十六节 痰 饮

痰饮是指人体水液输布运化失常，停聚某一部位的一类病证。痰饮有广义和狭义之分，广义的痰饮包括痰饮、悬饮、溢饮、支饮四类，狭义的痰饮指饮停胃肠之证。饮有生理病理两种概念，生理概念指水液，病理概念指病理性质的液体。

一、病因病机

1. 外感寒湿

气候湿冷，冒雨涉水，坐卧湿地，寒湿之邪侵袭肌表，卫阳被遏，肺失宣降，水津不布；湿邪困脾，脾不健运，水津停滞，积而成饮。

2. 饮食不当

暴饮过量，恣饮冷水，过食生冷，脾阳被困，脾失健运，湿从内生，水液停聚为痰饮。

3. 劳欲所伤

劳倦、纵欲太过，久病体虚，脾肾阳虚，水液失于输化，停而成饮。

4. 七情所伤

七情内伤，脏腑功能失常，水液停聚成饮。

本病的病理性质，则总属阳虚阴盛，输化失调，因虚致实，水饮停积为患。虽然间有因时邪与里水相搏，或饮邪久郁化热，表现饮热相杂之候，但究属少数。水饮属于阴类，非阳不运。若阳气虚衰，气不化津，则阴邪偏盛，寒饮内停。饮邪具有流动之性，饮留胃肠，则为痰饮；饮流胁下，则为悬饮；饮流肢体，则为溢饮；聚于胸肺，则为支饮。故中阳素虚，脏气不足，实是发病的内在病理基础。

痰饮之病，主要为肺、脾、肾三脏气化功能失常所致，若施治得法，一般预后尚佳。若饮邪内伏或久留体内，其病势多缠绵难愈，且易因感外邪或饮食不当而诱发。《金匮要略》根据脉诊推断痰饮病的预后，认为久病正虚而脉弱，是脉证相符，可治；如脉反实大而数是正衰邪盛，病为重危之候；脉弦而数亦为难治之证，因饮为阴邪，脉当弦或沉，如弦而数乃脉证相反之征。

二、辨证论治

痰饮的治疗以温化为原则。因饮为阴邪，遇寒则聚，得温则行。通过温阳化气，可杜绝水饮之生成。故《金匮要略·痰饮咳嗽病脉证并治》篇提出："病痰饮者，当以温药和之。"同时还当根据表里虚实的不同，采取相应的处理。水饮壅盛者，应祛饮以治标；阳微气虚者，宜温阳以治本；在表者，当温散发汗；在里者，应温化利水；正虚者补之，邪实者攻之；如属邪实正虚，则当消补兼施；饮热相杂者，又当温清并用。

1. 痰饮

多由素体脾虚，运化不健，复加饮食不当，或为外湿所伤而致脾阳虚弱，饮留胃肠引起。

（1）脾阳虚弱证

证候：胸胁支满，心下痞闷，胃中有振水音，脘腹喜温畏冷，泛吐清水痰涎，饮入易吐，口渴不欲饮水，头晕目眩，心悸气短，食少，大便或溏，形体逐渐消瘦，舌苔白滑，脉弦细而滑。

治法：温脾化饮。

方药：苓桂术甘汤合小半夏加茯苓汤加减。

（2）饮留胃肠证

证候：心下坚满或痛，自利，利后反快，虽

利，心下续坚满，或水走肠间，沥沥有声，腹满，便秘，口舌干燥，舌苔腻，色白或黄，脉沉弦或伏。

治法：攻下逐饮。

方药：甘遂半夏汤或己椒苈黄丸加减。

2. 悬饮

多因素体不强，或原有其他慢性疾病，肺虚卫弱，时邪外袭，肺失宣通，饮停胸胁，络气不和。如若饮阻气郁，久则可以化火伤阴或耗损肺气。在病程发生发展中，可见如下证型。

（1）邪犯胸肺证

证候：寒热往来，身热起伏，汗少，或发热不恶寒，有汗而热不解，咳嗽，痰少，气急，胸胁刺痛，呼吸、转侧疼痛加重，心下痞硬，干呕，口苦，咽干，舌苔薄白或黄，脉弦数。

治法：和解宣利。

方药：柴枳半夏汤加减。

（2）饮停胸胁证

证候：胸胁疼痛，咳唾引痛，痛势较前减轻，而呼吸困难加重，咳逆气喘，息促不能平卧，或仅能偏卧于停饮的一侧，病侧肋间胀满，甚则可见病侧胸廓隆起，舌苔白，脉沉弦或弦滑。

治法：泻肺祛饮。

方药：椒目瓜蒌汤合十枣汤或控涎丹加减。

（3）络气不和证

证候：胸胁疼痛，如灼如刺，胸闷不舒，呼吸不畅，或有闷咳，甚则迁延，经久不已，阴雨更甚，可见病侧胸廓变形，舌苔薄，质暗，脉弦。

治法：理气和络。

方药：香附旋覆花汤加减。

（4）阴虚内热证

证候：咳呛时作，咳吐少量黏痰，口干咽燥，或午后潮热，颧红，心烦，手足心热，盗汗，或伴胸胁闷痛，病久不复，形体消瘦，舌质偏红，少苔，脉小数。

治法：滋阴清热。

方药：沙参麦冬汤合泻白散加减。

3. 溢饮

多因外感风寒，玄府闭塞，以致肺脾输布失职，水饮流溢四肢肌肉，寒水相杂为患。如宿有寒饮，复加外寒客表而致者，多属表里俱寒；若饮邪化热，可见饮溢体表而热郁于里之候。

表寒里饮证

证候：身体沉重而疼痛，甚则肢体浮肿，恶寒，无汗，或有咳喘，痰多白沫，胸闷，干呕，口不渴，苔白，脉弦紧。

治法：发表化饮。

方药：小青龙汤加减。

4. 支饮

多由受寒饮冷，饮邪留伏，或因久咳致喘，迁延反复伤肺，肺气不能布津，阳虚不运，饮邪留伏，支撑胸膈，上逆迫肺。此证多呈发作性，在感寒触发之时，以邪实为主，缓解期以正虚为主。

（1）寒饮伏肺证

证候：咳逆喘满不得卧，吐痰白沫量多，经久不愈，天冷受寒加重，甚至引起面浮跗肿。或平素伏而不作，遇寒即发，发则寒热，背痛，腰痛，目泣自出，身体振振瞤动。舌苔白滑或白腻，脉弦紧。

治法：宣肺化饮。

方药：小青龙汤加减。

（2）脾肾阳虚证

证候：喘促动则为甚，心悸，气短，或咳而气怯，痰多，食少，胸闷，怯寒肢冷，神疲，少腹拘急不仁，脐下动悸，小便不利，足跗浮肿，或吐涎沫而头目昏眩，舌体胖大，质淡，苔白润或腻，脉沉细而滑。

治法：温脾补肾，以化水饮。

方药：金匮肾气丸合苓桂术甘汤加减。

三、辨病思路

四饮所涉及的疾病颇多，如渗出性胸膜炎、慢性支气管炎、胃肠功能紊乱、心功能不全、肾小球肾炎、肾病综合征等均可参照治疗。

1. 渗出性胸膜炎

胸膜炎是致病因素（通常为病毒或细菌）刺激胸膜所致的胸膜炎症。胸腔内可有液体积聚，最常见的症状为胸痛。胸痛常突然出现，程度差异较大，可为不明确的不适或严重的刺痛，可仅在患者深呼吸或咳嗽时出现，亦可持续存在并因深呼吸或咳嗽而加剧。胸痛为壁层胸膜的炎症所致，通常出现于正对炎症部位的胸壁。亦可表现为腹部、颈部或肩部的牵涉痛。影像学可诊断部位及液体量。常见以下类型。

（1）浆液纤维蛋白性胸膜炎 即"渗出性胸膜炎"，为浆液和纤维蛋白渗出积聚于胸腔内，常由结核性胸膜炎、化脓性胸膜炎、肿瘤性胸膜炎所致。胸痛气急为主要表现。

（2）结核性胸膜炎 由结核菌从原发综合征的淋巴结经淋巴管到达胸膜，或胸膜下的结核病灶蔓延至胸膜所致。临床主要有结核性干性胸膜炎、结核性渗出性胸膜炎、结核性脓胸。常有胸痛、气急及结核中毒症状。

（3）肿瘤性胸膜炎 由胸内或胸外癌肿，直接侵犯或转移至胸膜所致。主要表现为胸闷、进行性呼吸困难，并伴原发病灶的相应症状。

（4）化脓性胸膜炎 多由肺、食道、腹部感染等蔓延至胸膜所致。表现为恶寒、高热、胸痛、咳嗽和咳吐脓痰。

（5）胆固醇性胸膜炎 为胸液中含有大量的游离胆固醇结晶，可能与脂肪代谢障碍有关，临床症状轻微。

（6）血胸 是指明显的胸腔内出血。是由于自发性气胸、含血管的胸膜粘连撕裂，或出血性胰腺炎等病因所致。主要表现为胸痛、胸闷，甚至休克等症状。

2. 心衰

临床主要表现为呼吸困难、乏力和液体潴留（肺淤血和外周水肿）。

（1）急性心力衰竭 急性发作或加重的左心功能异常所致的心肌收缩力降低、心脏负荷加重，造成急性心排血量骤降、肺循环压力升高、周围循环阻力增加，引起肺循环充血而出现急性肺淤血、肺水肿并可伴组织、器官灌注不足和心源性休克的临床综合征，以左心衰竭最为常见。

（2）慢性心力衰竭 由于运动耐力下降出现呼吸困难或乏力，可出现腹部或腿部水肿。

3. 肾小球肾炎

（见水肿）。

4. 胃肠功能紊乱

胃肠神经官能症临床表现以胃肠道症状为主，主要有反酸、嗳气、厌食、恶心、呕吐、剑突下灼热感、食后饱胀、上腹不适或疼痛，每遇情绪变化则症状加重。肠神经官能症又称肠易激综合征，以肠道症状为主，如慢性腹泻，大便稀薄，腹中鸣响，腹胀，腹中上下左右游走状疼痛等。

第七十七节 自汗盗汗

汗证是指人体阴阳失调，腠理不固，而致汗液外泄失常的病证。不因外界因素的影响，而白昼时时汗出，动辄益甚者称为自汗；寐中汗出，醒来自止者称为盗汗。

一、病因病机

以汗出增多为主要症状的病理变化，主要由下列原因引起。

1. 肺气不足

素体薄弱，病后体虚，或久患咳喘，耗伤肺气。肺主气属卫，肺气不足之人，肌表疏松，腠理不固而汗自出。

2. 营卫不和

由于体内阴阳的偏盛偏衰，或风邪侵袭表虚之体，导致营卫不和，卫外失司而致汗出。

3. 心血不足

思虑太过，损伤心脾，或血证之后，血虚失养，均可导致心血不足。因汗为心之液，血不养心，汗液外泄太过，引起自汗或盗汗。

4. 阴虚火旺

烦劳过度，亡血失精，或邪热耗阴，以致阴精亏虚，虚火内生，阴津被扰，不能自藏而外泄，导致自汗或盗汗。

5. 邪热郁蒸

由于情志不舒，肝气郁结，肝火偏旺，或嗜食辛辣厚味，或素体湿热偏盛，以致肝火或湿热内盛，邪热郁蒸，津液外泄而致汗出增多。

自汗、盗汗是由于人体阴阳偏盛偏衰，腠理不固，汗液外泄失常所致。自汗多属气虚不固、营卫不和，盗汗多属阴虚内热，由邪热郁蒸所致者，则属实证。病久则可见气阴两虚、阴阳两虚及虚实错杂之证。

二、辨证论治

对于汗证，应着重辨别阴阳虚实。一般来说，汗证以虚者为多。自汗多属气虚不固，盗汗多属阴虚内热。但因肝火、湿热等邪热郁蒸所致者，则属实证。病程久或病变重者，则会出现阴阳虚实错杂的情况。自汗久则可以伤阴，盗汗久则可以伤阳，出现气阴两虚，或阴阳两虚之证。邪热郁蒸，病久伤阴，则见虚实兼杂之证。治疗原则，虚证当根据证候的不同而治以益气、养阴、补血、调和营卫；实证当清肝泄热、化湿和营；虚实夹杂者，则根据虚实的主次而适当兼顾。此外，由于汗证均以腠理不固、津液外泄为共同病变，故可酌加麻黄根、浮小麦、糯稻根、五味子、瘪桃干、牡蛎等固涩敛汗之品，以增强止汗的作用。

1. 肺卫不固证

证候：汗出恶风，动则益甚，易于感冒，体倦乏力，面色少华，苔薄白，脉细弱。

治法：益气固表。

方药：玉屏风散加减。

2. 营卫不和证

证候：汗出恶风，周身酸楚，时寒时热，或表现半身、某局部汗出，苔薄白，脉浮缓。

治法：调和营卫。

方药：桂枝汤加减。

3. 心血不足证

证候：自汗或盗汗，心悸少眠，神疲气短，面色不华，舌淡苔薄，脉细。

治法：补血养心。

方药：归脾汤加减。

4. 阴虚火旺证

证候：虚烦少眠，寐则汗出，或有自汗，手足心热，午后潮热，两颧色红，形体消瘦，女子月经不调，男子梦遗，舌红少苔，脉细数。

治法：滋阴降火。

方药：当归六黄汤加减。

5. 邪热郁蒸证

证候：蒸蒸汗出，汗液易黏，面赤烘热，口苦口渴，烦躁不安，小便色黄，舌苔薄黄，脉弦数。

治法：清肝泄热，化湿和营。

方药：龙胆泻肝汤加减。

三、辨病思路

汗证可见于西医学多种疾病，如甲状腺功能亢进症、神经症、结核病、佝偻病、震颤麻痹、低血糖、虚脱、休克及某些传染病等的发热期和恢复期等，汗多成为主要症状，均可参考本书进行辨证论治。

1. 甲状腺功能亢进症

女性多见，有甲状腺毒症表现，如怕热多汗、皮肤潮湿、多食易饥、体重减轻、多言好动、紧张焦虑、易怒失眠、震颤、心悸气短、心动过速、脉压差增大、心房颤动、甲状腺肿大及突眼等；实验室检查血清 T_3、T_4、FT_3、FT_4 升高，TSH 降低。

2. 神经症

主诉症状较多，而且多变，症状之间缺乏内在的联系，发病常与精神因素有关，患者关心自己的疾病，常主动要求治疗。有多方面的症状如易疲劳、注意力不集中、头晕、耳鸣、易激动、心烦、失眠多梦、情绪不稳定、胸闷、心前区不适、自主神经功能失调（多汗、肢端多冷、双手震颤、尿频、便秘或腹泻）等，但体格检查、实验室和影像学等检查缺乏客观阳性证据。须排除其他器质性疾病。

3. 肺结核

临床慢性起病，持续午后发热、盗汗、消瘦、乏力、咳嗽、咯血，在锁骨上下区域或肩胛区听到湿啰音；X 线是早期发现的主要方法，结核菌检查是确诊的依据。

4. 佝偻病

多见于婴幼儿，特别是 3 个月以内的婴儿；病因有母亲妊娠期严重营养不良，患儿日照不足、生长迅速、饮食失调、慢性腹泻等疾病的影响；临床初期多有神经兴奋性增高的表现，如易激惹、烦躁、吵闹、多汗、枕秃、摇头等表现，活动期患者骨骼改变如方颅、鸡胸、佝偻病串珠、肋膈沟、膝内翻或外翻等；生化检查血钙、血磷下降，碱性磷酸酶上升；X线检查骨骼显示长骨钙化带消失、骨质稀疏、骨皮质变薄、骨干弯曲和骨折等；血清25-OHD水平测定是最可靠的诊断标准。

5. 低血糖

进食过少、体力活动过度、糖尿病患者有注射胰岛素或口服降糖药等病史，表现为多汗、饥饿感、心悸等，尿糖阴性，血糖显著降低。

6. 震颤麻痹

主要发生于中老年人，尤其60岁以后，起病隐袭，缓慢发展，逐渐加重；主要表现有静止性震颤、肌张力增高、运动迟缓、姿势步态异常、讲话缓慢、语音低沉单调、自主神经功能失调（多汗、便秘、直立性低血压）等；脑脊液和尿中高香草酸含量降低等有助于诊断。

第七十八节 内伤发热

内伤发热是指以内伤为病因，脏腑功能失调，气、血、阴、阳失衡为基本病机，以发热为主要临床表现的病证。一般起病较缓，病程较长，热势轻重不一，以低热或自觉发热而体温并不升高为多。

一、病因病机

引起内伤发热的病因主要是久病体虚、饮食劳倦、情志失调及外伤出血。其病机主要为气、血、阴、阳亏虚或气、血、痰、湿等郁结壅遏而致发热两类。

1. 久病体虚

久病或素体虚弱，失于调理，以致机体的气、血、阴、阳亏虚，阴阳失衡而引起发热。若中气不足，阴火内生，可引起气虚发热；久病心肝血虚，或脾虚不能生血，或长期慢性失血，以致血虚阴伤，无以敛阳，导致血虚发热；素体阴虚，或热病日久，耗伤阴液，或治病过程中误用、过用温燥药物，导致阴精亏虚，阴衰则阳盛，水不制火，而导致阴虚发热；寒证日久，或久病气虚，气损及阳，脾肾阳气亏虚，虚阳外浮，导致阳虚发热。

2. 饮食劳倦

饮食失调，劳倦过度，使脾胃受损，水谷精气不充，以致中气不足，阴火内生，或脾虚不能化生阴血，而引起发热；若脾胃受损，运化失职，以致痰湿内生，郁而化热，进而引起湿郁发热。

3. 情志失调

情志抑郁，肝气不能条达，气郁化火，或恼怒过度，肝火内盛，导致气郁发热。情志失调亦是导致瘀血发热的原因之一。每在气机郁滞的基础上，日久不愈，则使血行瘀滞而导致血瘀发热。

4. 外伤出血

外伤以及出血等原因导致发热主要有两个方面：一是外伤以及出血使血循不畅，瘀血阻滞经络，气血壅遏不通，因而引起瘀血发热。二是外伤以及血证时出血过多，或长期慢性失血，以致阴血不足，无以敛阳而引起血虚发热。

总之，引起内伤发热的病机，大体可归纳为虚、实两类。由气郁化火、瘀血阻滞及痰湿停聚所致者属实，其基本病机为气、血、痰、湿等郁结，壅遏化热而引起发热。由中气不足、血虚失养、阴精亏虚及阳气虚衰所致者属虚，其基本病机是气、血、阴、阳亏虚，或因阴血不足，阴不敛阳，水不济火，阳气亢盛而发热；或因阳气虚衰，阴火内生，阳气外浮而发热。总属脏腑功能失调，阴阳失衡所导致。本病病机比较复杂，可由一种也可由多种病因同时引起发热，如气郁血瘀、气阴两虚、气血两虚等。久病往往由实转虚，由轻转重，其中以瘀血病久，损及气、血、阴、阳，分别兼见气虚、血虚、阴虚或阳虚，而成为虚实兼夹之证的情况较为多见。其他如气郁发热日久伤阴，则转化为气郁阴虚之发热；气虚发热日久，病损及阳，阳气虚衰，则发展为阳虚发热。

二、辨证论治

1. 阴虚发热证

证候：午后潮热，或夜间发热，不欲近衣，

手足心热，烦躁，少寐多梦，盗汗，口干咽燥，舌质红，或有裂纹，苔少甚至无苔，脉细数。

治法：滋阴清热。

方药：清骨散加减。

2. 血虚发热证

证候：发热，热势多为低热，头晕眼花，体倦乏力，心悸不宁，面白少华，唇甲色淡，舌质淡，脉细弱。

治法：益气养血。

方药：归脾汤加减。

3. 气虚发热证

证候：发热，热势或低或高，常在劳累后发作或加剧，倦怠乏力，气短懒言，自汗，易于感冒，食少便溏，舌质淡，苔薄白，脉细弱。

治法：益气健脾，甘温除热。

方药：补中益气汤加减。

4. 阳虚发热证

证候：发热而欲近衣，形寒怯冷，四肢不温，少气懒言，头晕嗜卧，腰膝酸软，纳少便溏，面色白，舌质淡胖，或有齿痕，苔白润，脉沉细无力。

治法：温补阳气，引火归元。

方药：金匮肾气丸加减。

5. 气郁发热证

证候：发热多为低热或潮热，热势常随情绪波动而起伏，精神抑郁，胁肋胀满，烦躁易怒，口干而苦，纳食减少，舌红，苔黄，脉弦数。

治法：疏肝理气，解郁泄热。

方药：丹栀逍遥散加减。

6. 痰湿郁热证

证候：低热，午后热甚，心内烦热，胸闷脘痞，不思饮食，渴不欲饮，呕恶，大便稀薄或黏滞不爽，舌苔白腻或黄腻，脉濡数。

治法：燥湿化痰，清热和中。

方药：黄连温胆汤合中和汤加减。

7. 血瘀发热证

证候：午后或夜晚发热，或自觉身体某些部位发热，口燥咽干，但不多饮，肢体或躯干有固定痛处或肿块，面色萎黄或晦暗，舌质青紫或有瘀点、瘀斑，脉弦或涩。

治法：活血化瘀。

方药：血府逐瘀汤加减。

三、辨病思路

引起发热的原因很多，凡是不因感受外邪所导致的发热，均属内伤发热的范畴。西医学所称的功能性低热、肿瘤、血液病、结缔组织疾病、内分泌疾病等非感染性发热及部分慢性感染性疾病所引起的发热，以及某些原因不明的发热，具有内伤发热的临床表现时，均可参照本节内容辨证论治。

1. 无菌性坏死物质的吸收

（1）机械性、物理或化学性损害：如大手术后组织损伤、内出血、大血肿、大面积烧伤等。

（2）因血管栓塞或血栓形成而引起的心肌、肺、脾等内脏梗死或肢体坏死。

（3）组织坏死与细胞破坏：如癌、白血病、淋巴瘤、溶血反应等。

2. 抗原－抗体反应

如风湿热、血清病、药物热、结缔组织病等。

3. 内分泌代谢障碍

如甲状腺功能亢进、重度脱水等。

4. 皮肤散热减少

如广泛性皮肤病、鱼鳞癣以及慢性心力衰竭而引起的发热，一般为低热。

5. 体温调节中枢功能失常

①化学性：如重度安眠药中毒；②机械性：如脑出血、脑震荡、颅骨骨折等。上述各种原因可直接损害体温调节中枢，致使其功能失常而引起发热，高热无汗是这类发热的特点。

6. 自主神经功能紊乱

由于自主神经功能紊乱，影响正常的体温调节过程，使产热大于散热，体温升高，多为低热，常伴有自主神经功能紊乱的其他表现，属功能性发热范畴。常见的功能性低热有：①原发性低热：由于自主神经功能紊乱所致的体温调节障碍或体质异常，低热可持续数月或数年之久，热型较规则，常波动 0.5℃ 左右。②感染后低热：由于病毒、细菌、原虫等感染后发热，低热不退，而原发感染已愈。此系体温调节中枢对体温的调节功能仍未恢复正常所致，但必须与机体抵抗力降低导致的病灶或其他感染所致的发热所区别。③夏季热：低热仅发生在夏季，秋后自行减退，多见于幼儿。④生理性低热：如精神紧张、剧烈运动后均可出现低热。月经前及妊娠初期也可有低热现象。

第七十九节 厥 证

厥证是指由于气机逆乱，气血运行失常所引起的突然昏倒，不省人事，或伴有四肢厥冷为主要特征的内科急症。发作时多无抽搐表现，轻者醒后无肢体不遂、语言謇涩的症状。重者可一厥不醒死之。

一、病因病机

厥证的发生多有明显的病因可寻，常因外邪侵袭、情志异常、劳倦饥饿太过，导致气机逆乱，升降失常，阴阳之气不相顺接。

1. 外邪侵袭

外感六淫或秽浊之邪，内犯脏腑，郁闭气机，使气机逆乱，阴阳之气不相顺接，发为昏厥。六淫之邪，以暑邪为多。暑为阳邪，内侵人体，传入心包，扰动心神；且暑多夹湿，湿阻气机，合二而为厥。

2. 七情内伤

忧思恼怒，大喜大惊，致使气机逆乱，当升不升，当降不降，气机郁闭而为昏厥，此为厥证的主要原因。如大怒则肝阳暴亢，气血随之上逆，扰动神明而为昏厥。

3. 素体虚弱

脾胃虚弱，水谷精微不能输布而为痰，偶遇刺激，痰随气逆，蒙闭心窍；或素体阴亏，水不涵木，肝阳偏亢，又因暴怒伤肝，肝气上逆，气血逆乱于上；或素体亏虚，又遇劳倦太过，过度饥饿或房劳过度，致元气涣散，均可为昏厥。

可见，厥证的病因虽多，主要是气机突然逆乱，阴阳失调，气血运行失常所致，虽涉及五脏六腑，但与肝关系密切。病性不外虚、实两端，实为气机郁闭，虚为气血暴脱。

二、辨证论治

厥证首当辨虚实，虚者为气血亏虚，多表现为面色苍白，呼吸低微，自汗肢冷，脉细；实证为气滞、血瘀、痰阻、暑闭，多见呼吸急促，口噤不开，两手紧握，喉中痰鸣或面红身热，脉实有力。次当分病因，如血厥虚证多见于大失血，实证多与精神刺激有关；痰厥多见素有咳喘宿痰，或恣食肥甘，多湿多痰之人；暑厥则多发于暑热夏季或高温环境。

厥证以气机突然逆乱，阴阳失调，升降失常为主要病机，治以调和阴阳，调畅气机为主。发作时急宜回厥醒神，实证宜芳香开窍，虚证宜补虚固脱；缓解后调治气血以增强体质。

1. 气厥

（1）实证

证候：多因精神刺激所诱发，突然昏倒，不省人事，或四肢厥冷，呼吸急促，口噤不开，舌淡红，苔薄白，脉沉弦。

治法：顺气解郁，开窍醒神。

方药：先用通关散吹鼻醒神，继用五磨饮子。

（2）虚证

证候：平素身体虚弱，发作前有明显的精神紧张，劳倦、饥饿太过，眩晕昏仆，面色苍白，汗出肢冷，气息低微，舌淡，苔薄，脉沉弱。

治法：益气回阳固脱。

方药：独参汤或四味回阳饮加减。

2. 血厥

（1）实证

证候：多因急躁恼怒诱发，突然昏倒，不省人事，牙关紧闭，面红目赤，舌红，脉弦有力。

治法：开窍活血，顺气降逆。

方药：通瘀煎加减。

（2）虚证

证候：多见于吐衄、便血或崩漏之后，突然昏厥，面色苍白，呼吸低微，口唇无华，四肢震颤，自汗肢冷，舌质淡，脉芤或细数无力。

治法：补益气血。

方药：先服独参汤以固脱，继服人参养荣汤或当归补血汤。

3. 痰厥

证候：素有咳喘宿痰，或恣食肥甘，多湿多痰，复因恼怒、暴咳、突然昏仆，喉中痰鸣或呕吐涎沫，呼吸气粗，舌苔白腻，脉沉滑。

治法：行气豁痰。

方药：导痰汤加减。

4. 暑厥

证候：多发于暑热夏季或高温环境，突然昏倒，甚则谵妄，面红身热，头晕头痛，汗出，舌红干，脉洪数。

治法：清暑益气，开窍醒神。

方药：先用紫雪丹醒神开窍，继用白虎加人参汤。

三、辨病思路

厥证根据其临床表现相当于西医学的"晕厥"。引起晕厥的原因有很多，如血管舒缩功能障碍，心脏疾病，脑部疾病以及血液成分异常等，其中以血管舒缩功能障碍最多见。

1. 血管抑制性晕厥

多见于体弱的青年女性；晕厥多由各种诱因诱发，发作前常有无力、头昏、汗出等症状，立即坐下或平卧可缓解或消失。倾斜试验有助于鉴别。

2. 体位性低血压

多见于中年以上男性；发生于卧位或久蹲而突然站立时，一般无头昏、汗出等先兆症状。检查可见病人在体位变化后1分钟内，收缩压下降50mmHg以上。

3. 排尿性晕厥

多见于20~30岁男性，偶见于老年人；于直立位排尿过程中或排尿结束后发生，夜间睡眠起床时发生者更多。一般无先兆症状，可多次发作。

4. 心源性晕厥

有心律失常、瓣膜狭窄、原发性心肌病等心脏病史；伴有心悸、胸痛、气促等症状；心电图、心脏B超有助于诊断。

5. 高血压脑病

多有高血压病史；暂时性晕厥，伴有剧烈头痛，头晕，恶心，呕吐，视觉障碍，血压升高，视神经乳头渗出、水肿。

6. 短暂性脑缺血发作

多发于50岁以上老年患者；一般持续几分钟到几十分钟，没有后遗症或仅有轻微后遗症，常反复发作；头部MRI有助于诊断。

7. 低血糖状态

多与饥饿、胰腺疾病、肝病等有关；发生于空腹或劳动之后；发作时血糖低于2.8mmol/L。

8. 重度贫血

有急性或慢性失血，或其他血液系统疾病史；有贫血临床表现；血常规、骨髓象检查有助于诊断。

9. 中暑

伴有高热（直肠温度>41℃）、无汗、皮肤发热，多发生在环境温度超过32℃或室温超过27℃、湿度较大时，可有高强度活动，有头痛、眩晕、疲劳等前驱症状。

第八十节 痿　证

痿证是指肢体筋脉弛缓，软弱无力，日久不能随意运动而致肌肉萎缩的一种病证。《素问玄机原病式·五运主病》曰："痿，谓手足痿弱，无力以运行也。"临床上以下肢痿弱较为多见，故称"痿躄"。"痿"是指肢体痿弱不用，"躄"是指下肢软弱无力，不能步履之意。

一、病因病机

痿证是以肢体痿软不能随意运动为主要症状的一种疾病。导致肢体痿软的原因十分繁杂，不论内伤情志、外感湿热、劳倦色欲都能损伤内脏精气，导致筋脉失养，产生痿证。

1. 脏腑内热，外感邪毒

素体阴虚阳盛，或脏腑内有蕴热，热毒之邪侵扰肌肤，内舍脾肺，肺热叶焦，中焦郁热，燔灼津液，阴亏血燥，筋脉肌肤失于濡养，发为痿证。

2. 肺热伤津，津伤不布

感受温热毒邪，高热不退，或病后余热燔灼，伤津耗气，皆令"肺热叶焦"不能布送津液以润泽五脏，遂致四肢筋脉失养，痿弱不用。

3. 湿热浸淫，气血不运

久处湿地，或冒雨露，浸淫经脉，使营卫运行受阻，郁遏生热，久则气血运行不利，筋脉肌肉失于濡养而弛纵不收，成为痿证；也有因饮食不节，如过食肥甘辛辣，或嗜酒无度，损伤脾胃，内生湿热，阻碍运化，导致脾运不输，筋脉肌肉失养，而产生痿证。同时阳明湿热不清，易灼肺金，加重痿证。

4. 脾胃亏虚，精微不输

脾胃为后天之本，素体脾胃虚弱，或久病成虚，中气受损，则受纳、运化、输布的功能失常，气血津液生化乏源，无以濡养五脏，运行血气，以致筋骨失养，关节不利，肌肉瘦削，而产生肢体痿弱不用。

5. 肝肾亏损，髓枯筋痿

素体肾虚，或因房色太过，乘醉入房，精损难复，或因劳役太过，罢极本伤，阴精亏损，导致肾水亏虚，筋脉失其营养，而产生痿证；或因五志失调，火起于内，肾水虚不能制火，以致火烁肺金，肺失治节，不能通调津液以溉五脏，脏气伤则肢体失养，产生痿躄。

此外，脾虚湿热不化，流注于下，久则亦能损伤肝肾，导致筋骨失养。

本病的病机要点为热毒炽盛、肺热津伤、湿热浸淫、脾胃虚弱、肝肾髓枯等五种，亦有夹痰、夹瘀、夹积等。病位在筋脉肌肉，与肝肾肺胃关系最为密切，病久可涉及五脏。

二、辨证论治

痿证辨证，重在辨脏腑病位，审标本虚实。痿证初起症见发热、咳嗽、咽痛，或在热病之后出现肢体软弱不用者，病位多在肺；凡见四肢痿软，食少便溏，面浮，下肢微肿，纳呆腹胀，病位多在脾胃；凡以下肢痿软无力明显，甚则不能站立，腰脊酸软，头晕耳鸣，遗精阳痿，月经不调，咽干目眩，病位多在肝肾。

痿证以虚为本，或本虚标实。因感受温热毒邪或湿热浸淫者，多急性发病，病程发展较快，属实证。热邪最易耗津伤正，故疾病早期就常见虚实错杂。内伤积损，久病不愈，主要为肝肾阴虚或脾胃虚弱，多属虚证，但又常兼夹郁热、湿热、痰浊、瘀血，而虚中有实。

《素问·痿论》有"治痿者独取阳明"之说，是指补脾胃、清胃火、去湿热。另一方面朱丹溪用"泻南方、补北方"，是从清内热、滋肾阴方面，达到金水相生、滋润五脏的另一种方法。总的治法正如《医学心悟·痿》所云："不外补中祛湿、养阴清热而已。"

1. 热毒炽盛，气血两燔证

证候：四肢痿软无力，伴颜面红斑赤肿，或者皮肤瘙痒，伴壮热，烦躁不宁，口渴，四肢痿软无力，咽痛，饮食呛咳，尿黄或赤，大便干，舌质红绛，苔黄燥，脉洪数。

治法：清热解毒，凉血活血。

方药：清瘟败毒饮加减。

2. 肺热津伤，筋失濡润证

证候：病起发热，或热病后突然出现肢体软弱无力，皮肤枯燥，心烦口渴，咳呛少痰，咽干不利，小便黄少，大便干燥，舌质红，苔黄，脉细数。

治法：清热润燥，养肺生津。

方药：清燥救肺汤加减。

3. 湿热浸淫，气血不运证

证候：四肢痿软，身体困重，或麻木、微肿，尤以下肢多见，或足胫热气上腾，或有发热，胸痞脘闷，小便短赤涩痛，苔黄腻，脉细数。

治法：清热利湿，通利筋脉。

方药：加味二妙散加减。

4. 脾胃亏虚，精微不运证

证候：肢体痿软无力，逐渐加重，食少，便溏，腹胀，面浮不华，气短，神疲乏力，苔薄白，脉细。

治法：补脾益气，健运升清。

方药：参苓白术散加减。

5. 肝肾亏损，髓枯筋痿证

证候：起病缓慢，下肢痿软无力，腰脊酸

软，不能久立，或伴目眩发落，咽干耳鸣，遗精或遗尿，或妇女月经不调。甚至步履全废，腿胫大肉消脱，舌红少苔，脉细数。

治法：补益肝肾，滋阴清热。

方药：大补阴煎加减。

三、辨病思路

西医学的多发性肌炎、感染性多发神经根神经炎、运动神经元病、重症肌无力、肌营养不良等符合本病证候特征者，可参考本节内容进行辨治。

1. 多发性肌炎

以四肢近端肌肉肌压痛、肌无力、肌萎缩为主要表现，多累及四肢近端及颈部肌群，还常累及多种脏器及伴发肿瘤。血清酶升高，肌电图，肌活检皆有特征性改变。

2. 感染性多发神经根神经炎

发病前常有上呼吸道或消化道感染前驱症状，如发热、腹泻等，1~2周后四肢呈不同程度对称性下运动神经元性瘫痪，并常由双下肢开始呈上升性累及双上肢。脑脊液在发病后1~2周出现蛋白-细胞分离现象。

3. 重症肌无力

人体任何部位的随意肌都可以受到乙酰胆碱抗体的侵犯而出现肌无力和易疲劳现象，以晨轻暮重，休息轻活动重为突出表现。电生理检查具有诊断价值。

4. 运动神经元病

多隐袭起病，缓慢进展的上、下运动神经元性瘫痪，肌肉萎缩和肌束震颤，又有腱反射亢进和病理反射，多无根性疼痛和感觉障碍，在下运动神经元病损区，呈现神经元性肌萎缩的肌电图表现。

5. 肌营养不良

本病为缓慢进行的肌肉萎缩、肌无力及不同程度的运动障碍，为原发于肌肉组织的遗传性疾病。血清肌酶明显升高，肌电图提示肌源性损害。

附 中西医结合执业医师资格实践技能考试大纲

（2016 年版）

一、医患沟通

二、临床诊疗思维能力

（一）辨病辨证分析

（二）病证诊断

（三）鉴别诊断

（四）确立治疗原则

（五）选方与用药

（六）预防与调护

三、中医技术操作技能

（一）中医四诊

（二）针灸常用腧穴

1. 孔最
2. 列缺
3. 少商
4. 合谷
5. 曲池
6. 肩髃
7. 迎香
8. 地仓
9. 下关
10. 天枢
11. 足三里
12. 条口
13. 丰隆
14. 公孙
15. 三阴交
16. 地机
17. 阴陵泉
18. 血海
19. 神门
20. 后溪
21. 听宫
22. 肺俞
23. 膈俞
24. 胃俞
25. 肾俞
26. 委中
27. 承山
28. 昆仑
29. 至阴
30. 太溪
31. 照海
32. 内关
33. 大陵
34. 外关
35. 支沟
36. 风池
37. 肩井
38. 环跳

39. 阳陵泉
40. 悬钟
41. 行间
42. 太冲
43. 期门
44. 命门
45. 大椎
46. 百会
47. 水沟
48. 中极
49. 关元
50. 气海
51. 神阙
52. 中脘
53. 膻中
54. 夹脊
55. 十宣

（三）针灸技术

1. 毫针法
2. 艾灸法
3. 拔罐法
4. 其他针法
（1）三棱针法
（2）皮肤针法
5. 针灸异常情况处理
（1）晕针
（2）滞针
（3）弯针
（4）断针
（5）血肿
（6）皮肤灼伤及起泡
6. 常见急症的针灸治疗
（1）偏头痛
（2）落枕
（3）中风
（4）哮喘
（5）呕吐
（6）泄泻
（7）痛经
（8）扭伤
（9）牙痛
（10）晕厥
（11）虚脱
（12）高热
（13）抽搐
（14）内脏绞痛

（四）推拿技术

1. 擦法
2. 揉法
3. 按法
4. 推法
5. 拿法
6. 抖法
7. 捏脊法

四、西医临床技能

（一）体格检查

1. 全身状态检查（生命体征、发育、体型、营养状态、意识状态、面容、体位、步态）
2. 皮肤检查
3. 浅表淋巴结检查
4. 眼检查（眼睑、结膜、巩膜、瞳孔大小与形状、对光反射、集合反射、眼球运动）
5. 口腔检查（咽部、扁桃体）
6. 鼻窦检查
7. 颈部检查（血管、甲状腺、气管）
8. 胸廓、胸壁与乳房检查
9. 肺和胸膜检查
（1）视诊（呼吸运动、呼吸频率、呼吸节律、呼吸深度）
（2）触诊（胸廓扩张度、语音震颤、胸膜摩

擦感）

（3）叩诊（叩诊方法、肺界叩诊、肺下界移动度）

（4）听诊（听诊方法、呼吸音、啰音、胸膜摩擦音）

10．心脏检查

（1）视诊（心前区隆起、心尖搏动、心前区异常搏动）

（2）触诊（心尖搏动、心前区异常搏动、震颤、心包摩擦感）

（3）叩诊（心界）

（4）听诊（心脏瓣膜听诊区、心率、心律、心音、额外心音、心脏杂音、心包摩擦音）

11．外周血管检查

（1）脉搏（脉率、脉律）

（2）周围血管征

12．腹部检查

（1）视诊（腹外形、呼吸运动、腹部静脉、胃肠型和蠕动波）

（2）触诊（腹壁紧张度、压痛及反跳痛、腹部包块、肝脾触诊及测量方法、墨菲征、液波震颤）

（3）叩诊（腹部叩诊音、肝浊音界、移动性浊音、肾区叩击痛、膀胱叩诊）

（4）听诊（肠鸣音、振水音、血管杂音）

13．脊柱、四肢检查

（1）脊柱检查（弯曲度、活动度、压痛与叩击痛）

（2）四肢关节

14．神经系统检查

（1）肌力、肌张力

（2）共济运动

（3）神经反射（浅反射、深反射、病理反射）

（4）脑膜刺激征

（5）拉塞格征

（二）基本操作

1．外科洗手
2．戴无菌手套
3．穿手术衣
4．手术区消毒
5．穿脱隔离衣
6．开放性创口的常用止血法
7．伤口换药
8．脊柱损伤的搬运
9．长骨骨折简易固定
10．心肺复苏术
11．简易呼吸器的使用
12．导尿术
13．胃管置入术
14．胸腔穿刺术

（三）辅助检查

1．心电图
（1）正常心电图
（2）心房、心室肥大
（3）典型心肌梗死
（4）心肌缺血
（5）期前收缩
（6）阵发性室上性心动过速
（7）心房颤动
（8）室性心动过速
（9）心室颤动
（10）房室传导阻滞

2．X线片
（1）正常胸部正位片
（2）肺气肿
（3）气胸
（4）胸腔积液
（5）急性胃肠穿孔
（6）肠梗阻
（7）长骨骨折

3．实验室检查
（1）血液一般检查
（2）尿液检查
（3）粪便检查
（4）肝功能（血清蛋白、丙氨酸氨基转移

酶、天门冬氨酸氨基转移酶、γ-谷氨酰转移酶、胆红素）

(5) 乙型肝炎病毒标志物

(6) 肾功能（尿素氮、肌酐、尿酸、内生肌酐清除率）

(7) 血糖、糖耐量、糖化血红蛋白

(8) 血清总胆固醇、甘油三酯、高密度脂蛋白胆固醇、低密度脂蛋白胆固醇

(9) 血清钾、钠、氯

(10) 淀粉酶

(11) 心肌酶

(12) 肌钙蛋白

(13) B型心钠素

(14) 抗链球菌溶血素"O"

(15) 甲胎蛋白

(16) 类风湿因子

(17) 漏出液、渗出液

(18) 血气分析

五、临床常见病证

1. 急性上呼吸道感染
2. 慢性阻塞性肺疾病
3. 慢性肺源性心脏病
4. 支气管哮喘
5. 肺炎
6. 肺结核
7. 原发性支气管肺癌
8. 慢性呼吸衰竭
9. 心力衰竭
10. 心律失常
    (1) 期前收缩
    (2) 室上性心动过速
    (3) 室性心动过速
    (4) 心房颤动
    (5) 房室传导阻滞
11. 冠状动脉粥样硬化性心脏病
12. 高血压病
13. 胃炎
14. 消化性溃疡
15. 上消化道出血
16. 胃癌
17. 溃疡性结肠炎
18. 肝硬化
19. 肝癌
20. 急性胰腺炎
21. 慢性肾小球肾炎
22. 肾病综合征
23. 尿路感染
24. 慢性肾衰竭
25. 缺铁性贫血
26. 再生障碍性贫血
27. 急性白血病
28. 慢性粒细胞白血病
29. 特发性血小板减少性紫癜
30. 甲状腺功能亢进症
31. 糖尿病
32. 类风湿关节炎
33. 系统性红斑狼疮
34. 脑梗死
35. 脑出血
36. 癫痫
37. 帕金森病
38. 病毒性肝炎
39. 有机磷杀虫药中毒
40. 乳腺增生病
41. 急性阑尾炎
42. 肠梗阻
43. 胆石症
44. 前列腺增生症
45. 下肢动脉硬化性闭塞症
46. 湿疹
47. 功能失调性子宫出血
48. 闭经
49. 盆腔炎
50. 先兆流产
51. 异位妊娠
52. 产褥感染
53. 子宫肌瘤

54. 小儿肺炎
55. 小儿腹泻
56. 急性肾小球肾炎
57. 过敏性紫癜
58. 水痘
59. 流行性腮腺炎
60. 桡骨下端骨折
61. 肩关节脱位
62. 颈椎病
63. 腰椎间盘突出症
64. 肺胀
65. 不寐
66. 头痛
67. 眩晕
68. 呕吐
69. 腹痛
70. 泄泻
71. 便秘
72. 胁痛
73. 水肿
74. 郁证
75. 血证
76. 痰饮
77. 自汗盗汗
78. 内伤发热
79. 厥证
80. 痿证